PEDIATRIA
NA PRÁTICA
Discussão de casos clínicos

PEDIATRIA
NA PRÁTICA
Discussão de casos clínicos

GRAZIELA DE ARAUJO COSTA • BIANCA HALLAGE • EMILY MIE ARAI

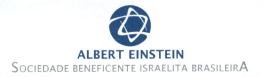

PEDIATRIA NA PRÁTICA – Discussão de casos clínicos

Editores: Graziela de Araujo Costa, Bianca Hallage e Emily Mie Arai

---

Capa, projeto gráfico, diagramação e produção editorial:
Futura (rogerio@futuraeditoracao.com)

Revisão: Patrícia Vasconcellos

Todos os direitos reservados. Nenhuma parte deste livro poderá ser reproduzida, sejam quais forem os meios empregados, sem a permissão, por escrito, das editoras. Aos infratores aplicam-se sanções previstas nos artigos 102, 104, 106 e 107 da Lei nº 9.610, de 19 de fevereiro de 1998.

ISBN: 978-65-6103-075-5

Editora dos Editores

São Paulo: Rua Marquês de Itu, 408 – sala 104 – Centro. (11) 2538-3117

Rio de Janeiro: Rua Visconde de Pirajá, 547 – sala 1.121 – Ipanema
www.editoradoseditores.com.br

Impresso no Brasil
Printed in Brazil
1ª impressão – 2025
© 2025 Editora dos Editores

Este livro foi criteriosamente selecionado e aprovado por um Editor científico da área em que se inclui. A Editora dos Editores assume o compromisso de delegar a decisão da publicação de seus livros a professores e formadores de opinião com notório saber em suas respectivas áreas de atuação profissional e acadêmica, sem a interferência de seus controladores e gestores, cujo objetivo é lhe entregar o melhor conteúdo para sua formação e atualização profissional. Desejamos-lhe uma boa leitura!

Dados Internacionais de Catalogação na Publicação (CIP)
(Câmara Brasileira do Livro, SP, Brasil)

Pediatria na prática: discussão de casos clínicos/[organização] Graziela de Araujo Costa, Bianca Hallage, Emily Mie Arai. – São Paulo: Editora dos Editores, 2025.

Vários colaboradores.
Bibliografia.
ISBN 978-65-6103-075-5

1. Casos clínicos 2. Hospital Israelita Albert Einstein 3. Pediatria I. Costa, Graziela de Araujo. II. Hallage, Bianca. III. Arai, Emily Mie.

25-262819

CDD-618.92
NLM-WS-100

Índices para catálogo sistemático:

1. Pediatria : Medicina 618.92
Eliete Marques da Silva - Bibliotecária - CRB-8/9380

Dedicatória

Dedicamos este livro a todos os estudantes de medicina, residentes e profissionais de saúde que, com dedicação e compromisso, buscam o conhecimento necessário para oferecer o melhor cuidado às crianças.

Este material foi elaborado com o objetivo de apoiar sua jornada de aprendizado, utilizando uma abordagem prática e baseada em casos clínicos que visam melhorar ainda mais o desenvolvimento das habilidades diagnósticas e terapêuticas.

Organizado com casos objetivos para facilitar a compreensão e ampliar o conhecimento, este livro tem o propósito de servir como uma ferramenta de aprendizado dinâmico, permitindo uma transição eficiente entre a teoria e a prática clínica. Além disso, as perguntas, acompanhadas de respostas acessíveis por QR Codes, foram cuidadosamente elaboradas para ajudar no desenvolvimento das competências essenciais para cada tema proposto, promovendo uma formação mais sólida e confiável.

Dedicamos este livro também a todos os pacientes que constantemente nos ensinam sobre a resiliência e a alegria de viver, e a seus familiares, que confiam a nós o cuidado de seu maior bem. Que este livro contribua para o fortalecimento de uma prática médica que valorize o atendimento integral, humanizado e competente, sempre pautada pela empatia e pelo respeito.

**Graziela de Araujo Costa,
Bianca Hallage e Emily Mie Arai**

Agradecimentos

À Graziela de Araujo Costa,

Nossa inspiração pessoal e profissional, responsável por cultivar e por confirmar nossa paixão pela pediatria. Desde o primeiro contato com nossa proposta, a abraçou e acolheu. Com isso, possibilitou a concretização desse projeto tão sonhado por nós. Agradecemos profundamente por toda a dedicação e disponibilidade. Obrigada por toda ajuda, colo e pelo exemplo diário. Nada disso seria possível sem você.

Aos diretores e coordenadores da Faculdade Israelita de Ciências da Saúde Albert Einstein:
Elda Maria Stafuzza Gonçalves Pires, Durval Anibal Daniel Filho e Julio Cesar Martins Monte,
Agradecemos por possibilitarem uma formação exemplar em medicina, por nos conectarem com médicos pediatras referências nacionais ao longo de nossa graduação e por confiarem em nós para desenvolver um projeto de livro que também leva o nome da instituição.

Aos médicos orientadores do capítulo,
Agradecemos por acreditarem em nós e em nossa proposta, por orientarem os alunos nas escritas de diversos temas, por estarem sempre disponíveis para construção de conhecimento dos autores e por auxiliarem em nossa formação.

Aos alunos da Faculdade Israelita de Ciências da Saúde Albert Einstein,
Agradecemos por embarcarem nessa jornada de escrita, por aceitarem o desafio de ajudar na elaboração de um livro ainda durante a graduação e por darem forma a este projeto tão sonhado por nós.

À equipe de Ensino e Pesquisa do Hospital Israelita Albert Einstein,
Agradecemos por colaborar e protagonizar nosso aprendizado durante nossos anos de graduação, tornando este sonho possível de ser concretizado.

À Biblioteca da Faculdade Israelita de Ciências da Saúde Albert Einstein, em especial à Márcia de Jesus Soledade,

Agradecemos por todo apoio e auxílio durante o planejamento e elaboração do livro.

À nossa família e amigos,

Agradecemos por nos apoiarem durante a confecção deste projeto, por entenderem o quanto ele significa para nós, por nos incentivarem mesmo nos momentos mais difíceis e por serem compreensivos quanto às horas que tivemos que abdicar de momentos especiais para estudar e para elaborar este trabalho.

Nossos mais sinceros agradecimentos.

Bianca Hallage e Emily Mie Arai

Prefácio

A prática médica exige conhecimento científico atualizado, habilidades comportamentais para uma comunicação efetiva, uma escuta empática e uma sensibilidade social. Além disso, é preciso ter uma atitude ética para oferecer a melhor assistência com os recursos disponíveis. Um médico precisa seguir os algoritmos com a melhor e mais atualizada evidência científica e a sensibilidade para acolhimento e cuidado das crianças, dos adolescentes e dos familiares. Existem diferenças na Fisiologia, Fisiopatologia, Farmacocinética e Farmacodinâmica das crianças com relação aos adultos. Nesse sentido, a abordagem diagnóstica e as intervenções terapêuticas são diferentes.

A ideia deste livro nasceu de uma médica, Graziela de Araujo Costa, com quem tive e tenho o privilégio de conviver, uma médica muito competente e uma pessoa maravilhosa, com duas estudantes de Medicina do Einstein- Bianca Hallage e Emily Mie Arai que são brilhantes. A metodologia de aprendizagem no Curso de Medicina da Faculdade Israelita de Ciências da Saúde Albert Einstein é ativa e o protagonismo fica por conta do aluno. Desta forma, a compreensão e a retenção do conhecimento acontece da melhor maneira. Este livro reflete esta abordagem.

Escrevemos um capítulo junto com um aluno Gustavo Oliveira Mendes e ele era muito ativo seguindo uma estrutura muito didática. No início os objetivos de aprendizagem, a seguir um caso clínico que reflete nosso dia a dia, as questões norteadoras, o texto, as respostas e finalmente as referências bibliográficas. Uma leitura gostosa, objetiva e pragmática.

Mesmo no mundo virtual que vivemos, os livros continuam sendo insubstituíveis como forma de passar o conhecimento, com uma estrutura que facilita a compreensão e nos ensina a ter um espírito crítico do que lemos e vemos. Há mais de 4.000 anos temos livros que mudaram de formato indo de papiro, argila, pergaminho, papel e agora digital. No entanto, como forma de passar conhecimento com maior profundidade ainda não foi substituído.

Esperamos que este livro sirva para que possamos aprofundar nossos conhecimentos em cuidar melhor dos pacientes pediátricos. Desejamos uma leitura agradável e parabenizamos as três editoras e a todos os colaboradores.

Eduardo Juan Troster

AUTORAS

GRAZIELA DE ARAUJO COSTA

Graduada em Medicina pela Universidade Estadual Paulista "Julio de Mesquisa Filho" (UNESP – Botucatu)

Mestre e Doutora em Ciências pelo Departamento de Pediatria da Faculdade de Medicina da Universidade de São Paulo (FMUSP)

Pediatra com Título de Pediatria pela Sociedade Brasileira de Pediatria (SBP)

Intensivista Pediátrica com Título de UTI pela Associação de Medicina Intensiva Brasileira (AMIB)

Paliativista Pediátrica com Título de Medicina Paliativa pela Associação Médica Brasileira (AMIB)

Instrutora do Pediatric Advanced Life Support (PALS)

Docente e Coordenadora do Internato da Faculdade Israelita de Ciências em Saúde Albert Einstein (FICSAE)

BIANCA HALLAGE

Graduanda em Medicina na Faculdade Israelita de Ciências da Saúde Albert Einstein (FICSAE)

EMILY MIE ARAI

Graduanda em Medicina na Faculdade Israelita de Ciências da Saúde Albert Einstein (FICSAE)

Colaboradores

ALBERT BOUSSO

Doutor em Pediatria pela FUVESP

Docente de Pediatria na Faculdade Israelita de Ciências da Saúde Albert Einstein (FICSAE)

Gerente Médico do Hospital Municipal Vila Santa Catarina do Einstein

MBA em Gestão em Saúde pela Insper

AMANDA TIEMI KAKAZU KOJIMA

Graduanda em Medicina na Faculdade Israelita de Ciências da Saúde Albert Einstein (FICSAE)

ANA CLARA BURGOS

Graduanda em Medicina na Faculdade Israelita de Ciências da Saúde Albert Einstein (FICSAE)

ANDREA HERCOWITZ

Hebiatra do Centro de Especialidades Pediátricas do Hospital Israelita Albert Einstein (HIAE)

Coordenadora da Pós-Graduação de Hebiatria do HIAE

Coordenadora do Grupo Médico Assistencial para População LGBTQIA+ do HIAE

Coordenadora de Saúde da ONG Mães pela Diversidade, SP

Professora Convidada da Residência em Pediatria do HIAE, da Graduação na Faculdade Israelita de Ciências da Saúde Albert Einstein (FICSAE) e dos cursos de Pós-Graduação de Enfermagem, de Psiquiatria da Infância e Adolescência e de Neurociências do HIAE

Coordenadora do Espaço Transcender do Cseb da Faculdade de Medicina da Universidade de São Paulo (FMUSP)

Professora Convidada da Optativa de Saúde LGBTQIA+ da FMUSP

Hebiatra da Casa Viva Clínica de Tratamento de Transtornos Alimentares

Membro dos Departamentos de Adolescência, do Núcleo de Estudos dos Direitos da Criança e do Adolescente e Coordenadora do Grupo de Trabalho de Fase de Transição para a Vida Adulta da Sociedade de Pediatria de São Paulo (SPSP)

ANTONIO PHELIPE JÚNIOR

Graduando em Medicina na Faculdade Israelita de Ciências da Saúde Albert Einstein (FICSAE)

ARLINDO ALMEIDA RISO

Formado pela Faculdade de Medicina da Universidade de São Paulo (FMUSP)

Residência de Cirurgia Geral no Hospital das Clínicas da Faculdade de Medicina da Universidade de São Paulo (HCFMUSP)

Residência em Cirurgia Cardíaca no InCor-HCFMUSP

Doutorado em Cirurgia pela FMUSP

Diploma de Médico Reconhecido na Alemanha pelo Conselho de Medicina de Hamburg e Certificado de Cirurgião dos Defeitos Congênitos do Coração pela Sociedade Alemã de Cirurgia Torácica, Cardíaca e Vascular

Tem mais de 40 trabalhos publicados em revistas nacionais e estrangeiras (23), capítulos de livro (3), foi membro de 20 bancas examinadoras, exerceu atividades docentes em Cursos de Graduação (7), de Pós-Graduação (13) e Educação Médica Continuada (61) no Brasil e na Alemanha.

Ex-Cirurgião Cardíaco Pediátrico e de Transplante Cardíaco Pediátrico do InCor-FMUSP

Implantou e foi responsável pelo Serviço de Cirurgia Cardíaca Pediátrica, após convite do Hospital Universitário Eppendorf, Universidade de Hamburg, Alemanha, realizando mais de 600 operações

Ex-Chefe da Secção de Cirurgia Cardíaca Pediátrica e dos Defeitos Congênitos do Centro Cardiovascular Universitário (antigo Hospital Universitário Eppendorf)

Ex-Cirurgião Cardíaco Pediátrico do Instituto Dante Pazzanese de Cardiologia

BEATRIZ SCATOLINI CARRASCOZA

Graduada em Medicina na Faculdade Israelita de Ciências da Saúde Albert Einstein (FICSAE)

Residência Médica de Pediatria na Faculdade de Medicina da Universidade de São Paulo (FMUSP)

BRUNA COMOLATTI

Graduanda em Medicina na Faculdade Israelita de Ciências da Saúde Albert Einstein (FICSAE)

CARLOS AUGUSTO CARDIM DE OLIVEIRA

Médico pela Faculdade de Medicina da Universidade de São Paulo (FMUSP)

Mestrado e Doutorado em Medicina pela USP com Ênfase em Medicina Baseada em Evidências

Professor da Faculdade Israelita de Ciências da Saúde Albert Einstein

CAROL LADEIA LOPES FROTA

Neurologista Infantil

Neurofisiologista Clínica

Especialização em Epilepsias pela Universidade Federal de São Paulo (Unifesp)

CLARA PAOLESCHI CARVALHO DE LIMA

Formada em Medicina pela Faculdade Israelita de Ciências da Saúde Albert Einstein (FICSAE), no ano de 2023

CLAUDIO REINGENHEIM

Pediatra

Plantonista da UTI Neonatal HIAE, membro do comitê de bioética do Hospital Israelita Albert Einstein (HIAE)

Professor de Humanidades da Faculdade Israelita de Ciências da Saúde Albert Einstein (FICSAE)

DURVAL ANIBAL DANIEL FILHO

Médico pela Faculdade de Medicina da Universidade de São Paulo (FMUSP)

Residência Médica em Pediatria pela FMUSP

Título de Especialista em Neonatalogia e Terapia Intensiva Pediátrica

Professor de Semiologia Pediátrica na Faculdade Israelita de Ciências da Saúde Albert Einstein (FICSAE)

Coordenador Acadêmico de Graduação em Medicina na FICSAE

EDUARDO JUAN TROSTER

Professor de Humanidades da Faculdade Israelita de Ciências da Saúde Albert Einstein (FICSAE)

Docente Permanente do Programa do Programa de Pós-Graduação *Stricto Sensu* em Ciências da Saúde da Faculdade Israelita de Ciências da Saúde Albert Einstein (FICSAE)

ELDA MARIA STAFUZZA GONÇALVES PIRES

Graduada em Medicina pela Universidade de São Paulo (USP)

Residência Médica em Pediatria pela USP

Especialização em Alergia e Imunologia pela USP

Mestre em Educação na Área da Saúde pela Maastricht University, Holanda (Master in Health Professional Education)

Coordenadora Acadêmica da Graduação em Medicina da Faculdade Israelita de Ciências da Saúde Albert Einstein (FICSAE)

FELIPE KRAKAUER

Graduando em Medicina na Faculdade Israelita de Ciências da Saúde Albert Einstein (FICSAE)

FERNANDA KIMIE YAMAMOTO

Graduanda em Medicina na Faculdade Israelita de Ciências da Saúde Albert Einstein (FICSAE)

FERNANDA TERESA DE LIMA

Médica Geneticista Clínica do Centro de Aconselhamento Genético do Hospital Israelita Albert Einstein, Chefe do Setor de Oncogenética do Departamento de Ginecologia da UNIFESP, responsável pelo Ambulatório de Genética do Instituto de Oncologia Pediátrica – GRAACC-UNIFESP, Docente da Faculdade Israelita de Ciências da Saúde Albert Einstein

FERNANDO DE JESUS ALONSO

Médico pela Faculdade Israelita de Ciências da Saúde Albert Einstein (FICSAE)

FRANCESCO CAMARA BLUMETTI

Residência em Ortopedia e Traumatologia e Especialização em Ortopedia Pediátrica pela Escola Paulista de Medicina da Universidade de São Paulo (EPM-Unifesp)

Clinical *Fellowship* em Ortopedia Pediátrica e Doenças Neuromusculares no Westmead Children´s Hospital em Sydney, Australia

Clinical *Fellowship* em Ortopedia Pediátrica no Children´s Hospital of Eastern Ontario em Ottawa, Canada

Mestrado e Doutorado acadêmicos pela EPM-Unifesp

Médico Ortopedista Pediátrico do Hospital Israelita Albert Einstein, onde também atua no Laboratório de Estudos do Movimento Einstein

GABRIEL ACCA BARREIRA

Graduando em Medicina pela Faculdade Israelita de Ciências da Saúde Albert Einstein (FICSAE).

GABRIEL NUNCIO BENEVIDES

Médico pela Faculdade de Ciências Médicas de Santa Casa de São Paulo

Residência Médica em Pediatria e Complementação em Gastroenterologia, Hepatologia e Nutrologia no Instituto da Criança e Adolescente do Hospital das Clínicas da Faculdade de Medicina de São Paulo

Mestre em Ciências da Saúde pela Escola Paulista de Medicina da Universidade de São Paulo (EPM-Unifesp)

GABRIELA ALVES THEODORO

Graduanda em Medicina na Faculdade Israelita de Ciências da Saúde Albert Einstein (FICSAE)

GABRIELA BERNARDINI CASSELHAS

Graduanda em Medicina na Faculdade Israelita de Ciências da Saúde Albert Einstein (FICSAE)

GABRIELA CAROLINA NAZARETH PINTO LA BANCA

Otorrinol,aringologista pela FMABC

Fellowship em cirurgia endoscópica endonasal e base de crânio no Hospital das Clínicas da Faculdade de Medicina da Universidade de São Paulo (HC-FMUSP)

GUSTAVO OLIVEIRA MENDES

Graduando em Medicina na Faculdade Israelita de Ciências da Saúde Albert Einstein (FICSAE)

GUSTAVO YANO CALLADO

Graduando em Medicina na Faculdade Israelita de Ciências da Saúde Alber Einstein (FICSAE).

ISABELLA SFORZIN

Graduanda em Medicina na Faculdade Israelita de Ciências da Saúde Albert Einstein (FICSAE)

JÉSSICA DA SILVA MELLA

Graduanda em Medicina na Faculdade Israelita de Ciências da Saúde Albert Einstein (FICSAE)

JOÃO GABRIEL MARTINS DALLO

Médico Intensivista Pediátrico pelo Instituto da Criança do Hospital das Clínicas da Faculdade de Medicina da Universidade de São Paulo (FMUSP)

Médico Plantonista da UTI Pediátrica do Hospital Municipal Dr. Moysés Deutsch – M'boi Mirim e da UTI Pediátrica do Hospital Estadual de Vila Alpina

Instrutor Médico das Disciplinas de Pediatria II e III da Faculdade Israelita de Ciências da Saúde Albert Einstein

Título de Especialista em Pediatria pela Sociedade Brasileira de Pediatria e em Terapia Intensiva Pediátrica pela Associação de Medicina Intensiva Brasileira

JÚLIA PORTO DE OLIVEIRA DREZZA

Graduada em Medicina pela Faculdade Israelita de Ciências da Saúde Albert Einstein (FICSAE)

JULIE HÉLOÏSE CRISTINA DEBURCK

Graduanda em Medicina na Faculdade Israelita de Ciências da Saúde Albert Einstein (FICSAE)

Editora do livro "Cardiologia Clínica Aplicada à Prática"

LAÍS PEREIRA BUENO MILLAN

Pediatra e Alergista e Imunologista. Formada pela Pontifícia Universidade Católica de São Paulo (PUC-SP) em 2013, fez residência de Pediatria no Hospital Israelita Albert Einstein (HIAE) e Alergia e Imunologia no Instituto da Criança (HC - FMUSP). É pós graduada em Urgências e Emergências Pediátricas também pelo HIAE. Possui título de especialista pela Sociedade Brasileira de Pediatria (SBP) e pela Associação Brasileira de Alergia e Imunologia (ASBAI).

LARISSA CABRAL DA NÓBREGA

Graduanda em Medicina na Faculdade Israelita de Ciências da Saúde Albert Einstein (FICSAE)

LARISSA LEAL FREITAS

Médica Graduada na Faculdade Israelita de Ciências da Saúde Albert Einstein (FICSAE)

LARISSA LIMA QUEIROZ

Graduanda em Medicina na Faculdade Israelita de Ciências da Saúde Albert Einstein (FICSAE)

LAURA CAROLINA OCHS

Graduanda em Medicina na Faculdade Israelita de Ciências da Saúde Albert Einstein (FICSAE)

LETÍCIA D'ORDAZ LHANO SANTOS

Graduanda em Medicina na Faculdade Israelita de Ciências da Saúde Albert Einstein (FICSAE)

LUCI BLACK TABACOW HIDAL

Graduada pela Faculdade de Ciências Médicas da Santa Casa de São Paulo. Especialista e Mestre em Otorrinolaringologia e Cabeça e Pescoço pela Universidade Federal de São Paulo.

LUCIANA DOS SANTOS HENRIQUES SAKITA

Mestre em Nefrologia Pediátrica pela Faculdade de Medicina da Universidade de São Paulo (FMUSP)

Nefrologista Pediátrica da Clínica de Especialidades do Hospital Israelita Albert Einstein (HIAE)

Coordenadora Médica do Ensino do HIAE

LUIZA HERMANNY DE SAMPAIO CAMPOS

Graduanda em Medicina na Faculdade Israelita de Ciências da Saúde Albert Einstein (FICSAE)

LUISA ZAGNE BRAZ

Médica Intensivista Pediátrica formada pela Universidade de São Paulo

Gerente de Qualidade e Segurança da Sociedade Beneficente Israelita Brasileira Albert Einstein (SBIBAE).

MARCELLA MOURA CERATTI

Médica pela Faculdade Israelita de Ciências da Saúde Albert Einstein (FICSAE)

MARCIO CALDEIRA ALVES MOREIRA

Médico pela Faculdade de Medicina da Universidade de São Paulo (FMUSP)

Pediatra e Infectologista do Instituto da Criança do HCFMUSP

Pediatra e Infectologista do Hospital Israelita Albert Einstein (HIAE)

Supervisor do Programa de Residência Médica em Pediatria do HIAE

MARIA BEATRIZ PÁDUA LIMA DE ASSUMPÇÃO

Graduanda em Medicina na Faculdade Israelita de Ciências da Saúde Albert Einstein (FICSAE)

MARIA LUCIA DE PINHO APEZZATO

Cirurgiã Pediátrica

Graduada pela Faculdade de Medicina da Universidade de São Paulo (FMUSP)

Residência no Instituto da Criança da FUMSP

Doutorado pela FMUSP

Head da Cirurgia Pediátrica – A.C Camargo Câncer Center

Líder de Cirurgia Pediátrica – H. Municipal Vila Santa Catarina

MARIAH PIRES POSSEBON E SILVA

Graduanda em Medicina na Faculdade Israelita de Ciências da Saúde Albert Einstein (FICSAE)

MARIANA AVELAR DA SILVEIRA

Graduanda em Medicina na Faculdade Israelita de Ciências da Saúde Albert Einstein (FICSAE)

MARINA ABELLAN VAN MOORSEL

Graduanda em Medicina na Faculdade Israelita de Ciências da Saúde Albert Einstein (FICSAE)

MARINA BUARQUE DE ALMEIDA

Pneumologista pediátrica pela SBP e SBPT

Mestre e Doutora em Ciências pela FMUSP

Médica colaboradora da Unidade de Pneumologia Pediátrica do Instituto da

Criança, HC FMUSP

MARINA HELENA KLINK

Graduanda em Medicina na Faculdade Israelita de Ciências da Saúde Albert Einstein (FICSAE).

MARINA NAGANUMA DE REZENDE

Graduanda em Medicina na Faculdade Israelita de Ciências da Saúde Albert Einstein (FICSAE)

NARA VASCONCELOS CAVALCANTI

Professora do Curso de Medicina da Faculdade Israelita de Ciências da Saúde Albert Einstein (FICSAE)

Pós-Doutorado em Pediatria pela Universidade de São Paulo (USP)

Doutorado em Saúde Materno-Infantil pelo Instituto de Medicina Integral Prof. Fernando Figueira

Mestrado em Pediatria Tropical pela Liverpool School of Tropical Medicine

NATHALIA DA SILVA HALLEY NEVES

Oncologista pediátrica formada pela Faculdade de Medicina de Catanduva (FAMECA)

Residência em pediatria e oncologia/ hematologia pediátrica pela Faculdade de Medicina USP/SP

Membro atuante da Sociedade Brasileira de Oncologa Pediátrica (SOBOPE)

Coordenadora do Grupo Brasileiro de Neuroblastoma

Assistente da equipe de oncologia pediatrica do Hospital Israelita Albert Einstein.

NATHALIA DA SILVA HALLEY NEVE

Oncologista pediátrica formada pela faculdade de medicina de catanduva (FAMECA)

Residência em pediatria e oncologia/hematologia pediátrica pela faculdade de medicina USP/SP

Membro atuante da sociedade brasileira de oncologia pediátrica (SOBOPE)

Coordenadora do grupo brasileiro de neuroblastoma

Assistente da equipe de oncologia pediátrica do Hospital Israelita Albert Einstein

NATHALIA FONSECA THURLER VASQUES

Pediatra e Neonatologista pela Faculdade de Medicina da Universidade de São Paulo (FMUSP)

Médica do Corpo Clínico do Hospital Israelita Albert Einstein (HIAE)

Instrutora de curso de Reanimação Neonatal

NATASHA CUNHA ALEIXO

Formada em Medicina pela Faculdade Israelita de Ciências da Saúde Albert Einstein (FICSAE)

PAULA FRAIMAN BLATYTA CASELLI

Professor da Faculdade Israelita de Ciências da Saúde Albert Einstein (FICSAE)

Doutorado pela Faculdade de Medicina da Universidade de São Paulo (FMUSP)

Médica Pediátrica e Hematologista Infantil

POLYANA FAVERO FERREIRA CAETANO

Graduanda em Medicina na Faculdade Israelita de Ciências da Saúde Albert Einstein (FICSAE)

RAFAEL DA SILVA GIANNASI SEVERINI

Médico pela Faculdade de medicina da USP

Pediatra pela Faculdade de medicina da USP

Preceptoria FMUSP 2018 e 2019

Preceptor da UPA PEDIÁTRICA - Faculdade Insraelita de Ciências da Saúde Albert Einstein

Médico assistente do Pronto Socorro Infantil do HU-USP - 2019 a 2021

Médico assistente do Pronto Socorro Infantil do Instituto da Criança / HCFMUSP desde 2019

Médico do Pronto Socorro Infantil do Hospital Israelita Albert Einstein desde 2019

Título de Especialista em Pediatria e Emergências Pediátricas pela Sociedade Brasileira de Pediatria

RAPHAEL AMENDULA DE CARVALHO

Graduando em Medicina na Faculdade Israelita de Ciências da Saúde Albert Einstein (FICSAE)

RAQUEL MARIA AYRES MONTEIRO

Graduanda em Medicina na Faculdade Israelita de Ciências da Saúde Albert Einstein (FICSAE)

RENATA RODRIGUES COCCO

Pediatra, Alergista e Imunologista

Mestrado e Doutorado pela Escola Paulista de Medicina da Universidade Federal de São Paulo (EPM-Unifesp)

Especialização em Alergia Alimentar pelo Mount Sinai Medical School – Nova Iorque/EUA

Professora Assistente da Disciplina de Pediatria da Faculdade Israelita de Ciências de Saúde Albert Einstein

RICARDO KATSUYA TOMA

Mestre e Doutor em Ciências

Assistente Doutor e Coordenador da Unidade de Gastroenterologia e Hepatologia Pediátrica do Instituto da Criança e do Adolescente do Hospital das Clínicas da Faculdade de Medicina da Universidade de São Paulo (FMUSP)

Gastroenterologista Pediátrico do Centro de Especialidades Pediátricas do Hospital Israelita Albert Einstein

RITA DE CASSIA SANCHEZ

Professora da Faculdade de Ciências Médicas do Hospital Albert Einstein

Coordenadora Médica do Setor de Medicina Fetal do Departamento Materno-Infantil do Hospital Albert Einstein

Especialista em Melhoria pelo Institute for Healthcare Improvement

Doutora em Medicina pela Faculdade de Medicina da Universidade de São Paulo (FMUSP)

ROMY SCHMIDT BROCK ZACHARIAS

Doutora em ciencias HC-FMUSP

Coordenadora médica neonatologia HIAE

Professora FICSAE

Médica assistente CTIN-1 HC-FMUSP

SELMA MARIA FURMAN HELENE

Dermatologista e Dermatologista Pediátrica do Hospital Israelita Albert Einstein

Professora de Pós-Graduação do Hospital Albert Einstein

Assistente de Dermatologia Pediátrica da Clínica de Dermatologia da Santa Casa Misericórdia de São Paulo

Mestre em Dermatologia Pediátrica pela Faculdade de Ciências Médicas da Santa Casa de São Paulo

Atual Presidente do Departamento do Departamento de Dermatologia da Sociedade de Pediatria São Paulo

SOPHIA GUIMARÃES ELLER

Graduanda em Medicina na Faculdade Israelita de Ciências da Saúde Albert Einstein (FICSAE)

SUSANA DOS REIS BRAGA

Mestrado e doutorado pela Faculdade de Ciências Médicas da Santa Casa de São Paulo

Ortopedista Pediátrica do Hospit1:1I Israelita Albert Einstein

Médica Grupo de Ortopedia e Traur:natologia Pediátrica da Santa Casa de São Paulo

VICENTE ODONE FILHO

Onco-Hematologista Pediátrico do Hospital Israelita Albert Einstein

Diretor Clínico do ITACI (Instituto de Tratamento do Câncer Infantil – USP)

VICTÓRIA CATHARINA VOLPE RICARDO

Graduanda em Medicina na Faculdade Israelita de Ciências da Saúde Albert Einstein (FICSAE)

VIVIAN SIQUEIRA MARTIMIANO

Graduanda em Medicina na Faculdade Israelita de Ciências da Saúde Albert Einstein (FICSAE)

Sumário

CAPÍTULO 1
Crescimento e desenvolvimento na infância – A partir de quando devemos nos preocupar com os atrasos?   25
Laura Carolina Ochs | Durval Anibal Daniel Filho

CAPÍTULO 2
Aspectos nutricionais da criança – Avaliação nutricional, deficiências e excessos   33
Raquel Maria Ayres Monteiro | Elda Maria Stafuzza Gonçalves Pires

CAPÍTULO 3
Comportamentos de risco na adolescência – Como abordá-los   42
Marina Naganuma de Rezende | Andrea Hercowitz

CAPÍTULO 4
Calendário de vacinação infantil   49
Marina Helena Bandeira Klink | Marcio Caldeira Alves Moreira

CAPÍTULO 5
Síndromes genéticas mais comuns na infância: quando suspeitar e como abordá-las   55
Amanda Tiemi Kakazu Kojima | Fernanda Teresa de Lima

CAPÍTULO 6
Principais neoplasias da infância 65
Sophia Guimarães Eller | Nathalia da Silva Halley Neves | Vicente Odone Filho

SEÇÃO 6-1 • NEOPLASIAS HEMATO-ONCOLÓGICAS

SEÇÃO 6-2 • NEOPLASIAS ABDOMINAIS INFANTIS

CAPÍTULO 7
Anemia falciforme 76
Natasha Cunha Aleixo | Paula Fraiman Blatyta Caselli

CAPÍTULO 8
A criança com infecções de repetição 84
Júlia Porto de Oliveira Drezza | Laís Pereira Bueno Millan

CAPÍTULO 9
A febre na criança 88
Gabriela Alves Theodoro | Nara Vasconcelos Cavalcanti

CAPÍTULO 10
Doenças exantemáticas 95
Gabriel Acca Barreira | Rafael Da Silva Giannasi Severini

CAPÍTULO 11
Infecções de vias aéreas superiores (IVAS) 107
Julie Héloïse Cristina Deburck | Luci Black Tabacow Hidal | Gabriela Carolina Nazareth Pinto La Banca

CAPÍTULO 12
Doenças infecciosas agudas do trato respiratório inferior 116
Larissa Leal Freitas | Marina Buarque de Almeida

CAPÍTULO 13
TUBERCULOSE 129
Felipe Krakauer | Nara Vasconcelos Cavalcanti

CAPÍTULO 14
Rinite alérgica 137
Fernanda Kimie Yamamoto | Gabriela Carolina Nazareth Pinto La Banca | Luci Black Tabacow Hidal

CAPÍTULO 15
Sibilância recorrente no lactente e pré-escolar e asma   144
Larissa Cabral da Nóbrega | Marina Buarque de Almeida

SEÇÃO 15-1 • SIBILÂNCIA RECORRENTE NO LACTENTE E PRÉ-ESCOLAR

SEÇÃO 15-2 • ASMA

CAPÍTULO 16
O lactente que regurgita e a criança que vomita   152
Marcella Moura Ceratti | Ricardo Katsuya Toma

CAPÍTULO 17
Diarreia aguda, persistente e crônica   159
Raphael Amendula de Carvalho | Gabriel Nuncio Benevides

CAPÍTULO 18
Dor abdominal crônica   170
Gabriela Bernardini Casselhas | Gabriel Nuncio Benevides

CAPÍTULO 19
Alergia a proteína do leite de vaca (APLV)   176
Ana Clara Burgos | Renata Rodrigues Cocco

CAPÍTULO 20
Infecções do trato urinário   181
Clara Paoleschi Carvalho de Lima | Luciana dos Santos Henriques Sakita

CAPÍTULO 21
Síndrome nefrítica   189
Bianca Hallage | João Gabriel Martins Dallo

CAPÍTULO 22
Síndrome nefrótica   195
Larissa Lima Queiroz | João Gabriel Martins Dallo

CAPÍTULO 23
Meningite e meningoencefalite   201
Polyana Favero Ferreira Caetano | Carol Ladeia Lopes Frota

SEÇÃO 23-1 • MENINGITE

SEÇÃO 23-2 • MENINGOENCEFALITE

CAPÍTULO 24
Convulsão febril e cefaleia   209
Mariana Avelar da Silveira | Carol Ladeia Lopes Frota

SEÇÃO 24.1 • CONVULSÃO FEBRIL

SEÇÃO 24.2 • CEFALEIA

CAPÍTULO 25
Diagnósticos diferenciais de quadril doloroso   219
Letícia D'Ordaz Lhano Santos | Francesco Camara Blumetti

CAPÍTULO 26
Displasia do desenvolvimento do quadril   229
Gustavo Yano Callado | Susana dos Reis Braga

CAPÍTULO 27
Deformidades membros inferiores   235
Victória Catharina Volpe Ricardo | Francesco Camara Blumetti

CAPÍTULO 28
Dermatoses alérgicas da infância   243
Marina Abellan Van Moorsel | Laís Pereira Bueno Millan

CAPÍTULO 29
Principais afecções dermatológicas na infância   248
Vivian Siqueira Martimiano | Selma Maria Furman Hélène

SEÇÃO 29.1 • IMPETIGO

SEÇÃO 29.2 • ESCABIOSE

SEÇÃO 29.3 • OUTRAS AFECÇÕES DERMATOLÓGICAS MUITO FREQUENTES NA INFÂNCIA

CAPÍTULO 30
Diagnósticos diferenciais de púrpura na infância   258
Vivian Siqueira Martimiano | Selma Maria Furman Hélène

CAPÍTULO 31
Transição do período neonatal   265
Maria Beatriz Pádua Lima de Assumpção | Rita de Cássia Sanchez

CAPÍTULO 32
Triagens neonatais (pezinho, auditiva, reflexo vermelho, cardiopatias congênitas) 271
Fernando de Jesus Alonso | Romy Schmidt Brock Zacharias

CAPÍTULO 33
Cardiopatias congênitas 281
Isabella Sforzin | Arlindo Almeida Riso

CAPÍTULO 34
Alterações metabólicas mais comuns em RN (Distúrbios de CA e hipoglicemia) 289
Antonio Phelipe Junior | Carlos Augusto Cardim de Oliveira

CAPÍTULO 35
Icterícia neonatal 296
Bruna Comolatti | Luisa Zagne Braz

CAPÍTULO 36
Infecções congênitas 306
Luiza Hermanny de Sampaio Campos | Nathalia Fonseca Thurler Vasques

CAPÍTULO 37
Atresia de vias biliares 321
Mariah Pires Possebon e Silva | Bianca Hallage | Emily Mie Arai | Graziela de Araujo Costa | Maria Lúcia de Pinho Apezzato

CAPÍTULO 38
Sepse neonatal 327
Beatriz Scatolini Carrascoza | Claudio Reingenheim

CAPÍTULO 39
Reanimação neonatal 334
Jéssica da Silva Mella | Nathalia Fonseca Thurler Vasques

SEÇÃO 39.1 • REANIMAÇÃO NEONATAL ≥ 34 SEMANAS

SEÇÃO 39.2 • REANIMAÇÃO NEONATAL < 34 SEMANAS

SEÇÃO 39.3 • VENTILAÇÃO COM PRESSÃO POSITIVA

SEÇÃO 39.4 • MASSAGEM CARDÍACA

SEÇÃO 39.5 • MEDICAÇÕES

CAPÍTULO 40
Sepse 342
Bianca Hallage | Graziela de Araujo Costa

CAPÍTULO 41
Insuficiência respiratória aguda - Neonatologia 351
Gustavo Oliveira Mendes | Eduardo Juan Troster

CAPÍTULO 42
Ressuscitação cardiopulmonar na pediatria 358
Emily Mie Arai | Graziela de Araujo Costa | Albert Bousso

CAPÍTULO 1

Crescimento e desenvolvimento na infância – a partir de quando devemos nos preocupar com os atrasos?

Laura Carolina Ochs | Durval Anibal Daniel Filho

❖ OBJETIVOS DE APRENDIZAGEM

1. Entender a importância do acompanhamento ponderoestatural nas consultas de puericultura.
2. Saber identificar e interpretar atrasos no ganho ponderoestatural.
3. Ter conhecimento sobre os marcos do desenvolvimento esperados em cada faixa etária e quando se preocupar.
4. Entender os estágios de desenvolvimento puberal e identificar atrasos.

CASOS CLÍNICOS

Caso 1

M. é uma menina de 5 anos que vinha ganhando peso consistentemente no percentil 55 para a sua idade e tinha um índice de massa corporal (IMC) no percentil 60. Nesta consulta, após um ano, seu IMC está no percentil 85, indicando um aumento significativo de peso em relação à altura. Durante a consulta, foi realizada uma avaliação física completa e foram coletados dados sobre dieta, atividade física, hábitos de sono e história médica de M.

Caso 2

P. é um menino de 2 anos trazido à consulta por seus pais que estavam preocupados com seu desenvolvimento de linguagem. Eles relatam que P. consegue dizer cerca de 20 palavras, mas ainda não forma frases curtas. Comparado a outras crianças da mesma idade, os pais notaram que P. parece estar um pouco atrasado na fala e isso tem sido motivo de preocupação. Na avaliação durante a consulta, P. interage bem com os pais e com o examinador. Ele responde a comandos simples e mostra interesse por brinquedos e livros ilustrados. P. consegue nomear alguns objetos e figuras, mas sua capacidade de formar frases é limitada.

Caso 3

L. é um menino de 12 anos trazido à consulta pelos pais, preocupados com seu crescimento. Lucas está se achando muito baixo em comparação aos colegas de classe e isso tem afetado sua autoestima. Seu pai tem 174 cm de altura e sua mãe 162 cm. No último ano, Lucas cresceu 5 cm. Atualmente, ele encontra-se no estágio P1G1 da escala de Tanner, ou seja, não iniciou a puberdade. Durante a consulta, foi realizado um exame físico completo e foram avaliadas as curvas de crescimento de L. Seus dados de crescimento foram comparados com as curvas de crescimento padrão para a sua idade e sexo.

Questões Norteadoras

Caso 1

1.1: Quais são as possíveis causas para esse aumento tão abrupto do IMC?

1.2: Quais seriam as abordagens necessárias para ajudar a M. na perda de peso?

Caso 2

2.1: Quais fatores devemos levar em conta para avaliar o atraso de fala do P.?

2.2: Pode se afirmar que P. apresenta atraso no desenvolvimento neuropsicomotor (DNPM)?

Caso 3

3.1: A velocidade de crescimento no último ano foi normal? Qual a altura-alvo?

3.2: Que argumentos podemos usar para tranquilizar os pais?

INTRODUÇÃO

O pediatra tem uma missão desafiadora e recompensadora. Acompanhamos a criança ao longo de sua vida de maneira longitudinal, observando suas mudanças em cada consulta e fase do desenvolvimento. Neste capítulo, serão apresentados princípios, tabelas e gráficos que auxiliarão na identificação de pacientes fora dos padrões esperados para a idade. Contudo, essas informações são apenas uma referência, devendo ser integradas à sua avaliação clínica, à história e ao seguimento longitudinal da criança ou do adolescente.

Desordens do crescimento e desenvolvimento são frequentemente associadas a doenças graves e crônicas, mas podem também ser o único sintoma de negligência parental ou abuso. Levando isso em conta, se faz extremamente necessário o acompanhamento da antropometria da criança em cada consulta de puericultura, mesmo que não seja uma das queixas dos pais.[1]

O crescimento e o desenvolvimento da criança dependem de vários fatores, tanto extrínsecos (ambiente, social, econômico) quanto intrínsecos (herança genética, hormonais). Por este motivo, é de extrema importância que o esperado para cada idade seja conhecido. Assim, é possível que aqueles que apresentam padrões anormais, sejam reconhecidos de prontidão. Vale ressaltar que algumas variações do crescimento e desenvolvimento são esperadas, a depender do contexto social, cultural e genético de cada família, por isso é essencial levar todos esses aspectos em consideração quando avaliamos as crianças rotineiramente.

CRESCIMENTO ESPERADO

Levando em consideração a estatura dos pais, podemos estipular o canal de crescimento familiar, que nos dará uma base para analisar se a criança está ou não dentro do esperado para ela. Para calculá-lo, estabelecemos a média da altura corrigida dos pais, conforme cálculo apresentado no Quadro 1-1, podendo variar, para mais ou para menos oito centímetros.

Quadro 1.1. Fórmula para cálculo da altura-alvo

MENINAS = [altura da mãe (cm) + altura do pai (cm) - 13] / 2
MENINOS = [altura da mãe (cm) + altura do pai + 13] / 2

Para analisarmos se os pacientes estão ou não com crescimento adequado, podemos compará-lo por meio de gráficos com a média das crianças mundiais. Os critérios antropométricos avaliados são: IMC, estatura e perímetro cefálico (PC). De acordo com a posição que a criança ocupar na curva, podemos classificá-la com crescimento adequado ou não (Figs. 1-1 a 1-4 e Quadros 1-2 e 1-3).

RITMO DE CRESCIMENTO

Cada fase do desenvolvimento da criança apresenta uma velocidade de crescimento ponderoestatural esperada. Saber o que é esperado em cada fase e como interpretar os dados é de extrema importância no acompanhamento de rotina da puericultura.

Peso

Os ganhos e perdas de peso esperadas são fundamentais para que saibamos quando precisamos nos preocupar com determinado paciente, quando devemos ou não investigar possíveis fatores causais ou quando aquela suposta alteração está dentro do esperado (Quadro 1-4).

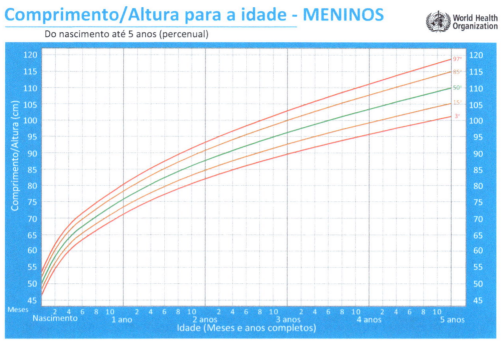

Fig. 1-1. Curva de altura para idade – Meninos de 0 a 5 anos (OMS).[2]

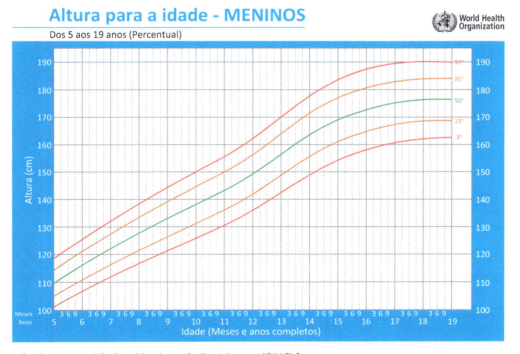

Fig. 1-2. Curva de altura para idade – Meninos de 5 a 19 anos (OMS).[2]

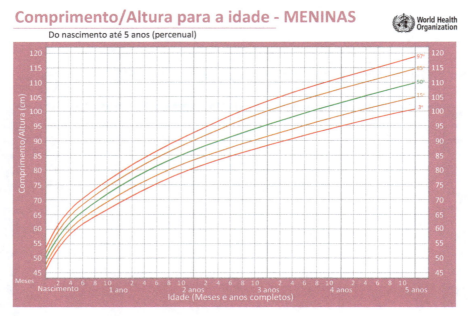

Fig. 1-3. Curva de altura para idade – Meninas de 0 a 5 anos (OMS).[2]

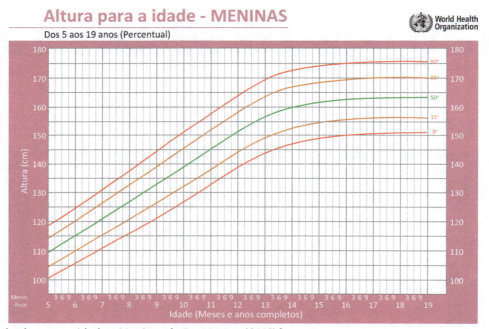

Fig. 1-4. Curva de altura para idade – Meninas de 5 a 19 anos (OMS).[2]

Quadro 1.2. Classificação da altura de acordo com percentil e Z-score[3]

Percentis	Desvio-padrão	Classificação
> p 97	> +2	Altura elevada para idade
p3 a p97	-2 a +2	Altura adequada para idade
p3 a p 0,01	-2 a -3	Altura baixa para idade
< p 0,01	< -3	Altura muito baixa para idade

Quadro 1.3. Classificação do peso de acordo com percentil e Z-score[3]

Percentis	Desvio-padrão	Classificação
> p97	> +2	Peso elevado para idade
p3 a p97	-2 a + 2	Peso adequado para idade
p3 a p 0,01	-2 a -3	Peso baixo para idade
< p 0,01	< -3	Peso muito baixo para idade

Quadro 1.4. Ganho ponderal na infância[3]

Recém-nascido	Perda de 5 a 10% do peso de nascimento até 7 a 10 dias de vida
Até 3 meses	Ganho de 25 a 30 gramas/dia
3 a 6 meses	Ganho de 20 gramas/dia
6 a 12 meses	Ganho de 10 a 15 gramas/dia
2 anos até puberdade	Ganho de mais ou menos 2 quilos/ano
Duplica peso	Aos 4 a 6 meses
Triplica o peso	Aos 12 meses

Estatura (Quadro 1-5)

Quadro 1.5. Expectativa de crescimento[3]

Recém-nascido	Aproximadamente 50 cm
1º ano de vida	Ganho de 25 cm/ano
2º ano de vida	Ganho de 10 a 12 cm/ano
3 a 4º ano de vida	Ganho de 7,5 cm/ano
4º ano de vida a puberdade	Ganho de 5 cm/ano
Puberdade	Ganho de 8 a 12cm/ano

DESENVOLVIMENTO NEUROPSICOMOTOR

Excluindo infecções agudas e traumas, problemas de desenvolvimento e/ou comportamento são mais comuns do que qualquer outra patologia na pediatria. Em 2008, 15% das crianças entre 3 e 7 anos tinham algum atraso de desenvolvimento ou alterações comportamentais.[1]

Assim, da mesma forma que é de extrema importância acompanhar o ganho ponderoestatural das crianças nas consultas de rotinas, devemos também avaliar como a criança está se desenvolvendo e se ela já desenvolveu as habilidades e funções esperadas para sua faixa etária. Isso porque este pode ser um dos primeiros indicativos para necessidade de investigação adicional quando algo está fora do esperado.

Quando falamos de marcos do desenvolvimento infantil nos referimos a habilidades que as crianças devem adquirir de acordo com diferentes faixas etárias. Ela envolve também a avaliação da interação da criança com o ambiente externo e com as pessoas que estão próximas a ela, o interesse da criança pelo ambiente e por objetos que estão ao redor dele, entre outros (Quadro 1-6). A avaliação pode ser dividida em 4 grupos, sendo eles: motor grosseiro e fino, linguagem e pessoal-social.[4]

Quadro 1.6. Marcos do desenvolvimento dos 2 meses aos 5 anos[5]

2 meses	• Olha para o seu rosto • Segue objetos • Mantém cabeça quando está de bruços • Emite sons diferentes do choro • Acalma-se ao conversar com ele ou pegá-lo no colo
4 meses	• Ri sozinho para chamar sua atenção • Segura o brinquedo colocado em sua mão • Senta-se com apoio, sustenta a cabeça • Emite sons como "ooooo", "ahhhh"
6 meses	• Alcança brinquedos que quer • Vira de supino para prono • Reconhece pessoas familiares • Coloca coisas na boca para explorá-las
9 meses	• Senta-se sem apoio • Move coisas de uma mão para outra • Brinca de "escondeu-achou" • Estranhamento (prefere pessoas do seu convívio) • Balbucia
12 meses	• Caminha com apoio • Movimento de pinça • Segura copo ou mamadeira • Acena e bate palma
15 meses	• Dá alguns passos por conta própria • Tenta dizer uma ou duas palavras ("auau" para cachorro) • Consegue empilhar alguns objetos • Demonstra afeto (abraços ou beijos)
18 meses	• Consegue caminhar sem segurar em nada • Tenta comer com colher • Começa a obedecer a ordens • Nomeia alguns objetos
24 meses	• Formula frases simples (2 ou 3 palavras) • Corre, chuta bola • Manda beijo, acena com a mão, concorda com a cabeça • Come com colher
30 meses	• Brinca ao lado de crianças e, às vezes, com elas • Segue instruções simples ("feche a porta") • Tira algumas roupas sozinho • Fala cerca de 50 palavras
3 anos	• Junta-se a outras crianças para brincar • Pergunta "quem", "onde", "por quê" • Usa um garfo • Veste algumas roupas sozinho
4 anos	• Pede para brincar com crianças • Fala sobre coisas que aconteceram durante o dia • Segura lápis • Gosta de ser um "ajudante"
5 anos	• Faz tarefas simples em casa (limpar a mesa) • Conta uma história que ouviu • Conta até 10 • Escreve algumas letras do seu nome

Desenvolvimento Inadequado

Em alguns casos, devemos ficar mais alertas para o aparecimento de possíveis atrasos no desenvolvimento, nestes casos devemos fazer um acompanhamento ainda mais de perto para observar o desenvolvimento da criança. São eles: ausência de pré-natal; problemas na gestação, no parto ou no nascimento; prematuridade; icterícia grave; doenças graves (meningite, traumatismo cranioencefálico e convulsões) e riscos ambientais (violência doméstica, depressão materna, abuso de drogas ou de álcool, suspeita de abuso sexual).[6]

Além disso, a prematuridade é um fator de risco que tem sido cada vez mais comum e que deve sempre ser levado em consideração na avaliação dos marcos de desenvolvimento. Para tal avaliação, deve ser levada em consideração a idade gestacional corrigida da criança, que pode ser definida como a data em que o pré-termo completaria 40 semanas como a idade fictícia do nascimento, até as crianças completarem 2 anos.

Quando for identificado um atraso no desenvolvimento da criança, deve-se fazer um acompanhamento mais próximo e cauteloso, informar e orientar os pais e cuidadores sobre os sinais de alerta e, em casos extremos, encaminhar a criança para uma avaliação neuropsicomotora.

PUBERDADE

A puberdade diz respeito a um período de transição da infância para vida adulta com diversas mudanças físicas e comportamentais. Entre essas mudanças, podemos destacar: estirão de crescimento, desenvolvimento de caracteres sexuais secundários e maturação cerebral.

Nas meninas, a puberdade inicia-se com o aparecimento do broto mamário (telarca) e é esperado que ela ocorra entre os 8 e 13 anos. A menarca (primeira menstruação) ocorre aproximadamente 2 anos após o início da puberdade. Já, nos meninos, a puberdade inicia-se com o aumento do volume testicular de 4 mililitros (mL) ou mais e é esperado que ela ocorra entre os 9 e 14 anos.[1]

Estágios Puberais de Tanner

Durante a puberdade, ocorrem estágios do desenvolvimento de caracteres secundários, que podem ser preditor com uma certa linearidade. Estes estágios foram classificados como estágios de Tanner.[7] Tal classificação divide o desenvolvimento em cinco estágios que marcam as alterações do pré-púbere ao adulto, como revela a ilustração da Figura 1-5.

O famoso estirão do crescimento, conhecido como a aceleração da velocidade de crescimento, ocorre nas meninas por volta do estágio M2 e M3 de Tanner, já nos meninos ele é mais tardio, ocorrendo por volta do estágio G4 de Tanner. Durante esse período, é esperado que as meninas cresçam de 8 a 10 centímetros por ano e que os meninos cresçam de 10 a 12 centímetros por ano.[8]

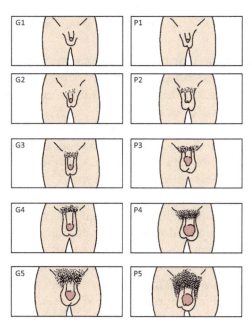

Fig. 1-5. Marcos de desenvolvimentos de Tanner.[7]

(Adaptada por Gabriela Suzuki Cianfone)

MAPA MENTAL

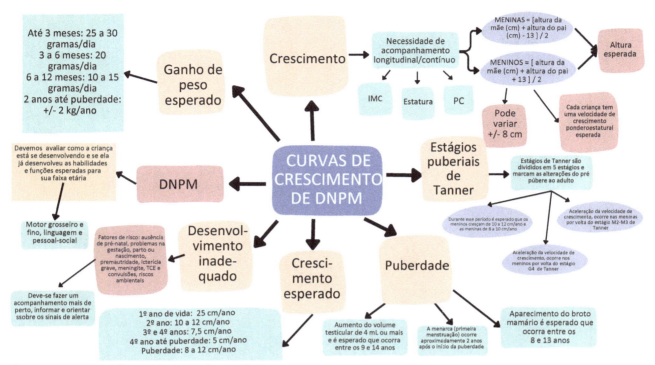

Fig. 1-6. Mapa mental para as curvas de crescimento.

PONTOS-CHAVE

- Acompanhar o crescimento das crianças ao longo dos anos de maneira longitudinal e individual e, sempre compará-lo com o esperado para idade é de extrema importância para uma consulta completa de puericultura.
- A estatura-alvo das crianças pode ser calculada por meio das seguintes fórmulas:
  - MENINAS = [altura da mãe (cm) + altura do pai (cm) - 13] / 2;
  - MENINOS = [altura da mãe (cm) + altura do pai + 13] / 2;

  Ambas podendo variar oito centímetros.
- É fundamental ter conhecimento sobre a velocidade de crescimento para cada faixa etária e quanto é esperado que o RN perca de peso.
- O desenvolvimento neuropsicomotor das crianças deve ser acompanhado de perto em todas as consultas de puericultura; eles podem ser os primeiros sinais de que algo está fora do esperado e possibilitar uma intervenção mais precoce. A avaliação pode ser dividida em 4 grupos, sendo eles: motor grosseiro e fino, linguagem e pessoal-social.
- Os fatores que predispõe a um atraso no desenvolvimento são: ausência de pré-natal, problemas na gestação, parto ou nascimento, prematuridade, icterícia grave, doenças graves (meningite, traumatismo cranioencefálico e convulsões), riscos ambientais (violência doméstica, depressão materna, drogas ou alcoolismo, suspeita de abuso sexual).
- A puberdade inicia nas meninas com o aparecimento do broto mamário (telarca) e é esperado que ela ocorra entre os 8 e 13 anos. Nos meninos a puberdade inicia com o aumento do volume testicular de 4 mililitros (mL) ou mais e é esperado que ela ocorra entre os 9 e 14 anos

REFERÊNCIAS BIBLIOGRÁFICAS

1. Kliegman R, Game JW. *Nelson Textbook of Pediatrics*. 21st ed. Philadelphia: Elsevier; 2020.
2. Sociedade Brasileira de Pediatria. Curvas de Crescimento. Sociedade Brasileira de Pediatria. Disponível em: https://www.sbp.com.br. Acesso em 10 maio 2024.
3. Nichols J. Normal Growth Patterns in Infants and Prepubertal Children. UpToDate; 2024.

4. Venâncio S. Guia Sobre Desenvolvimento Neuropsicomotor e Estimulação Precoce. Apr. 2023.
5. Constantino CF. Cartilha de Desenvolvimento 2 Meses a 5 Anos. Soc Bras Pediatr. 2024.
6. Ribeiro DG, Perosa GB, Padovani FHP. Fatores de risco para o desenvolvimento de crianças atendidas em unidades de saúde da família, ao final do primeiro ano de vida. Ciênc. Saúde Coletiva 19 (01): Jan 2014.
7. Sociedade Brasileira de Pediatria (SBP). Desenvolvimento Puberal de Tanner. Disponível em: www.sbp.com.br/departamentos/endocrinologia/desenvolvimento-puberal-de-tanner/.
8. Goulart CM. Crescimento e Desenvolvimento na Adolescência." Rev. Pediat. SOPERJ. 2011;12(supl 1): 28-34.

Acesse aqui as respostas das questões norteadoras deste capítulo:

CAPÍTULO 2

Aspectos nutricionais da criança- Avaliação nutricional, deficiências e excessos

Raquel Maria Ayres Monteiro | Elda Maria Stafuzza Gonçalves Pires

❖ OBJETIVOS DE APRENDIZAGEM

1. Conhecer as necessidades nutricionais específicas da criança.
2. Saber como realizar o diagnóstico nutricional em pediatria.
3. Desenvolver um plano de cuidados nutricionais em diferentes situações.
4. Reconhecer e prevenir ferropenia e deficiência de vitamina D na infância.

CASO CLÍNICO

JG, 10 anos e 3 meses sexo masculino, natural de São Paulo, SP. Vem para consulta de rotina, sem queixas. Nega doenças prévias, nega uso de medicamentos atualmente, usou vitamina D e ferro até 2 anos de idade. Tem mãe diabética e obesa e pai hipertenso. Frequenta a escola das 7:00 h às 12:30 h e no período da tarde fica em casa. Faz cinco refeições diárias, duas na escola e três em casa, com boa aceitação alimentar.

Exame físico: Peso 38 kg e 140 cm de estatura. Ao exame físico: corado, hidratada, cabelos e pele sem alterações. Funcionamento intestinal normal. Estágio de Tanner: G1P1. Restante do exame físico normal.

Questões Norteadoras

1. Qual o diagnóstico nutricional?
2. Como investigar a causa desse diagnóstico?
3. Qual a recomendação nutricional para essa criança?
4. Por que ele recebeu vitamina D e ferro até os 2 anos de idade?

IMPORTÂNCIA DA AVALIAÇÃO NUTRICIONAL

Nas últimas décadas, avanços na saúde reduziram a desnutrição infantil e controlaram doenças infecciosas, melhorando a qualidade de vida e reduzindo a mortalidade infantil. Contudo, houve um aumento da incidência de doenças crônicas, muitas vezes ligadas a má alimentação e ao sedentarismo. Sendo assim, a obesidade infantil emergiu como um desafio, impactando a saúde e aumentando o risco relacionado a doenças cardiovasculares.[1]

A avaliação nutricional é um componente importante na promoção da saúde e prevenção de doenças em crianças, pois permite a identificação de desequilíbrios nutricionais e situações de risco. Utilizando as curvas de crescimento da Organização Mundial da Saúde (OMS), presentes na Caderneta da Criança, profissionais podem monitorar o crescimento e o ganho ponderal, e, assim, fazer avaliações nutricionais periodicamente. Este processo não se limita a medidas antropométricas como peso e altura, mas também inclui a análise da adequação entre as necessidades nutricionais e a ingestão alimentar. Além disso, distúrbios nutricionais podem ocorrer mesmo sem alterações visíveis nas medidas antropométricas, exigindo uma abordagem que combina métodos dietéticos, clínicos e bioquímicos para um diagnóstico correto. A avaliação do estado nutricional é, portanto, uma ferramenta essencial no acompanhamento de uma criança para detectar distúrbios nutricionais, guiar intervenções para condições de carências ou excessos e garantir o crescimento adequado.[2]

Crianças desnutridas e obesas devem ser identificadas e submetidas à terapia nutricional adequada para seu estado nutricional. Sendo assim, nesse capítulo, iremos revisar a recomendação nutricional na pediatria, os componentes da avaliação nutricional, os diferentes diagnósticos nutricionais, e duas das deficiências nutricionais mais prevalentes na infância: a ferropenia e a deficiência de vitamina D.

RECOMENDAÇÃO NUTRICIONAL NA PEDIATRIA

As recomendações alimentares para cada faixa etária garantem que as crianças recebam os nutrientes necessários para o crescimento e desenvolvimento físico e cognitivo.[1] Durante os primeiros anos de vida, o organismo está em constante crescimento e desenvolvimento, necessitando de uma nutrição adequada para assegurar um desenvolvimento saudável. Além disso, a implementação de hábitos alimentares saudáveis desde cedo contribui para a prevenção de doenças crônicas como obesidade, diabetes e problemas cardiovasculares na vida adulta. O Quadro 2-1 apresenta um resumo das recomendações nutricionais de acordo com a faixa etária.

Quadro 2.1. Recomendações nutricionais conforme a faixa etária[1]

Idade	Alimentação
Recém-nascido até 6 meses de vida	Incentive o leite materno exclusivo. Na impossibilidade, oferte fórmula infantil de lactentes primeiro semestre.
A partir do sexto mês	Incentive o aleitamento materno. Na impossibilidade ofereça fórmula infantil de lactentes segundo semestre. Introduza frutas *in natura*, evitando a forma de sucos e, inicie a primeira "papa" principal aos 6 meses e a segunda aos 7 meses. Oriente a transição para a alimentação da família aos 8-9 meses, amassada. Evite oferta de mel antes dos 12 meses.
Lactentes (1 a 2 anos de idade)	Siga recomendando o aleitamento materno. Na impossibilidade, sugira 600 mL de leite de vaca integral fortificado (vit A e ferro) ou derivados. Garanta oferta de água potável. A partir dos 12 meses acrescente 2 lanches à alimentação principal.
Pré-escolar (2 a 6 anos de idade)	A preocupação deve ser centrada mais na qualidade do que na quantidade de alimentos, aconselhe alimentos ricos em ferro, cálcio, zinco, vitamina A e D. Oriente vigilância máxima para os alimentos ricos em açúcares, gorduras e sal. Estimule os hábitos alimentares (de horário, de ambiente, de dar autonomia para a criança escolher e comer sozinha) e atividade física. Esteja atento para os riscos de engasgo.
Escolar (7 a 10 anos de idade)	Mantenha vigilância na qualidade e quantidade dos alimentos e combata o sedentarismo para garantir crescimento e desenvolvimento saudáveis. Recomende a leitura e interpretação de rótulos dos alimentos. Sugira 6 refeições por dia (desjejum, lanche, almoço, lanche, jantar e lanche) e desaconselhe substituição de refeições por lanches.
Adolescência (10 a 20 anos de idade)	Mantenha vigilância sobre a qualidade dos alimentos, mas esteja atento às mudanças comportamentais que podem influenciar a alimentação (sono, dietas radicais, energéticos, álcool, contraceptivos, anabolizantes, moderadores de apetite, tabaco). Seja flexível, mas influente. Desaconselhe fortemente o *Fast-food, junk food*.

AVALIAÇÃO NUTRICIONAL

A avaliação nutricional é importante para o acompanhamento do crescimento da criança, diagnóstico dos distúrbios nutricionais e determinação do risco de doenças. Fazem parte da avaliação nutricional: anamnese clínica e nutricional, exame físico detalhado acompanhado das medidas antropométricas, da velocidade de crescimento e avaliação neuropsicomotora. Deve ser realizada periodicamente na criança saudável, possibilitando a monitorização do seu crescimento e a intervenção precoce quando desvios são observados.[3]

Anamnese na Avaliação Nutricional

A anamnese na avaliação nutricional envolve uma coleta detalhada de informações sobre a história clínica e nutricional do paciente, bem como seus antecedentes pessoais e familiares, hábitos alimentares e padrão de consumo, rotina diária, horas de sono, prática de atividade física, nível socioeconômico, condições de habitação e saneamento. Além da alimentação, outros fatores que podem impactar o estado nutricional incluem o desenvolvimento geral da criança, aspectos emocionais, uso de medicamentos e procedimentos médicos.[3,4]

Exame Físico e Antropometria

O exame físico inclui vários componentes (Quadro 2-2) destinados a identificar sinais de nutrição adequada ou deficiência nutricional.

Quadro 2.2. Principais componentes do exame físico na avaliação nutricional[4]

Avaliação antropométrica	Medidas de peso, altura, índice de massa corporal (IMC) e circunferência cefálica são comparadas com padrões de crescimento normais.
Marcadores de crescimento	Verificar o histórico de crescimento para identificar desaceleração ou aceleração no crescimento.
Exame físico detalhado	Observação da aparência geral, tônus muscular e tecido adiposo. Pele, cabelos e unhas são examinados para detectar deficiências nutricionais.
Sinais clínicos específicos	Procura-se por sinais de deficiências de micronutrientes, como o raquitismo (vitamina D), escorbuto (vitamina C), e sinais de outras deficiências como zinco e ferro.

DIAGNÓSTICO NUTRICIONAL

O diagnóstico nutricional na pediatria envolve a análise de indicadores antropométricos, clínicos, dietéticos e bioquímicos para identificar deficiências ou excessos nutricionais. Este diagnóstico permite a detecção precoce de problemas como desnutrição, obesidade e carências específicas de micronutrientes, facilitando intervenções adequadas que promovem o desenvolvimento saudável e previnem doenças futuras.[3]

Classificação do Estado Nutricional de Acordo com o IMC

Para classificar o estado nutricional de uma criança, coleta-se suas medidas antropométricas durante o exame físico e calcula-se seu IMC. O IMC, calculado a partir do peso e da altura do indivíduo (Fig. 2-1) e é uma das principais ferramentas para determinar se o peso está adequado para a altura. Utilizando a curva de IMC da OMS (Fig. 2-2), ajustada para idade e sexo da criança, é possível identificar em qual faixa de Z-score ou percentil o IMC da criança se enquadra, e proceder à classificação nutricional, conforme descrito no Quadro 2-3.

$$IMC = \frac{peso\ (kg)}{altura\ (m)^2}$$

Fig. 2-1. Fórmula para o cálculo do IMC.

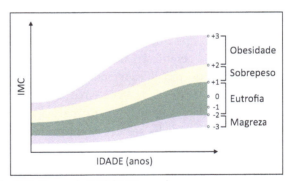

Fig. 2-2. Curva de IMC (5-20 anos).

(Adaptada por Gabriela Suzuki Cianflone)

Baixo Ganho de Peso Ponderal

O baixo ganho ponderoestatural em crianças é tipicamente identificado quando o peso ou estatura está abaixo do percentil 5 para a idade e sexo, quando há uma queda consecutiva de 2 percentis em curto período, ou quando o peso para estatura está abaixo do percentil 10 do esperado. As causas podem incluir

Quadro 2.3. Classificação do estado nutricional de acordo com o IMC por idade (Z-score e percentil)[4]

Percentil	Z-score	Classificação do estado nutricional	
		0-5 anos incompletos	5-20 anos incompletos
< Percentil 0,1	< Z-score -3	Magreza extrema	Magreza acentuada
Percentil 0,1 e < Percentil 3	Z-score -3 e <-2	Magreza	Magreza
Percentil 3 e Percentil 85	Z-score -2 +1	Eutrofia	Eutrofia
> Percentil 85 e Percentil 97	> Z-score +1 e +2	Risco de sobrepeso	Sobrepeso
> Percentil 97 e Percentil 99,9	> Z-score +2 e +3	Sobrepeso	Obesidade
> Percentil 99,9	> Z-score +3	Obesidade	Obesidade grave

desnutrição crônica, condições relativas à gestação, síndromes genéticas, doenças e fatores socioeconômicos. O diagnóstico envolve avaliação antropométrica e exame clínico para investigar causas subjacentes. O tratamento inclui o desenvolvimento de um plano nutricional para aumentar a ingestão calórica e nutricional, tratamento de condições médicas subjacentes e acompanhamento regular para garantir o crescimento e ganho ponderal adequado.[1,5]

Desnutrição

A desnutrição é caracterizada por um inadequado ganho de peso ou perda de peso, e em casos mais severos, déficits no crescimento estrutural e alterações na circunferência cefálica. A desnutrição afeta cerca 5% das crianças no Brasil, especialmente do período uterino até os 2 anos de idade.[4] Existem dois tipos principais de causas de desnutrição: as primárias, que são decorrentes de dificuldades socioeconômicas levando à falta de acesso a alimentos, e as secundárias, que ocorrem devido ao aumento das necessidades energéticas como infecções ou doenças crônicas, perdas calóricas excessivas ou ingestão insuficiente de calorias.[5,6] Há duas classificações principais de desnutrição primária: **Marasmo** e **Kwashiorkor**, detalhadas no Quadro 2-4.[4,6]

O diagnóstico de desnutrição envolve uma avaliação clínica e dietética detalhada, complementada, quando necessário, por exames bioquímicos para detectar deficiências específicas. Os exames laboratoriais são selecionados com base nos achados da anamnese e do exame físico e suspeita diagnóstica, não sendo recomendados rotineiramente. *Screenings* específicos são utilizados para identificar condições que podem causar falhas no crescimento ou outros problemas relacionados, incluindo exames para anemia por deficiência de ferro, análise de urina, eletrólitos, função renal, hormônios tireoidianos, função hepática, intoxicação por chumbo, tuberculose por meio de exame cutâneo, e exames parasitológicos de fezes, especialmente, se houver sintomas como diarreia ou dor abdominal.[5,6]

Quadro 2.4. Comparação entre Marasmo e Kwashiorkor

Marasmo (Fig. 2-3)	Kwashiorkor (Fig. 2-4)
Desnutrição energético-calórica	Desnutrição energético-proteica
Ingestão proteica ↓ Ingestão calórica ↓↓	Ingestão proteica ↓↓ Ingestão calórica adequada
Déficit de crescimento Atrofia muscular Ausência de gordura subcutânea Queda de cabelo Pele seca e enrugada Irritabilidade	Déficit de estatura Edema Perda moderada de tecido subcutâneo Alterações cutâneas Cabelo seco, quebradiço, despigmentado Hepatomegalia Inapetência Apatia

O tratamento inicia com a correção da desidratação e o controle de infecções, seguido por cuidados ambulatoriais que focam no aumento da ingestão calórica (1,5x a necessidade calórica esperada para a idade) e na suplementação de vitaminas e minerais. A internação é indicada em casos de falha do tratamento ambulatorial, condições sociais adversas, desnutrição

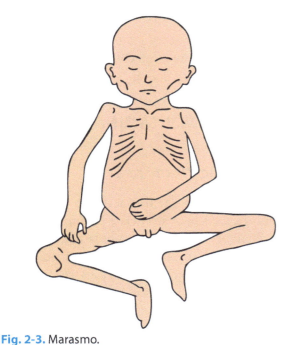

Fig. 2-3. Marasmo.

(Adaptada por Gabriela Suzuki Cianflone)

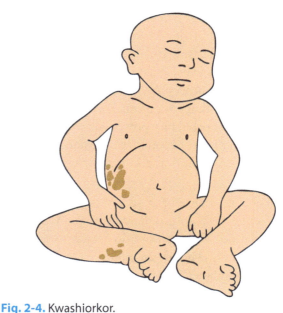

Fig. 2-4. Kwashiorkor.

(Adaptada por Gabriela Suzuki Cianflone)

grave, diagnósticos subjacentes que requerem avaliação ou tratamento hospitalar, ou quando a segurança da criança está em risco devido a maus tratos.[5]

Sobrepeso e Obesidade Infantil

A obesidade infantil está aumentando significativamente, atingindo crianças cada vez mais jovens e tornando-se um grave problema de saúde pública.[4] Além dos impactos físicos, a obesidade também traz consequências psicossociais e clínicas graves, como problemas de socialização, aprendizado, ansiedade, depressão e um maior risco de doenças crônicas, como doenças metabólicas e cardiovasculares.[1,5]

A prevenção da obesidade infantil começa já na gestação, com um controle do ganho de peso da gestante para minimizar o risco de condições como obesidade e diabetes gestacional. O aleitamento materno surge como uma medida preventiva fundamental, com estudos indicando uma redução de até 26% nas chances de crianças desenvolverem sobrepeso ou obesidade se forem amamentadas. Além disso, é crucial introduzir uma alimentação complementar equilibrada e garantir acompanhamento pediátrico regular nos primeiros dois anos de vida. Promover a educação nutricional e a atividade física dentro do ambiente familiar ajuda a estabelecer um estilo de vida saudável desde cedo, contribuindo significativamente para a prevenção da obesidade infantil (Quadro 2-5).[4,8]

Quadro 2.5. Aspectos do tratamento da obesidade infantil[4,5]

Hábitos alimentares	Orientar redução gradual da ingesta alimentar até que se adeque as necessidades nutricionais da idade. Incentivar a redução no consumo de alimentos industrializados e gorduras de origem animal. Aumentar consumo de frutas e vegetais.
Combate ao sedentarismo	Promover prática diária de atividades físicas, recomenda-se pelo menos 60 minutos diários de exercício físico de intensidade moderada a vigorosa.
Tempo de tela	Restrição total do tempo de tela para menores de 2 anos e máximo de 2 horas para maiores de 2 anos.
Higiene e duração do sono	Recomendar de 10 a 13 horas de sono para crianças pré-escolares e de 8 a 10 horas para adolescentes.
Envolvimento familiar	Ajustes na dinâmica familiar, mudanças de hábitos alimentares da família. Os pais e responsáveis devem incentivar e motivar as crianças na adoção de hábitos saudáveis.
Tratamento farmacológico	Geralmente não recomendado para crianças, reservado para casos que não respondem às mudanças de estilo de vida.
Conduta cirúrgica	Controversa e reservada para adolescentes com obesidade mórbida, como a cirurgia bariátrica.

A obesidade está associada a um estilo de vida sedentário e a dietas ricas em calorias. Durante a anamnese, é essencial investigar fatores como hábitos alimentares e padrão de consumo, história familiar de obesidade, sedentarismo e obesidade materna durante a gestação.[8] O exame físico deve conter dados antropométricos (peso e altura), além de verificação da pressão arterial e da distribuição adiposa. É importante observar sinais de comorbidades potenciais como *acantose nigricans*, hirsutismo, hepatomegalia e anormalidades ortopédicas, bem como sinais de possíveis anormalidades genéticas.[5,8]

O diagnóstico de sobrepeso e obesidade infantil é realizado por meio do uso das curvas de IMC, como visto na secção "Classificação do estado nutricional de acordo com o IMC" deste capítulo. Quanto maior o grau de obesidade, maior as consequências nos diversos sistemas do organismo, por isso a necessidade de exames laboratoriais na avaliação das crianças com obesidade e sobrepeso. Os exames laboratoriais indicados são: glicemia de jejum, hemoglobina glicada, perfil lipídico, enzimas hepáticas e função tireoidiana; como descrito no Quadro 2-4.[4,5]

O tratamento da obesidade infantil deve começar cedo para ser mais eficaz. O manejo inclui uma equipe multiprofissional e foca em estabelecer objetivos SMART (específicos, mensuráveis, atingíveis, realistas e temporais). As estratégias incluem abordagem dietética, modificação do estilo de vida, ajustes na dinâmica familiar, estímulo à prática de atividade física e apoio psicossocial.[8]

Quadro 2.6. Metas de tratamento para sobrepeso e obesidade[8]

Sobrepeso	Sem comorbidade	Manutenção do peso.
	Com comorbidade	Manutenção do peso para crianças menores de sete anos. Redução gradual do peso para crianças acima de sete anos.
Obesidade	Sem comorbidade	Manutenção do peso para crianças menores de sete anos. Redução gradual do peso para crianças acima dessa idade.
	Com comorbidade	Objetiva-se a redução gradual do peso.

Os objetivos do tratamento da obesidade podem variar entre a manutenção do peso atual ou sua redução gradual, dependendo da idade da criança e de eventuais comorbidades. As diretrizes descritas no Quadro 2-6, oferecem orientações para o tratamento de crianças a partir dos dois anos.

DEFICIÊNCIA DE VITAMINA D E FERROPENIA

Deficiência de Vitamina D

A vitamina D é fundamental para a saúde óssea e imunológica, e sua deficiência é comum, podendo levar à alteração na mineralização da matriz óssea e cartilaginosa, além de estar associada a hipocalcemia e raquitismo.[9] Os sintomas incluem cansaço, dor óssea, fraqueza muscular e, em casos mais graves, déficit de crescimento, atraso no desenvolvimento e deformidades ósseas. Considerando sua alta prevalência, a Sociedade Brasileira de Pediatria (SBP) recomenda a suplementação de vitamina D durante os primeiros dois anos de vida, inclusive para crianças em aleitamento materno exclusivo, conforme indicado no Quadro 2-7.[4,10]

Quadro 2.7. Suplementação de vitamina D[4]

Grupo etário	Suplementação de vitamina D
Prematuros com peso > 1.500 g	400 UI/dia
Abaixo de 1 ano	400 UI/dia
De 1 a 2 anos	600 UI/dia
> 2 anos pertencentes ao grupo de risco	600 UI/dia

Entre os grupos de risco para a deficiência desta vitamina estão lactentes amamentados exclusivamente sem suplementação, crianças com pouca exposição solar, aquelas com pele mais escura, crianças obesas e prematuras, bem como crianças com doenças crônicas que afetam a absorção de gordura. Medidas preventivas adicionais incluem exposição à luz solar de 5 a 7 minutos por dia e a prática de atividades ao ar livre, deve-se evitar a exposição solar entre 10 e 16 horas.[4,10]

Deficiência de Ferro

A ferropenia, ou deficiência de ferro, é uma condição comum na infância que pode ter efeitos significativos no desenvolvimento do sistema nervoso central (SNC). Durante os primeiros anos de vida, o

Quadro 2.8. Recomendações de suplementação de ferro para lactentes[12]

Situação	Suplementação de ferro	Observação
Lactente sem fator de risco		
RNT com peso adequado para a idade gestacional, em aleitamento materno exclusivo até o 6º mês	1 mg/kg/dia	Iniciar aos 180 dias de vida até o 24º mês de vida
Lactente com fator de risco		
RNT com peso adequado para a idade gestacional	1 mg/kg/dia	Iniciar aos 90 dias de vida até o 24º mês de vida
RNT < 2.500 g ou prematuro de 2.500 g a 1.500 g	2 mg/kg/dia	Iniciar com 30 dias de vida, durante um ano. Após este prazo, 1 mg/kg/dia por mais um ano
Prematuro com peso entre 1.500 e 1.000 g	3 mg/kg/dia	Iniciar com 30 dias de vida, durante um ano. Após este prazo, 1 mg/kg/dia por mais um ano
Prematuro com peso inferior a 1.000 g	4 mg/kg/dia	Iniciar com 30 dias de vida, durante um ano. Após este prazo, 1 mg/kg/dia por mais um ano

RNT: recém-nascido a termo.

SNC está em rápido desenvolvimento, e o ferro é um elemento crucial para diversas funções neurológicas. Sua falta pode causar atrasos cognitivos e motores, dificuldades de aprendizado e comportamento, além de sintomas como palidez, cansaço e irritabilidade.[5] Geralmente, a alimentação por si só não é capaz de fornecer todo o ferro necessário, por essa razão, a suplementação de ferro até os dois anos de idade é fundamental para prevenir déficits de desenvolvimento e assegurar um crescimento saudável. A SBP recomenda a suplementação profilática de ferro para todas as crianças, ajustada conforme os fatores de risco, como observados no Quadro 2-8.[12]

A anemia ferropriva em crianças é a doença hematológica da infância mais comum da infância, caracterizada por uma redução no ferro disponível para a formação de hemoglobina. Nos primeiros dois anos de vida, as crianças estão particularmente vulneráveis à deficiência de ferro devido ao rápido crescimento da massa corporal.[4,5] Esse crescimento exige um aumento significativo da massa eritrocitária que, por sua vez, demanda uma grande quantidade de ferro. Entre os fatores de risco para essa condição temos: prematuridade, baixo peso, clampeamento precoce do cordão, ingesta alimentar inadequada e perda sanguínea.[12]

Devido às manifestações clínicas da ferropenia aparecerem tardiamente, a SBP aconselha que todos os pacientes sejam submetidos a uma triagem laboratorial para a deficiência de ferro, com ou sem anemia, aos 12 meses de idade.[12] Caso haja presença de fatores de risco, a investigação deve ser feita de imediato, especialmente na falta de profilaxia adequada com ferro. Para o diagnóstico, é recomendado realizar exames laboratoriais, como hemograma completo, dosagem de ferritina sérica, transferrina, saturação de transferrina e dosagem de proteína C reativa (PCR) para identificar possível processo infeccioso. As alterações laboratoriais na anemia ferropriva podem ser observadas no Quadro 2-9.[11,12]

Quadro 2.9. Achados encontrados na anemia ferropriva

Exame	Alteração
Hb	↓
Ht	↓
VCM	↓
CHCM	↓
Reticulócitos	Normal ou ↓
Ferro Sérico	↓
CTLF	↑
Ferritina sérica	↓
Saturação da transferrina	↓
Transferrina	↑

VCM: volume corpuscular médio; CHCM: concentração de hemoglobina corpuscular média; Hb: hemoglobina; Ht: hematócrito; CTLF: capacidade total de ligação do ferro.

MAPA MENTAL

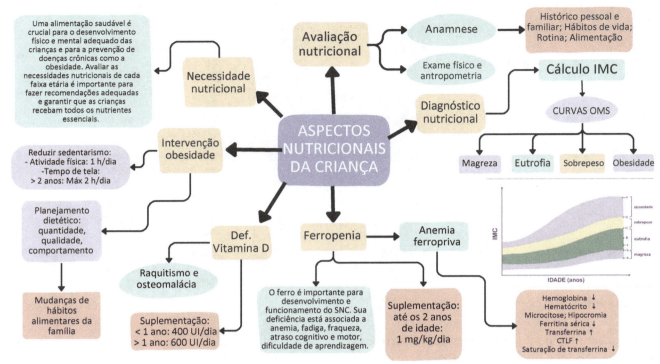

Fig. 2-5. Mapa mental para os aspectos nutricionais da criança.

Para o tratamento da anemia ferropriva, deve-se administrar ferro oral na dose de 3 a 6 mg/kg/dia, podendo ser em dose única ou fracionada. Este tratamento deve ser mantido por 6 meses ou até a normalização dos exames laboratoriais. Após 30 a 45 dias do início da reposição de ferro, deve-se coletar um novo hemograma e uma contagem de reticulócitos. Espera-se um aumento da hemoglobina em pelo menos 1,0 g/dL, além de um aumento nos níveis de reticulócitos.[12]

PONTOS-CHAVE

- **Necessidade nutricional:** seguir as recomendações nutricionais é fundamental para um crescimento saudável e prevenir doenças.
- **Avaliação nutricional:** consiste em anamnese, exame físico e medidas antropométricas, ajudando a identificar desequilíbrios e situações de risco.
- **Diagnóstico nutricional:** utiliza as curvas de IMC para idade.
- **Desnutrição:** pode ser Marasmo (deficiência de calorias) ou Kwashiorkor (deficiência de proteínas), exigindo tratamento específico.
- **Sobrepeso e obesidade infantil:** relacionados ao sedentarismo e a dieta inadequada, requerem intervenções como estímulo à atividade física e implementação de hábitos alimentares saudáveis.
- **Deficiência de vitamina D:** pode causar raquitismo, prevenido por suplementação e exposição ao sol.
- **Ferropenia:** prejudica o desenvolvimento físico e cognitivo e é prevenida com suplementação em crianças até 2 anos.

REFERÊNCIAS BIBLIOGRÁFICAS

1. Deutsch AD, Oliveira CAC, Schvartsman C, Daniel-Filho DA, Troster EJ, Pires EMSet al. Pediatria Essencial. Rio de janeiro: Atheneu; 2022.
2. Severine AN. Nutrição em pediatria na prática clínica. Santana de Parnaíba [SP]: Manole; 2021.
3. Sociedade Brasileira de Pediatria – Departamento Científico de Nutrologia. Manual de Avaliação Nutricional. 2. ed. São Paulo: SBP; 2021.

4. Sociedade Brasileira de Pediatria. Tratado de pediatria 5. ed. Barueri [SP]: Manole; 2022.
5. Marcdante K, Kliegman RM, Schuh AM (org.) Nelson essentials of pediatrics. 9. ed. Filadélfia: Elsevier; 2022.
6. Sociedade Brasileira de Pediatria. Princípios da Abordagem e Tratamento da Desnutrição Grave em Crianças. Departamento Científico de Nutrologia; 2023.
7. Babu A. Target pediatrics - self-assessment & review. Kingston upon Thames, England: Wolters Kluwer; 2020.
8. Sociedade Brasileira de Pediatria. Departamento Científico de Nutrologia. Obesidade na infância e adolescência – Manual de Orientação. 3. ed. São Paulo: SBP; 2019.
9. Wagner CL, Greer FR, American Academy of Pediatrics Section on Breastfeeding, & American Academy of Pediatrics Committee on Nutrition. Prevention of rickets and vitamin D deficiency in infants, children, and adolescents. Pediatrics. 2008;122(5):1142-1152.
10. Sociedade Brasileira de Pediatria – Departamentos Científicos de Endocrinologia. Hipovitaminose D em pediatria: recomendações para o diagnóstico, tratamento e prevenção. SBP; 2016.
11. Leung AKC, Lam JM, Wong AHC, Hon KL, Li X. Iron Deficiency Anemia: An Updated Review. Current Pediatr Rev 2024;20(3):339-356.
12. Sociedade Brasileira de Pediatria – Departamentos Científicos de Nutrologia e Hematologia. Consenso sobre Anemia Ferropriva: Atualização: Destaques; 2021.

Acesse aqui as respostas das questões norteadoras deste capítulo:

CAPÍTULO 3

Comportamentos de risco na adolescência – Como abordá-los

Marina Naganuma de Rezende | Andrea Hercowitz

❖ OBJETIVOS DE APRENDIZAGEM

1. Compreender o processo de desenvolvimento normal do adolescente.
2. Reconhecer comportamentos de risco na adolescência.
3. Compreender a problemática dos principais comportamentos de risco na adolescência.
4. Entender como abordar comportamentos de risco na adolescência.

CASO CLÍNICO

JSC, 16 anos, sexo masculino, procura o ambulatório pois precisa de atestado médico para a prática de esportes. Não apresenta queixas. Durante a anamnese refere estar cursando o 2º ano do ensino médio, mas não sabe o que quer fazer depois, pensa em Sociologia, "para ajudar a melhorar o país". Sua mãe se queixa que passa muito tempo com os amigos, na rua ou jogando videogame até de madrugada. Nega tabagismo, mas faz uso de álcool em festas. Refere que só passou mal uma vez. Já experimentou maconha, mas "tem medo de usar muito e viciar". Já "ficou" com algumas garotas e agora está namorando uma colega de classe, com a qual iniciou atividade sexual recentemente, usando preservativo "quase sempre". Mora com os pais e duas irmãs mais novas e sempre teve bom relacionamento com eles. No momento, seu pai está bravo pois acha ele que passa muito tempo fora de casa e não quer mais se sentar à mesa para jantar com a família. Ao exame físico não apresenta alterações.

Questões Norteadoras

Em relação ao comportamento desse adolescente:

1. Existem características próprias da adolescência? Quais?
2. Existe algum comportamento de risco? Qual(is)? Como abordá-lo(s)?
3. Quais fatores protetores para comportamentos de risco esse adolescente possui?

INTRODUÇÃO

A adolescência é um período caracterizado por mudanças importantes no corpo, na mente e no convívio social. Refere-se ao estágio que ocorre entre a infância e a vida adulta, reconhecido pela Organização Mundial da Saúde (OMS) e pelo Ministério da Saúde no Brasil como a faixa etária dos 10 aos 19 anos completos, e pelo Estatuto da Criança e do Adolescente (ECA) dos 12 aos 17 anos completos. A OMS considera como juventude o período que se estende dos 15 aos 24 anos, identificando adolescentes jovens (de 15 a 19 anos) e adultos jovens (de 20 a 24 anos).[1]

O comportamento nessa etapa da vida é influenciado pelas mudanças hormonais e físicas, pelo desenvolvimento psicossocial e cerebral, somado a vivências individuais, relações interpessoais e o ambiente no qual o adolescente está inserido. Nessa fase, a personalidade do jovem está se moldando. Para vivenciar todas essas mudanças, o adolescente passa por momentos de experimentação e perdas, de modo a reformular os conceitos que tem a respeito de si mesmo e do mundo.[2]

A adolescência constitui uma etapa crucial do desenvolvimento humano, durante a qual ocorrem as transformações necessárias para a transição da infância para a idade adulta. Este período é caracterizado por mudanças biopsicossociais intensas, que podem ser erroneamente interpretadas como problemáticas se não forem devidamente entendidas.[2] É fundamental que se compreenda o desenvolvimento psicológico e as características da adolescência, para que se identifique a tênue linha entre o comportamento esperado e o que leva ao risco.

DESENVOLVIMENTO PSICOSSOCIAL DO ADOLESCENTE

O objetivo da adolescência é a busca pela identidade adulta e por autonomia. Para que isso seja atingido, o adolescente precisa experimentar, acertar e errar, para aos poucos se moldar e descobrir quem ele quer ser, baseando-se em suas experiências pessoais e nas respostas que recebe da sociedade em relação a elas.[2,3]

Na adolescência é preciso lidar com o corpo em constante modificação, além de mudanças nas relações familiares e sociais. Surge a curiosidade pelo outro, inicia-se o desenvolvimento da sexualidade e a percepção do direcionamento do desejo sexual. Experimentações tanto no modo de agir, de se comportar e de se vestir são esperadas, assim como momentos de oscilações de humor e contradições de conduta.[3]

Como consequência de todas as mudanças físicas, maior exigência de responsabilidades, além do desejo de testar suas novas capacidades, sempre com o objetivo de se tornar um adulto com personalidade própria e independência, os adolescentes apresentam uma série de comportamentos que podem ser identificados como esperados para essa fase, mas que nem sempre são isentos de riscos (Quadro 3-1).[3,4]

Quadro 3.1. Comportamentos típicos da adolescência[4]

Comportamento	Descrição
Prepotência	Acham que sabem tudo, subestimam os riscos.
Pensamento mágico	Acham que nada vai acontecer com eles.
Impulsividade/imediatismo	Agem impulsivamente, sem planejamento.
Desafiam as regras	Faz parte do comportamento exploratório, testam limites, sem pensar nas consequências.
Afastamento dos pais	Na busca por suas identidades, se afastam física e ideologicamente. Valorizam menos o que os pais falam.
Supervalorização dos amigos	Os amigos são o suporte para enfrentar a adolescência, exploram o mundo juntos.
Envolvimento em comportamentos de risco	A prepotência, junto com o pensamento mágico, impulsividade, afastamento dos pais, pressão do grupo de amigos e tendência a desafiar as regras predispõem a esse comportamento.

COMPORTAMENTOS DE RISCO

Quando adolescentes voluntariamente se expõem ao perigo de forma repetida, arriscando sua saúde física, mental e até mesmo suas vidas, fala-se em comportamento de risco.[5]

A adolescência, por ser uma fase de experimentação é um momento da vida em que o indivíduo está predisposto a ter comportamentos de risco. A busca de desafios e novas experiências pode favorecer o desenvolvimento psicossocial, dado que estimula o desenvolvimento de personalidade, gostos, relacionamentos e autonomia.[6] Por outro lado, alguns comportamentos envolvidos nessa busca podem trazer riscos à saúde e ao bem-estar. Dessa forma, é importante diferenciar a experimentação sem riscos, que favorece o desenvolvimento, de um comportamento que pode acarretar consequências negativas.

Seja para impressionar os amigos, buscar aprovação para fazer parte de um grupo ou desafiar as normas familiares, adolescentes podem se colocar em situações de risco.[6,7] É preciso reconhecer que cada indivíduo apresenta fatores particulares que aumentam a susceptibilidade ao risco, como mostra o Quadro 3-2.

Quadro 3.2. Fatores predisponentes e fatores protetores para comportamentos de risco[7]

Fatores pessoais predisponentes	Fatores protetores	
	Pessoais	**Familiares**
Baixa autoestima Níveis elevados de *stress* e ansiedade Depressão Insegurança Intolerância à frustração Personalidade agressiva, impulsiva ou desafiadora Núcleo familiar disfuncional	Autoestima elevada Projeto de vida para o presente e para o futuro Engajamento em atividades esportivas, sociais ou religiosas Informação Bom relacionamento familiar	Ambiente com regras claras Frustração Informação Acolhimento Diálogo aberto Liberdade cuidada Exemplo

Alguns dos principais comportamento de risco na adolescência são:

1. *Uso de álcool e outras substâncias:*
   - O início do uso pode fazer parte da experimentação natural da adolescência, mas, por seu efeito inicial estimulante que causa euforia, desinibição e maior capacidade de socialização, o uso de substâncias pode se tornar uma muleta para situações nas quais os jovens têm que enfrentar medos e inseguranças. O álcool e a nicotina são as drogas mais utilizadas, mas maconha, *ecstasy* e cocaína também podem estar presentes, existindo o risco de adição e/ou outros efeitos nocivos. O consumo abusivo de substâncias lícitas e ilícitas costuma levar ao insucesso escolar, exposição a situações de violência e acidentes.[8]

2. *Alimentação altamente restritiva:*
   - A busca incessante pelo ideal de beleza física estabelecido pelas mídias sociais, com imagens muitas vezes manipuladas artificialmente, leva indivíduos a ansiarem pela perda de peso a todo custo, mesmo que isso implique em privar-se de alimentos ou consumi-los em quantidades mínimas. Essa conduta representa um perigo real, já que pode resultar em sérios problemas de saúde, como a anorexia e a desnutrição.[7,8]

3. *Atividade física intensa, sem supervisão e sem segurança:*
   - Realizar atividades físicas intensas sem supervisão e sem medidas de segurança pode ser extremamente arriscado para a saúde. Ao se envolver em exercícios vigorosos sem a orientação adequada, adolescentes podem estar sujeitos a uma série de riscos. A falta de supervisão pode levar a uma execução inadequada dos exercícios, aumentando o risco de lesões musculares, articulares ou até mesmo ósseas. Além disso, a ausência de medidas de segurança pode expor a pessoa à prática de atividades em ambientes não adequados ou em condições climáticas adversas.[5,7,8]

4. *Atitudes violentas:*
   - A impulsividade é característica da adolescência, mas atitudes violentas recorrentes são preocupantes e podem ter diversas causas, como influências do ambiente familiar, social ou questões emocionais não resolvidas. Esses comportamentos podem manifestar-se de várias formas, agressões físicas, verbais ou atos de vandalismo.[7]

5. *Atitudes viciantes:*
   - Não apenas compostos químicos, mas também determinadas práticas, como jogos de azar ou eletrônicos, autolesão, interações em redes sociais e compras, têm o potencial de criar dependência.[5,7,8]

6. *Redes sociais:* sexting, cyberbullying, grooming, *desafios perigosos:*
   - O uso de redes sociais na adolescência pode apresentar riscos significativos, incluindo o *sexting*, o *cyberbullying* e o *grooming*. O *sexting* envolve o envio de mensagens, fotos ou vídeos sexualmente explícitos, o que pode resultar em constrangimento, assédio ou até mesmo exploração sexual. O *cyberbullying* ocorre quando os jovens são alvo de intimidação, ameaças ou humilhação por meio de plataformas *on-line*, o que pode ter graves consequências para sua saúde mental e emocional. O *grooming* refere-se à prática de adultos que se fazem passar por adolescentes para ganhar a confiança de jovens com o objetivo de abuso sexual.[7]

7. *Comportamento sexual de risco:*
   - O comportamento sexual de risco na adolescência é considerado um problema de saúde pública, pois pode resultar em consequências físicas, emocionais e sociais negativas.

Incluem relações sexuais sem uso de preservativo e uso de substâncias antes das relações sexuais.[8]

Ao reconhecer que a adolescência é um momento sujeito à comportamentos de risco, é preciso que se crie uma relação médico-paciente baseada na confiança, para que se consiga questionar sobre qualquer assunto, garantindo respostas verdadeiras, e poder orientar adequadamente o seu paciente. A consulta do adolescente tem características peculiares focadas nesse objetivo.

A CONSULTA COM O ADOLESCENTE

A consulta médica com adolescentes exige sensibilidade e estratégias específicas para garantir um ambiente seguro e propício ao diálogo. É fundamental criar um clima de respeito e receptividade, reconhecendo o adolescente como protagonista da consulta. A comunicação deve ser clara, empática e isenta de julgamentos, incentivando a participação ativa do jovem. A imposição de regras rígidas e atitudes hostis podem gerar resistência e dificultar a construção da confiança. Sempre deve haver um momento a sós com o adolescente, para aprofundar questões pessoais, percepções sobre si mesmo, relações familiares e sociais, bem como explorar temas sensíveis como sexualidade, uso de substâncias e situações de risco. O Quadro 3-3 mostra exemplos de perguntas que podem ser usadas na anamnese do adolescente e consequentemente na investigação de comportamentos de risco.[7,8,9]

A confidencialidade deve ser enfatizada, com o devido esclarecimento sobre os limites do sigilo em situações que coloquem em risco a saúde do próprio paciente ou de terceiros (Quadro 3-4). O respeito à autonomia do adolescente deve ser primordial, garantindo sua privacidade e o direito de ser informado quando houver necessidade de compartilhar qualquer informação com seus responsáveis. O profissional assume o papel de mediador, promovendo a comunicação aberta e construtiva entre o jovem e sua família. Dessa forma, o adolescente sente-se mais aberto para compartilhar suas experiências e a identificação de possíveis comportamentos de risco é facilitada.[4,8,9]

O pilar central da intervenção reside no estabelecimento de um diálogo aberto, honesto e isento de julgamentos. Compreender as motivações, pressões e contexto social do adolescente é essencial para a construção de um relacionamento de confiança, garantindo adesão à estratégia terapêutica.

As intervenções diante de comportamentos de risco devem ser personalizadas de acordo com a natureza específica do problema enfrentado. Enquanto alguns comportamentos podem ser modificados por meio do desenvolvimento da autoconsciência e da adoção de hábitos mais saudáveis, outros requerem a assistência de profissionais especializados. Independentemente da abordagem terapêutica adotada, o apoio de familiares, responsáveis ou grupos de suporte é crucial para que o adolescente supere os desafios, conquiste uma melhor qualidade de vida e evite causar danos a si mesmo ou aos outros.

ABORDAGEM DOS COMPORTAMENTOS DE RISCO

A abordagem dos comportamentos de risco exige um arsenal multifacetado de estratégias:[1,7,9]

- É essencial abordar temas como sexualidade, relacionamentos, uso de substâncias e riscos digitais de forma realista e informativa, desmistificando tabus e fornecendo ferramentas para a tomada de decisões conscientes.
- O papel dos pais e responsáveis é buscar informação para ajudar os filhos com fatos e não com opiniões.
- Estimular e valorizar as competências e interesses genuínos do adolescente, orientando sobre comportamentos de risco que podem prejudicar a eles ou a outros.
- A psicoterapia se mostra uma ferramenta valiosa para auxiliar o adolescente a navegar pelas complexidades dessa fase, desenvolvendo mecanismos de autoconhecimento, regulação emocional e assertividade. O acesso a intervenções psicológicas individuais ou grupais, bem como programas especializados para o manejo de transtornos mentais e uso de substâncias pode ser indicado.
- Hábitos de vida saudáveis, como alimentação balanceada, prática de atividades físicas, cultivo de *hobbies*, sono adequado e conexão com familiares e amigos, são elementos protetores cruciais, fornecendo alternativas saudáveis e liberando endorfinas que combatem o estresse e a impulsividade.

Quadro 3.3. Perguntas na anamnese do adolescente[9]

Tópicos	Exemplos de perguntas
Atividades	• O que você gosta de fazer no seu tempo livre para se divertir? • Você pratica esportes? Quais? Quantas vezes por semana? • Quantas horas por semana você fica no computador, televisão, videogame?
Alimentação	• Conte-me o que você come em um dia típico. • Como você se sente em relação ao seu peso atual? Qual você acha que seria seu peso ideal?
Drogas	• O pessoal com quem você anda, ingere bebida alcoólica ou usa alguma droga? Dos amigos com quem você costuma sair, quantos usam alguma droga? • Alguém na sua família usa álcool ou drogas? • Você fuma? Quantos cigarros ao dia? Usa pod? Desde que idade? • Você consome bebida alcoólica? Que tipo? Que quantidade? Com que frequência? • Você usa algum outro tipo de droga? Que quantidade? Com que frequência? • Se não usa, por quê? • Você usa anabolizante? (se faz academia)
Depressão e suicídio	• Como você se sente em geral? Está alegre, triste? • Você tem alguma preocupação? Você acha que ela tem solução? • Você se sente doente frequentemente? • O que faz você sentir estresse? • Já pensou alguma vez em se machucar? Já pensou que seria melhor não estar vivo? • Já pensou ou tentou suicídio? Algum amigo seu já se suicidou?
Ocupação	• Você frequenta a escola? Trabalha após a escola? Que tipo de trabalho você faz? • Quantas horas por semana você trabalha? • Quais são seus objetivos futuros em relação à educação e emprego?
Lar	• Com quem você mora? Você divide o quarto com alguém? • Há alguém novo morando na sua casa? • Como é o relacionamento com seus pais, irmãos e outros familiares importantes? O que fazem juntos? Como expressam afeto? • Quem toma as decisões? • Como são as regras limites na sua casa? • Quando as regras ou limites não são seguidos, como seus pais agem? • Se os pais são separados, têm visto ambos? De que forma? Com que frequência?
Educação	• Você estuda? Em que ano está? • Se não estuda, por quê? • Como são suas notas? Quais são suas matérias favoritas? • Você costuma cabular aulas? Já foi expulso de alguma escola? • Os amigos com quem você costuma sair estão frequentando a escola?
Sexualidade	• Quando você pensa em pessoas pelas quais sente atração, elas são homens, mulheres, ambos, nenhum deles ou ainda não sabe? • Você já começou a transar? Com que idade? • Quantas parcerias sexuais você teve até hoje? • Você ou sua parceria utilizou preservativo? • Você ou sua parceria utilizou algum outro método contraceptivo? • Você já teve alguma doença sexualmente transmissível? • Você alguma vez já foi forçado a ter relação sexual ou foi tocado de maneira sexual contra sua vontade?
Segurança	• Você utiliza equipamento de proteção ao praticar esportes (capacete, tornozeleira, cotoveleira, joelheira)? • Você utiliza cinto de segurança? • Você alguma vez já andou de carro com motorista alcoolizado ou em carro roubado? • Você tem acesso a armas de fogo? Tem armas na sua casa? • Você já foi vítima de violência na sua casa, escola ou vizinhança?
Espiritualidade	• Você tem alguma religião? É praticante? • De que maneira sua crença influencia sua saúde e sua atitude em relação a drogas, sexo e contracepção?

Quadro 3.4. Situações que demandam a quebra de sigilo[1]

Quebra de sigilo
Presença de qualquer tipo de violência: emocional, maustratos, sexual, bullying, no namoro.
Uso escalonado (cada vez maior) de álcool e outras drogas; sinais de dependência química.
Autoagressão, ideações suicidas ou de fuga de casa; tendência homicida.
Gravidez; abortamento.
Não adesão a tratamentos, deixando o adolescente ou terceiros em risco (p. ex.: doenças degenerativas, autoimunes, cânceres ou infectocontagiosas).
Diagnóstico de doenças graves, quadros depressivos e outros transtornos de saúde mental.

- O suporte familiar desempenha um papel crucial na prevenção e manejo dos comportamentos de risco. Comunicação aberta e frequente, estabelecimento de limites claros e consistentes, demonstração de afeto e apoio criam um ambiente seguro e propício ao desenvolvimento saudável. Deve-se acolher e ouvir o que o adolescente tem a falar sobre si, sobre seu mundo de relações e incertezas;
- Participação em programas de prevenção de violência, quando indicado.

PONTOS-CHAVE

- É fundamental compreender o desenvolvimento psicológico e as características da adolescência, para que se identifique a tênue linha entre o comportamento esperado e o que leva ao risco.
- A abordagem dos comportamentos de risco na adolescência exige sensibilidade e compreensão profunda das *nuances* dessa fase da vida.
- Nas consultas com adolescentes deve-se sempre investigar a presença de comportamentos de risco. É preciso desenvolver habilidades para criar um ambiente de atendimento baseado no respeito, na isenção de julgamento, com princípios de privacidade e confidencialidade. As regras na consulta precisam ser estabelecidas no primeiro contato com o paciente e sua família.

MAPA MENTAL

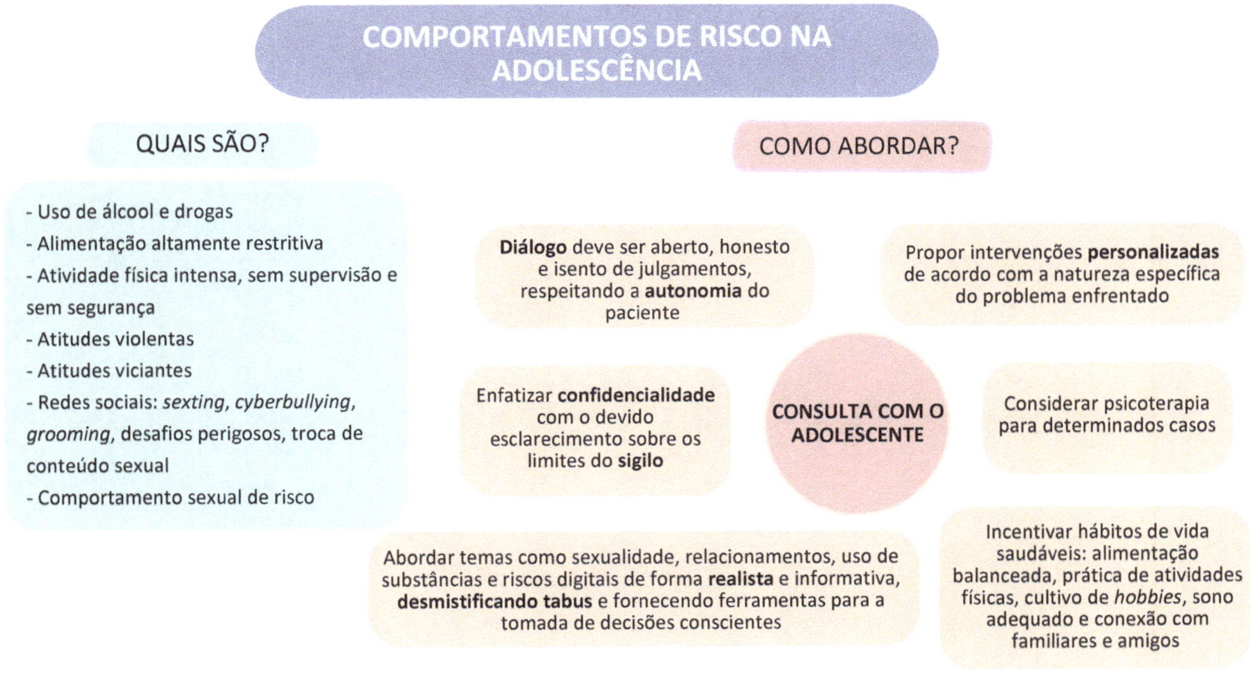

COMPORTAMENTOS DE RISCO NA ADOLESCÊNCIA

QUAIS SÃO?
- Uso de álcool e drogas
- Alimentação altamente restritiva
- Atividade física intensa, sem supervisão e sem segurança
- Atitudes violentas
- Atitudes viciantes
- Redes sociais: *sexting*, *cyberbullying*, *grooming*, desafios perigosos, troca de conteúdo sexual
- Comportamento sexual de risco

COMO ABORDAR? — **CONSULTA COM O ADOLESCENTE**

- **Diálogo** deve ser aberto, honesto e isento de julgamentos, respeitando a **autonomia** do paciente
- Enfatizar **confidencialidade** com o devido esclarecimento sobre os limites do **sigilo**
- Abordar temas como sexualidade, relacionamentos, uso de substâncias e riscos digitais de forma **realista** e informativa, **desmistificando tabus** e fornecendo ferramentas para a tomada de decisões conscientes
- Propor intervenções **personalizadas** de acordo com a natureza específica do problema enfrentado
- Considerar psicoterapia para determinados casos
- Incentivar hábitos de vida saudáveis: alimentação balanceada, prática de atividades físicas, cultivo de *hobbies*, sono adequado e conexão com familiares e amigos

Fig. 3-1. Mapa mental para a consulta com adolescentes.

- Quando a quebra de sigilo é necessária, o paciente deve ser comunicado de que isso será feito.
- Deve-se construir uma aliança entre família, profissionais da saúde e educadores com o compromisso de diálogo aberto, acolhimento e suporte contínuo para a promoção de saúde mental e bem-estar do adolescente.

REFERÊNCIAS BIBLIOGRÁFICAS

1. Sociedade Brasileira de Pediatria. Departamento Científico de Adolescência. Consulta do adolescente: abordagem clínica, orientações éticas e legais como instrumentos ao pediatra.
2. Aberastury A, Knobel M. Adolescência Normal. 5. ed. Porto Alegre: Artes Médicas; 1981.
3. Saito MI, Leal MM. Síndrome da Adolescência Normal. In: Saito MI, Silva LEV. Adolescência: Prevenção e Risco. São Paulo: Atheneu; 2001.
4. Hercowitz A. O Comportamento do Adolescente. In: Pires AMB, Fernandes TF. O Dia a Dia do Pediatra. São Paulo: Atheneu; 2021.
5. Moreira ALL, Malta DA. A adolescência e os comportamentos de risco na voz de adolescentes em situação de vulnerabilidade social. P(1), 67-77.
6. Knobel M. Visão Psicológica da Adolescência. In: Coates V, Beznos GW, Françoso LA. Medicina do Adolescente. 2. ed. São Paulo: Sarvier; 2003.
7. Feijo R. Comportamento de Risco Na Adolescência. J Pediatria. 2001;77(2):125-125.
8. Marcdante K, Kliegman R. Nelson Essentials of Pediatrics, Edition. 8th ed. Elsevier; Capítulos 68, 69, 70 e 71
9. Rodrigues SL, Dirceu A, Almeida da CA, Constantino CF, Libera RF Lopez FA (orgs); (coord). Tratado de pediatria. 5. ed. Santana de Parnaíba: Manole; 2022. 1508p.

Acesse aqui as respostas das questões norteadoras deste capítulo:

CAPÍTULO 4

Calendário de vacinação infantil

Marina Helena Bandeira Klink | Marcio Caldeira Alves Moreira

❖ OBJETIVOS DE APRENDIZAGEM

1. Compreender a importância da imunização infantil como prevenção primária.
2. Compreender particularidades da imunização em bebês e crianças.
3. Compreender Calendário de Vacinação Infantil do Programa Nacional de Imunização (PNI), a sequência e o esquema das principais vacinas.
4. Relacionar os diferentes tipos de vacinas aos possíveis eventos adversos.
5. Saber possíveis condutas a serem tomadas em caso de vacinação iniciada fora da idade recomendada ou outras situações especiais.

CASO CLÍNICO

T., 4 anos, sexo masculino é levado à UBS pela mãe, que está preocupada com o surto de sarampo que apareceu na televisão essa semana. O médico conferiu as cadernetas de vacinação, e identificou que T. estava com a caderneta de vacinação adequada para a idade. Em relação à imunização de T. contra sarampo, responda:

Questões Norteadoras

1. Quais vacinas devem ser verificadas na caderneta de vacinação conforme o calendário do PNI? Caso T. tivesse apenas 15 meses, quais vacinas deveriam ser checadas?
2. Qual seria a sua conduta e o que explicaria à mãe?
3. Qual condição contraindicaria a vacinação tríplice viral?
4. Caso T. não tivesse realizado nenhuma vacina contra as doenças contempladas na tríplice viral, quais ele deveria receber e em qual intervalo?

INTRODUÇÃO

O Programa Nacional de Imunizações (PNI) disponibiliza pelo Sistema Único de Saúde (SUS) 48 imunobiológicos, incluindo vacinas, soros e imunoglobulinas, que contemplam o Calendário Nacional de Vacinação e vacinas para situações especiais.[1] A vacinação consiste na aplicação de agentes como bactérias, vírus e toxinas que estimulam o sistema imune.[2] A imunização, por sua vez, consiste na introdução de antígenos (imunidade ativa) ou anticorpos (imunidade passiva).[3] A imunidade ativa proporciona uma proteção duradoura em que, a partir de um estímulo prévio, o organismo reconhece antígenos estranhos a serem eliminados ou neutralizados.[4] A imunidade passiva consiste na administração direta de anticorpos ou imunoglobulinas, permitindo, portanto, uma proteção temporária. Devido à maturação gradual do sistema imunológico, doses de reforço de vacinas aplicadas no primeiro ano de vida são recomendadas para estimular a memória imunológica e ampliar a resposta imune após a primeira exposição (Fig. 4-1).[5]

A vacinação pode ter o objetivo primário de proteção individual, como a do papiloma vírus humano (HPV) ou bloqueio da disseminação da doença, como a do sarampo.[6]

Para a efetividade da imunização, as vacinas possuem **vias de administração** específicas. A via de administração pode ser **oral,** para componentes facilmente absorvíveis no trato gastrointestinal (p. ex.: VOP e rotavírus), **intradérmica** que confere uma absorção lenta (p. ex.: BCG), **subcutânea**, no caso de substâncias não irritantes e de lenta absorção (p. ex.: tríplice viral) e **intramuscular**, para rápida absorção de substâncias irritantes (p. ex.: Hib, HB, VIP, DPT e DT).[3]

O tipo de vacina influencia no intervalo recomendado entre a administração de doses.[3] Aquelas com agentes vivos devem respeitar um intervalo mínimo de 30 dias caso não sejam administradas simultaneamente, ao passo que vacinas inativadas ou de administração oral podem ser administradas em qualquer intervalo relativo àquelas com agentes vivos.[5]

O Sistema de Informação do PNI consolida registros dos imunobiológicos, número de vacinados, estoques e ocorrência de surtos ou epidemias.[7] O registro do histórico vacinal individual (doses e datas de administração) é realizado por meio da caderneta de vacinação.[1] No caso de atraso de doses, a estratégia de resgate vacinal consiste em completar o número de doses preconizado, não sendo necessário reiniciar o esquema ou administrar doses extras. No caso de desconhecimento do histórico vacinal, sorologias podem auxiliar na verificação da imunidade, a depender da sensibilidade e disponibilidade dos testes. A imunidade e susceptibilidade individual devem ser consideradas para a administração da vacina.[3]

Eventos adversos de imunobiológicos consistem na ocorrência indesejada de sintomas, doença vacinal ou alterações laboratoriais após a administração deste. Variam de acordo com o tipo de vacina, da forma de administração e do indivíduo.[2] Podem ser leves (febre, dor e reações locais), que não contraindicam a vacinação, a graves (anafilaxia e convulsões), cuja ocorrência deve ser notificada. A vacinação pode ser postergada ou contraindicada em casos que o seu risco superpõe os benefícios, como reação alérgica grave e imunossupressão. No entanto, fatores que não são contraindicações incluem doença aguda benigna sem febre, prematuridade ou baixo peso ao nascer (exceto para BCG), reação local em dose anterior da vacina, diagnóstico anterior da doença, doença neurológica estável ou sequelas e alergias leves.[8]

VACINAS

BCG (Atenuada)

A vacina BCG previne formas graves da tuberculose (meníngea e miliar). A administração da dose única deve ser feita o mais precocemente possível, no ber-

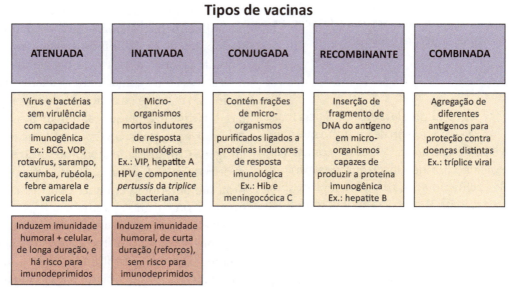

Fig. 4-1. Tipos de vacinas.

cário, desde que o bebê tenha peso > 2 kg. No caso de prematuros com peso inferior a 2 kg, a dose é aplicada posteriormente. A vacina pode ser aplicada até antes dos 5 anos. Crianças filhas de mãe HIV-positivo que não foram vacinadas até os 18 meses apenas podem receber a vacina após sorologia para HIV negativa, e a revacinação é contraindicada para estes indivíduos. A partir dos 5 anos, pacientes portadores de HIV ou com contagem de linfócitos CD4+ abaixo de 200/mm³ não devem ser vacinados, independente da sintomatologia. Em caso de contato intradomiciliar com portadores de hanseníase, crianças saudáveis podem ser vacinadas e portadores de HIV devem ser avaliados do ponto de vista imunológico. Efeitos locais da vacina incluem a formação de um pequeno nódulo no local da aplicação, que costuma evoluir para úlcera ou cicatriz.[4]

Hepatite B (HB) (Recombinante)

A vacina previne o desenvolvimento de hepatite B, e deve ser administrada o mais precocemente possível, preferencialmente na sala de parto em caso de mãe HBsAg positivo. A partir de 2012, a vacina combinada DTP/Hib/HB ("Penta") foi incorporada no calendário vacinal aos 2, 4 e 6 meses, de forma que o lactente é vacinado para hepatite B em um total de 4 doses no esquema público. No esquema privado, pode ser mantida a administração em 3 doses (ao nascimento, aos 2 meses e aos 6 meses). Recém-nascidos de mães HbsAg-positivo devem receber, adicionalmente, a imunoglobulina para hepatite B o mais precocemente até o sétimo dia de vida. Maiores de 6 anos não vacinados, devem receber 3 doses (com intervalo de 0, 1 e 6 meses). Crianças de 1 a 15 anos podem receber a vacina combinada hepatite A+B já na primeira imunização. O esquema acelerado (três doses, com intervalo de 0, 7 e 21 dias e uma dose de reforço 12 meses após a primeira) pode ser utilizado excepcionalmente.[2]

DTP/Hib/HB ("Penta")

Protege contra difteria, tétano, coqueluche (causada pela bactéria *Bordetella pertussis*), hepatite B (recombinante) e infecções causadas pelo *Haemophilus influenzae b* (conjugada). O esquema de três doses deve ser iniciado aos 2 meses, seguida da segunda dose aos 4 meses e a terceira dose aos 6 meses. É indicada até os 5 anos. Vacinas com o componente pertussis de células inteiras (como Penta e DTP) são contraindicadas a partir de 7 anos ou em casos de quadro neurológico em atividade ou manifestações graves após a administração de doses anteriores. A vacina DTPa, que contém o componente pertussis acelular, pode ser administrada em qualquer idade.[6]

DTP

Confere proteção contra difteria, tétano e coqueluche. Ela é recomendada como um reforço após a administração da vacina Penta. As duas doses de reforço devem ser aplicadas aos 15 meses e 4 anos de idade. Formas acelulares da vacina (dTpa), que apresentam menor reatogenicidade, estão disponíveis em clínicas privadas ou pelo SUS para grupos específicos, e possuem esquema semelhante. Gestantes devem receber dose única da dTpa a partir da vigésima semana de gestação, com o objetivo de transferir anticorpos protetores contra a coqueluche para o recém-nascido. Em caso de esquema incompleto, a vacinação deve considerar doses anteriores. Se o esquema básico não for iniciado ou completado até antes dos 7 anos, as doses deverão ser com a vacina dT. Entre 4 e 7 anos, crianças sem reforço devem receber apenas uma dose de reforço.[8]

dT

A vacina contra difteria e tétano é recomendada a partir dos 7 anos como reforço ou indivíduos com esquema incompleto ou não vacinados. O esquema é de 3 doses com intervalos de 60 dias (mínimo 30 dias) entre doses. Aqueles com esquema completo devem receber uma dose de reforço a cada 10 anos. Caso o esquema vacinal esteja incompleto, deve-se completar, porém nunca reiniciar o esquema. Crianças sem comprovação vacinal devem receber três doses. A forma acelular está disponível na rede privada ou pelo SUS em situações especiais.[4]

Sarampo, Caxumba, Rubéola e Varicela (Atenuada)

Essas doenças são prevenidas pelas vacinas disponíveis nas seguintes combinações de tríplice viral (SCR), varicela e tetraviral (SCRV). A recomendação atual é de uma dose da tríplice viral aos 12 meses e uma dose da tetraviral aos 15 meses. Em caso de bloqueio vacinal ou surto de sarampo ou rubéola, crianças menores de 12 meses devem receber uma dose adicional da tríplice ou tetraviral entre 6 e 11 meses, mantendo-se o esquema vacinal recomendado aos 12 e 15 meses. Em surtos de varicela em hospitais ou área indígena, uma dose da vacina varicela deve ser administrada para crianças a partir dos 9 meses. A tríplice e tetraviral não devem ser administradas simultaneamente com a vacina da febre amarela (atenuada), respeitando-se o intervalo mínimo de 30 dias. Uma segunda dose de varicela deve ser administrada aos 4 anos.[4]

Pneumocócica 10-Valente (Conjugada)

Protege contra infecções causadas por dez sorotipos de *Steptococus pneumoniae*. O esquema consiste em duas doses, aos 2 e 4 meses, e um reforço aos 12 meses, com intervalo de 60 dias (mínimo 30 dias) entre doses. Crianças entre 12 e 23 meses com esquema incompleto ou sem comprovação vacinal devem receber uma dose única. A idade limite para aplicação da vacina é de 5 anos.[4]

VIP (Inativada) e VOPb (Atenuada)

A VIP confere proteção contra Poliomielite 1, 2 e 3, enquanto VOPb, cuja via de administração é oral, protege contra Poliomielite 1 e 3. O esquema consiste em três doses de VIP (aos 2, 4 e 6 meses) e duas doses de reforço com VOPb (aos 15 meses e 4 anos). Em clínicas privadas e no caso de crianças imunocomprometidas e seus contatos domiciliares, as doses de reforço podem ser feitas com a vacina inativada VIP.[4]

Rotavírus Humano G1p[B] (Atenuada)

A vacina oral previne gastroenterites causadas por rotavírus dos sorotipos G1 em crianças de até 1 ano, e garante proteção cruzada contra outros sorotipos. O esquema é de duas doses, aos 2 e 4 meses, com intervalo mínimo de 30 dias entre as doses. A vacina é contraindicada fora da faixa etária preconizada, e em caso de imunodepressão grave, invaginação intestinal e malformações do trato gastrointestinal.[4,8]

Meningocócica C (Conjugada)

Protege contra a doença invasiva causada pela *Neisseria meningitidis* do sorogrupo C. O esquema é de 2 doses, aos 3 e 5 meses, e duas doses de reforço, aos 12 meses e entre 11 e 14 anos. Crianças de 1 a 14 anos com esquema incompleto ou não vacinadas devem receber apenas uma dose. A importância das doses de reforço após 5 anos para aqueles vacinados no primeiro ano de vida e a partir dos 11 anos de idade se justifica devido à queda da titulação de anticorpos. Para adolescentes a partir de 15 anos não vacinados recomenda-se a aplicação da vacina Meningocócica ACWY.[4,6]

Influenza (Inativada)

Protege contra o vírus *Influenza* e complicações decorrentes. A vacina é atualizada anualmente quanto à composição e concentração de antígenos hemaglutina (HA) de acordo com o tipo e cepa do vírus predominante. O esquema consiste em 2 doses a partir dos 6 meses até 9 anos, com intervalo mínimo de 30 dias, e uma dose anual até os 6 anos. A vacina é contraindicada em caso de hipersensibilidade imediata após a administração de doses anteriores.[5]

COVID (RNA)

Protege contra formas graves e complicações por Covid-19. O esquema vigente utiliza a vacina Monovalente XBB (Moderna). Crianças de 6 meses a 5 anos nunca vacinadas contra Covid-19 devem receber duas doses com o intervalo de 4 semanas. Aquelas com esquema anterior de três doses completo podem receber uma dose da monovalente XBB. A partir dos 5 anos, o esquema é de dose única. Imunocomprometidos a partir de 5 anos devem seguir o esquema de 3 doses, com intervalos de 4 e 8 semanas entre as doses, respectivamente, além de 2 doses anuais com intervalo de 6 meses. Doses anuais da vacina são recomendadas para grupos prioritários a partir dos 5 anos, com intervalo mínimo de 3 meses do recebimento da última dose de qualquer vacina Covid-19.

Febre Amarela (Atenuada)

A vacina é administrada aos 9 meses de idade, com uma dose de reforço a partir dos 4 anos. Crianças acima de 5 anos que não completaram o esquema vacinal devem receber uma dose única. Viajantes com deslocamento para áreas com recomendação de vacinação com esquema incompleto devem ser imunizados com antecedência mínima de dez dias antes da viagem. A vacina é contraindicada antes dos 6 meses, em caso de imunodepressão grave e portadores de doenças autoimunes. Deve-se evitar a aplicação simultânea com a tríplice viral ou tetraviral, sendo o intervalo recomendado de 30 dias entre as aplicações. Reações adversas graves incluem a doença viscerotrópica e neurotrópica que podem causar encefalite e complicações neurológicas.[6]

Hepatite A (Inativada)

Confere proteção contra hepatite A, e é composta por vírus inativado. O PNI oferece a vacina em dose única aos 15 meses de idade.[7]

HPV4

Protege contra infecções pelo Papilomavírus Humano 6, 11, 16 e 18. O esquema consiste em dose única a partir dos 9 anos até 14 anos. Vítimas de abuso sexual nessa faixa etária devem receber duas doses, e vítimas entre 15 e 45 anos devem receber três doses, considerando o histórico vacinal, assim como imunossuprimidos e grupos de risco. A vacina HPV9, disponível no setor privado, é preferível devido ao seu maior espectro de ação, com acréscimo de 5 sorotipos, que pode ser usada como reforço quando possível.[2]

PONTOS-CHAVE

- Imunidade ativa (vacinação) proporciona proteção duradoura; imunidade passiva (introdução de anticorpos) e oferece proteção temporária.
- As vacinas variam conforme o tipo (atenuada, inativada, conjugada, recombinante e combinada), via de administração (oral, intradérmica, subcutânea, intramuscular) e intervalo entre administração de doses.
- Os principais tipos de vacina consistem em atenuada (indoras de imunidade humoral e celular, de longo prazo), que apresenta risco para pacientes imunodeprimidos e inativada (indutora de imunidade celular, com necessidade de reforços), sem risco para pacientes imunodeprimidos.
- A caderneta de vacinação exerce o importante papel de registro de doses e, em caso de crian-

MAPA MENTAL

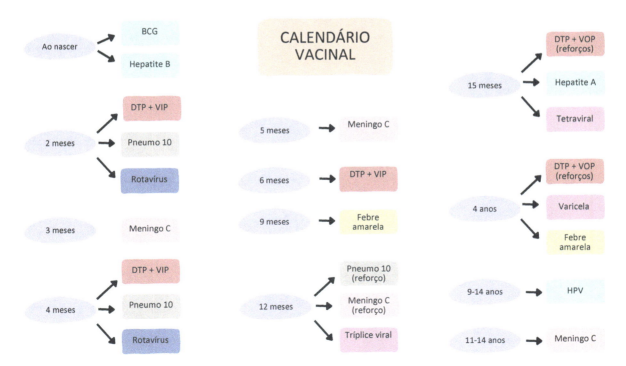

Fig. 4-2. Calendário vacinal: Programa Nacional de Imunização (PNI), Brasil.[2]

ças com esquema incompleto ou não iniciado, auxilia na elaboração de estratégias de resgate vacinal. Pode-se realizar sorologias para verificar a imunidade em histórico vacinal desconhecido.

- Eventos adversos leves (reações locais e febre) são comuns, e a vacinação é contraindicada apenas em casos graves de alergias ou imunodepressão.

REFERÊNCIAS BIBLIOGRÁFICAS

1. Brasil. Ministério da Saúde. Apresentação. Disponível em: <http://pni.datasus.gov.br/apresentacao.asp>. Acesso em 19 mar. 2024.
2. World Health Organization. Fact Sheets. Disponível em: <https://www.who.int/news-room/fact-sheets/detail/>. Acesso em 2 abr. 2024.
3. Sociedade Brasileira de Pediatria. Calendário de Vacinação - Atualização 2023. Disponível em: <https://www.sbp.com.br/fileadmin/user_upload/24158g-DC_Calendario_Vacinacao_-_Atualizacao_2023.pdf>. Acesso em 5 mai. 2024.
4. Brasil. Ministério da Saúde. Calendário de Vacinação Infantil. Disponível em: <http://pni.datasus.gov.br/calendario_vacina_Infantil.asp>. Acesso em 22 mar. 2024.
5. Centers For Disease Control And Prevention. Vaccine Information Statements (VISs). Disponível em: <https://www.cdc.gov/vaccines/hcp/vis/index.html>. Acesso em 12 mar. 2024.
6. Brasil. Ministério da Saúde. Calendário de Vacinação. Disponível em: <https://www.gov.br/saude/pt-br/vacinacao/calendario>. Acesso em 9 abr. 2024.
7. Brasil. Ministério da Saúde. Manual de Normas de Vacinação. Disponível em: <https://bvsms.saude.gov.br/bvs/publicacoes/funasa/manu_normas_vac.pdf>. Acesso em 26 maio 2024.
8. Hospital Israelita Albert Einstein. Calendário de Vacinação. Disponível em: <https://www.einstein.br/estrutura/centro-imunizacao/calendario-vacinacao>. Acesso em 15 abr. 2024.

Acesse aqui as respostas das questões norteadoras deste capítulo:

CAPÍTULO 5

Síndromes genéticas mais comuns na infância: quando suspeitar e como abordá-las

Amanda Tiemi Kakazu Kojima | Fernanda Teresa de Lima

❖ OBJETIVOS DE APRENDIZAGEM

1. Como suspeitar e como abordar as cromossomopatias mais comuns.
2. Reconhecer as principais manifestações clínicas de síndrome de Down.
3. Entender qual o seguimento necessário para síndrome de Down.

CASO CLÍNICO

Paciente, primeiro filho de casal jovem e não consanguíneo, apresentou alterações no US morfológico, com aumento da translucência nucal e cardiopatia, que não foram investigadas. Nasceu de parto cesárea, a termo, AIG, Apgar de 6 ao primeiro minuto e 9 aos 5 minutos, com dismorfias compatíveis com fenótipo de síndrome de Down, extremamente hipotônico. Foi encaminhado à UTI neonatal, onde foram realizadas várias investigações, com os seguintes resultados: ultrassom transfontanelar – sem alterações; avaliação oftalmológica – sem alterações; ecocardiograma – defeito do septo atrial; teste da orelhinha alterado. Também foi solicitado cariótipo neste momento, cujo resultado evidenciou 47, XY + 21.

Questões Norteadoras

1. Como você descreveria o fenótipo facial de Down? Quais as características físicas que podemos observar nas mãos e nos pés?
2. Quais as comorbidades mais frequentes na síndrome de Down? Qual a investigação recomendada para o período neonatal?
3. Como deve ser realizado o acompanhamento clínico e complementar do paciente com síndrome de Down na primeira infância?
4. Quais as orientações que devem ser dadas à família sobre o desenvolvimento neuropsicomotor do paciente?
5. Como realizar o aconselhamento genético do casal? É necessário solicitar cariótipo aos pais?
6. Qual a explicação para esta ocorrência, uma vez que se sabe que a trissomia está associada à idade materna avançada e a mãe é jovem?

INTRODUÇÃO

Quando um grupo de sinais e sintomas tem a mesma etiologia, podemos agrupá-los em uma síndrome. Se estas anomalias ocorrem devido à alteração em um gene ou em um cromossomo, chamamos de síndrome genética.[1]

Os principais grupos de síndromes incluem: alterações cromossômicas, displasias esqueléticas, síndromes macrossômicas, displasias ectodérmicas, erros inatos do metabolismo, imunodeficiências primárias, alterações epigenéticas e síndromes gênicas variáveis. Este capítulo irá focar nas cromossomopatias, mas, antes, abordaremos brevemente alguns dos principais grupos de síndromes genéticas, pois, como a maioria delas apresenta alterações desde o nascimento, é papel do pediatra fazer a suspeita diagnóstica, iniciar uma investigação adequada e encaminhar ao geneticista.

DISPLASIAS ESQUELÉTICAS

É um grupo heterogêneo caracterizado pela alteração primária do tecido ósseo e/ou cartilaginoso. Tem incidência de 1:4.000 recém-nascidos. As características que devem levantar a suspeita são: restrição de crescimento intrauterino e baixa estatura com desproporção corporal. Dois exemplos importantes são: acondroplasia e osteogênese imperfeita. Para confirmação diagnóstica, devem ser realizados estudos radiológico e molecular. Intervenções cirúrgicas podem ser realizadas para correção de deformidades ósseas e aumento da estatura final.[2]

ERROS INATOS DO METABOLISMO

Esse grupo engloba alterações enzimáticas causadas por uma anomalia genética, que interrompe a via metabólica. A incidência isolada de cada doença metabólica é pequena, pois costuma ser de herança autossômica recessiva. Contudo, como grupo, sua incidência pode chegar de 1:2.500 a 1:800 nascidos vivos.

Os erros inatos do metabolismo podem ser divididos em 3 grupos:

- *Grupo 1:* defeito no metabolismo intermediário, podendo ter intoxicação aguda e/ou crônica. Exemplos: aminoacidopatias, defeitos dos ácidos orgânicos e do ciclo da ureia.
- *Grupo 2:* defeito na produção ou utilização de energia. Por exemplo, distúrbio de ácido lático, doença mitocondrial de cadeia respiratória, defeito na oxidação de ácidos graxos.
- *Grupo 3:* defeito na síntese ou catabolismo de moléculas complexas. Por exemplo, doenças lisossomais e peroxissomais.

A manifestação clínica de erros inatos do metabolismo pode não ocorrer ao nascimento e é bem inespecífica. Assim, na ausência de outras causas definidas, deve-se suspeitar em:

- Alterações agudas: vômito acompanhado de desidratação/choque hipovolêmico, hipotonia, letargia, coma, rabdomiólise, hipoglicemia.
- Alterações crônicas: déficit no desenvolvimento, perda de habilidades adquiridas previamente, hepato e/ou esplenomegalia, cardiomiopatia, anemia, odor anormal, dismorfia.
- História de consanguinidade parental.
- História familiar positiva para erro inato do metabolismo.

O diagnóstico deve ser feito o mais rápido possível para impedir o agravamento e surgimento de sintomas irreversíveis. Assim, destaca-se a importância do teste do pezinho realizado no período neonatal (abordado com maior detalhamento no capítulo 32). A terapêutica a ser instalada variará de acordo com o erro inato do metabolismo responsável pela doença e da substância que está sendo acumulada no organismo.[3,4]

ALTERAÇÕES CROMOSSÔMICAS

As afecções cromossômicas são as que ocorrem pela mudança no número ou na estrutura do cromossomo. Algumas características que devem chamar a sua atenção são: pequeno para a idade gestacional, malformações congênitas, atraso no ganho ponderoestatural e atraso no desenvolvimento neuropsicomotor.[5] A seguir, iremos explorar mais as principais cromossomopatias.

Síndrome de Down – Trissomia do cromossomo 21

A síndrome de Down ocorre pela presença de um cromossomo 21 extranumerário. Ela é a anomalia cromossômica mais frequente nos seres humanos, sendo a causa mais prevalente de deficiência intelectual. Um fator de risco importante é o avanço da idade materna. Sua incidência é estimada em 1:650 a 1:1.000 gestações, sendo que existe uma alta taxa de abortamento espontâneo entre elas.[6-8]

Em 95% dos pacientes, a síndrome é causada pela trissomia livre do cromossomo 21, que é resultado da não disjunção meiótica. Ademais, cerca de 2% apresentam mosaicismo, 2% têm translocação robertsoniana e 1% outros rearranjos cromossômicos.[8] Dos pacientes com translocação robertsoniana, 50% são familiares. Todas estas alterações impactam no aconselhamento genético que será explorado mais à frente.

A atual expectativa de vida destes pacientes é de 60 a 65 anos,[6] podendo ser comprometida por cardiopatias e disfunções gastrointestinais.[9] A qualidade de vida pode ser modificada de acordo com o nível de estimulação motora, social e cognitiva que a criança recebe nos seus primeiros meses de vida.[6]

Manifestações Clínicas

No Quadro 5-1 encontram-se as manifestações clínicas da síndrome de Down.

As alterações em negrito são os achados mais comuns que devem chamar a atenção.[6]

Seguimento

Após a suspeita clínica, é importante encaminhar para o geneticista para o aconselhamento genético.[6,9] Concomitantemente, é preciso realizar a rotina de cuidados do recém-nascido (triagens neonatais, teste do pezinho e vacinação) e alguns exames complementares, mostrados no Quadro 5-2, visto a possibilidade das manifestações clínicas abordadas no tópico anterior. O resultado desses exames irá determinar a necessidade de posterior encaminhamento para demais especialidades (cardiologia, neurologia, endocrinologia, ortopedia).

Além disso, devemos lembrar que essas crianças têm um atraso no desenvolvimento neuropsicomotor:

Quadro 5.1. Manifestações clínicas da síndrome de Down[6,7,9]

Dismorfias (Fig. 5-1)	**Cabeça e pescoço**	Braquicefalia, orelhas pequenas e de baixa implantação, inclinação palpebral para cima, epicanto, nariz pequeno, ponte nasal achatada, protusão da língua, maxilar e região malar achatados, excesso de pele na nuca, pescoço curto
	Extremidades	**Braquidactilia, prega palmar única, displasia de falange média do 5º quirodáctilo,** espaço alargado e sulco acentuado entre o 1º e 2º pododáctilos
Crescimento e desenvolvimento		Atraso ponderoestatural
Aparelho auditivo		Déficit auditivo
Aparelho oftalmológico		Catarata, glaucoma, nistagmo, estrabismo
Aparelho dentário		Alinhamento anormal, aplasia do esmalte
Pele		Xerostomia, dermatite atópica, ictiose
Sistema neurológico		**Hipotonia, reflexo de Moro diminuído ou ausente,** atraso no desenvolvimento neuropsicomotor, déficit intelectual, demência
Sistema musculoesquelético		**Frouxidão ligamentar,** displasia da pelve, instabilidade atlantoaxial
Sistema cardiovascular		Defeito de septos atrioventricular, ventricular e/ou atrial, tetralogia de Fallot, persistência do canal arterial
Sistema gastrointestinal		Atresia do esôfago com fístula traqueoesofágica, ânus imperfurado, pâncreas anular, estenose ou atresia duodenal
Sistema endocrinológico		Tireoidite de Hashimoto, *diabetes mellitus*
Sistema imunológico		Infecções recorrentes
Sistema hematológico		Policitemia, doença mieloproliferativa transitória, leucemia megacarioblástica, leucemia linfoide aguda, linfoma
Sistema reprodutivo	**Masculino**	Criptorquidia, infertilidade
	Feminino	Puberdade tardia, menopausa precoce

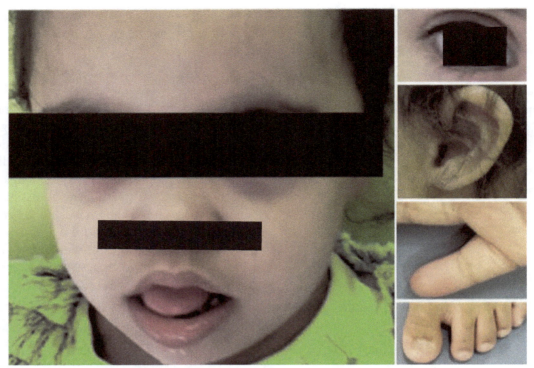

Fig. 5-1. Dismorfias associadas à síndrome de Down.

(Fonte: Arquivo pessoal, foto publicada com autorização do responsável legal.)

Quadro 5.2. Seguimento da criança com síndrome de Down[6]

	Até o 2º ano de vida			Do 2º ao 10º ano de vida	Do 10º ano de vida à puberdade	Após a puberdade
	Ao nascimento	6 meses	12 meses			
Cariótipo	X					
Hemograma	X	X	X	Anual		
Função tireoidiana	X	X	X	Anual		
Ecocardiograma	X					A cada 5 anos
Avaliação oftalmológica	X	X	X	Anual	A cada 2 anos	
Avaliação auditiva	X	X	X	Anual	A cada 2 anos	
USG abdominal	X			A cada 5 anos		
Avaliação odontológica	Anual, sendo a primeira antes dos 3 meses			A cada 2 anos	
RX de coluna cervical				X	Se suspeita clínica	
Glicemia de jejum					A cada 5 anos	Anual
Perfil lipídico					A cada 5 anos	
Triagem de doença celíaca				Se suspeita clínica, com coleta bianual (dosagem de IgA total e anticorpo anti-endomísio)		

USG: ultrassonografia; RX: raios-x.

sentam-se aos 11 meses, andam sem apoio aos 2 anos, pronunciam sentenças curtas aos 4 anos, adquirem o controle urinário aos 4 anos.[9] Assim, é vital iniciar a estimulação precoce do indivíduo com síndrome de Down, visto que há uma maior neuroplasticidade nos primeiros meses de vida. Esse trabalho envolve uma equipe multiprofissional: fisioterapia motora, fonoaudiologia, terapia ocupacional, psicologia, sempre acompanhados de consultas regulares no pediatra para o adequado acompanhamento do desenvolvimento neuropsicomotor e social.[6]

Em todos os momentos, deve haver prevenção de abusos físicos e sexuais por meio do desenvolvimento de autonomia e autocuidado. A partir da puberdade, lembrar dos cuidados de rotina da adolescência, como orientação sobre prevenção de gravidez e infecções sexualmente transmissíveis. Ademais, é necessário manter atenção à saúde mental, visto que o risco de demência do tipo Alzheimer prematuro e de depressão é maior nessa população.[5,6]

Outras Trissomias Relevantes

Síndrome de Edwards – Trissomia do Cromossomo 18

A síndrome de Edwards ocorre pela presença de um cromossomo 18 extranumerário. Ela é uma das trissomias autossômicas mais frequentes e tem incidência estimada de 1:7.500 nascimentos, afetando mais o sexo feminino do que o masculino (4:1).[5,9] Em relação à sobrevida, 50% falece nas primeiras 2 semanas de vida e apenas 5 a 10% sobrevive até o 1º ano de vida. Contudo, atualmente, é possível sobreviver até a idade escolar.[10]

Algumas manifestações clínicas importantes são:[5,9,10]

- *Pré-natal:* restrição de crescimento intrauterino.
- *Cabeça e pescoço:* occipício proeminente, boca pequena, micrognatia, orelhas de implantação baixa e malformadas.
- *Tronco:* esterno curto, distância intermamilar aumentada.
- *Extremidades:* sobreposição do 2º no 3º quirodáctilo e do 5º no 4º quirodáctilo.
- *Sistema neurológico:* hipertonia, déficit intelectual.
- *Sistema cardiovascular:* comunicação interventricular, persistência do canal arterial, valvulopatia.
- *Sistema gastrointestinal:* divertículo de Meckel, má rotação intestinal, onfalocele.
- *Sistema urogenital:* rim "em ferradura", criptorquidia, hipoplasia dos grandes lábios.

Síndrome de Patau – Trissomia do Cromossomo 13

A síndrome de Patau ocorre pela presença de um cromossomo 13 extranumerário. Ela tem incidência de 1:12.000 nascimentos e está diretamente relacionada com o avanço da idade materna. A mediana da sobrevida é de 7 dias, sendo que, aproximadamente, 80% dos bebês falecem no primeiro mês de vida, chegando a 91% de óbito ao final do primeiro ano. Contudo, há relatos de pacientes com mais de 5 anos de idade.[5,10]

A tríade clássica da síndrome de Patau é composta por: micro/anoftalmia + lábio leporino e/ou palato fendido + polidactilia ulnar.[10] Entretanto, há uma variedade de manifestações clínicas:[5,9,10]

- *Cabeça e pescoço:* orelhas displásicas, micro/anoftalmia, ciclopia, coloboma, cebocefalia, lábio leporino e/ou palato fendido, micrognatia, defeito de fechamento do couro cabeludo, pescoço curto.
- *Extremidades:* polidactilia, pododáctilos fletidos e com sobreposição digital.
- *Sistema neurológico:* holoprosencefalia, déficit intelectual, retardo no crescimento.
- *Sistema cardiovascular:* comunicação interatrial, comunicação interventricular, persistência do canal arterial, artéria umbilical única, dextroposição.
- *Sistema genital:* criptorquidia, útero bicorno.

Seguimento

Frente à suspeita de Trissomia 13 ou 18, é necessário realizar o cariótipo para confirmação diagnóstica. Ambas não têm cura e não há consenso em seu manejo. Deve-se discutir com os pais a conduta a ser tomada, pois, por conta da alta taxa de mortalidade, pode-se adotar somente cuidados paliativos, ou investimento no cuidado voltado à sobrevida.[10] O suporte emocional à família sempre deve ser providenciado.

Alterações dos Cromossomos Sexuais

Síndrome de Klinefelter

A síndrome de Klinefelter ocorre pela presença extranumerária de um ou mais cromossomos X em indivíduos do sexo masculino (p. ex.: 47,XXY). A anormalidade genética causa, entre outras alterações, fibrose progressiva associada à destruição dos túbulos seminíferos e das células de Leydig, o que resulta na diminuição das produções de espermatozoides e testosterona.[11] A sua incidência está estimada em 1:500 nascimentos, sendo a causa genética mais comum de hipogonadismo e infertilidade em homens.[5]

Muitos diagnósticos são realizados apenas a partir da puberdade, quando não há o desenvolvimento das características sexuais secundárias. Contudo, há alterações clínicas em diversos períodos da vida:[11]

- *Período neonatal:* micropênis (< 1,9 cm), criptorquidia, hipospadia.
- *De 1 a 12 anos:* dificuldade no aprendizado e na socialização, autismo.
- *De 13 a 18 anos:* atraso da puberdade, ginecomastia, testículos pequenos.
- *Acima de 18 anos:* infertilidade, deficiência de testosterona, ginecomastia, testículos pequenos, osteoporose (acima de 50 anos), diabetes, alterações cardiovasculares.

Além disso, outras características que chamam a atenção são: alta estatura e membros alongados.[5]

Quadro 5.3. Seguimento na síndrome de Klinefelter

Período neonatal	Correção cirúrgica de hipospádia, terapia com testosterona (*)
De 1 a 12 anos	Terapia de fala e leitura
De 13 a 18 anos	Terapia com testosterona em doses baixas para auxiliar no desenvolvimento de características sexuais secundárias, mamoplastia redutora (**)
Acima de 18 anos	Exame físico das mamas a cada 1 a 2 anos, terapia com reposição total de testosterona, mamoplastia redutora (**)

(*) Não há um consenso, visto que a testosterona pode auxiliar no desenvolvimento do micropênis, mas pode gerar puberdade precoce e diminuição da altura final.

(**) Pode ser considerada para fins estéticos após alguns meses do início da terapia com testosterona.

Adaptado de UpToDate: Clinical features, diagnosis, and management of Klinefelter syndrome.[11]

Após a suspeita, deve-se realizar o aconselhamento genético. A conduta varia de acordo com a idade em que se iniciou o acompanhamento e pode ser necessária uma abordagem multiprofissional com endocrinologista, psicólogo, psiquiatra e médico especialista em infertilidade. É importante lembrar que esses indivíduos estão sob maior risco de desenvolver câncer de mama, doenças reumatológicas e cardiopatias, em comparação com população geral do sexo masculino. O Quadro 5-3 faz a correlação da conduta de acordo com a idade.

Síndrome de Turner

A síndrome de Turner ocorre por deleção total ou parcial de um cromossomo sexual X (45,X). A sua incidência está estimada em 1:3.200 nascimentos, sendo uma importante causa genética para baixa estatura e amenorreia em meninas. Estas são consequências da insuficiência de estrogênio, secundária à disgenesia gonadal.[5,12,13] As manifestações clínicas presentes são:[5,12]

- *Dismorfias:* face triangular, orelhas malformadas e com implantação baixa, epicanto, ponte nasal achatada, micrognatia pescoço alado, distância intermamilar aumentada, distância anteroposterior do tórax aumentada.
- *Aparelho auditivo:* déficit auditivo neurossensorial e/ou condutivo.
- *Aparelho oftalmológico:* miopia, estrabismo, ptose, ambliopia, hipermetropia.
- *Sistema neurológico:* déficit na organização visoespacial e de aprendizado não verbal.
- *Sistema musculoesquelético:* baixa estatura, cifose, escoliose, *cubitus valgus*, osteoporose.
- *Sistema cardiovascular:* hipertensão, intervalo QTc alargado, malformação cardíaca (alongamento do arco aórtico transverso, coarctação de aorta, válvula aórtica bicúspide).
- *Sistema autoimune:* tireoidite, doença celíaca, doença inflamatória intestinal.
- *Sistema genital:* disgenesia gonadal, insuficiência ovariana, infertilidade.

Após levantada a hipótese diagnóstica de díndrome de Turner, deve-se encaminhar ao geneticista. Se for verificado mosaicismo (45,X/46,XY), há maior risco de gonadoblastoma, sendo, assim, obrigatória a retirada de tecidos gonadais,[12] Por conta da baixa estatura, deve ser iniciada a terapia com hormônio de crescimento assim que a menina estiver abaixo do quinto percentil de estatura para a idade, o que costuma ocorrer entre os 2 e 5 anos de idade. A dosagem a ser utilizada deve ser individualizada.

Em relação à insuficiência de estrogênio, a maioria dos pacientes inicia terapia de reposição de estradiol em baixas doses a partir de 11 a 12 anos de idade. Isso permite a indução da puberdade sem comprometer o crescimento estatural. A dose deve ser aumentada gradualmente em 2 a 4 anos.

Por último, em relação às possíveis manifestações clínicas e suas complicações, deve haver um acompanhamento com um cardiologista pediátrico, além de solicitação de exames complementares detalhados no Quadro 5-4.[13]

Síndromes dos Genes Contíguos

Estas são causadas por variações no número de cópias de genes contíguos, podendo ser tanto por perda ou ganho de material cromossômico.[14] Um exemplo importante é a síndrome de Williams-Beuren, que ocorre pela deleção de 1,5 a 1,8 megabases no braço longo do cromossomo 7.

Esta síndrome tem frequência estimada de 1:7.500 a 1:20.000 nascidos vivos. A alteração costuma ser *"de novo"*, ou seja, não está presente nos pais, sendo esporádica e de baixo risco de recorrência familiar.

Um gene deletado que deve ser ressaltado é o da elastina. Por conta dessa alteração, é comum encontrar anormalidades cardiovasculares (como estenose aórtica supravalvular, estenose de valva pulmonar e estenose de artéria renal) e anormalidades de tecido conjuntivo (como hérnia inguinal, frouxidão articular, divertículos vesicais).

Outro conjunto de alterações que deve levantar a suspeita diagnóstica é: déficit de desenvolvimento ponderoestatural, déficit no desenvolvimento neuropsicomotor, déficit neurossensorial, déficit intelectual, facilidade em realizar interação social, inquietação, características faciais dismórficas (prega epicântica, orelhas grandes, bochechas cheias, boca grande, micrognatia, dentes pequenos), hipercalcemia, hipercalciúria.

Para um bom acompanhamento, é necessário iniciar abordagem com geneticista, fisioterapeuta e fonoaudiólogo o mais precocemente possível e realizar exames complementares como: ecocardiograma, ultrassonografia renal, dosagem sérica de cálcio e avaliação audiométrica.[15,16]

Aconselhamento Genético

Após o pediatra levantar a hipótese diagnóstica de síndrome genética, é importante que ele explique aos pais o seu raciocínio clínico e forneça, de forma humana e ética, as informações essenciais para que a família compreenda a necessidade dos exames e procedimentos necessários, além do encaminhamento ao geneticista.[7]

Para todas as cromossomopatias, é essencial solicitar o cariótipo da criança para realizar o diagnóstico e o aconselhamento genético. Em caso de alteração livre por não disjunção meiótica, o risco de recorrência é baixo, visto que é de ocorrência casual. Isso é similar no cenário de alteração por mosaicismo por não

Quadro 5.4. Seguimento da criança com síndrome de Turner[13]

	No momento do diagnóstico	Após o diagnóstico e até os 18 anos
Peso/IMC	X	Em toda consulta
Pressão arterial	X	Em toda consulta
Eletrocardiograma	X	
Ecocardiograma	X	A cada 5 anos
Ressonância magnética cardíaca	X (se tolerar sedação)	A cada 5 anos
Função tireoidiana	X	Anual a partir dos 4 anos
Enzimas hepáticas e HbA1c		Anual a partir dos 10 anos
25-hidroxi-vitamina D		A cada 3 anos a partir dos 9-11 anos
Triagem de doença celíaca		A cada 2 anos a partir dos 2 anos
USG renal	X	
Avaliação audiométrica	X (se 9-12 meses de idade)	A cada 3 anos
Avaliação oftalmológica	X (se 12-18 meses de idade)	A cada 3 anos
Avaliação dermatológica	X	Anual
RX de coluna		Aos 5-6 anos e aos 12-14 anos

IMC: índice de massa corporal; USG: ultrassonofragia; RX: raios-x.

MAPAS MENTAIS

Síndromes Genéticas: Principais Grupos (Fig. 5-2)

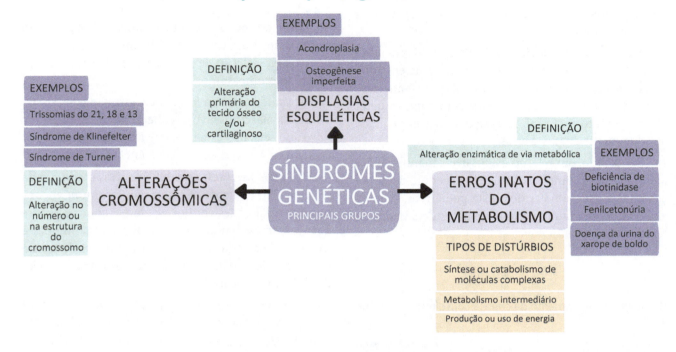

Fig. 5-2. Mapa mental dos principais grupos de síndromes genéticas.

Síndromes Genéticas: Cromossomopatias (Figs. 5-3 e 5-4)

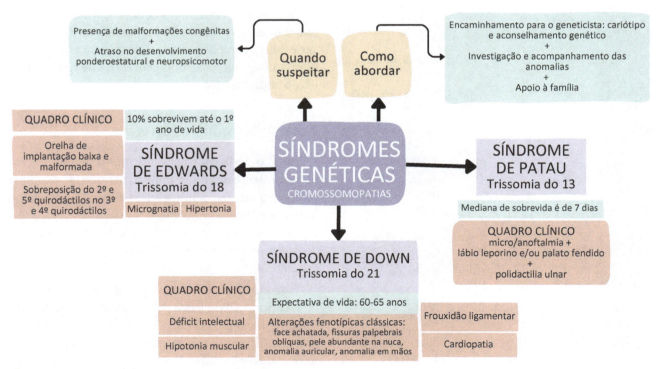

Fig. 5-3. Mapa mental das cromossomopatias – Parte 1.

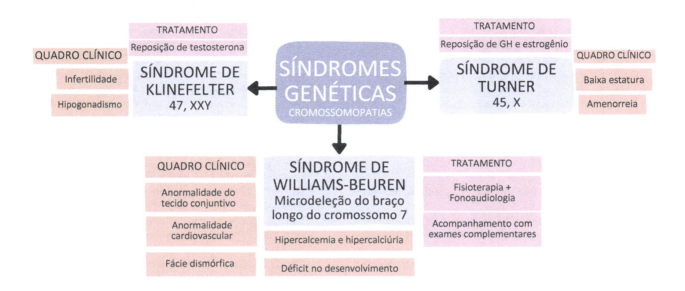

Fig. 5-4. Mapa mental das cromossomopatias – Parte 2.

disjunção mitótica, em que o risco de recorrência é desprezível. Nestas duas situações, não é necessário solicitar o cariótipo dos pais e o risco de recorrência é afetado pela idade materna e presença de mosaicismo gonadal parental.

Já no caso de translocação robertsoniana não balanceada, ou outra alteração estrutural, é essencial solicitar o cariótipo dos pais, pois o risco de recorrência irá variar: se ambos os pais não tiverem alteração, o risco de recorrência é nulo; por outro lado, se um deles for portador de uma translocação balanceada, o risco é significante, podendo ser indicada a investigação pré-natal nas próximas gestações.[7,8,10]

PONTOS-CHAVE

- A síndrome de Down é a anomalia cromossômica mais frequente nos seres humanos e a causa mais prevalente de deficiência intelectual.
- As cromossomopatias são caracterizadas por alterações fenotípicas e clínicas específicas e existem protocolos particulares de acompanhamento para cada uma delas.
- O aconselhamento genético deve ser sempre realizado.
- O cariótipo dos pais deve ser solicitado na presença de translocações ou outras alterações estruturais.

REFERÊNCIAS BIBLIOGRÁFICAS

1. Mirando MC, Piza CT, Sousa AL, Luce AL, Mello TGFreitas TG, et al. (Org.) Projeto Pela Primeira Infância [Internet]. Disponível em: https://www.projetoprimeirainfancia.com.br/wp-content/uploads/2020/06/Apostila08_web.pdf. Acesso em 16 maio 2024.
2. Unanue M N, Moenne B K, Baar Z A. Manejo de displasias esqueléticas. Rev Méd Clín Condes [Internet]. 2015;470-82. Disponível em: https://pesquisa.bvsalud.org/portal/resource/pt/biblio-1129075. Acesso em 28 maio 2024.
3. Sutton VR. Inborn errors of metabolism: Epidemiology, pathogenesis, and clinical features. UpToDate [Internet]. 2024. Disponível em: https://www.uptodate.com/contents/inborn-errors-of-metabolism-epidemiology-pathogenesis-and-clinical-features?search=erros%20inatos%20do%20metabolismo&source=search_result&selectedTitle=2%7E150&usage_type=default&display_rank=2. Acesso em 16 ago 2024.
4. Morais MD, Campos SO, Hilário ME. Pediatria: Diagnóstico e Tratamento. São Paulo: Manole; 2013.
5. Levy PA, Marion RW. Human Genetics and Dysmorphology: Chromosomal Disorders. In Marcdante KJ, Kliegman RM. Nelson: Essentials of Pediatrics. Elsevier; 2015.
6. Betânia M, Toralles P, Bagatin B, Bermudez V, Selly C, Lustosa-Mendes E, et al. Diretrizes de atenção à saúde de pessoas com síndrome de Down diretrizes. Departamento Científico

de Genética [Internet]. 2020 Mar. Disponível em: https://www.sbp.com.br/fileadmin/user_upload/22400b-Diretrizes_de_atencao_a_saude_de_pessoas_com_Down.pdf

7. Micheletti C, Kyosen SO. Genética: Síndrome de Down. In: Morais MB, Campos SO, Hilário MO. Pediatria: Diagnóstico e Tratamento. São Paulo: Manole; 2013.

8. Firth HV, Hurst JA. Oxford desk reference: clinical genetics and genomics. Oxford: Oxford University Press; 2017.

9. Gonzalez CH. Genética: Anormalidades Cromossômicas. In: Marcondes E, Vaz FA, Ramos JL, Okay Y. Pediatria Básica: Tomo I - Pediatria Geral e Neonatal. Sarvier; 2002.

10. Giersch AB. Congenital cytogenetic abnormalities. UpToDate [Internet]. www.uptodate.com. Disponível em: https://www.uptodate.com/contents/congenital-cytogenetic-abnormalities?search=patau%20s%C3%ADndrome&source=search_result&selectedTitle=1%7E78&usage_type=default&display_rank=1#H14. Acesso em 26 maio 2024.

11. Matsumoto AM, Anawalt BD. Clinical features, diagnosis, and management of Klinefelter syndrome. UpToDate [Internet]. www.uptodate.com. Disponível em:: https://www.uptodate.com/contents/clinical-features-diagnosis-and-management-of-klinefelter-syndrome?search=klinefelter&source=search_result&selectedTitle=1%7E63&usage_type=default&display_rank=1#H1320308249. Acesso em 26 maio 2024.

12. Backeljauw P. Clinical manifestations and diagnosis of Turner syndrome. UpToDate [Internet]. www.uptodate.com. Disponível em: https://www.uptodate.com/contents/clinical-manifestations-and-diagnosis-of-turner-syndrome?search=turner%20s%C3%ADndrome&topicRef=7386&source=see_link. Acesso em 26 maio 2024.

13. Backeljauw P. Management of Turner syndrome in children and adolescentes. UpToDate [Internet]. www.uptodate.com. Disponível em: https://www.uptodate.com/contents/management-of-turner-syndrome-in-children-and-adolescents?search=turner%20s%C3%ADndrome&source=search_result&selectedTitle=2~150&usage_type=default&display_rank=2#H1. Acesso em 26 maio 2024.

14. Bacino CA. Genomic disorders: An overview. UpToDate [Internet]. Uptodate.com. 2024 Disponível em: https://www.uptodate.com/contents/genomic-disorders-an-overview?search=s%C3%ADndrome%20dos%20genes%20cont%C3%ADguos&source=search_result&selectedTitle=1%7E38&usage_type=default&display_rank=1#H174214015. Acesso em 26 ago 2024.

15. Bacino CA. Microdeletion syndromes (chromosomes 1 to 11). UpToDate [Internet]. www.uptodate.com. Disponível em: https://www.uptodate.com/contents/microdeletion-syndromes-chromosomes-1-to-11?search=s%C3%ADndrome%20de%20microdele%C3%A7%C3%B5es&source=search_result&selectedTitle=2%7E29&usage_type=default&display_rank=2. Acesso em 5 jul 2024.

16. Síndrome de Williams [Internet]. Genética na Prática. Disponível em: https://www.geneticanapratica.ufscar.br/temas/sindrome-de-williams#:~:text=%C3%89%20frequentemente%20de%20origem%20%22de. Acesso em 5 jul 2024.

Acesse aqui as respostas das questões norteadoras deste capítulo:

CAPÍTULO 6

Principais neoplasias da infância

Sophia Guimarães Eller | Nathalia da Silva Halley Neves | Vicente Odone Filho

SEÇÃO 6-1 • NEOPLASIAS HEMATO-ONCOLÓGICAS

❖ OBJETIVOS DE APRENDIZAGEM

1. Identificar sinais e sintomas de alerta para doenças hematológicas em oncologia.
2. Entender as diferenças entre leucemias e linfomas.

CASO CLÍNICO A

Paciente de 5 anos previamente hígida acompanhada pela mãe que relata ser a segunda vez a procurar Pronto Atendimento por palidez e prostração. A acompanhante refere também que a filha apresenta febre intermitente de 38,5°C sem melhora com uso de antitérmicos, e dores em articulações de intensidade 8/10, piores durante a noite. A mãe preocupa-se, pois a filha tem aparecido com manchas roxas (*sic*) na parte interna da coxa e no dorso, mesmo sem ter sofrido nenhum trauma nas regiões. Além disso, acrescenta que a filha apresenta maior irritação e incapacidade de realizar suas atividades do dia.

Exame Físico

- *Geral:* estado geral regular, presença de palidez mucocutânea (2+/4+), hidratada, anictérica, acianótica, febril, eupneica; linfonodos palpáveis, 1 a 1,5 cm, enrijecidos e indolores, mais profundos nos planos, principalmente nas cadeias supraclaviculares e nas axilares.
- *Pele:* pequenos hematomas em dorso e membros.
- *Cardiovascular:* sem alterações.
- *Pulmonar:* sem alterações.
- *Abdominal:* fígado palpável a 4 cm do rebordo costal e baço palpável de difícil delimitação.
- *Osteomuscular:* articulações sem sinais flogísticos, dolorosas à manipulação.

Questões Norteadoras

1. Quais as principais hipóteses de diagnóstico levando em consideração anamnese e exame físico?
2. Quais sinais e sintomas que sugerem doença não infecciosa?
3. Quais exames devem ser solicitados neste momento?
4. Quais as principais neoplasias onco-hematológicas pediátricas e quais as suas principais características?
5. Quais as complicações mais frequentes em pacientes pediátricos com neoplasias onco-hematológicas?

INTRODUÇÃO

Quando pensamos em neoplasias hematológicas na infância, os dois principais tipos, e de maior relevância, são as leucemias e os linfomas. A forma de apresentação das doenças pode ter sintomatologia semelhante, com linfadenomegalia generalizada, febre e hepatoesplenomegalia.[1,2] O que os difere clinicamente é que a leucemia está mais relacionada a sintomas hematológicos e o diagnóstico é feito quando ocorre invasão de blastos > 25%, levando a repercussões laboratoriais de anemia e de plaquetopenia,[3] que são responsáveis pelos hematomas e pela palidez apresentados ao exame físico. Já os linfomas, geralmente, estão relacionados a conglomerados linfonodais em tórax, região cervical e, principalmente, região abdominal.[4] A invasão medular de blastos, quando ocorre, não deve superar 25%. O sistema nervoso central é outro território passível de comprometimento e deve ser sistematicamente avaliado, mesmo na ausência de sinais e sintomas neurológicos.

As neoplasias mencionadas têm sua origem em células sanguíneas primordiais; o que as diferencia são os tipos de células acometidas, a magnitude e o local de maior repercussão sistêmica. Em termos genéricos, as leucemias surgem da medula óssea e os linfomas em territórios ganglionares e linforreticulares.

As leucemias são doenças clonais proliferativas divididas em dois tipos principais: leucemia mieloide aguda (LMA) e leucemia linfoide aguda (LLA). Ambas decorrem de alterações clonais nas células precursoras hematopoiéticas que, por consequência, levam a mudanças, principalmente quantitativas, na produção das células sanguíneas normais, como plaquetas, hemácias e leucócitos.[5] Essas mudanças, relacionadas ao prejuízo na apoptose ou à diferenciação celular, levam à proliferação exacerbada das células anormais, ocupando espacialmente a medula óssea. As neoplasias mieloides são proliferações clonais de células imaturas mieloides e são mais raras na pediatria. Além disso, são menos sensíveis às terapias e, por isso, possuem taxa de mortalidade mais elevada. Já as leucemias linfoides, têm sua origem em mutações nos linfócitos, prejudicando sua maturação e funcionalidade. É o tipo mais comum de câncer em idade pediátrica e representa uma das condições de maior sucesso terapêutico oncológico, permitindo chances de cura superiores a 90% nas formas menos agressivas. Entretanto, esta relação de frequência inverte-se na idade adulta, na qual as leucemias mieloides são mais prevalentes.

Os linfomas também são subdivididos em dois grandes grupos principais, os linfomas de Hodgkin e os linfomas não Hodgkin, estes muito mais frequentes em idade pediátrica. A principal diferença entre eles é que os linfomas tipo Hodgkin são, com frequência, mais indolentes, acometendo sucessivamente as cadeias contíguas de linfonodos. Embora a ampla disseminação sistêmica possa ocorrer, ela é menos relevante que nos linfomas não Hodgkin, cujo alto *turnover* celular determina uma replicação rápida das células e seu crescimento desenfreado.

EPIDEMIOLOGIA

Leucemia Aguda (Fig. 6-1)

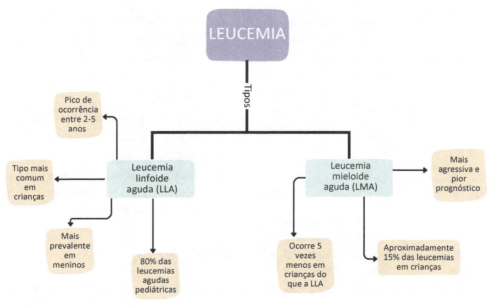

Fig. 6-1. Epidemiologia das leucemias.[2,6]

Linfoma (Fig. 6-2)

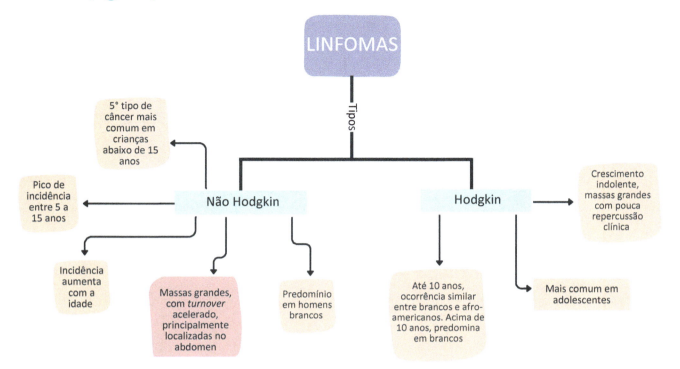

Fig. 6-2. Epidemiologia dos linfomas.[4,7]

FATORES DE RISCO
Leucemia Aguda (Fig. 6-3)

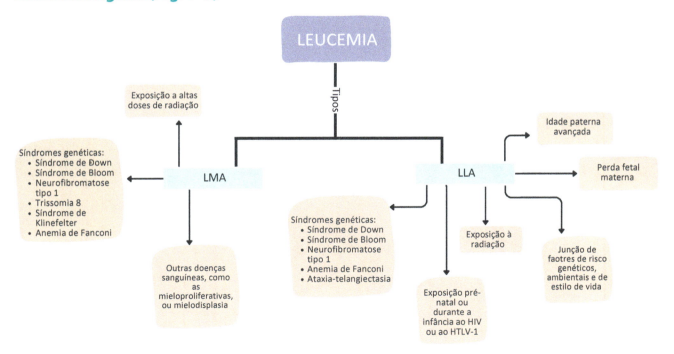

Fig. 6-3. Fatores de risco para leucemia.[2,6]

Linfomas (Fig. 6-4)

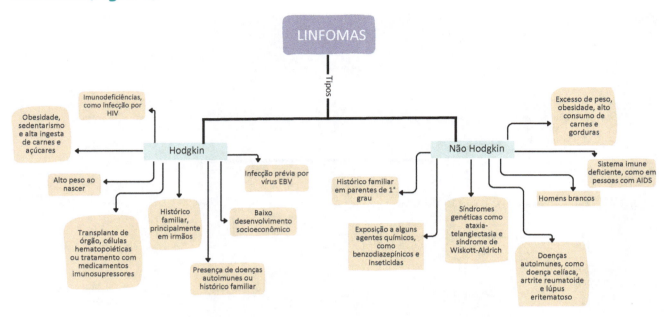

Fig. 6-4. Fatores de risco para linfomas.[4,7]

DIAGNÓSTICO INICIAL
Leucemia Aguda (Fig. 6-5)

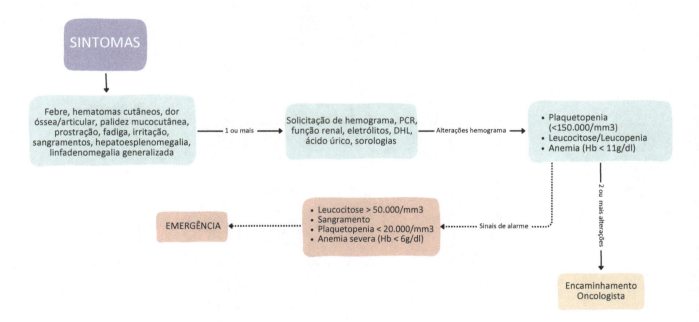

Fig. 6-5. Diagnóstico inicial de leucemia.[3]

Linfoma (Fig. 6-6)

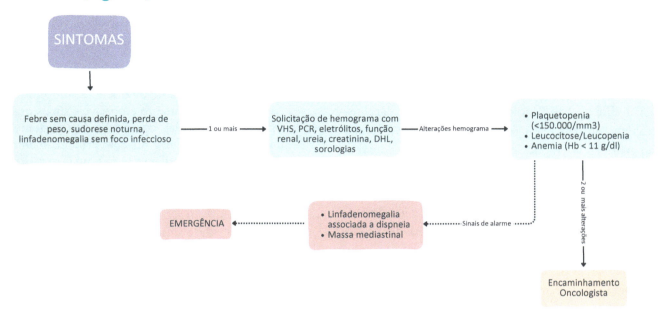

Fig. 6-6. Diagnóstico inicial de linfoma.[3]

COMPLICAÇÕES

Neutropenia Febril[8,9]

Neutropenia é definida como uma contagem total de neutrófilos < 500/µL se grave, ou > 500/µL e < 1000/µL se moderada, sendo a gravidade de suas repercussões associada a seu tempo de duração. A neutropenia febril refere-se a um quadro de neutropenia acompanhado de febre aferida oral ≥ 38,3°C ou aferida de outro lugar do corpo duas vezes consecutivas ≥ 38°C em um intervalo de 2 horas. É um quadro comum em pacientes em tratamento quimioterápico e tem gravidade acentuada devido à maior possibilidade de o paciente desenvolver complicações infecciosas, especialmente bacterianas.

A neutropenia febril é dividida de acordo com a gravidade, o que auxilia a pensar nos possíveis agentes causadores e em qual terapia deve ser instituída. A de baixo risco é considerada quando o paciente possui neutropenia > 100/µL, com uma duração menor que 7 dias, sem instabilidade hemodinâmica e sem sítio infeccioso identificável. A de alto risco é quando há neutropenia < 100/µL por mais de 7 dias, com instabilidade hemodinâmica ou sítio de infecção identificado.

Os locais de infecção mais comuns na neutropenia febril são pulmões, sítios de colocação de cateter, corrente sanguínea, pele, trato urinário e partes moles. Os organismos que mais frequentemente causam o quadro mais grave são as bactérias, tanto gram-positivas quanto gram-negativas; contudo, a doença também pode ser gerada por fungos e vírus, com gravidade variável.

O tratamento é baseado em antibioticoterapia empírica de amplo espectro, com o objetivo de iniciar o antibiótico sempre na primeira hora da infecção, chamada "*golden hour*", para reduzir o risco de complicações e evolução para quadros de sepse e óbito. A escolha vai depender da gravidade do paciente e das contagens do hemograma, bem como da flora bacteriana mais incidente em cada instituição de tratamento.

Síndrome de Lise Tumoral (SLT)[10]

A síndrome de lise tumoral é definida como consequente ao rompimento exacerbado de células tumorais, com liberação exagerada de íons intracelulares, especialmente fosfato e potássio. Geralmente, ocorre depois do início de terapias citotóxicas para o tratamento do câncer, mas também pode iniciar-se espontaneamente.

É mais comum em tipos de câncer muito agressivos, como linfomas não Hodgkin, leucemia linfoblástica aguda (LLA) e leucemia mieloide aguda (LMA), com alta taxa de proliferação, elevada celularidade e extremamente sensíveis à terapia.

A condição possui duas classificações: SLT biológica e SLT clínica. A SLT biológica é definida por parâmetros laboratoriais, como hipercalemia, hiperfosfatemia, hiperuricemia e hipocalcemia; já a SLT clínica diz respeito às manifestações clínicas decorrentes da doença, como cardíacas, renais e neurológicas.

A principal consequência da doença é lesão renal aguda (LRA), que ocorre devido à excessiva deposição tubular de ácido úrico e fosfato, levando à formação de cálculos, com consequências essencialmente pós-renais. O funcionamento parcial dos rins, por sua vez, leva a acúmulo de líquido e edema pulmonar. Os distúrbios hidroeletrolíticos podem, em última instância, determinar graves alterações neurológicas e arritmias, com risco iminente de letalidade.

O tratamento baseia-se primariamente em hidratação excessiva com solução salina isotônica, objetivando aumentar a eliminação de ácido úrico. Entretanto, a alcalinização da urina deve ser feita de maneira atenta e cuidadosa, pois, se exagerada, favorece a deposição de fosfato. Ademais, alguns agentes hipouricemiantes também são utilizados, como é o caso do rasburicase e do alopurinol. O primeiro, de custo mais elevado, é indicado principalmente como prevenção para pacientes com alto risco de SLT ou, como tratamento para os que já estão com a doença instalada. Já o alopurinol, normalmente é utilizado profilaticamente naqueles com baixo ou moderado risco de evolução para SLT.

PONTOS-CHAVE

- As principais neoplasias hematológicas infantis são leucemias e linfomas, sendo a primeira a mais comum.
- Ao receber uma criança com sintomas característicos inicialmente de doenças infecciosas é necessário estar atento a possíveis sinais que indiquem neoplasias, como febre intermitente, linfonodomegalia generalizada (principalmente supraclavicular e axilar) e hematomas sem origem determinada.
- Na suspeita de neoplasias hematológicas é necessária a solicitação de hemograma completo, bem como de exames que descartem causas infectocontagiosas.
- É importante a investigação com o paciente de fatores de risco para as neoplasias hematológicas, como síndromes genéticas, doenças autoimunes e imunodeficiências.
- Os principais sinais de alarme para leucemia são: leucocitose > 50.000/mm^3; plaquetopenia < 20.000/mm^3; sangramento; Hb < 6g/dL.
- Os principais sinais de alarme para linfoma são: massa mediastinal e linfadenomegalia associada a dispneia.
- As principais complicações neoplásicas são neutropenia febril e síndrome de lise tumoral.
- A neutropenia febril se caracteriza por febre ≥ 38° aferida oral, duas vezes consecutivas, além de níveis de neutrófilos < 500/μL ou < 1000/μL com previsão de queda.
- A síndrome de lise tumoral é dividida em duas classificações, sendo a SLT laboratorial determinada por hipercalemia, hiperfosfatemia, hiperuricemia e hipocalcemia e a SLT clínica caracterizada por repercussões renais, cardíacas, pulmonares e neurológicas.

SEÇÃO 6-2 • NEOPLASIAS ABDOMINAIS INFANTIS

❖ OBJETIVOS DE APRENDIZAGEM

1. Identificar as principais neoplasias abdominais e as diferenças entre elas.
2. Entender as principais faixas etárias acometidas por cada tipo de tumor.
3. Quais as principais neoplasias abdominais pediátricas e como diferenciá-las?
4. Qual o marcador laboratorial alterado no hepatoblastoma?
5. Qual o marcador laboratorial alterado no neuroblastoma?

CASO CLÍNICO B

Paciente 3 anos, acompanhado do pai, que notou "um aumento abdominal na parte superior direita do abdome" ao dar banho no filho. Refere que não tinha notado a presença da massa antes e nem sinais de dor abdominal na criança, mas que o filho se encontra com menos apetite e teve febre aferida em 38°C no dia anterior à ida ao médico. Relata ainda que percebeu que a criança está mais magra.

Exame Físico

- *Geral:* bom estado geral, descorado (1+/4+), hidratado, acianótico, anictérico, afebril, eupneico, levemente emagrecido.
- *Pele:* sem alterações.
- *Cardiovascular:* sem alterações.
- *Pulmonar:* sem alterações.
- *Abdominal:* presença de massa única palpável em hipocôndrio direito, de aproximadamente 7 cm, indolor a palpação, rígida e imóvel. Leve distensão abdominal, indolor à palpação. Restante da avaliação irrelevante.
- *Osteomuscular:* sem alterações.

Questões Norteadoras

1. Quais as principais hipóteses diagnósticas frente ao caso clínico e exame físico apresentados?
2. Quais exames devem ser solicitados neste momento?

INTRODUÇÃO

Em relação a tumores abdominais infantis, os mais próprios e mais incidentes na infância, quase exclusivos desta faixa etária, são: tumor de Wilms, hepatoblastoma e neuroblastoma. De maneira geral, todos apresentam-se inicialmente como uma "massa abdominal", que pode ser descoberta tanto cotidianamente por familiares ou pelo próprio paciente, quanto em exames de imagens, principalmente ultrassom, ou um exame físico abdominal completo e cuidadoso. Além disso, tumores abdominais também podem estar associados a sintomas como dor abdominal, hipertensão, hematúria, perda de peso e constipação. Em casos mais graves, de massas abdominais muito grandes, pode haver compressão do sistema de drenagem venosa e linfática, levando a edema de membros inferiores e de escroto.[11]

O tumor de Wilms, ou nefroblastoma, é um tipo de câncer renal que acomete, quase exclusivamente, crianças. Ele acontece devido a mutações no processo de formação dos rins que levam à interrupção da diferenciação celular das células embrionárias imaturas (blastemas nefrogênicos) em células renais maduras. Por isso, as células permanecem imaturas e proliferam exageradamente, originando o tumor. Ademais, esse tipo de tumor, histologicamente, é circundado por uma pseudocápsula, o que pode ajudar na diferenciação em relação a outros tumores abdominais. Além disso, quando há suspeita de tumor de Wilms é necessário que o exame físico abdominal seja feito de forma cuidadosa, para evitar ruptura tumoral. Por fim, o tumor de Wilms pode acometer os rins unilateral ou bilateralmente e, quando o diagnóstico é feito precocemente, o prognóstico permite chances de cura de até 90%.[11]

Já os hepatoblastomas são tumores raros que acometem o fígado. Eles se originam de células hepáticas embrionárias e possuem uma composição similar à do fígado embrionário, com uma variedade de células, além de tecidos que, originalmente, não fazem parte desse órgão, como cartilagem, fibras de músculo estriado e osso. Como as células hepáticas embrionárias originalmente produzem alfafetoproteína, esse tipo de tumor geralmente leva a níveis séricos aumentados desse marcador, o que auxilia no diagnóstico. Ademais, os hepatoblastomas normalmente se desenvolvem no lobo direito do fígado e, apesar de graves, possuem uma taxa de sucesso de tratamento muito elevada.[12]

Por fim, os neuroblastomas são parte do conjunto de tumores neuroblásticos periféricos e correspondem à grande maioria destes. São originários das células da crista neural, que geram tanto a medula adrenal, quanto os gânglios nervosos simpáticos, e, por isso, têm a capacidade de produzir e secretar catecolaminas, como epinefrina e norepinefrina, e seus metabólitos, como o VMA (ácido vanil mandélico) e HVA (ácido homovanílico), que podem ser mensurados na urina, auxiliando no diagnóstico. Além disso, apesar de serem tumores com alta taxa de regressão espontânea, em sua forma avançada, estão entre os tumores de pior prognóstico. Esta evolução está relacionada a fatores como idade, estadiamento e histologia do tumor, bem como alterações genéticas e cromossômicas. Comumente, localizam-se nas glândulas adrenais, mas, principalmente, podem-se originar a partir de toda a cadeia paraganglionar simpática, como no abdômen, na pelve, no tórax ou no pescoço.[13]

Tumores de Wilms e neuroblastomas são os tumores retroperitoneais mais incidentes que, junto às malformações congênitas renais, compõem um quadro de diagnóstico diferencial obrigatório.

EPIDEMIOLOGIA (FIG. 6-7)

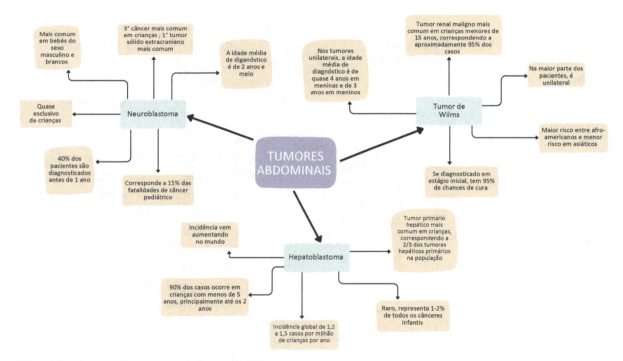

Fig. 6-7. Epidemiologia de tumores abdominais.[11-13]

FATORES DE RISCO (FIG. 6-8)

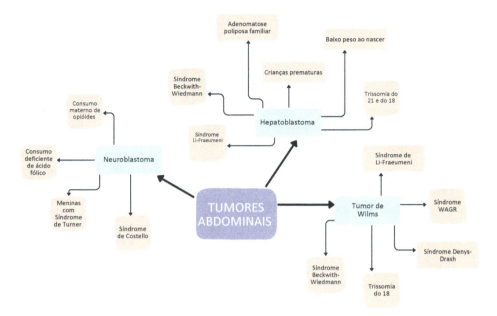

Fig. 6-8. Fatores de risco de tumores abdominais.[11-13]

DIAGNÓSTICO INICIAL (FIG. 6-9)

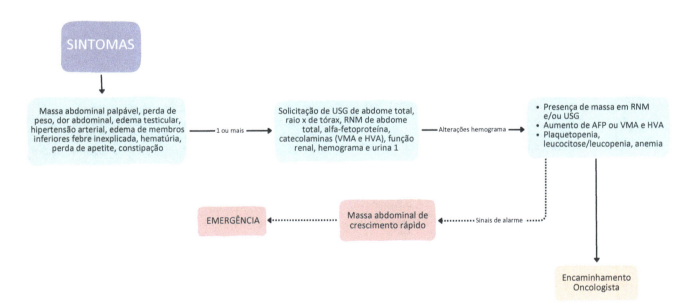

Fig. 6-9. Diagnóstico inicial de tumores abdominais.[3]

PONTOS-CHAVE

- Ao receber uma criança com uma massa abdominal é essencial pensar nas neoplasias como diagnósticos diferenciais.
- Os principais tipos de tumores abdominais próprios da infância são tumor de Wilms, hepatoblastoma e neuroblastoma.
- Neuroblastomas e tumores de Wilms provenientes da região retroperitoneal, devem ser tratados com atenção especial, principalmente em crianças de menor idade.
- O tumor de Wilms é mais comum em crianças de 2 a 5 anos. Ele se desenvolve no rim e, em caso de suspeita, é necessário que o exame físico abdominal seja feito de forma cautelosa para evitar o rompimento tumoral.
- O hepatoblastoma acontece principalmente em crianças abaixo de 3 anos. Ele surge no fígado e é geralmente associado a níveis muito elevados de alfafetoproteína, que pode ser quantificada no sangue, auxiliando no diagnóstico.
- O neuroblastoma acomete sobretudo crianças menores de 5 anos. Este tumor se desenvolve nas glândulas adrenais ou na cadeia paraganglionar simpática. Por ter sua origem nas células da crista neural, produzem e secretam catecolaminas que, quando degradadas, formam VMA e HVA que podem ser medidos na urina, corroborando para o diagnóstico.
- As características de uma massa abdominal neoplásica são: indolor, imóvel e rígida.
- Os principais exames a serem solicitados em caso de suspeita de tumor abdominal são: USG de abdome total, RNM de abdome total, hemograma, alfafetoproteína, VMA e HVA e exames de função renal, além de raios-X de tórax para descartar possíveis metástases.
- O sinal de alarme para tumores abdominais é massa abdominal de crescimento rápido e, neste caso, deve ser realizado o encaminhamento para emergência.
- É necessário que haja uma pesquisa com o paciente acerca de possíveis fatores de risco, como síndromes genéticas.

REFERÊNCIAS BIBLIOGRÁFICAS

1. Halpern AB, Abla O. Acute myeloid leukemia: Children and adolescents. UpToDate [Internet]. 2024. Disponível em: https://www.uptodate.com/contents/acute-myeloid-leukemia-children-and-adolescents?search=acute%20myeloid%20leukemia%3A%20children%20ans%20adolescents&source=search_result&selectedTitle=1~150&usage_type=default&display_rank=1. Acesso em 20 jun 2024.
2. Hunger SP. Overview of the clinical presentation and diagnosis of acute lymphoblastic leukemia/lymphoma in children. In: Post TW, editor. UpToDate. 2023. Recuperado em 23 de maio de 2024, de https://www.uptodate.com/contents/overview-of-the-clinical-presentation-and-diagnosis-of-acute-lymphoblastic-leukemia-lymphoma-in-children
3. Instituto Nacional de Câncer (INCA); Instituto Ronald McDonald. Diagnóstico precoce do câncer na criança e no adolescente. 2. ed., 4. reimpr. Rio de Janeiro: INCA; 2015.
4. Friedmann AM, Flowers CR. Overview of Hodgkin lymphoma in children and adolescents. UpToDate [Internet]. 2024. Disponível em: https://www.uptodate.com/contents/overview-of-hodgkin-lymphoma-in-children-and-adolescents?search=overview%20of%20hodgkin%20lymphoma%20in%20children%20and%20adolescents&source=search_result&selectedTitle=1%7E150&usage_type=default&display_rank=1. Acesso em 20 jun 2024.
5. Abla O, Cooper TM. Acute myeloid leukemia: Pathogenesis. UpToDate [Internet]. 2024. Disponível em: https://www.uptodate.com/contents/acute-myeloid-leukemia-pathogenesis. Acesso em 20 jun 2024.
6. Aplenc R. Acute myeloid leukemia: Children and adolescents. In: Post TW, editor. UpToDate. 2023. Recuperado em 23 de maio de 2024, de https://www.uptodate.com/contents/acute-myeloid-leukemia-children-and-adolescents
7. Goldman JL, Cooper SL. Overview of non-Hodgkin lymphoma in children and adolescents. In: Post TW, editor. UpToDate. 2023. Recuperado em 23 de maio de 2024, de https://www.uptodate.com/contents/overview-of-non-hodgkin-lymphoma-in-children-and-adolescents
8. Hospital Israelita Albert Einstein. Neutropenia febril. Recuperado em 23 de maio de 2024, de https://medicalsuite.einstein.br/pratica-medica/Pathways/neutropenia-febril.pdf
9. Sociedade Brasileira de Terapia Intensiva (SOBRATI). Neutropenia febril em pacientes pediátricos com câncer. Rev Bras Ter Intensiva. 2020;32(1):121-130. Recuperado em 23 de maio de 2024, de https://www.scielo.br/j/rbti/a/PFNmLYRvQwWwysKMypXfjqm/
10. Cairo MS. Tumor lysis syndrome: Pathogenesis, clinical manifestations, definition, etiology, and risk factor. In: Post TW, editor. UpToDate. 2023. Recuperado em 23 de maio de 2024, de https://www.uptodate.com/contents/tumor-lysis-syndrome-pathogenesis-clinical-manifestations-definition-etiology-and-risk-factors
11. Dome JS. Presentation, diagnosis, and staging of Wilms tumor. In: Post TW, editor. UpToDate. 2023. Recuperado em 23 de maio de 2024, de https://www.uptodate.com/contents/presentation-diagnosis-and-staging-of-wilms-tumor

12. Meyers RL. Overview of hepatoblastoma. In: Post TW, editor. UpToDate. 2023. Recuperado em 23 de maio de 2024, de https://www.uptodate.com/contents/overview-of-hepatoblastoma
13. Maris JM, Cohn SL. Clinical presentation, diagnosis, and staging evaluation of neuroblastoma. In: Post TW, editor. UpToDate. 2023. Recuperado em 23 de maio de 2024, de https://www.uptodate.com/contents/clinical-presentation-diagnosis-and-staging-evaluation-of-neuroblastoma
14. Instituto Nacional de Câncer (INCA); Instituto Ronald McDonald. Diagnóstico precoce do câncer na criança e no adolescente. 2. ed., 4. reimpr. Rio de Janeiro: INCA; 2015.

BIBLIOGRAFIA

Odone Filho V, Maluf Junior PT, Cristofani LM, Almeida MTA, Teixeira RAP, Schvartsman BGS. Doenças neoplásicas da criança e do adolescente. Barueri: Editora Manole Saúde; 2012.

Acesse aqui as respostas das questões norteadoras deste capítulo:

CAPÍTULO 7

Anemia falciforme

Natasha Cunha Aleixo | Paula Fraiman Blatyta Caselli

❖ OBJETIVOS DE APRENDIZAGEM

1. Conhecer a fisiopatologia da anemia falciforme.
2. Identificar as principais complicações agudas da anemia falciforme.
3. Conhecer as principais medidas instituídas em complicações agudas.
4. Revisar as medicações modificadoras de doença disponíveis.

CASO CLÍNICO

Paciente masculino, 7 anos. Apresenta diagnóstico de anemia falciforme desde os 6 meses. Faz uso de hidroxiureia 35 mg/kg/dia. Vem ao pronto atendimento com queixa de dor intensa em membro inferior esquerdo, sem melhora com uso domiciliar de dipirona. Mãe informa que paciente tem episódios frequentes de dor neste local: 5 vezes nos últimos 6 meses. Refere também que hoje evoluiu com tosse seca, rinorreia, 2 picos de febre (temperatura máxima aferida 38,7ºC) e sensação de falta de ar.

Exame Físico

- *Geral:* estado geral regular, descorado 1+, desidratado 1+, anictérico, acianótico, febril ao toque.
- *Sinais vitais:* FC 115 bpm, FR 35 ipm, PA 92 x 63 mmHg, temperatura axilar 38,8ºC, SpO2 93%, peso 25 kg.
- *Cardiovascular:* ritmo cardíaco regular em dois tempos, taquicárdico, bulhas normofonéticas e sem sopros.
- *Pulmonar:* murmúrios vesiculares presentes bilateralmente, porém diminuídos em base de hemitórax esquerdo. Presença de tiragem subdiafragmática.
- *Abdominal:* plano, com ruídos hidroaéreos presentes, percussão timpânica, indolor a palpação, sem massas ou visceromegalias.
- *Membros:* pulsos periféricos presentes simétricos, tempo de enchimento capilar menor que 3 segundos.

Responder perguntas 1 a 3 antes de prosseguir.

Questões Norteadoras

1) Quais as complicações agudas associadas a anemia falciforme presentes no paciente?
2) Quais exames complementares devem ser solicitados?
3) Descreva os achados da radiografia de tórax do paciente.
4) Elabore a prescrição do paciente.

5) No acompanhamento ambulatorial após resolução do quadro agudo, há indicação de aumento de dose da hidroxiureia? Há indicação de uso de outra medicação modificadora de doença?

Solicitados exames laboratoriais e radiografia de tórax. Resultados
- Hb 6,5.
- Ht 21,4.
- VCM 81,7.
- HCM 28,7.
- CHCM 35.
- RDW 31.
- Leucócitos 23.160.
- Neutrófilos 16.433 (71%).
- Metamielócitos 231 (1%).
- Bastões 694 (3%).
- Segmentados 15.517 (67%).
- Linfócitos 4168 (18%).
- Monócitos 2547 (11%).
- Plaquetas 654.000.
- Reticulócitos 3,6%.
- PCR 56.
- Radiografia de tórax (Fig. 7-1).

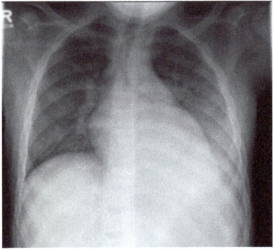

Fig. 7-1. Radiografia de tórax do caso clínico. (Fonte: Leiderer M, Acute chest syndrome - sickle cell disease. Case study, Radiopaedia.org.)

INTRODUÇÃO

A anemia falciforme é uma hemoglobinopatia de herança genética autossômica recessiva, por mutação no gene *HBB* que codifica uma subunidade das hemácias: a globina β.[1] Hemácias com a globina β mutada são mais propensas a sofrerem alteração de sua estrutura, adquirindo formato de foice. Hemácias em foice, também chamadas de hemácias falcizadas, são mais propensas a hemólise e vaso-oclusão.[1]

O termo anemia falciforme engloba um espectro de doenças causadas pela mutação da globina β.[2] São doenças comuns e ameaçadoras à vida, afetando aproximadamente 7% da população mundial segundo a Organização Mundial da Saúde (OMS).[3] O diagnóstico precoce, a educação familiar, as profilaxias precoces e o tratamento oportuno são essenciais para reduzir a gravidade e o impacto desse distúrbio.[4]

EPIDEMIOLOGIA

A prevalência da mutação da globina β está associada a dois fatores principais: zonas endêmicas de malária e a migração populacional.[1] Indivíduos com anemia falciforme têm menor propensão a adquirir malária, conferindo uma vantagem de sobrevivência. Sendo assim, há alta prevalência de indivíduos com anemia falciforme em regiões endêmicas para malária[3] – principalmente na África Subsariana. Ao longo da história, a migração populacional imposta por políticas escravagistas, causou a distribuição dessa mutação pelo mundo.

No Brasil, é estimado que 30.000 indivíduos apresentem anemia falciforme. Em 2016, 1071 recém-nascidos apresentavam anemia falciforme e mais de 60.000 apresentavam traço falciforme.[1]

DEFINIÇÃO

Hemoglobinopatia causada pela mutação no gene *HBB* é responsável pela codificação da globina β. Ocorre a alteração da base nitrogenada adenina (A) pela timina (T), levando a substituição do sexto aminoácido da cadeia, o ácido glutâmico pela valina.[1]

FISIOPATOLOGIA

A hemoglobina (Hb) é uma proteína tetramérica que compõem as hemácias. A Hb é composta de 4 subunidades, as globinas. Diferentes genes codificam diferentes tipos de globinas – α, β, γ, δ. Combinações diversas de globinas formam diferentes tipos de Hb, que são expressas em fases distintas da vida.[5] No período fetal, a HbF é a forma mais prevalente – formada de

2 globinas α e 2 globinas γ (α2γ2). Já na vida adulta, a forma mais comum é a HbA – formada por 2 globinas α e 2 globinas β (α2β2) (Fig. 7-2).[5]

A mutação no gene *HBB* resulta na formação da globina β[S]. Indivíduos heterozigotos – com a mutação em somente 1 gene – têm a formação de HbSA (2α, 1β e 1β[S]), denominado traço falciforme com curso assintomático. Indivíduos homozigotos – com mutação em ambos os genes – têm formação apenas de HbS (2α, 2β[S]), denominada doença falciforme.

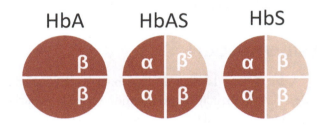

Fig. 7-2. Tipos de hemoglobina.[1]

(Adaptada por Natasha Cunha Aleixo)

Quando em ambientes de desoxigenação, acidose ou estresse,[3] a HbS sofre polimerização das globinas β[S], gerando uma mudança rápida e reversível no seu formato. Adquire-se uma forma alongada e rígida de foice. Após a oxigenação, a polimerização é quebrada e a hemácia retorna ao seu formato usual.[2]

O processo de polimerização é chamado de falcização da hemácia. A hemácia falcizada, em formato de foice, tem grande afinidade pelas células do endotélio, agregando nos pequenos vasos e causando ativação endotelial, agregação de plaquetas e leucócitos, culminando em obstrução do fluxo sanguíneo e consequente isquemia local (Fig. 7-3).[1]

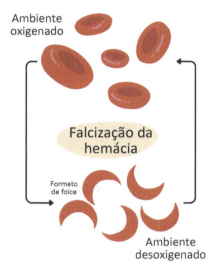

Fig. 7-3. Processo de falcização.[1]

(Adaptada por Natasha Cunha Aleixo)

O ciclo contínuo de polimerização e despolimerização culmina em alterações irreversíveis da membrana da hemácia, formando uma hemácia falcizada irreversível.[2] Estas, por sua vez, possuem meia-vida extremamente reduzida, resultando em apoptose precoce da hemácia e hemólise (extravascular e intravascular).[1] A hemólise e a vaso-oclusão predispõem a um estado pró-inflamatório crônico, estresse oxidativo e disfunção endotelial (Fig. 7-4).[1]

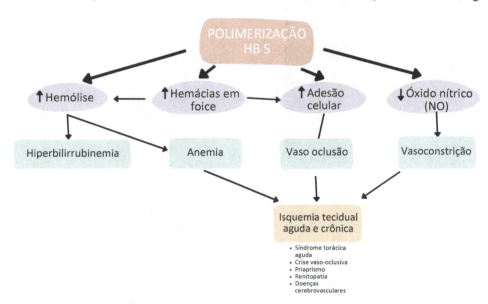

Fig. 7-4. Fisiopatologia: consequências da HbS polimerizada.[10]

SCREENING E DIAGNÓSTICO

O diagnóstico de anemia falciforme é feito pelo exame de eletroforese de hemoglobina, que identifica a presença da hemoglobina S (HbS).[2] O diagnóstico precoce tem importante impacto na prevenção da história natural da doença – permite a instituição de cuidados preventivos, orientação e educação familiar e tratamento oportuno.[6] Desta forma, a triagem para anemia falciforme faz parte do programa Triagem Neonatal Biológica (TNB) – o Teste do Pezinho – que é realizado em todos os recém-nascidos nas maternidades no Brasil (Quadro 7-1).[7]

Quadro 7.1. Resultados possíveis da eletroforese de hemoglobina no teste do pezinho

Resultado	Interpretação
HbFA	Normal
HbFAS	Traço falciforme
HbFS	Doença falciforme/anemia falciforme
HbFSC	Hemoglobinopatia SC
HbFSA	Sβ Talassemia

Fonte: Adaptado de Newborn Screening for Sickle Cell Disease and Other Hemoglobinopathies: A Short Review on Classical Laboratory Methods—Isoelectric Focusing, HPLC, and Capillary Electrophoresis. International Journal of Neonatal Screening, v. 4, n. 4, p. 39, 5 dez. 2018.

QUADRO CLÍNICO

O quadro clínico varia desde complicações agudas decorrentes de processos de falcização e vaso-oclusão, até complicações crônicas devido ao ambiente inflamatório e à isquemia crônica dos sistemas (Fig. 7-5).

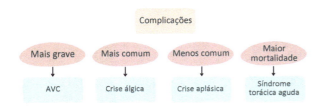

Fig. 7-5. Complicações da anemia falciforme.

Crise Álgica ou Crise Vaso-oclusiva (Quadro 7-2)

Quadro 7.2. Descritivo da crise álgida e da crise vaso-oclusiva

Definição	Episódios de dor severa recorrente devido à vaso-oclusão[3]
Desencadeantes	Infecções, exercício físico, estresse emocional, desidratação, exposição ao frio ou altas altitudes[3]
Quadro clínico	- Dor intensa: pode acometer diferentes regiões, principalmente, membros superiores, membros inferiores e lombar[3] - Febre: pode ou não ocorrer - Duração: minutos a dias
Manejo	- Hidratação intravenosa (expansão 20 mL/kg + manutenção 100 mL/kg de peso calórico)[1] - Analgésicos comuns (paracetamol 15 mg/kg/dose, dipirona 15 mg/kg/dose)[8] - Anti-inflamatórios (ibuprofeno 5-10 mg/kg/dose)[8] - Opioides (morfina 0,05-0,1 mg/kg/dose)[8]

Dactilite

A dactilite é um tipo específico de crise álgica no qual ocorre vaso-oclusão em mãos ou pés. Usualmente ocorre em lactentes como a primeira manifestação da doença, sendo um indicativo de pior prognóstico.[3]

Síndrome Torácica Aguda (Quadro 7-3)

Quadro 7.3. Descritivo da síndrome torácica aguda

Definição	Novo infiltrado pulmonar em exame radiológico (radiografia de tórax/USG) associado a sinais e sintomas respiratórios[9]
Desencadeantes	Infecções, embolia gordurosa, embolia pulmonar[3]
Quadro Clínico	Tosse, taquipneia, dispneia, dor torácica, febre[9]
Exames Complementares	Hemograma: queda de Hb[9] Novo infiltrado pulmonar em radiografia de tórax/USG[9]
Manejo	- Oxigenoterapia (objetivando SpO2 > 95%)[9] - Hidratação[9] - Analgesia[9] - Antibioticoterapia empírica (cobertura de gram-negativos e atípicos, usualmente, ceftriaxona 100 mg/kg/dia e azitromicina 10 mg/kg/dia)[3] - Oseltamivir (cobertura de *Influenza*)[3] - Broncodilatadores, se necessário[1] - Fisioterapia respiratória[9] - Transfusão de hemácias (objetivando HbS < 30%)[9]

USG: ultrassonografia; SpO2: saturação de oxigênio.

Sepse (Quadro 7-4)

Quadro 7.4. Descritivo da sepse

Desencadeantes	- Asplenia funcional (hemácias falcizadas com menor meia-vida causam hiperfuncionamento esplênico, associado à isquemia e hipóxia por vaso-oclusão)[1] - Maior susceptibilidade a bactérias encapsuladas: pneumococo, meningococo, *Haemophilus*, *Salmonella*
Manejo	- Internação (alto risco de evolução a óbito em 24-48 h)[9] - Antibioticoterapia de amplo espectro[9] (cobertura de encapsulados, com ceftriaxona 100 mg/kg/dia e adicionar Vancomicina a depender do perfil de resistência local)
Prevenção	- Antibioticoterapia profilática (penicilina ou amoxicilina)[9] - Vacinação: vacinas recomendadas pelo PNI + pneumo 13/23 + meningo ACWY[9]

AVC (Quadro 7-5)

Quadro 7.5. Descritivo do AVC

Definição	- AIT: resolução dos sintomas em até 24 horas - AVC: duração dos sintomas > 24 horas - Acidente isquêmico silencioso: achado incidental em neuroimagem[3]
Quadro clínico	- Déficit focal, hemiparesia, desvio de rima, afasia, cefaleia, vômitos, coma, convulsões[3]
Exames complementares	- TC/RM de Crânio - Exames laboratoriais: hemograma, reticulócitos, quantidade de Hbs(%), tipagem sanguínea[3]
Manejo	- Transfusão de hemácias/exsanguineotransfusão (objetivo: redução rápida da quantidade de HbS)[8]
Prevenção primária	- USG Doppler Transcraniano[8] - Realização anual entre 2 e 16 anos - Estima risco para AVC - Se houver risco aumentado para AVC, avaliar transfusões sanguíneas mensais ou início de hidroxiureia[1]
Prevenção secundária	- Transfusões sanguíneas crônicas com objetivo de manter HbS < 30%[3]
Complicações crônicas	Disfunções neuropsicológicas: déficit cognitivo, memória, motor, linguagem, atenção[3]

AIT: ataque isquêmico transitório; AVC: acidente vascular cerebral; TC: tomografia de crânio; RM: ressonância magnética; USG: ultrassonografia.

Sequestro Esplênico (Quadro 7-6)

Quadro 7.6. Descritivo do sequestro esplênico

Definição	Esplenomegalia + anemia (queda 2 g/dL) + plaquetopenia[3]
Fisiopatologia	Vaso-oclusão em circulação esplênica impede a saída do fluxo sanguíneo: baço acumula grande volume de sangue[3]
Quadro clínico	Anemia aguda: palidez cutânea, dor abdominal, esplenomegalia, taquicardia, taquipneia[3]
Exames complementares	Queda de Hb (cerca de 2 g/dL do basal) + plaquetopenia reticulocitose Tipagem sanguínea para transfusão[3]
Manejo	Objetivo: reduzir sintomas de anemia aguda[8] - Expansão volêmica – 20 mL/kg em 30 minutos - Transfusão de hemácias com cautela (após regressão do quadro, pode haver aumento da viscosidade sanguínea)
Prevenção secundária	Esplenectomia eletiva após episódio agudo (chance de recorrência de 50%)[3]

Crise Aplásica (Quadro 7-7)

Quadro 7.7. Descritivo da crise aplásica

Definição	Parvovírus B19 com tropismo pela medula óssea, prejudicando a eritropoiese[3]
Desencadeantes	Infecção Parvovírus B19[3]
Quadro clínico	- Anemia aguda: palidez, fraqueza[3] - Febre, cefaleia - Ausência de esplenomegalia
Exames complementares	- Hemograma – anemia aguda, pode haver pancitopenia[3] Reticulocitopenia
Manejo	- Isolamento de gotículas - Monitorização - Oxigenoterapia - Expansão volêmica - Transfusão de hemácias (objetivo – atingir Hb basal)[8]

TRATAMENTO – MODIFICADORES DE DOENÇA

Hidroxiureia

- *Mecanismo:* aumento dos níveis de HbF, diminuição dos níveis de HbS – reduzindo a concentração de HbS nos eritrócitos, prevenindo polimerização e, consequentemente, hemólise e vaso-oclusão.
- *Efeitos clínicos:* redução de eventos vaso-oclusivos, crises álgicas, hospitalizações, necessidade de transfusões sanguíneas e mortalidade.
- *Indicação:* entre 6-9 meses – doença sintomática (evidências limitadas); acima de 9 meses – recomendado.
- *Posologia:* dose inicial 15 mg/kg/dia com aumentos progressivos até 35 mg/kg/dia, via oral, 1 vez ao dia.
- *Monitoramento:* hemograma e reticulócitos.
- Efeitos colaterais: neutropenia, anemia e úlceras orais.
- *ANVISA:* liberado.
- *SUS:* disponível.

L-Glutamina

- *Mecanismo:* HbS é mais suscetível a danos oxidativos, contribuindo ao quadro de hemólise crônica e vaso-oclusão; a l-Glutamina age aumentando níveis de NAD1, que previne danos oxidativos aos eritrócitos.
- *Indicação:* crianças acima de 5 anos com episódios de crise álgica em vigência de dose otimizada de hidroxiureia ou contraindicação de uso desta.
- *Posologia:* < 30 kg – 5 g, via oral, 2 vezes ao dia, entre 30-65 kg – 10 g, via oral, 2x ao dia, > 65 kg – 15 g, via oral, 2x ao dia.
- *Efeitos colaterais:* constipação, dor abdominal e náuseas.
- *ANVISA:* não liberado.

Crizanlizumab

- *Mecanismo:* a P-selectina é uma molécula expressa na superfície de células endoteliais durante a inflamação, é mediadora da adesão de hemácias falcizadas ao endotélio, tendo papel central na ocorrência de episódios vaso-oclusivos. O crizanlizumab é um anticorpo monoclonal que se liga à P-selectina e bloqueia a interação com seu ligante, diminuindo ocorrência de eventos vaso-oclusivos
- *Indicação:* > 16 anos, crises vaso-oclusivas frequentes e/ou graves, crises vaso-oclusivas sem resposta/baixa adesão a hidroxiureia e L-glutamina.
- *Posologia:* 5 mg/kg, EV, em 30 minutos – semana 0, semana 2 e a cada 4 semanas após.
- *Efeitos colaterais:* raros - artralgia, diarreia, vômitos, lombalgia.
- *Especificidades:* pode ser usado em conjunto com hidroxiureia.
- *ANVISA:* não liberado (suspenso em 2023).
- *SUS:* indisponível.

Voxelotor

- *Mecanismo:* inibidor da polimerização da HbS. Voxelotor é uma molécula que se liga de forma reversível à hemoglobina e a estabiliza em seu estado oxigenado, inibindo a falcização da HbS. Dessa forma, reduz a polimerização da HbS, com menor formação de hemácias falcizadas, reduzindo também a hemólise e aumentando o nível de hemoglobina.
- *Indicação:* acima de 4 anos.
- *Posologia:*
  - 4 a 12 anos:
    * 10-20 kg - 500 mg, via oral, 1 vez ao dia.
    * 20-40 kg - 900 mg, via oral, 1 vez ao dia.
    * > 40 kg - 1500 mg, via oral, 1 vez ao dia.
  - > 12 anos: 1500 mg, via oral, 1 vez ao dia.
- *Efeitos colaterais:* cefaleia, dor abdominal, náuseas, diarreia.
- *ANVISA:* não liberado.

MAPA MENTAL

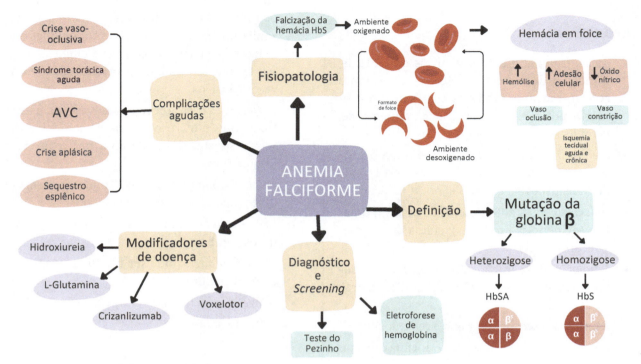

Fig. 7-6. Mapa mental da anemia falciforme.

PONTOS-CHAVE

- O termo anemia falciforme se refere a um espectro de doenças causadas por mutação da globina β, sendo a doença falciforme (mutação em homozigose, formando HbS) o espectro mais grave.
- O diagnóstico precoce da anemia falciforme pelo teste do pezinho é essencial para redução da morbimortalidade e impacto na qualidade de vida dos pacientes e familiares.
- A polimerização da HbS com a formação da hemácia em foice predispõe o paciente a hemólise crônica, inflamação crônica, vaso-oclusões e isquemias teciduais agudas e crônicas.
- As complicações agudas mais comuns devem ser amplamente reconhecidas e tratadas para diminuição da morbimortalidade.
- As crises vaso-oclusivas e a síndrome torácica aguda são as causas mais frequentes de hospitalização dos pacientes.
- Existem medicações modificadoras de doença disponíveis, porém somente uma é liberada pela ANVISA e disponível no SUS.

REFERÊNCIAS BIBLIOGRÁFICAS

1. Kato GJ, Piel FB, Reid CD, Gaston MH, Ohene-Frempong K, Krishnamurti L, et al. Sickle cell disease. Nat Rev Dis Primers. 2018 Mar 15;4:18010.
2. Ware RE, de Montalembert M, Tshilolo L, Abboud MR. Sickle cell disease. Lancet. 2017 Jul 15;390(10091):311-323.
3. McCavit TL. Sickle cell disease. Pediatr Rev. 2012 May;33(5):195-204; quiz 205-6
4. FRÖMMEL, C. Newborn Screening for Sickle Cell Disease and Other Hemoglobinopathies: A Short Review on Classical Laboratory Methods—Isoelectric Focusing, HPLC, and Capillary Electrophoresis. Internat J Neonatal Screen. 2018;4(4):39.
5. Steinberg MH. Structure and function of normal hemoglobins. Disponível em: <https://www.uptodate.com/contents/structure-and-function-of-normal-hemoglobins?search=hemoglobina&source=search_result&selectedTitle=3%7E150&usage_type=default&display_rank=3#H23>. Acesso em 24 abr. 2024.
6. Brasil. Ministério da Saúde. Doenças Falciformes (DF) e outras Hemoglobinopatias. Disponível em: <https://www.gov.br/saude/pt-br/composicao/saes/sangue/pntn/doencas-falciformes-df-e-outras-hemoglobinopatias>. Acesso em 24 abr. 2024.
7. Brasil. Ministério da Saúde. Programa Nacional de Triagem Neonatal (PNTN). Disponível em: <https://www.gov.br/saude/pt-br/composicao/saes/sangue/pntn>. Acesso em 24 abr. 2024.

8. Egesa WI, Nakalema G, Waibi WM, Turyasiima M, Amuje E, Kiconco G, et al. Sickle Cell Disease in Children and Adolescents: A Review of the Historical, Clinical, and Public Health Perspective of Sub-Saharan Africa and Beyond. Int J Pediatr. 2022 Oct 8;2022:3885979.
9. Callaghan MU. Benign hematologic disorders in children. Philadelphia, Pennsylvania: Elsevier; 2018.
10. Meier ER. Treatment Options for Sickle Cell Disease. Pediatr Clin North Am. 2018;5(3):427-443.

BIBLIOGRAFIA

Ataga KI, Kutlar A, Kanter J, Liles D, Cancado R, Friedrisch J, et al. Crizanlizumab for the Prevention of Pain Crises in Sickle Cell Disease. N Engl J Med. 2017 Feb 2;376(5):429-439.

Vichinsky E, Hoppe CC, Ataga KI, Ware RE, Nduba V, El-Beshlawy A, et al. A Phase 3 Randomized Trial of Voxelotor in Sickle Cell Disease. N Engl J Med. 2019 Aug 8;381(6):509-519.

Acesse aqui as respostas das questões norteadoras deste capítulo:

CAPÍTULO 8

A criança com infecções de repetição

Júlia Porto de Oliveira Drezza | Laís Pereira Bueno Millan

❖ OBJETIVOS DE APRENDIZAGEM

1. Identificar as infecções de repetição.
2. Conhecer as principais causas das infecções de repetição.
3. Reconhecer os sinais de alerta para a suspeita de erros inatos da imunidade (EII).

CASO CLÍNICO

H., menina, 2 anos, dá entrada no pronto-socorro, acompanhada de sua mãe, com queixa de congestão nasal, tosse e febre há 5 dias, evoluindo há 1 dia com saída de secreção mal-cheirosa amarelada em ouvido direito.

Antecedentes Pessoais

Nasceu a termo, sem intercorrências. Há 1 mês utilizou amoxicilina devido à pneumonia e há 2 meses fez uso de amoxicilina + clavulanato por quadro similar ao atual. Internação por pneumonia (15 dias, sendo 10 em UTI, sem necessidade de intubação) há 5 meses.

Exame Físico

Criança em bom estado geral, corada, com febre de 38,8°C e, à otoscopia, impossibilidade de visualização de membrana timpânica à direita por abundante secreção purulenta espessa; membrana timpânica esquerda opacificada, abaulada e hiperemiada. Restante do exame físico sem alterações.

Questões Norteadoras

1. Helena apresenta infecções de repetição, segundo a definição atual?
2. Quais são as principais causas para ocorrência de infecções de repetição?
3. Quais perguntas devem ser feitas acerca da caracterização das infecções pregressas de Helena?
4. Quais são os sinais de alarme apresentados pela criança que indicam necessidade de maior investigação?

INTRODUÇÃO – O QUE SÃO INFECÇÕES DE REPETIÇÃO?

A queixa de infecções recorrentes é comum nas consultas pediátricas. Contudo, há falta de clareza na definição de recorrência, especialmente quanto ao que é considerado normal ou alarmante em infecções pediátricas.

O número aceitável de infecções virais anuais varia, mas geralmente é de 6 a 12,[1,2] devido à imaturidade do sistema imunológico. A definição de infecções recorrentes considera não apenas a quantidade, mas também a gravidade, duração, resistência ao tratamento e ocorrência de complicações.

Atualmente, a infecção de repetição é caracterizada por duas ou mais infecções graves em um ano, três ou mais infecções respiratórias (sinusite, otite, pneumonia) em um ano, ou a necessidade de uso frequente de antibióticos.

Infecções graves são aquelas com evidência persistente de inflamação, resistência a tratamentos convencionais, necessidade de hospitalização, infecções com patógenos não usuais, complicações incomuns (como mastoidite, abscessos) ou anormalidades laboratoriais persistentes.[3]

AVALIAÇÃO INICIAL E AS PRINCIPAIS CAUSAS DAS INFECÇÕES DE REPETIÇÃO

As infecções de repetição podem ser causadas por diferentes fatores de risco ou condições subjacentes,[4] tais como: atopia, anormalidades anatômicas (como hipertrofia de adenoide e de amígdalas), doença crônica e erros inatos de imunidade (EII). Todavia, a maioria das crianças (cerca de 50%) não apresenta qualquer tipo de patologia.

A avaliação inicial da criança com infecção recorrente prioriza a anamnese (Quadro 8-1) e o exame físico[1] que devem incluir a avaliação do estado geral, inspeção das amígdalas, palpação dos linfonodos, investigação de hepato ou esplenomegalia e observação da presença de algum tipo de dismorfismo facial.

A avaliação do crescimento esperado para a idade é crucial para contribuir na distinção de crianças saudáveis daquelas com condições crônicas ou EII.

SINAIS DE ALARME NA CRIANÇA COM INFECÇÕES DE REPETIÇÃO

A identificação precoce de EII em crianças é fundamental, devido ao alto impacto na morbimortalidade quando diagnosticadas tardiamente. No entanto, determinar quais crianças devem ser investigadas pode ser desafiador, e o diagnóstico muitas vezes só ocorre após um número excessivo de infecções graves ou sequelas.[4]

Quadro 8.1. Pontos essenciais da anamnese na investigação da criança com infecção de repetição[1-3,5]

Geral	Caracterizando as infecções
• Antecedente gestacional • Antecedente neonatal • Imunização (atenção à existência de efeitos adversos) • Uso de medicamentos • Ambiente social (moradia, animais, mofo, frequentar creche/escola, irmãos mais velhos) • Antecedente familiar (doenças autoimunes, EII em familiares, mortes súbitas – especialmente na infância – e consanguinidade)	• Idade de aparecimento inicial • 0-6 meses: associam-se mais a crianças com EII ou condições crônicas de aparecimento precoce (como fibrose cística), especialmente se acompanhadas de ganho ponderoestatural inadequado e diarreia crônica • 6 meses-6 anos: podem estar associadas à atopia, doença crônica, ou EII. Cerca de 50% das crianças não apresentam patologias • 6 a 18 anos: surgimento incomum de infecções recorrentes • Duração da infecção • Frequência das infecções • Localização das infecções • Patógenos associados • Vírus são os mais comuns • Presença de infecções bacterianas específicas (encapsulados, *Pseudomonas* spp.) são raras em crianças saudáveis • Tratamento utilizado • Resposta ao tratamento • Complicações associadas

Os "10 Sinais de Alarme" da Jeffrey Modell Foundation (Quadro 8-2),[5,6] lançados em 2009, são uma referência para auxiliar na identificação precoce dos EII. Estudos demonstram que, dentre os mais de 300 EII registrados atualmente, a história familiar positiva é o fator de risco mais importante.[7]

Mais recentemente, em 2018, o Grupo Brasileiro de Imunodeficiências[4] definiu novos sinais de alerta para os EII (Quadro 8-2). O Quadro 8-3 mostra os sinais de alerta para menores de 1 ano, proposto por Carneiro-Sampaio *et al.* (2011).[8]

Avanços em diagnóstico molecular revelaram associações entre EII, doenças autoimunes e neoplasias,[9] as quais, classicamente, não são incluídas nos sinais de alerta. Portanto, embora os sinais de alerta sejam úteis, é fundamental avaliar caso a caso. Havendo suspeita de EII, é importante que o paciente seja encaminhado ao especialista, para investigação, elucidação diagnóstica e posterior tratamento.

Quadro 8.2. Comparação dos 10 sinais de alarme elaborados para guiar o médico não especialista quanto a necessidade de investigação complementar do quadro de infecções de repetição[2,4,5]

Jeffrey Modell Foundation (2009)	Grupo Brasileiro de Imunodeficiências (2018)
4 ou mais novas otites em 1 ano	4 ou mais novas otites em 1 ano
2 ou mais sinusites graves em 1 ano	Asma grave, doença do colágeno ou doença autoimune
2 ou mais meses de uso de ATB com efeitos mínimos	Efeito adverso à BCG ou infecção por micobactéria
2 ou mais pneumonias em 1 ano	2 ou mais pneumonias em 1 ano
Baixo ganho de peso ou estatura	Fenótipo clínico sugestivo de síndrome associada a imunodeficiência
Abscessos cutâneos profundos com recorrência ou abscessos de órgãos	Abscesso de repetição ou ectima
Infecção fúngica cutânea ou monilíase oral persistente	Estomatite de repetição ou monilíase por mais de 2 meses
Necessidade de ATB EV	Infecções intestinais de repetição ou diarreia crônica
2 ou mais infecções de sítios profundos incluindo septicemia	1 episódio de infecção sistêmica grave (meningite, osteoartrite ou septicemia)
História familiar de imunodeficiência primária	História familiar de imunodeficiência primária

Quadro 8.3. Sinais de alerta para erros inatos de imunidade no primeiro ano de vida[8]

Infecção fúngica, viral ou bacteriana persistente ou grave
Evento adverso a vacinas contendo germe vivo, especialmente BCG
Diabete mellitus persistente ou outra doença autoimune e/ou inflamatória
Quadro de sepse-símile, febril, sem identificação de agente infeccioso
Lesões cutâneas extensas
Diarreia persistente
Cardiopatias congênitas (em especial anomalia dos vasos da base)
Atraso na queda do coto umbilical (> 30 dias)
História familiar de imunodeficiência ou de óbitos precoces por infecção
Linfocitopenia (< 2500 células/mm³) ou outra citopenia, ou leucocitose na ausência de infecções, persistente
Hipocalcemia com ou sem convulsão
Ausência de imagem tímica à radiografia de tórax

MAPA MENTAL

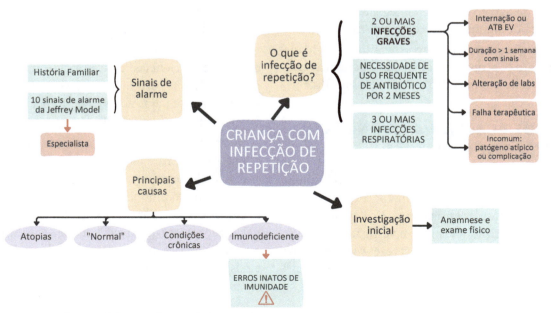

Fig. 8-1. Mapa mental para a infecção de repetição em crianças.

PONTOS-CHAVE

- **Infecção de repetição:** duas ou mais infecções graves em um ano, três ou mais infecções respiratórias (sinusite, otite, re) em um ano, ou a necessidade de uso frequente de antibióticos.
- As **principais causas de infecções de repetição**: atopia, anormalidades anatômicas, doença crônica e EII. A maioria das crianças (cerca de 50%) não apresenta qualquer tipo de patologia.
- A **devida caracterização das infecções** (idade de aparecimento, duração, frequência, localização, patógeno isolado, tratamento, resposta ao tratamento e complicações associadas) é indispensável para auxiliar na investigação etiológica.
- Diferentes **sinais de alerta foram propostos para contribuir para a detecção precoce de crianças com EII,** sendo o mais importante a presença de história familiar de EII.

REFERÊNCIAS BIBLIOGRÁFICAS

1. de Vries E. Immunological investigations in children with recurrent respiratory infections. Paediatr Respir Rev. 2001 Mar;2(1):32-6.
2. Aghamohammadi A, Abolhassani H, Mohammadinejad P, Rezaei N. The approach to children with recurrent infections. Iran J Allergy Asthma Immunol. 2012 Jun;11(2):89-109.
3. Approach to the child with recurrent infections (UpToDate) Junho de 2024.
4. Pastorino AC, Castro APBM, Carneiro-Sampaio M. Alergia e Imunologia para o Pediatra. 3. eEd. Barueri - SP: Manole; 2018.
5. Hernandez-Trujillo VP. Approach to Children with Recurrent Infections. Immunol Allergy Clin North Am. 2015 Nov;35(4):625-36.
6. Reilly L, Emonts M. Recurrent or unusual infections in children - when to worry about inborn errors of immunity. Ther Adv Infect Dis. 2023 Apr 17;10:20499361231162978.
7. Subbarayan A, Colarusso G, Hughes SM, Gennery AR, Slatter M, Cant AJ, et al. Clinical features that identify children with primary immunodeficiency diseases. Pediatrics. 2011 May;127(5):810-6.
8. Carneiro-Sampaio M, Jacob CM, Leone CR. A proposal of warning signs for primary immunodeficiencies in the first year of life. Pediatr Allergy Immunol. 2011 May;22(3):345-6. doi: 10.1111/j.1399-3038.2010.01084.x.
9. Amaya-Uribe L, Rojas M, Azizi G, Anaya JM, Gershwin ME. Primary immunodeficiency and autoimmunity: A comprehensive review. J Autoimmun. 2019 May;99:52-72.

Acesse aqui as respostas das questões norteadoras deste capítulo:

CAPÍTULO 9

A febre na criança

Gabriela Alves Theodoro | Nara Vasconcelos Cavalcanti

❖ OBJETIVOS DE APRENDIZAGEM

1. Fazer diagnóstico diferencial de possíveis etiologias em casos de febre sem sinais localizatórios (FSSL) e de febre de origem indeterminada (FOI).
2. Entender quais exames solicitar na FSSL, a depender da idade do paciente.
3. Entender abordagem diagnóstica guiada por anamnese e exame físico em casos de FOI.

CASO CLÍNICOS

Caso 1

Paciente de 2 semanas é trazido pela mãe ao pronto atendimento com quadro de febre de 39ºC há 1 dia. Acompanhante nega alteração no nível de consciência, tosse ou alterações gastrointestinais e geniturinárias. Nega contactantes doentes e possui vacinação adequada para idade.

Exame físico sem alterações, exceto temperatura aferida de 39,5ºC.

Caso 2

Paciente de 3 anos, com febre diária de 38ºC há 9 dias, principalmente pela manhã. Já procurou o pronto-socorro outras vezes, recebendo alta com sintomáticos e orientações. Acompanhante nega alterações no nível de consciência ou quaisquer outras queixas. Nega viagens recentes.

Ao exame apresenta febre de 38,5ºC, sem outras alterações.

Questões Norteadoras

1. Como classificar a febre do paciente 1? E a do paciente 2?
2. Deve-se solicitar algum exame laboratorial para o paciente 1? Se sim qual(is)?
3. Qual conduta deve ser tomada frente ao caso do paciente 1?
4. Como proceder com a investigação do paciente 2?
5. Cite 3 possíveis causas para ocorrência da febre do paciente 2.

INTRODUÇÃO

A febre é definida como uma elevação da temperatura anormal diante de uma resposta biológica específica – causada por infecção, reação inflamatória ou neoplasias malignas – e é mediada pelo sistema nervoso central (SNC).[1,2] É considerado febre quando o paciente apresenta temperatura maior que 38ºC por aferição retal, porém esse método de avaliação é menos utilizado na prática clínica pelo desconforto do paciente. Por isso, embora menos confiável, aferição axilar é mais utilizada no Brasil, sendo considerado febre quando o paciente apresenta temperatura maior que 37,3-37,7ºC (com divergências na literatura).[2,3]

Durante a prática clínica pediátrica, cerca de 25% dos pacientes apresentam febre como sintoma principal, e cerca de 20% não possui foco claro após a avaliação inicial.[2] Logo, é necessário saber quais condutas tomar frente aos casos, uma vez que as diferentes idades possuem abordagens específicas.

ABORDAGEM INICIAL

Ao se deparar com uma criança no pronto-socorro, é preciso avaliar: o estado geral e os sinais vitais, como discutido no capítulo de sepse (Capítulo 40). Caso apresente critérios para sepse é preciso seguir o fluxograma específico.

Após excluir sintomas de gravidade e instabilidade, é preciso avaliar o quadro febril, com uma boa anamnese, para entender: o tempo de duração da febre, a periodicidade com a qual ocorre, os valores aferidos e o modo de aferição. Além da caracterização da febre, é necessário perguntar ativamente outros sinais e sintomas associados, para que se possa tentar identificar um foco claro de origem.[4]

Também é preciso ampliar a anamnese para outros aspectos como idade do paciente, calendário vacinal, contactantes doentes, viagens recentes, contato com animais, epidemiologia para doenças endêmicas na região, histórico pessoal e histórico familiar. E, assim, fazer o diagnóstico diferencial e estabelecer o manejo clínico correto, considerando as hipóteses diagnósticas mais prováveis, de acordo com os dados obtidos.[4]

Após essa primeira etapa e confirmando um quadro de febre sem foco definido pode-se classificá-la entre **febre sem sinais localizatórios (FSSL)** e **febre de origem indeterminada (FOI)**, como será abordado a seguir.

DEFINIÇÃO

A **FSSL** é definida como quadro de febre com menos de 7 dias, em paciente com bom estado geral, no qual não se encontra local de foco infeccioso na anamnese e exame físico,[2] utilizando-se essa nomenclatura para pacientes com até 2 a 3 anos de idade,[5] pelo risco aumentado de doença bacteriana grave (DBG), o qual diminui com a idade.[2] É necessário manejar conforme a idade do paciente, sendo divididos entre menores de 29 dias de vida, 29 a 90 dias de vida e 3 meses a 3 anos. E sendo incluídos aqueles que são previamente hígidos, nascidos a termo e sem complicações, sem aparência toxemiada e sem doenças crônicas.[2]

Já a **FOI** é definida como quadro de febre diária, por pelo menos 8 dias, sem causa determinada mesmo após a anamnese e exame físico completos.[6]

ETIOLOGIA

A **FSSL** é mais comumente causada por agentes infecciosos benignos e autolimitados – decorrente de infecções virais. Porém uma parte dessas crianças pode apresentar **doença bacteriana grave (DBG)**[2] – que inclui diagnósticos como bacteremia oculta (pacientes sem sinais ou sintomas de infecção além da febre com presença de patógenos bacterianos em cultura de sangue),[2] meningite, infecção do trato urinário (ITU), pneumonia, celulite, entre outros (Quadro 9-1).[5]

Quadro 9.1. Principais causas de DBG em menores de 3 anos

Recém-nascidos[7]	Pacientes entre 29 e 90 dias[2]	Pacientes de 3 meses a 3 anos[2]
ITU – risco de 16-28%*	ITU	ITU
Bacteremia oculta – risco de 3-5%*	Bacteremia oculta	Bacteremia oculta – risco de 0,2% em pacientes adequadamente vacinados e em bom estado geral[3]
Meningite – risco de 1,1 – 2,7*	Meningite	
Principais patógenos		
Escherichia coli, Estreptococos do grupo B, Streptococcus pneumoniae, Salmonella spp., Neisseria meningitidis[5]	*Escherichia coli, Streptococcus pneumoniae, H. influenzae, Salmonella spp., Neisseria meningitidis*[8]	*Escherichia coli, Klebisiella spp.*[2], *Proteus Mirabilis*[5], enterobactérias[2]

ITU: infecção do trato urinário.
* Risco de estudos para paciente menores do que 21 dias.[7]

É possível dividir os agentes etiológicos mais comumente envolvidos na FSSL a partir da faixa etária do paciente e de acordo com seu calendário vacinal:[5]

Quadro 9.2. Principais causas de FOI

Infecciosa	Bacterianas	Abscesso (abdominal, cerebral, hepático, dentário), sinusite, osteomielite, endocardite, pneumonia, pielonefrite, mastoidite, tuberculose, leptospirose, doença de Lyme, sífilis, brucelose
	Virais	Mononucleose, citomegalovírus, HIV (com doenças oportunistas)
	Parasitárias	Malária, amebíase extraintestinal, toxoplasmose, leishmaniose visceral
	Fúngicas	Paracoccidioidomicose, histoplasmose
Inflamatória		Lúpus eritematoso sistêmico, artrite idiopática juvenil, doença inflamatória intestinal, doença de Kawasaki e outras vasculites
Neoplásica		Leucemia, linfoma, tumor de Wilms, sarcoma de Ewing

- *Recém-nascidos (0 a 28 dias de vida):* possuem maior risco de DBG – podendo chegar a 13-20% dos casos[2] – por ausência de vacina para pneumococo e *Haemophilus influenzae*.[2]
- *Pacientes de 29 a 90 dias de vida:* apresentam risco de DBG (entre 7 e 11%)[2] por ausência de vacinação completa para pneumococo e *Haemophilus influenzae*.[2]
- *Pacientes de 3 meses a 3 anos de vida:* apresentam menor risco de DBG (aproximadamente 2%).[2]

A **FOI** também apresenta infecções como a causa mais comum – podendo ser uma doença habitual com manifestação atípica, assim como uma doença rara – seguido de doenças inflamatórias (aproximadamente 20%), neoplasias (aproximadamente 10%) e sem etiologia definida (aproximadamente 15%).[8] Portanto, possui um amplo espectro de diagnósticos diferenciais (Quadro 9-2).

EXAMES COMPLEMENTARES

Quando o paciente apresenta **FSSL** pode-se dividi-los de acordo com sua idade, calendário vacinal e conhecimento sobre os potenciais sítios acometidos, seguindo fluxogramas para pesquisa e tratamento das possíveis infecções potencialmente graves.[5] É importante citar que há divergências na literatura principalmente a respeito dos cortes de idade, investigações e tratamentos instituídos para pacientes.

Para pacientes de **até 28 dias** em bom estado geral é necessário realizar internação hospitalar, coletar **hemograma, hemocultura, sedimento urinário, urocultura, liquor com cultura, proteína C reativa (PCR) radiografia de tórax e pesquisa de vírus respiratório,**[2] e iniciar tratamento empírico com **cefalosporina de 3ª geração endovenosa (EV)** até resultado de culturas.

Considerar aciclovir, se possibilidade de meningite herpética durante anamnese.[5]

Em caso de isolamento de vírus respiratório, e paciente com pais responsáveis e fácil acesso ao hospital, pode-se considerar alta hospitalar com reavaliação diária e cefalosporina de 3ª geração IM até resultado de culturas.[5]

Os pacientes **de 29 a 90 dias** realizarão coleta de **hemograma, hemocultura, proteína C reativa (PCR), sedimento urinário e urocultura.** A realização do **liquor** deve ser avaliada individualmente em pacientes menores de 2 meses.[2] **Radiografia de tórax e pesquisa de vírus respiratórios** também podem ser considerados. Nesses pacientes não é necessário realizar internação nem iniciar antibioticoterapia caso apresentem bom estado geral.[5] Após o resultado dos exames é possível dividi-los de acordo com os achados, conforme detalhado na Figura 9-1.

Pacientes de **3 meses a 36 meses** devem ser investigados caso apresentem **febre > 39ºC** e, em seguida, serão divididos entre os com vacinação atualizada para pneumococo e *H. influenzae* tipo B ou não.[2] Caso apresentem **vacina atualizada,** é necessário avaliar **os fatores de risco para ITU** descritos no Quadro 9-3.[2]

Caso **possuam fatores de risco para ITU,** é necessário seguir com coleta de sedimento urinário e urocultura. Se o paciente **não apresentar fatores de risco para ITU,** será classificado como baixo risco. Portanto, prossegue-se com alta hospitalar sem antibiótico e com reavaliação diária até fim de febre.[2]

Para pacientes com **vacinas desatualizadas,** é necessário avaliar fatores de risco para ITU. Se os fatores estiverem presentes, é preciso coletar sedimento urinário, urocultura, hemograma e hemocultura. No caso de o paciente não possuir fatores de risco para ITU, prossegue-se apenas com coleta de hemograma e he-

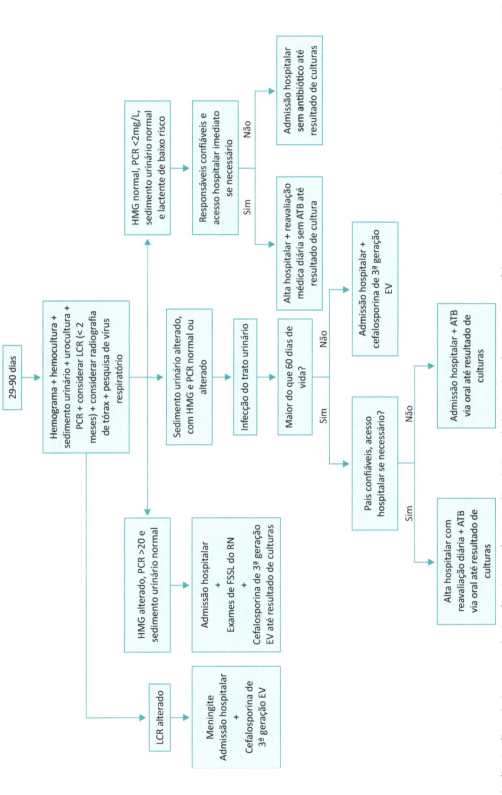

Fig. 9-1. Avaliação diagnóstica e terapêutica de crianças de 29-90 dias. ATB: antibiótico; EV: endovenosa; FSSL: febre sem sinais localizatórios; HMG: hemograma; LCR: líquido cefalorraquidiano; PCR: proteína C reativa; RN: recém-nascido.*Lactente de baixo risco: saudáveis, nascidos a termo e sem complicações, sem aparência toxemiada e sem doenças crônicas.

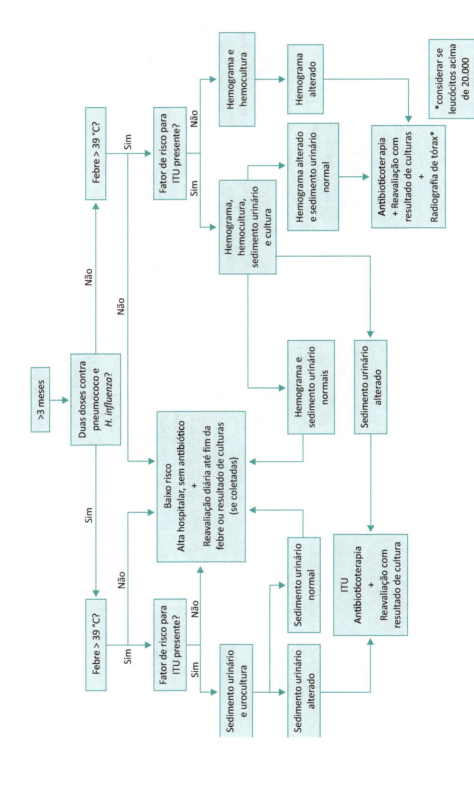

Fig. 9-2. Avaliação diagnóstica e terapêutica da criança > 3 meses.[2] ITU: infecção de trato urinário.

mocultura.[2] Após o resultado destes exames é possível definir a conduta, de acordo com os achados, conforme detalhado na Figura 9-2.

Quadro 9.3. Fatores de risco para ITU em crianças de 3 meses a 36 meses[2]

> **Sexo feminino**: etnia branca, febre há mais de 48 horas, temperatura > 39ºC e idade < 1 ano
>
> **Sexo masculino**: não circuncisado, febre há mais de 24 h e temperatura > 39ºC

Para investigação da causa de **FOI**, é necessário rever minuciosamente toda a anamnese e todo o exame físico, além de realizar a aferição da temperatura no serviço de atendimento médico. É importante reforçar, que caso paciente se apresente toxemiado, com instabilidade hemodinâmica e/ou sintomas progressivos de deterioração clínica, é necessário prosseguir com: internação, estabilização, início de antibioticoterapia (se possível após coleta de hemocultura), e exames para maior investigação.[4,6,8] Já pacientes que se apresentam estáveis e que consigam acompanhamento adequado, podem começar a investigação ambulatorialmente.[4]

Os exames devem ser solicitados de acordo com a suspeita clínica. Na ausência de dados mais específicos na anamnese ou exame físico, o início da investigação pode ser com **hemograma, hemocultura, proteína C reativa (PCR), velocidade de hemossedimentação (VHS), enzimas hepáticas, sedimento urinário, urocultura, sorologias** (HIV, sífilis, mononucleose, citomegalovírus – conforme suspeita clínica) **e fator antinuclear.** Além de exames de imagem como raios-X de tórax, ultrassonografia de abdome e ecocardiograma.[4,8]

Se os primeiros exames não conseguirem identificar o que está desencadeando a febre do paciente, é recomendável realizar outros exames de acordo com as hipóteses diagnósticas mais prováveis, como: pesquisa ampliada de outros patógenos, fator reumatoide, complemento, autoanticorpos, biópsias específicas, tomografia computadorizada, endoscopia, ressonância magnética ou outros exames necessários de acordo com cada caso.[4,8]

MAPA MENTAL

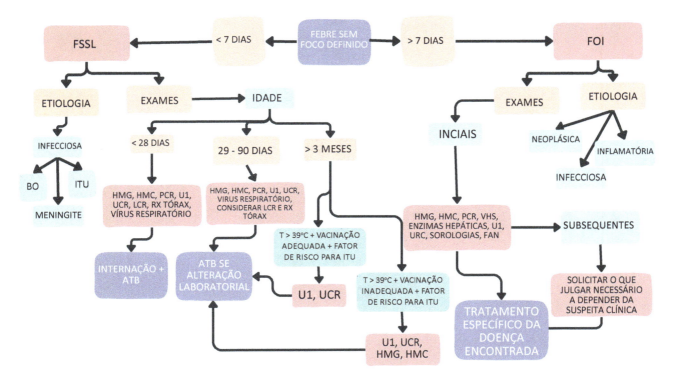

Fig. 9-3. Mapa mental para febre.
BO = bacteremia oculta; ATB = antibiótico.

PONTOS-CHAVE

- Os protocolos de FSSL devem ser seguidos apenas em pacientes em bom estado geral, que não estejam toxemiados.
- É importante fazer uma anamnese e história clínica minuciosa nos casos de FOI, visto que os exames complementares são solicitados a partir da suspeita clínica.
- Recém-nascidos que apresentam FSSL serão internados, realizarão hemograma, hemocultura, PCR, análise de urina, raios-X de tórax, coleta de vírus respiratório e coleta de liquor à procura de foco infeccioso, e receberão antibiótico empírico até o resultado de exames.
- Pacientes maiores de 3 meses possuem altas chances de FSSL por ITU se apresentarem temperatura maior que 39ºC e estiverem com esquema vacinal completo.
- A maior parte dos casos de FOI são de origem infecciosa, e pacientes em bom estado geral sem deterioração clínica podem começar a investigação ambulatorialmente se possível.

REFERÊNCIAS BIBLIOGRÁFICAS

1. Ward MA. Fever in infants and children: Pathophysiology and management, UpToDate; 2022. Disponível em: https://www.uptodate.com/contents/fever-in-infants-and-children-pathophysiology-and-management?search=febre&source=search_result&selectedTitle=3~150&usage_type=default&display_rank=3
2. Traldi PDC, Brito AR, Cunha JBD. Urgências e emergências pediátricas. (Série Pediatria Soperj). São Paulo: Editora Manole; 2023.
3. Fernandes TF, Sáfadi MAP. Manejo da Febre Aguda, Documento científico, Sociedade Brasileira de Pediatria; 2021. Disponível em: https://www.sbp.com.br/fileadmin/user_upload/23229c-DC_Manejo_da_febre_aguda.pdf.
4. Palazzi DL. Fever of unknown origin in children: Evaluation, UpToDate; 2023. Disponível em: https://www.uptodate.com/contents/fever-of-unknown-origin-in-children-evaluation?search=febre+sem+sinais+localizat%C3%B3rios&source=search_result&selectedTitle=2~78&usage_type=default&display_rank=2.
5. Schvartsman C, Farhat SCL, Reis AG et al. Pronto-socorro. (Coleção Pediatria do Instituto da Criança e do Adolescente do Hospital das Clínicas - HCFMUSP). 4. ed. São Paulo: Editora Manole; 2023.
6. Antoon JW, Potisek NM, Lohr JA. Pediatric Fever of Unknown Origin. Pediatrics In Review. 201536(9):380-391.
7. Smitherman HF, Macias CG, Mahajan P. The febrile neonate (28 days of age or younger): Outpatient evaluation, UpToDate; 2024. Disponível em: https://www.uptodate.com/contents/the-febrile-neonate-28-days-of-age-or-younger-outpatient-evaluation-and-initial-management?search=febre+sem+sinais+localizat%C3%B3rios+menos+de+1+m%C3%AAs&topicRef=6073&source=related_link#H862322401.
8. Marcdante K. Nelson Princípios de Pediatria. 7. ed. São Paulo: Grupo GEN; 2016.

Acesse aqui as respostas das questões norteadoras deste capítulo:

CAPÍTULO 10

Doenças exantemáticas

Gabriel Acca Barreira | Rafael Da Silva Giannasi Severini

❖ OBJETIVOS DE APRENDIZAGEM

1. Identificar as principais doenças exantemáticas e seus diagnósticos diferenciais.
2. Interpretar os achados da anamnese e do exame físico valorizando os antecedentes epidemiológicos.
3. Saber quais exames laboratoriais podem auxiliar na elucidação diagnóstica.
4. Recomendar o tratamento inicial, quando houver.

CASO CLÍNICO

A.I.L.D., 4 anos, sexo feminino. Apresenta febre alta e manchas vermelhas no corpo há 3 dias. A.I.L.D. vem para UPA trazida pela mãe devido ao aparecimento de manchas vermelhas no corpo. A febre começou há 3 dias, atingindo picos de 39,0ºC. As manchas vermelhas apareceram no mesmo dia que a febre e começaram no tronco, se espalhando rapidamente para o rosto e membros. A.I.L.D. também apresentou sintomas de coriza, tosse leve e conjuntivite. Mãe comentou que filha foi em uma festa de aniversário no fim de semana em que tinha uma criança com as mesmas manchas.

- *Antecedentes pessoais:* nega comorbidades e internações prévias. Vacinação em dia (*sic*).
- *História familiar:* sem história de doenças na família.

Exame Físico

- *Estado geral:* estado geral regular, irritada.
- *Sinais vitais:* temperatura: 38,9ºC, FC: 110 bpm, FR: 24 irpm, PA: 95/60 mmHg.
- *Pele:* exantema maculopapular eritematoso, no tronco, no rosto e em membros.
- *Orofaringe*: lesões esbranquiçadas em mucosa jugal.
- *Olhos:* conjuntivite bilateral, sem secreção purulenta.
- *Outros sistemas:* sem alterações.

Questões Norteadoras

1. Qual a provável etiologia do exantema apresentado por A.I.L.D.? E o provável agente responsável pela patologia?
2. Quais características do exantema ajudam a excluir outros diagnósticos diferenciais?
3. A vacinação em dia de A.I.L.D. exclui completamente algum diagnóstico?
4. Quais complicações devem ser monitoradas?

INTRODUÇÃO

As doenças exantemáticas representam um grupo de patologias que se manifestam predominantemente por meio de exantemas, ou seja, erupções cutâneas difusas, que são frequentemente consequência de infecções virais, sobretudo em crianças. Estas doenças, historicamente prevalentes, como sarampo, rubéola e varicela, desempenham um papel significativo na pediatria, tanto pela alta contagiosidade quanto pelo potencial de complicações severas em populações suscetíveis. O diagnóstico dessas doenças baseia-se principalmente na avaliação clínica, levando em consideração a sequência de aparecimento do exantema, a distribuição das lesões e os sintomas associados. No entanto, em alguns casos, pode ser necessário realizar exames laboratoriais específicos para confirmação diagnóstica, especialmente quando há sobreposição de sintomas entre diferentes doenças ou em situações de risco, como em gestantes.

O desenvolvimento e a implementação de programas de imunização em larga escala transformaram drasticamente o cenário epidemiológico dessas enfermidades, reduzindo sua incidência global e prevenindo surtos que anteriormente resultavam em elevada morbidade e mortalidade. No entanto, a correta identificação e manejo clínico das doenças exantemáticas permanecem essenciais na prática médica, não apenas para a prevenção de complicações, mas também para a diferenciação de outras condições com quadros clínicos semelhantes, como a doença de Kawasaki e as arboviroses, que exigem intervenções terapêuticas específicas e imediatas.

SARAMPO

- *Agente:* vírus do sarampo (família Paramyxoviridae).
- *Transmissão:* aerossóis e gotículas respiratórias.
- *Período de incubação:* 7-14 dias.
- *Quadro clínico:* fase prodrômica (febre alta, tosse, coriza, conjuntivite), exantema maculopapular e manchas de Koplik.
- *Diagnóstico:*
  - Clínico: com base na apresentação clássica do exantema e nos sintomas associados.
  - Laboratorial: sorologia para detecção de IgM específica para sarampo e PCR para detecção do RNA viral.
- *Diagnóstico diferencial:* rubéola e exantema súbito.
- *Complicações:* pneumonia, otite, encefalite e panencefalite esclerosante subaguda.
- *Prevenção:* vacinação (tríplice viral).
- *Tratamento:* suporte, vitamina A e manejo de complicações.

É uma doença de altíssima contagiosidade, transmitida por meio da dispersão de gotículas por via aérea. É estimado que o período de incubação do vírus varie de 6 a 21 dias após a exposição ao patógeno e sua transmissão ocorra desde 5 dias antes do aparecimento do *rash* até 4 dias depois.

Em sua fase prodrômica apresenta febre alta, tosse, coriza, conjuntivite e as manchas de Koplik (lesões brancas na mucosa oral, características do sarampo).[1,5]

O exantema do sarampo surge aproximadamente de 2 a 4 dias após o início da febre e consiste em uma erupção eritematosa, maculopapular e que desaparece temporariamente com a pressão, começando no rosto e espalhando-se de forma cefalocaudal e centrífuga, envolvendo pescoço, tronco superior, tronco inferior e extremidades (Fig. 10-1). O exantema pode incluir petéquias e, em casos graves, pode parecer hemorrágico. Em crianças, a extensão e a confluência do exantema geralmente correlacionam-se com a gravidade da doença. As palmas das mãos e as solas dos pés raramente são afetadas. Embora a progressão cranial para caudal do exantema seja característica do sarampo, não é patognomônica. Em geral o paciente se apresenta toxemiado e os sintomas respiratórios se mantém pronunciados.

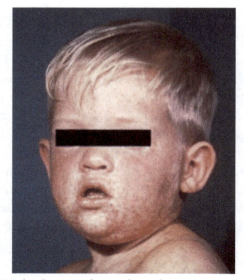

Fig. 10-1. Lesões maculopapulares do sarampo.

(Fonte: divulgada pelo CDC – Centers for Disease Control and Prevention.)

Outros achados característicos durante a fase exantemática incluem linfadenopatia e febre alta (atingindo o pico de 2 a 3 dias após o aparecimento do exantema). Raramente, pacientes com sarampo grave desenvolvem linfadenopatia generalizada e esplenomegalia.

A melhora clínica geralmente ocorre dentro de 48 horas após o aparecimento do exantema. Após 3 a 4 dias, o exantema escurece para uma cor acastanhada (em pacientes de ascendência europeia branca, mas não em pacientes de ascendência africana) e começa a desaparecer, seguido de descamação fina nas áreas mais gravemente afetadas. O exantema geralmente dura de 6 a 7 dias e desaparece na mesma ordem em que surgiu.

Estima-se que 30%[14] dos casos de sarampo cursem com complicações, sendo mais comuns em crianças < 2 anos. Dentre as principais complicações, podemos citar diarreia, pneumonia (causa mais associada a mortalidade pelo sarampo), otite média aguda e panencefalite esclerosante subaguda.[2,5]

O tratamento do sarampo com vitamina A é importante para reduzir a gravidade da doença e prevenir complicações graves, como pneumonia e cegueira, especialmente em crianças. Durante o sarampo, os níveis de vitamina A no corpo podem diminuir, aumentando o risco de complicações.[16] Por isso, a Organização Mundial da Saúde (OMS)[16] recomenda que todas as crianças com sarampo recebam suplementação de vitamina A, a fim de reduzir a mortalidade e acelerar a recuperação. As doses são administradas em duas etapas*, com 24 horas de intervalo, e variam de acordo com a idade da criança:

- *Menores de 6 meses:* 50.000 UI por dose.
- *De 6 a 11 meses:* 100.000 UI por dose.
- *12 meses ou mais:* 200.000 UI por dose.

* Em casos graves, pode ser necessária uma terceira dose algumas semanas depois.[16]

Como forma de prevenção, têm-se dois tipos principais: a profilaxia primária e a profilaxia secundária. A **profilaxia primária** é por meio da **vacina** tríplice viral (sarampo, caxumba, rubéola), sendo essa a principal medida de prevenção. A primeira dose é administrada aos 12 meses de idade e a segunda dose aos 15 meses ou conforme o calendário vacinal local. Em situações de surto, pode-se antecipar a vacinação ou administrar doses adicionais em crianças a partir dos 6 meses. Além disso, quando há uma cobertura vacinal acima dos 95%, tem-se a **imunidade de rebanho**, crucial para impedir a circulação do vírus e proteger aqueles que não podem ser vacinados (como imunocomprometidos e crianças menores de 6 meses).[16]

A **profilaxia secundária**, por sua vez, ocorre, principalmente, de duas formas: **isolamento e imunização pós-exposição**. A primeira é indicada para pacientes com sarampo que devem ser isolados até 4 dias após o aparecimento do exantema para evitar a transmissão do vírus a outros.[16] Já a imunização pós-exposição é indicada para indivíduos não vacinados ou parcialmente vacinados expostos ao sarampo que devem receber a vacina até 72 horas após a exposição. Em casos de contraindicações à vacina (como em imunocomprometidos), pode-se administrar imunoglobulina até 6 dias após a exposição.[16]

RUBÉOLA

- *Agente:* vírus da rubéola (família Togaviridae).
- *Transmissão:* gotículas respiratórias, contato direto.
- Período de incubação: 14-21 dias.
- *Quadro clínico:* exantema maculopapular, linfadenopatia retroauricular e febre baixa.
- *Diagnóstico:*
    o *Clínico:* com base nos sinais e sintomas típicos.
    o *Laboratorial:* sorologia para detecção de anticorpos IgM específicos para rubéola e PCR para detecção do RNA viral.
- *Diagnóstico diferencial:* sarampo, exantema súbito e eritema infeccioso.
- *Complicações:* síndrome da rubéola congênita (SRC).
- *Prevenção:* vacinação (tríplice viral).
- *Tratamento:* suporte e manejo de complicações.

É uma doença viral com poucos riscos associados à criança. Seu período de incubação gira em torno de 14 a 21 dias e sua transmissibilidade pode chegar a 1 semana antes até 2 semanas após o aparecimento do exantema.

Sua fase prodrômica em crianças costuma ser leve ou, muitas vezes, imperceptível. Ela consiste em febre baixa, linfonodomegalia, coriza, conjuntivite e mialgia.[1,3]

Seu exantema costuma ser maculopapular, róseo, generalizado e é muito discreto e geralmente fugaz. Este se inicia em face e tem rápida disseminação craniocaudal (Fig. 10-2). Linfonodomegalia retroauricular e cervical posterior é muito comum. Costuma durar de 2 a 4 dias e, após seu término, não costuma ocorrer descamação das áreas afetadas.[3]

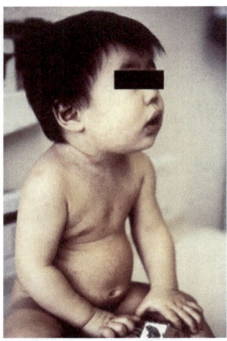

Fig. 10-2. Lesões características da rubéola.

(Fonte: Divulgada pelo CDC – Centers for Disease Control and Prevention.)

Embora a infecção seja geralmente leve em crianças e adultos, a rubéola pode ter consequências graves quando ocorre em mulheres grávidas, especialmente no primeiro trimestre, levando à síndrome da rubéola congênita (SRC), que pode causar defeitos congênitos graves, como surdez, catarata e cardiopatias congênitas.

O tratamento da rubéola é essencialmente sintomático, uma vez que não existem antivirais específicos para a doença. As medidas incluem repouso, hidratação adequada e o uso de analgésicos e antipiréticos, como paracetamol ou ibuprofeno, para controlar febre e aliviar dores. Em gestantes, o manejo é mais complexo devido ao risco de SRC, que pode causar graves anomalias fetais. Nesses casos, é fundamental o acompanhamento obstétrico especializado.[3]

A prevenção, por meio da vacinação com a tríplice viral, é a principal estratégia para controlar a rubéola e evitar complicações graves, especialmente em populações vulneráveis como gestantes. A vacina tríplice viral (sarampo, caxumba e rubéola) é recomendada para crianças e adultos não imunizados. A vacinação em massa é essencial para a prevenção da transmissão e eliminação da doença. Além disso, mulheres em idade fértil devem ser vacinadas para prevenir a SRC. Em situações de surto, o isolamento de indivíduos infectados é necessário para prevenir a propagação do vírus, especialmente em ambientes onde há gestantes.[3]

ROSÉOLA (EXANTEMA SÚBITO)

- *Agente:* herpes-vírus humano tipo 6 (HHV-6).
- *Transmissão:* gotículas respiratórias, contato direto.
- *Período de incubação:* 5-15 dias
- *Quadro clínico:* febre alta abrupta que desaparece subitamente, seguida por um exantema maculopapular que começa no tronco e espalha-se para as extremidades.
- *Diagnóstico:*
  - Clínico: geralmente clínico, com base na história típica de febre seguida por exantema.
  - Laboratorial: sorologia ou PCR em casos atípicos ou em pacientes imunocomprometidos.
- *Diagnóstico diferencial:* rubéola, sarampo, dengue, outras viroses exantemáticas.
- *Complicações:* convulsões febris, rara encefalite.
- *Prevenção:* não há vacina disponível.
- *Tratamento:* suporte.

A roséola, também chamada de exantema súbito, é um quadro benigno e autolimitado, causado pelo herpes-vírus 6, prevalente entre 6 e 24 meses, caracterizada por um quadro de febre alta nos dias iniciais seguidos pelo aparecimento de um exantema morbiliforme difuso.[1,8] Seu período de incubação tem em média de 9 a 10 dias.[15]

Na roséola, a febre geralmente é alta e costuma persistir por 3 a 7 dias. À medida que a febre diminui, um exantema difuso morbiliforme é observado. Essas lesões normalmente costumam ser máculas e pápulas rosa-avermelhadas, de 3 a 5 mm, de início em pescoço e tronco (Fig. 10-3). Outros sintomas que podem aparecer são: dor abdominal, diarreia, manchas de Nagayama (pápulas no palato mole), inflamação na membrana timpânica, tosse e rinorreia.[8]

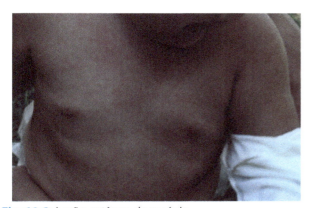

Fig. 10-3. Lesão cutânea de roséola.
(Fonte: Wikimedia Commons, Emiliano Burzagli.)

O diagnóstico de roséola é geralmente clínico e exames laboratoriais raramente são necessários. Não há um tratamento específico para a roséola.

VARICELA/"CATAPORA"

- *Agente:* vírus varicela-zóster (VVZ).
- *Transmissão:* gotículas respiratórias, contato direto com lesões cutâneas.
- *Período de incubação:* 10-21 dias.
- *Quadro clínico:* exantema vesicular pruriginoso, lesões em diferentes estágios de evolução.
- *Diagnóstico:*
  o Clínico: com base no padrão típico das lesões vesiculares com polimorfismo regional.
  o Laboratorial: PCR para detecção do DNA do VVZ, cultura viral ou imunofluorescência direta das lesões vesiculares.
- *Prevenção:* vacinação (varicela).
- *Tratamento:* suporte. O aciclovir pode ser indicado em casos graves.

A varicela é causada pelo vírus varicela-zóster *(VZV)*, da família herpes. Seu período de incubação varia de 10 a 21 dias. Sua transmissão pode ser por meio do contato com secreções respiratórias, com as lesões de pele ou com objetos contaminados. Sua transmissibilidade varia desde 48 horas antes do aparecimento do exantema até todas as lesões estarem em forma de crosta.[4]

Em crianças hígidas imunocompetentes, seu quadro começa a se desenvolver 15 dias após o contato com o vírus, tendo como sintomas: febre, mal-estar, anorexia e faringite. Seu exantema é pruriginoso com polimorfismo regional, com máculas que evoluem para pápulas, vesículas, pústulas e, por fim, crostas (Fig. 10-4).[1,4] Novas lesões surgem nos 3 ou 4 primeiros dias e cada uma delas dura cerca de 3 dias.

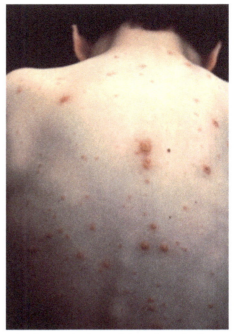

Fig. 10-4. Lesões vesiculares típicas da varicela.
(Fonte: Divulgada pelo CDC – Centers for Disease Control and Prevention.)

Com o avanço da vacinação, o número de complicações em crianças diminuiu drasticamente, tanto em quantidade quanto em intensidade. No entanto, mesmo vacinadas, elas ainda podem desenvolver infecções bacterianas secundárias como pneumonia, celulite, miosite e até ataxia cerebral aguda. Herpes-zóster é a segunda doença causado por este vírus, geralmente em pacientes mais idosos.[4]

Seu tratamento consiste em cuidados gerais, como repouso, hidratação adequada e uso de anti-histamínicos orais e loções calmantes (como calamina) para aliviar a coceira. O uso de antipiréticos, como paracetamol, é recomendado para controle da febre, devendo-se evitar o uso de aspirina devido ao risco de síndrome de Reye. Por fim, em alguns casos, é indicado tratamento antiviral com aciclovir dentro de 24 horas após o início do exantema. Em pacientes imunocomprometidos, pode ser necessário o tratamento intravenoso. Ele é indicado especialmente para:

- *Crianças acima de 12 anos e adultos:* a varicela tende a ser mais grave nesse público se comparado com o público mais infantil.

- *Gestantes*: para reduzir o risco de complicações maternas e fetais.
- *Pacientes imunocomprometidos*: como aqueles com HIV, câncer, ou que estão em terapia imunossupressora.
- *Em crianças menores de 12 anos se*: portadoras de doença dermatológica crônica, com pneumopatias crônicas ou, aquelas que estejam recebendo tratamento com AAS por longo período.
- *Pacientes que recebem medicamentos à base de corticoides* por aerossol ou via oral ou via endovenosa.

A vacinação é a principal medida de profilaxia primária contra a varicela. A vacina de vírus vivo atenuado é recomendada para crianças, adolescentes e adultos suscetíveis, especialmente aqueles que estão em contato com pessoas de alto risco. Como profilaxia secundária temos:

- *Imunização pós-exposição*: vacinação até 3-5 dias após a exposição ao vírus.
- *Imunoglobulina varicela-zóster (IGVZ):* indicada para imunocomprometidos, grávidas não vacinadas, e recém-nascidos expostos.
- *isolamento*: manter o isolamento dos pacientes até que todas as lesões estejam em crosta.[5,6] Comunicantes suscetíveis podem ser vacinados até 72 h da exposição e imunodeprimidos podem receber imunoglobulina específica (VZIG).

SÍNDROME MÃO-PÉ-BOCA

- *Agente:* enterovírus, principalmente o coxsackievírus A16 e o enterovírus 71.
- *Transmissão:* contato direto com secreções nasais, saliva, fezes ou fluido das vesículas de uma pessoa infectada.
- *Período de incubação:* 3-6 dias.
- *Quadro clínico*: lesões vesiculares em mãos, pés e boca, frequentemente acompanhadas de febre e mal-estar.
- *Diagnóstico:*
  o Clínico: com base na localização característica das lesões e na apresentação clínica.
  o Laboratorial: PCR para detecção do vírus em casos graves ou complicados.
- *Complicações:* desidratação, meningite asséptica, encefalite e miocardite.
- *Prevenção:* medidas para evitar a disseminação, como isolamento do paciente
- *Tratamento:* suporte.

A síndrome mão-pé-boca (SMPB) é uma doença viral contagiosa comum da infância, principalmente em crianças com menos de 5 anos, porém pode, também, afetar adultos.[7]

Seu período de incubação é de 3 a 6 dias e sua transmissão ocorre por meio do contato direto com secreções respiratórias e vesiculares, assim como por objetos contaminados, como brinquedos e certas superfícies.

A SMPB geralmente é leve e autolimitada. Os exantemas associados a SMPB costumam afetar a mucosa oral, as palmas das mãos, as solas dos pés (daí o nome da doença) e, às vezes, as nádegas (Figs. 10-5 e 10-6). As lesões são polimórficas, podendo ser desde maculares até vesiculares. Na maioria dos casos, essas lesões não são pruriginosas nem dolorosas.[1,7]

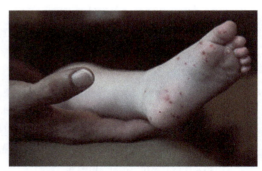

Fig. 10-5. Foto de lesões no pé de um paciente com SMPB.
(Fonte: Divulgada pelo CDC – Centers for Disease Control and Prevention.)

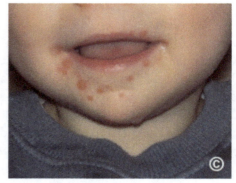

Fig. 10-6. Foto de lesões na boca de um paciente com SMPB.
(Fonte: Divulgada pelo PCDS – Primary Care Dermatology Society.)

A herpangina também é causada pelo vírus *Coxsackie* e pode apresentar um quadro semelhante. A manifestação mais característica são as pequenas vesículas e úlceras dolorosas que surgem na parte posterior da boca, incluindo o palato mole, as amígdalas e a faringe. Essas lesões, que geralmente têm um halo vermelho ao redor, podem causar dor intensa ao engolir.[7]

Embora a maioria dos casos de doença mão-pé-boca sejam leves e autolimitados, com recuperação espontânea entre 7 e 10 dias, algumas complicações podem ocorrer. Entre as principais complicações estão:

- *Desidratação*: a dor orofaríngea significativa pode levar à recusa alimentar e de líquidos, resultando em desidratação que pode necessitar de intervenções como reidratação oral ou, em casos mais graves, intravenosa.
- *Meningite asséptica*: uma complicação relativamente comum nas infecções por enterovírus, caracterizada pela inflamação das meninges, com apresentação clínica geralmente benigna e autolimitada, mas que pode causar cefaleia, rigidez de nuca e fotofobia.
- *Encefalite*: embora rara, a encefalite é uma complicação grave, manifestando-se por alterações no estado mental, convulsões e, potencialmente, déficits neurológicos permanentes. A inflamação cerebral associada pode ser fatal se não diagnosticada e tratada adequadamente.
- *Miocardite*: a inflamação do miocárdio, é uma complicação rara, porém, grave que pode levar a arritmias cardíacas e insuficiência cardíaca, representando uma emergência médica. Esta condição requer avaliação cardiológica urgente e manejo intensivo

O diagnóstico da SMPB é clínico, mas pode ser confirmado por isolamento e detecção do RNA viral por reação de cadeia de polimerase (PCR) ou por métodos sorológicos. Não há um tratamento específico para a doença, além de suporte.

ERITEMA INFECCIOSO / "QUINTA DOENÇA"

- *Agente:* parvovírus B19
- *Transmissão:* gotículas respiratórias, contato direto.
- *Período de incubação:* 4-14 dias.
- *Quadro clínico:* característica "face esbofeteada", exantema reticulado em tronco e extremidades, sintomas leves de gripe.
- *Diagnóstico diferencial:* rubéola, exantema súbito, sarampo, outras condições com exantema.
- *Complicações:* anemia aplástica em pacientes com hemoglobinopatias, hidropisia fetal se infecção ocorrer durante a gravidez.
- *Prevenção:* não há vacina disponível, é preciso o controle de surtos em ambientes escolares e creches.
- *Tratamento:* suporte e antipiréticos.

Causada pelo parvovírus, seus sintomas se iniciam com um quadro inespecífico, como febre, coriza, cefaleia, diarreia, artralgia e náuseas. Após 2 a 5 dias, a criança passa a apresentar eritema malar bilateral, também conhecido como "face esbofeteada" (Fig. 10-7). Alguns dias depois, esse *rash* se dissemina para tronco e extremidades em forma de exantema rendilhado.

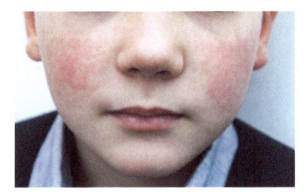

Fig. 10-7. Eritema malar bilateral, também conhecido como "face esbofeteada".

(Fonte: Divulgada pelo CDC – Centers for Disease Control and Prevention.)

A doença é geralmente leve e autolimitada, com resolução espontânea em 1 a 3 semanas. Complicações são raras, mas em pacientes com anemia hemolítica crônica, como aqueles com doença falciforme, pode ocorrer crise aplástica. Em gestantes, a infecção pode levar à hidropisia fetal e outras complicações fetais.[1,10,11]

Seu diagnóstico é clínico. Em casos de dúvida, especialmente em gestantes ou imunocomprometidos, a confirmação pode ser feita por sorologia, detectando anticorpos IgM específicos para o parvovírus B19, ou por PCR para identificar o DNA viral.

O tratamento do eritema infeccioso, causado pelo parvovírus B19, é geralmente sintomático, dada a natureza autolimitada da infecção. O manejo inclui o uso de antipiréticos como paracetamol ou ibuprofeno para alívio da febre e dores articulares, além de hidratação adequada e repouso. Em pacientes imunocomprometidos ou com anemia hemolítica crônica, que estão em risco de complicações como crise aplástica, pode ser necessário o uso de transfusões de hemácias e imunoglobulina intravenosa (IVIG).

Em gestantes, o monitoramento é crucial devido ao risco de hidropisia fetal. O prognóstico é geralmente excelente, com a maioria dos casos se resolvendo espontaneamente sem necessidade de intervenções específicas, exceto em grupos de risco.[10,11]

ESCARLATINA

- *Agente:* Streptococcus pyogenes (estreptococo beta-hemolítico do grupo A).
- *Transmissão:* gotículas respiratórias, contato direto com secreções de pessoas infectadas.
- *Período de incubação:* 2-5 dias.
- *Quadro clínico:* exantema eritematoso com textura de lixa, que começa no tronco e se espalha, associado a faringite, febre e "língua em morango".
- *Diagnóstico:*
    o Clínico: com base na presença de exantema típico, febre e faringite.
    o Laboratorial: teste rápido de antígeno estreptocócico ou cultura de garganta para confirmar infecção estreptocócica.
- *Complicações:* febre reumática.
- *Prevenção:* não há vacina disponível.
- *Tratamento:* tratamento com antibióticos (geralmente penicilina ou amoxicilina) para prevenir complicações. O tratamento precoce é essencial para evitar complicações.

É uma infecção bacteriana causada pelo *Streptococcus pyogenes*, também conhecido como estreptococo beta-hemolítico do grupo A. A doença ocorre principalmente em crianças de 5 a 15 anos e caracteriza-se pela presença de um exantema eritematoso difuso, que tem uma textura semelhante a lixa, associado a uma faringite estreptocócica (Fig. 10-8). A escarlatina geralmente inicia-se com febre alta, dor de garganta e cefaleia, seguidos pelo aparecimento do exantema,

que começa no tronco e espalha-se para o restante do corpo, poupando, em geral, a região perioral (sinal de Filatov). Outros achados incluem "língua em framboesa", uma língua inicialmente coberta por uma camada esbranquiçada que, posteriormente, descama, revelando papilas vermelhas e aumentadas.

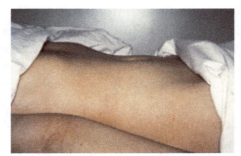

Fig. 10-8. Exantema eritematoso difuso característico da escarlatina.

(Fonte: Divulgada pelo CDC – Centers for Disease Control and Prevention.)

O diagnóstico da escarlatina é principalmente clínico, com base em sinais e sintomas típicos. A confirmação pode ser feita por meio de um teste rápido de antígeno estreptocócico ou pela cultura de garganta, que identifica a presença do *Streptococcus pyogenes*.

O tratamento da escarlatina envolve o uso de antibióticos, com a penicilina benzatina ou amoxicilina sendo as escolhas de primeira linha. O tratamento antibiótico é essencial para prevenir complicações graves, como febre reumática e glomerulonefrite pós-estreptocócica. Em casos de alergia à penicilina, alternativas como a azitromicina podem ser utilizadas. Além disso, é importante o manejo sintomático com antipiréticos para controle da febre e analgesia para alívio da dor.

Sem tratamento adequado, a escarlatina pode levar a complicações como febre reumática e glomerulonefrite. Outras complicações incluem abscessos peritonsilares, sinusite e otite média.

Não há vacina disponível para prevenir a escarlatina, mas o tratamento antibiótico precoce é eficaz para evitar a propagação da infecção e prevenir complicações. Medidas de higiene, como lavagem frequente das mãos e evitar o compartilhamento de utensílios com pessoas infectadas, são recomendadas para reduzir a transmissão.

DIFERENCIAIS IMPORTANTES

Arboviroses (Dengue, Zika e *Chikungunya*) (Quadro 10-1)

- *Agente e transmissão:* vírus transmitidos por mosquitos (Aedes aegypti).

- *Quadro clínico:* febre, exantema, dor retro-orbital, mialgia, artralgia.
- *Diagnóstico:*
  - Clínico: com base na apresentação clínica e histórico epidemiológico.
  - Laboratorial: todos os seus diagnósticos são clínicos, mas podem ser confirmados por sorologias, ELISAs e PCR. No caso da dengue, além de IgM e IgG, também podemos solicitar NS1.
- *Prevenção:* uso de repelente de insetos e evitar locais com água parada em que mosquitos *Aedes aegypti* podem se reproduzir.
- *Tratamento:* principalmente suporte e hidratação adequada. Devem ser evitados o uso de AINEs e AAS devido ao risco de complicações.

Quadro 10.1. Resumo comparativo das características clínicas e epidemiológicas da dengue, zika e *chikungunya*. Adaptado Portal Fiocruz[9]

	Dengue	*Chikungunya*	Zika
Sintomas	Febre alta, dor retro-orbital, mialgia severa, artralgia	Febre alta súbita, artralgia severa, cefaleia, mialgia	Febre baixa, dor de cabeça, conjuntivite, artralgia leve
Exantema	50% dos casos; Maculopapular ou petequial, generalizado, surge entre 3-5 dias após início dos sintomas	Manifesta-se nas primeiras 48 horas; Exantema maculopapular, pode ser acompanhado de vesículas, geralmente no tronco e extremidades	Presente nas primeiras 24 horas; Exantema maculopapular que começa na face e se espalha pelo corpo (Fig. 10-9)
Prurido	Leve ou ausente	Presente em 50 a 80% dos casos: leve	Pode estar presente: de leve a intensa

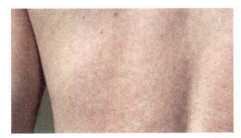

Fig. 10-9. Foto de *rash* cutâneo associado ao Zika.

(Fonte: Divulgada pelo CDC – Centers for Disease Control and Prevention.)

Doença de Kawasaki

A doença de Kawasaki (DK) é a segunda vasculite mais comum na infância que afeta predominantemente crianças menores de 5 anos, mais frequente no sexo masculino, sendo uma das principais causas de doença cardíaca adquirida na infância. A etiologia da DK permanece desconhecida, mas acredita-se que seja desencadeada por uma resposta imune inadequada a agentes infecciosos em indivíduos geneticamente predispostos.[12,13]

A DK é caracterizada por febre alta e persistente por pelo menos 5 dias, acompanhada de quatro ou mais dos seguintes sinais (Fig. 10-10):[12,13]

- Conjuntivite bilateral não exsudativa.
- Alterações em lábios e cavidade oral (lábios fissurados, língua em framboesa).
- Eritema e edema nas extremidades, seguido de descamação.
- Exantema polimorfo.
- Linfadenopatia cervical unilateral.

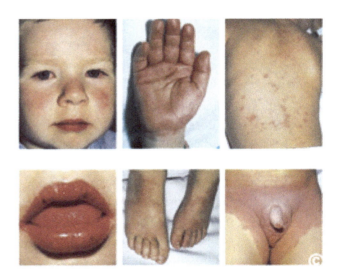

Fig. 10-10. Paciente com doença de Kawasaki.

(Fonte: Divulgadas pelo PCDS – Primary Care Dermatology Society.)

Em casos de DK incompleta, que ocorre quando nem todos os critérios estão presentes, o diagnóstico pode ser mais desafiador. Nestes casos, exames complementares, como ecocardiograma e avaliação de marcadores inflamatórios, são essenciais para confirmar o diagnóstico e guiar o tratamento (Fig. 10-11).[12,13]

O tratamento da DK deve ser iniciado precocemente para minimizar o risco de complicações cardiovas-

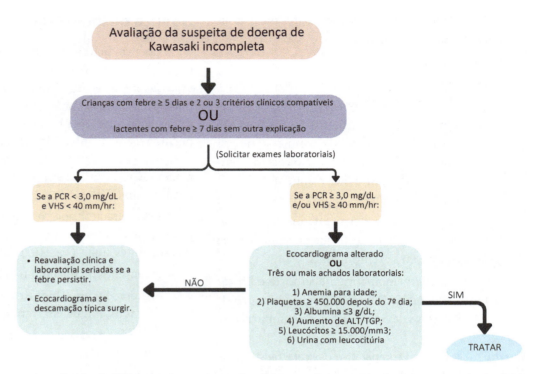

Fig. 10-11. Fluxograma para a avaliação de DK incompleta: orientação clínica com base em sinais, sintomas e achados laboratoriais para diagnóstico.

(Fonte: Brian W. McCrindle. Circulation. Diagnosis, Treatment, and Long-Term Management of Kawasaki Disease: A Scientific Statement for Health Professionals From the American Heart Association. Circulation. 2017 Apr 25;135(17):e927-e999.)

culares, especialmente aneurismas coronarianos. As intervenções principais incluem:[12,13]

- *Imunoglobulina itravenosa (IVIG):* a administração de uma dose única de 2 g/kg de IVIG nos primeiros 10 dias de doença, preferencialmente nos primeiros 7 dias, é a terapia de escolha. Ela é eficaz em reduzir a inflamação e prevenir a formação de aneurismas coronarianos.

- *Ácido acetilsalicílico (AAS):* inicialmente, o AAS é administrado em doses anti-inflamatórias altas (30-50 mg/kg/dia) durante a fase aguda, até a resolução da febre. Após isso, é mantido em doses antiplaquetárias (3-5 mg/kg/dia) por 6 a 8 semanas ou por um período prolongado se houver envolvimento coronariano.

O tratamento adequado e precoce é essencial para melhorar o prognóstico e reduzir o risco de complicações a longo prazo. Pacientes com DK, especialmente aqueles com doença incompleta ou envolvimento coronariano, necessitam de acompanhamento cardiológico rigoroso.[12,13]

Mononucleose Infecciosa[18]

- *Agente:* vírus Epstein-Barr (EBV).
- *Quadro clínico:* febre, faringite, linfadenopatia cervical, esplenomegalia, e, em alguns casos, exantema maculopapular, especialmente após o uso de amoxicilina.
- *Diagnóstico:*
    o Clínico: com base na tríade clássica de febre, faringite e linfadenopatia.
    o Laboratorial: teste rápido de anticorpos heterofilos (teste de Monospot) e sorologia para anticorpos específicos contra EBV.
- *Tratamento:* suporte clínico com antipiréticos e hidratação; evitar esportes de contato devido ao risco de ruptura esplênica.

A mononucleose infecciosa, frequentemente causada pelo vírus Epstein-Barr (EBV), é uma infecção viral comum, principalmente entre adolescentes e adultos jovens. Clinicamente, a mononucleose manifesta-se por uma tríade clássica de febre, faringite exsudativa e linfadenopatia cervical, podendo ser acompanhada de esplenomegalia e fadiga intensa, que pode persistir por semanas a meses. Outros sintomas incluem cefaleia, mal-estar generalizado, e, em alguns casos, um exantema maculopapular, especialmente após o uso de amoxicilina ou ampicilina (Fig. 10-12).

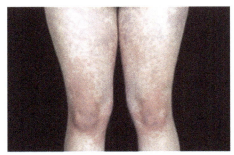

Fig. 10-12. Erupção cutânea em caso de Mononucleose Infecciosa.

(Fonte: Divulgada pelo Mid Essex Hospital Services NHS Trust/Science Photo Library.)

O diagnóstico é majoritariamente clínico, apoiado por exames laboratoriais. Além disso, sorologias específicas para EBV, como anticorpos IgM contra o antígeno capsídeo viral (VCA-IgM), podem confirmar a infecção.

O tratamento da mononucleose infecciosa é sintomático, focando no alívio dos sintomas com repouso, hidratação e uso de analgésicos e antitérmicos. É crucial que os pacientes evitem atividades físicas intensas, especialmente esportes de contato, devido ao risco de ruptura esplênica, uma complicação rara, mas potencialmente fatal.

PONTOS-CHAVE

- As doenças exantemáticas são patologias que se manifestam predominantemente por exantemas e, são frequentemente causadas por infecções virais, especialmente em crianças.

- São importantes na pediatria devido sua alta contagiosidade e seu potencial de complicações graves em populações vulneráveis. Medidas de higiene e isolamento ajudam a controlar a propagação dessas doenças infecciosas.

MAPA MENTAL

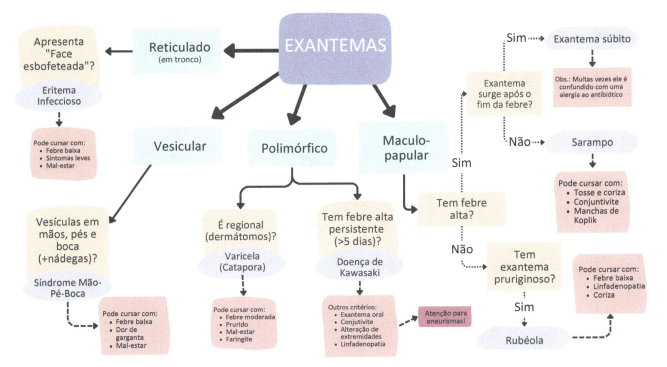

Fig. 10-13. Mapa mental dos exantemas.

- A maioria dos diagnósticos é feita por meio de uma boa anamnese e exame físico, sendo raramente necessário o uso de exames complementares. Na avaliação é importante observar a sequência de aparecimento do exantema, a distribuição das lesões e os sintomas associados.
- O tratamento da maioria das exantemáticas consiste em cuidados gerais, como repouso e hidratação adequada. No entanto, em casos como varicela, sarampo, escarlatina e doença de Kawasaki, é necessário se atentar também a outros tratamentos específicos.

REFERÊNCIAS BIBLIOGRÁFICAS

1. Longo DL, Fauci AS, Kasper DL, Hauser SL, Jameson JL, Loscalzo J, editores. Harrison's Principles of Internal Medicine. 20. ed. Nova Iorque: McGraw-Hill Education; 2018.
2. Moss WJ. Measles. Lancet. 2017;390:2490.
3. Winter AK, Moss WJ. Rubella. Lancet. 2022;399:1336.
4. Heininger U, Seward JF. Varicella. Lancet 2006;368:1365.
5. Hübschen JM, Gouandjika-Vasilache I, Dina J. Measles. Lancet 2022;399:678.
6. American Academy of Pediatrics. Varicella-zoster virus infections. In: Kimberlin DW, Barnett ED, Lynfield R, Sawyer MH, editores. Red Book: 2021-2024 Report of the Committee on Infectious Diseases. 32. ed. Itasca, IL: American Academy of Pediatrics; 2021. p. 831.
7. Miller GD, Tindall JP. Hand-foot-and-mouth disease. JAMA. 1968 Mar 4;203(10):827-30.
8. Cherry JD. Roseola infantum (exanthem subitum). In: Cherry JD, Harrison G, Kaplan SL, et al (Eds). Feigin and Cherry's Textbook of Pediatric Infectious Diseases. 8th ed. Philadelphia: Elsevier; 2018. p. 559.
9. Xavier J. Dengue, chikungunya e zika: conheça as diferenças [Internet]. Portal Fiocruz; 2023 Jan 31. Disponível em: https://portal.fiocruz.br/noticia/dengue-chikungunya-e-zika-conheca-diferencas. Acesso em 14 maio 2024.
10. Anderson LJ. Role of parvovirus B19 in human disease. Pediatr Infect Dis J. 1987;6:711.
11. Heegaard ED, Brown KE. Human parvovirus B19. Clin Microbiol ver. 2002; 15:485.
12. American Heart Association (AHA). Diagnosis, Treatment, and Long-Term Management of Kawasaki Disease: A Scientific Statement for Health Professionals From the American Heart Association. Circulation. 2017.
13. Sociedade Brasileira de Pediatria. Doença de Kawasaki. [Internet]. Rio de Janeiro: SBP;. Disponível em: https://www.sbp.com.br/fileadmin/user_upload/_22196c-DocCient_-_Doenca_de_Kawasaki.pdf. Acesso em 2024.
14. Atkinson W, Wolfe C, Hamborsky J (Eds). Epidemiology and Prevention of Vaccine-Preventable Diseases (The Pink Book). 12th ed. Washington: The Public Health Foundation DC; 2011.
15. American Academy of Pediatrics. Human herpesvirus 6 (including roseola) and 7. In: Kimberlin DW, Barnett ED, Lynfield R, Sawyer MH (Eds). Red Book: 2021-2024 Report of the Committee on Infectious Diseases. 32nd ed. Itasca: American Academy of Pediatrics; IL 2021. p.422.
16. World Health Organization (WHO). Measles vaccines: WHO position paper – April 2017. Weekly Epidemiological Record. 2017;92(17):205-227. Disponível em: WHO Measles Position Paper
17. American Academy of Pediatrics (AAP). Red Book: 2021-2024 Report of the Committee on Infectious Diseases. 32nd ed. Itasca, IL: American Academy of Pediatrics; 2021.
18. Centers for Disease Control and Prevention (CDC). Epstein-Barr Virus and Infectious Mononucleosis. Atualizado em 2022. Disponível em: CDC Mononucleose.

Acesse aqui as respostas das questões norteadoras deste capítulo:

CAPÍTULO 11

Infecções de vias aéreas superiores (IVAS)

Julie Héloïse Cristina Deburck | Luci Black Tabacow Hidal | Gabriela Carolina Nazareth Pinto La Banca

❖ OBJETIVOS DE APRENDIZAGEM

1. Diferenciar os diagnósticos de infecções de vias aéreas superiores.
2. Reconhecer sinais das possíveis complicações das infecções de vias aéreas superiores.

CASO CLÍNICO

Uma criança de 2 anos e 8 meses vem trazida por sua mãe ao pronto-socorro. A mãe conta que ela trouxe seu filho pois ele apresentava-se com rinorreia, tosse seca e inapetência há 2 dias. Como hoje ele acordou ainda prostrado e com os sintomas, ela optou por levá-lo para avaliação. Foi triado como ficha verde, apresentando pressão arterial (PA) de 88 x 60 mmHg, frequência cardíaca (FC) de 132 bpm e, em ar ambiente, frequência respiratória (FR) de 22 ipm e saturação de O_2 (SatO_2) de 97%. À ectoscopia, apresentava-se pouco ativo, dormindo no colo, corado, hidratado, anictérico, acianótico e afebril ao toque. Ao exame físico pulmonar, apresentava murmúrios vesiculares presentes em todo o tórax, sem alterações na ausculta, além de roncos de transmissão. À rinoscopia, apresentava mucosa nasal hiperemiada. A oroscopia evidenciava hiperemia da mucosa da orofaringe, sem placas. À otoscopia, apresentava membrana timpânica hiperemiada bilateralmente, sem abaulamentos (Fig. 11-1). Demais sistemas inalterados.

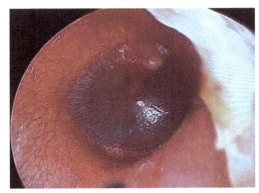

Fig. 11.1 Otoscopia realizada no primeiro atendimento da criança. Nota-se membrana timpânica hiperemiada bilateralmente, sem abaulamentos.

(Fonte: Acervo pessoal, gentilmente fornecido por Dra. Luci Black Tabacow Hidal.)

Questões Norteadoras

1. Qual o diagnóstico da criança?
2. Quais os principais diagnósticos diferenciais e o que permite descartá-los?
3. Quais os remédios indicados para tratamento?
4. A mãe refere que gostaria que fossem prescritos um antibiótico e um antitussígeno, pois a tosse está atrapalhando bastante. Isso seria recomendado? Por quê?

Continuação do Caso

Quatro dias depois, a criança volta, novamente trazida por sua mãe. A mãe conta que seu filho apresentou alguma melhora dos sintomas de rinorreia, mas que não realizou a lavagem nasal, pois a Unidade Básica de Saúde (UBS) estava em falta de seringas. Diz que, hoje veio, pois, ele apresentou febre aferida, associada a irritabilidade e intensa otalgia bilateral. Ao exame físico, os sinais mantiveram-se estáveis em relação aos da última avaliação. A criança apresentava choro persistente e levava suas mãos à orelha. Dessa vez, a otoscopia evidenciou hiperemia, abaulamento e opacidade de membranas timpânicas bilateralmente (Fig. 11-2).

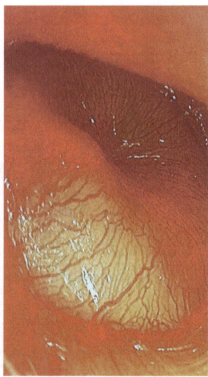

Fig. 11-2. Otoscopia realizada no segundo atendimento da criança, revelando hiperemia, abaulamento e opacidade de membranas timpânicas.

(Fonte: Acervo pessoal, gentilmente fornecido por Dra. Luci Black Tabacow Hidal.)

5. Neste momento, qual o diagnóstico da criança?

6. A mãe pergunta se os dois quadros estavam relacionados e se a piora atual poderia ser prevenida com uso de antibiótico em sua última vinda. O que responder a ela?

7. Qual o tratamento e quais devem ser as orientações para o quadro atual?

RESFRIADO COMUM

Resfriados comuns são infecções que envolvem a mucosa nasal e a mucosa dos seios da face (rinossinusite). A etiologia costuma ser viral, como rinovírus, coronavírus, vírus sincicial respiratório (VSR), *Influenza*, parainfluenza e adenovírus.

Esse quadro é possível em todo o ano, com aumento de incidência entre começo do outono e fim da primavera, devido aos hábitos de confinamento no frio e à prevalência dos agentes virais. Crianças têm entre 6 e 7 resfriados por ano, aumentando em 50% se frequentam creche no primeiro ano de vida.[1]

Crianças com resfriado comum costumam apresentar obstrução nasal, rinorreia, e tosse seca, podendo também apresentar odinofagia. Esses sintomas costumam durar entre 1 e 2 semanas, geralmente desacompanhados de febre ou sem sintomas sistêmicos. É importante ressaltar que a mudança na cor e consistência da secreção nasal é comum e não indica sinusite ou infecção bacteriana sobreposta.[1]

O diagnóstico é clínico, e exames complementares não trazem informações relevantes. O exame físico costuma cursar com cornetos nasais edemaciados e eritematosos à rinoscopia, podendo apresentar discreta hiperemia de orofaringe. O diagnóstico diferencial é feito com corpo estranho (sintomas unilaterais), sinusite, coqueluche, nasofaringite estreptocócica. A diferenciação com rinite alérgica pode ser desafiadora, mas alguns sinais como olheiras alérgicas e pregas de Dennie Morgan ajudam a diferenciá-la do resfriado comum.

O tratamento do resfriado comum é feito com sintomáticos, para controle de febre e dor. Não há evidência de benefício de expectorantes, supressores da tosse, pastilhas ou *spray* de zinco e inalação. Além disso, recomenda-se evitar anti-histamínicos e descongestionantes nas crianças menores de 6 anos.[1]

Por mais que o resfriado comum seja um quadro muito benigno, ele pode ter como complicações: otite média aguda (5-20%),[1] sinusite bacteriana e exacerbação de sintomas de asma, em crianças com diagnóstico prévio.

Quanto à prevenção, pode-se afirmar que a higiene das mãos e a restrição de contato com pessoas doentes são a principal forma de fazê-la. Embora popularmente difundida esta ideia, não há evidência de benefício da vitamina C na prevenção.[2]

SINUSITE

A sinusite consiste na infecção supurativa dos seios paranasais, geralmente, uma complicação após resfriado comum. A infecção viral desencadeia uma cascata inflamatória na mucosa nasal, causando edema, produção de muco e obstrução sinusal. Isso prejudica o *clearance* mucociliar e facilita uma infecção bacteriana secundária. Nas crianças, a rinossinusite é definida pelo início súbito de dois ou mais sintomas entre obstrução nasal, rinorreia (independente da coloração) e tosse.

Na avaliação da sinusite, é necessário considerar a pneumatização dos seios paranasais em crianças. É importante ressaltar que a sinusite pode ocorrer em todas as idades, visto que os seios etmoidais estão pneumatizados já ao nascimento. Os maxilares são pneumatizados até os 4 anos e os esfenoidais aos 5 anos. Seios frontais iniciam o desenvolvimento aos 7 anos e acabam na adolescência.[1]

O principal fator de risco é o resfriado comum, mas também pode ser: alergia, fibrose cística, imunodeficiência, infecção pelo vírus da imunodeficiência humana (HIV), uso de sonda nasogástrica (SNG), uso de tubo nasotraqueal (TNT), síndrome dos cílios móveis, pólipos nasais e corpo estranho nasal.[1] Além disso, alterações anatômicas e exposição à fumaça de cigarro ou tabaco podem predispor à sinusite.[3]

A infecção costuma ser por bactérias, principalmente *Streptococcus pneumoniae* (35-42%), *Haemophilus influenzae* não tipável (21-28%) e *Moraxella catarrhalis*.[1] Também são possíveis *Staphylococcus aureus* e *Streptococcus pyogenes*. Formas subagudas ou crônicas podem ser causadas por anaeróbios, e pacientes institucionalizados podem desenvolver o quadro por infecção de gram-negativos, como *Klebsiella* e *Pseudomonas*. Em imunodeficientes, fungos como *Aspergillus* ou zigomicetos também devem ser considerados.[1]

Crianças com sinusite costumam apresentar rinorreia mucopurulenta persistente, uni ou bilateral; congestão nasal; tosse noturna; halitose; edema facial; dor facial que piora à palpação e cefaleia. Um fator bastante sugestivo dessa patologia é a manutenção do resfriado comum por mais de 10-14 dias, sem melhora, ou com piora dos sintomas após uma melhora inicial.

Exames de imagem como tomografia computadorizada (TC) e ressonância magnética (RM) não diferenciam causas alérgicas de infecciosas e podem estar alterados em assintomáticos, não havendo indicação de realizá-los. Uma radiografia alterada, não tem valor diagnóstico, mas, se normal, possui alto valor preditivo negativo (VPN). O uso de exames de imagem, portanto, não tem valor diagnóstico ou prognóstico e não é recomendado, sendo o diagnóstico essencialmente clínico.[4]

Em indivíduos imunocompetentes não é essencial isolar o agente microbiológico, mas em situações específicas isso pode ser feito por meio da cultura do aspirado dos seios nasais, embora seja um método invasivo.[1] Além disso, exames de sangue não são obrigatórios para diagnosticar sinusite. No entanto, um aumento na proteína C reativa (PCR) parece ter uma associação significativa com *H. influenzae*.[5]

Segundo a Sociedade Brasileira de Pediatria (SBP), o tratamento recomendado é amoxicilina 45 miligramas por quilograma por dia (mg/kg/d), podendo ser aumentado a 80-90 mg/kg/d em caso de alta ou intermediária resistência de *S. pneumoniae* à penicilina. Se alergia não anafilática à penicilina, cefalosporinas de segunda geração (15-30 mg/kg/d) são uma alternativa. No entanto, às crianças que frequentam escolas ou creches, é recomendado prescrever amoxicilina-clavulanato 80-90 mg/kg. No caso de intolerância à medicação por via oral, é possível prescrever cefuroxima ou a ceftriaxona intramuscular (IM) ou endovenosa (EV – 50 mg/kg/d), com atividade para ambos *S. pneumoniae* e *H. influenzae*. Macrolídeos não são recomendados dada a alta prevalência de resistência a eles por parte de *H. influenzae*.[6] Espera-se melhora em até 48 horas após início do tratamento com antibiótico.

Complicações são raras, mas é importante ressaltar que a rinossinusite pode evoluir com complicações orbitárias, intracranianas e ósseas, que exigem atenção. Na suspeita de uma complicação, deve-se solicitar uma tomografia de seios da face e crânio com contraste para adequado diagnóstico, viabilizando um tratamento precoce.[1]

A sinusite bacteriana muitas vezes é precedida por quadros virais leves ou resfriados, destacando a importância das medidas de higiene na redução de novos episódios. Além disso, evidências sugerem que alterações anatômicas, exposição ao tabagismo passivo e ativo, e condições crônicas como asma, rinite alérgica, bronquite e diabetes podem ser fatores predisponentes para rinossinusite aguda, demandando avaliação e tratamento adequados.[7]

OTITE MÉDIA (OM)

Otite média aguda trata-se de uma infecção supurativa que ocorre na orelha média, predisposta por patência reduzida da tuba de eustáquio, por resfriado comum e por hipertrofia adenoide. Este quadro pode ser recorrente se ocorrerem três episódios em 6 meses ou 4 episódios no período de 1 ano, o que é mais comum em crianças com anomalia craniofacial ou imunodeficiência.[1]

A etiologia pode ser bacteriana – *Streptococcus pneumoniae*, *Haemophilus influenzae* não tipável, *Moraxella catarrhalis*, *Streptococcus pyogenes* – ou viral – rinovírus, *Influenza* e VSR. O principal fator de risco é a idade, tendo pico de incidência entre 6 e 15 meses de idade. Ela é mais prevalente no inverno e tem como outros fatores de risco: anomalias craniofaciais (fenda palatina ou com trissomia do 31), imunodeficiências, baixo nível socioeconômico, uso de chupeta, exposição à fumaça de cigarro e frequência em creche.[1] O principal fator protetor é o aleitamento materno.

O quadro clínico é bastante inespecífico em bebês, cursando com febre, irritabilidade e inapetência. Em crianças maiores e adolescentes, a otalgia é o sintoma mais comum, podendo haver otorreia (se ruptura da membrana timpânica – MT). Em ambas as faixas etárias, à otoscopia há alterações que ajudam a diferenciar quadros virais de quadros bacterianos. Em ambas, a MT está opaca e hiperemiada. Todavia, na viral costuma não haver abaulamento, enquanto na bacteriana há abaulamento e, à otoscopia pneumática, redução da complacência da MT.[8] Exames complementares não são necessários para o diagnóstico.

O diagnóstico diferencial é feito com otite média secretora (OMS), que consiste em efusão em orelha média sem outros comemorativos, e com otite externa (OE), que se trata de uma inflamação do canal auditivo externo na ausência de outros sintomas causando otalgia.

Para tratar uma otite média aguda, recomenda-se uso de antibióticos se crianças < 2 anos de idade, ou febre > 39ºC, ou otorreia, ou com história de otalgia intensa nas últimas 48 horas.[1,7] conforme resumido no Quadro 11-1. Sugere-se uso de amoxicilina 50 mg/kg/dia divididos em duas ou três doses. Se OMA prévia nos últimos 30 dias, sugere-se amoxicilina 70-90 mg/kg/dia, amoxicilina-clavulanato 40-60 mg/kg/dia ou aceticefuroxima 30 mg/kg/dia. Se alergia à penicilina, macrolídeos como claritromicina 15 mg/kg/dia em duas doses, ou clindamicina 30-40 mg/kg/dia em três doses são boas opções. Em caso de intolerância à via oral, ceftriaxona 50 mg/kg/dia é uma alternativa.[9]

A opção à antibioticoterapia seria a observação, também chamada de *watchful waiting*, que consiste na observação dos sintomas, com retorno entre 48 e 72 horas.[10] Essa é uma estratégia possível visto que a história natural da OMA é muito favorável; que o Número Necessário para Tratar (NNT) do uso de antibióticos é 4800 para prevenção de complicações como mastoidite; e que é uma infecção muito comum.[10] Estudos nos países que preconizam a observação como tratamento da OMA relatam necessidade de uso de antibióticos (ATB) em apenas um terço (⅓) das crianças. Dada a alta prevalência desta infecção, o alto NNT para prevenção de complicações e os efeitos adversos associados ao uso de antibióticos, a redução de 65% do uso destas drogas é benéfica,[10] sendo a observação a primeira escolha a depender de critérios como idade e gravidade da apresentação clínica (Quadro 11-1).

Quadro 11.1. Sugestões de uso de antibióticos ou observações em crianças com OMA segundo idade e intensidade dos sintomas

	Unilateral	Bilateral	Otalgia importante, febre > 39ºC ou otorreia
< 6 meses	ATB		
6-24 meses	Observar x ATB	ATB	
> 24 meses	Observar x ATB		ATB

Baseado em Marcdante K. Nelson Princípios de Pediatria. (7th edição), capítulo 103. (ATB = antibiótico)

A complicação mais comum é a mastoidite aguda, que consiste na infecção supurativa das células da mastoide. Ela cursa com dor retroauricular, edema e eritema, com deslocamento do pavilhão auricular para baixo e para fora. À TC, há preenchimento das células da mastoide com líquido e pode apresentar ainda erosão óssea. Deve ser tratada com antibiótico sistêmico e realizada drenagem por timpanostomia, com ou sem colocação de tubo de ventilação para prevenir outras complicações. Complicações possíveis, porém, felizmente raras, são perda auditiva, petrosite, paralisia facial, perfuração timpânica, meningite.

São medidas de proteção para a otite média aguda: aleitamento materno exclusivo (AME); cessar tabagismo passivo e imunização contra *S. pneumoniae* (redução de até 40% no risco) e *Influenza* (redução de 30-55% do risco).

FARINGITE AGUDA

A faringite aguda é uma infecção que pode ser causada por vírus (adenovírus, rinovírus, vírus Epstein-Barr [EBV], enterovírus, Herpes-vírus simples [HSV], HIV agudo) ou bactérias, principalmente *Streptococcus pyogenes* (grupo A, beta-hemolítico), mas também *Streptococcus* do grupo C beta-hemolítico, *Francisella tularensis* (cocobacilo Gram-negativo que causa tularemia), *Chlamydophila pneumoniae*, *Mycoplasma pneumoniae*.[1]

A maioria dos casos ocorre na idade escolar e adolescência, com pico no inverno e início da primavera. Eles cursam com odinofagia importante, febre moderada a alta e cefaleia. Sintomas do trato gastrointestinal como náuseas, vômitos e dor abdominal também são frequentes.

À oroscopia, uma faringe eritematosa, com hipertrofia e hiperemia de amígdalas, petéquias no palato mole e úvula pontilhada e edematosa é vista. À palpação, é possível identificar linfonodomegalia cervical anterior. Associação com outros sintomas como tosse, coriza ou ulcerações aftosas em mucosa oral, bem como ausência de febre ou sintomas sistêmicos, sugerem etiologia viral. Alguns diagnósticos diferenciais estão no Quadro 11-2.

Diagnósticos diferenciais de faringite são: abscesso retrofaríngeo ou periamigdaliano, epiglotite, candidíase oral, ulceração autoimune ou doença de Kawasaki. Para a investigação, recomenda-se teste rápido de antígeno estreptocócico em orofaringe, cultura de *swab* amigdaliano (padrão-ouro) ou ambos, já que o exame complementar ajuda a diferenciar a etiologia viral da bacteriana por *Streptococcus pyogenes*. Essa diferenciação é importante, visto que o tratamento de *S. pyogenes* além de reduzir sintomas, tem como principal benefício mitigar complicações supurativas e não supurativas – principalmente a febre reumática, cuja prevenção é possível com início de antibiótico até 9 dias do início da doença.[1]

Alternativas antimicrobianas são penicilina G benzatina IM dose única (primeira escolha), penicilina via oral (VO) ou amoxicilina VO, ambos por 10 dias.[9] As doses preconizadas estão no Quadro 11-3.[11] Em caso de alergia a betalactâmicos, recomenda-se uso de macrolídeo (como claritromicina) ou cefaloesporina de 1ª geração (como cefalexina).[9] Em casos recorrentes, associar clavulanato à amoxicilina é uma opção.[9]

Para os sintomas, o mais comum é usar dipirona ou paracetamol. Recentemente, um estudo espanhol concluiu que o uso de corticoides sistêmicos (dexametasona dose única de single 8-10 mg, ou 0,6 mg/kg) reduz a dor da faringite aguda sem elevar risco de eventos adversos, sendo mais uma opção no arsenal terapêutico.[12]

Possíveis complicações consistem em abscesso parafaríngeo, infecção em espaços cervicais profundos; complicações não supurativas como febre reumática (FR) ou glomerulonefrite difusa aguda (GNDA) e OMA.

Quadro 11.2. Sugestões de uso de antibióticos ou observações em crianças com OMA segundo idade e intensidade dos sintomas

Escarlatina (*S. pyogenes*)	Gengivoestomatite (HSV-1)	Herpangina (enterovírus)	Mononucleose (EBV)	PFAPA (Febre periódica, estomatite aftosa, faringite e adenite cervical)
Palidez perioral (sinal de Filatov), língua em framboesa, exantema áspero difuso, eritema de dobras (sinal de Pastia)	Lesões vesiculares em gengiva e borda dos lábios; febre alta, mal-estar, sialorreia, halitose e linfadenopatia cervical	Início súbito de febre alta, vômitos, cefaleia, mialgia, lombalgia, conjuntivite, inapetência, sialorreia, odinofagia e disfagia. À oroscopia, pápulas pequenas e dolorosas ou vesiculares, podendo romper e evoluir a úlceras	Febre, faringite e linfadenopatia (cervical anterior e posterior, submandibular e, raramente, axilar e inguinal), prolongados. Associados: esplenomegalia (50%), hepatomegalia (10-20%), exantema maculopapular ou urticariforme (10-20%), linfócitos atípicos no hemograma	Síndrome autoimune com episódios de aproximadamente 5 dias de duração de faringite inespecífica, febre em < 5 anos e lesões vesiculares solitárias em boca, que melhoram com corticoide; síndrome usualmente autolimitada

Baseado em Marcdante K. Nelson Princípios de Pediatria. (7th edição), capítulo 103.

Quadro 11.3. Antibióticos usados no tratamento de faringoamigdalite bacteriana, com suas doses e tempo de uso para os diferentes pesos

ATB	Dose	Duração
Penicilina benzatina	< 27 kg = 600.000 UI IM > 27 kg = 1.200.000 UI IM	Dose única
Penicilina V	< 12 anos = 90.000 UI/kg/d VO 8/8 h > 12 anos = 200.000-500.000 UI VO 8/8 h	10 dias
Amoxicilina	≤ 30 kg = 50 mg/kg/d VO 8/8 h ≥ 30 kg = 500 mg VO 8/8 h ou 875 mg VO 12/12 h	10 dias
Cefalexina	25-50 mg/kg/d (máximo 500 mg/dose) VO 6/6 h	
Claritromicina	15 mg/kg/d (máximo 250 mg/dose) VO 12/12 h	10 dias
Amoxicilina-clavulanato	≤ 30 kg = 50 mg/kg/d VO 8/8 h ≥ 30 kg = 500/125 mg VO 8/8 h ou 875/125 mg VO 12/12 h	10 dias

UI = Unidades Internacionais; VO via oral; IM: intramuscular.
Baseado em Piltcher OB, Kosugi EM, Sakano E, Mion O, Testa JR, Romano FR, et al. How to avoid the inappropriate use of antibiotics in upper respiratory tract infections? A position statement from an expert panel. Braz J Otorhinolaryngol. 2018;84:265-79.

Como profilaxia, são recomendados isolamento de pessoas doentes, higiene das mãos e tratamento dos casos – o uso de antibiótico reduz a transmissão em grupos fechados, como creches ou escolas.

Aos pacientes que já tiveram febre reumática, o uso de antibiótico para prevenir recorrência de faringite estreptocócica pode ser recomendado. As opções são: penicilina benzatina a cada 3 semanas (dose de 600.000 UI IM para < 20 kg ou 1.200.000 UI IM para ≥ 20 kg) ou penicilina V 250 mg VO a cada 12 h, todos os dias, se alergia à penicilina, a escolha é sulfadiazina e, se esta também não for uma opção, parte-se à eritromicina. A duração da profilaxia é variável, sempre escolhendo o critério de maior duração para o caso:[13]

- Se paciente com febre reumática sem cardite prévia, fazer profilaxia até 21 anos ou 5 anos após o último surto.
- Se paciente com febre reumática com cardite prévia, insuficiência mitral leve residual ou resolução da lesão valvar, fazer profilaxia até 25 anos ou 10 anos após o último surto.
- Se lesão valvar residual moderada ou severa, até os 40 anos ou por toda a vida.
- Após uma cirurgia valvar, por toda a vida.

CRUPE (LARINGOTRAQUEOBRONQUITE)

Crupe é uma infecção de vias aéreas superiores localizada em laringe e traqueia, principalmente, associada aos vírus *Parainfluenza* 1, 2, 3 e 4 e ao VSR. A doença é mais comum entre os 6 meses e 3 anos, com aumento de incidência no outono e início do inverno. Esta doença cursa com tosse ladrante, rouquidão, estridor inspiratório ou bifásico, febre baixa. Ao exame físico, pode haver desconforto respiratório (tiragens subdiafragmática, intercostal, de fúrcula ou batimento de asa nasal) ou insuficiência respiratória.

Exames complementares não são necessários para diagnóstico. Um sinal clássico é o estreitamento subglótico visto ao RX, conhecido como "sinal da torre". Se solicitado hemograma, a presença de rara leucocitose sugere epiglotite ou traqueíte bacteriana. Testes rápidos para parainfluenza, VSR ou outros vírus também são opções.

Os diagnósticos diferenciais consistem em epiglotite, traqueíte bacteriana, abscesso parafaríngeo, aspiração de corpo estranho, laringomalácia, estenose subglótica, hemangioma, anel vascular, paralisia de corda vocal, entre outros. Alguns fatores de distinção estão citados no Quadro 11-4.

O manejo consiste em evitar a manipulação da criança, tentando mantê-la calma, visto que o choro turbilhona o ar e aumenta o desconforto respiratório. Manter a criança no colo do cuidador é uma estratégia efetiva. Algumas medicações também podem ser feitas, como corticoide IM ou VO ou epinefrina inalatória. A escolha das drogas é com base na gravidade do quadro, conforme explicado no Quadro 11-5.

O corticoide mais recomendado é a dexametasona, por ter ação por mais de 48 horas, permitindo a administração de dose única. Recomenda-se uma dose entre 0,15 mg/kg (crupe leve) até 0,6 mg/kg (crupe grave).[14] No entanto, outras referências[15] também citam uso de prednisolona 2 mg/kg/dia VO em 2 ou 3 doses diárias, por aproximadamente 3 dias. Quanto à nebulização com epinefrina, o recomendado é de 0,5 mL/kg de epinefrina não diluída, com máximo de 5 mL (5 ampolas)[15] A epinefrina reduz o edema subglótico entre 10-30 e 60-90 minutos, podendo haver efeito rebote após esse período, o que torna necessário manter o paciente em observação por 2-3 horas.[15] A depender da evolução clínica do paciente, é possível,

Quadro 11.4. Diagnósticos diferenciais do crupe viral ou laringotraqueobronquite

	Epiglotite	Traqueíte bacteriana	Crupe espasmódico
Definição e agentes	Rara, causada por *S. pyogenes*, *S. aureus* ou *Haemophilus influenzae* tipo B nos não imunizados	Superinfecção bacteriana rara após crupe viral, geralmente por *S. aureus*	Etiologia incompreendida, podendo ser alérgica
Quadro clínico	Posição do tripé. Insuficiência respiratória aguda (horas)	Insuficiência respiratória aguda (dias), com tosse e muito estridor	Início súbito de sintomas de crupe à noite, sem pródromos significativos, com melhora súbita. Pode ser recorrente.
Diagnóstico	**RX de pescoço**: sinal do polegar (espessamento da epiglote) **Laringoscopia**: edema e inflamação supraglótica	Pródromos de laringotraqueobronquite que pioram	Paciente costuma chegar assintomático, sem alterações de EF ou exames complementares
Conduta	Intubação orotraqueal, antibiótico	Intubação orotraqueal, antibiótico	Inalação com ar umidificado ou frio

Adaptado de Marcdante K. Nelson Princípios de Pediatria. (7th edição), capítulo 107.

Quadro 11.5. Tratamento do crupe viral segundo gravidade

	Clínica	Conduta
Leve	Ausência de estridor em repouso. Retrações ausentes ou leves	Considerar dexametasona*
Moderada	Estridor em repouso, retrações em repouso; pouca/nenhuma agitação	O_2; epinefrina nebulizada** e dexametasona*; jejum **Considerar**; heliox (He + O_2) para doença grave se FiO_2 necessária < 40%
Grave	Estridor inspiratório e expiratório (este ocasional), agitação, entrada de ar reduzida	
Desconforto respiratório intenso	Tosse seca (fraca se redução do esforço respiratório), estridor em repouso, retrações	Alta FiO_2 (máscara não reinalante se possível); dexametasona; IOT se indicado (tubo menor que o previsto) **Ambu**: se $SatO_2$ < 90% com FiO_2 100% ou RNC
Insuficiência respiratória ou parada respiratória iminente	Movimento de ar insuficiente à ausculta, letargia, RNC, palidez/cianose a despeito de O_2	

O_2: oxigênio; FiO_2: fração inalada de oxigênio; IOT: intubação orotraqueal; $SatO_2$: saturação de oxigênio; RNC: rebaixamento do nível de consciência.
Baseado em Pediatric Advanced Life Support (PALS).

se necessário, repetir a inalação a cada 20 minutos por até 1-2 horas, o que acontece, principalmente, nos casos graves.[15]

Possíveis complicações são pneumonia viral (1-2%) e traqueíte bacteriana. Essa doença pode ser prevenida com restrição de contato e higiene das mãos.

COQUELUCHE

Coqueluche é uma doença bacteriana causada por infecção por *Bordetella pertussis*, bacilo gram-negativo. Ela é, atualmente, menos comum devido à vacinação. No entanto, a incidência aumentou um pouco nos últimos anos, com a redução das taxas de imunização. Também é uma condição possível em < 4 meses, ainda não totalmente imunizados.

O quadro clínico cursa com os seguintes três períodos:[1]

1. *Incubação:* dura de 7 a 10 dias.
2. *Catarral (1-2 semanas):* rinorreia, febre baixa; quadro inespecífico; quadro pode abrir com apneia nos lactentes jovens.
3. *Paroxístico (2-4 semanas):* tosse em paroxismos na expiração seguida de inspiração forçada contra glote estreitada, com som de "guincho"; vômitos podem seguir a tosse.
4. *Convalescença:* redução progressiva dos sintomas; tosse seca pode durar de semanas a meses, mesmo nos adultos.

Em lactentes, o quadro pode ser diferente, predominando apneia, choque, bradicardia e crises de cianose. Comemorativos como febre, exantema, taquipneia, sibilos, estertores, neutropenia, neutrofilia ou atipia linfocitária afastam esse diagnóstico.[1,15]

Exames complementares podem ajudar no diagnóstico. Um hemograma com grande linfocitose sem desvio à esquerda é sugestivo de coqueluche. Exames mais específicos são possíveis, como cultura de *swab* de nasofaringe (difícil dado o lento crescimento bacteriano); PCR para *B. pertussis* (menos sensível nos previamente imunizados). O RX característico da doença evidencia atelectasia segmentar pulmonar e infiltrado peri-hilar. Algumas bactérias podem causar casos semelhantes, como *Bordetella parapertussis* (doença semelhante, menos intensa e não prevenível pela vacina DTP), *Mycoplasma pneumoniae*, *Chlamydia pneumoniae*, *Chlamydophila pneumoniae*, adenovírus e VSR.

O tratamento preferencial é feito com macrolídeos, sendo o fármaco sulfametoxazol-trimetoprima uma alternativa. A posologia da azitromicina em menores de 6 meses é de 10 mg/kg/dia uma vez ao dia por 5 dias, sendo que em > 6 meses a dose é de 10 mg/kg/dia (máximo 500 mg) no primeiro dia e, do segundo ao quinto dia, 5 mg/kg/dia. Seu principal objetivo é prevenir a transmissão da doença, tanto de forma hospitalar quanto domiciliar.[16]

Possíveis complicações da coqueluche são atelectasia por rolha de muco, pneumomediastino, pneumotórax, enfisema intersticial/subcutâneo, epistaxe, hérnias, hemorragia retiniana ou subconjuntival, otite média, sinusite e encefalopatia (rara, com risco de sequelas permanentes).[1]

A prevenção primária é feita com a vacina DTP (contra difteria, *B. pertussis* e tétano) e suas variantes (DTPa, dTPa etc.), recomendada pelo Plano Nacional de Imunização (PNI) de 2024 aos 2, 4, 6 e 15 meses, com reforço aos 4 anos.[17] Essa vacina é recomendada também na gestação. Além disso, como prevenção secundária, são opções: macrolídeos (azitromicina por 5 dias), DTPa aos < 7 anos e dTpa aos 7-10 anos não totalmente imunizados.[1]

MAPA MENTAL

Alguns dos diagnósticos mencionados no texto e suas respectivas informações estão ilustrados no mapa mental (Fig. 11.3). Para mais informações sobre infecções de vias aéreas inferiores (IVAI), consultar o capítulo correspondente.

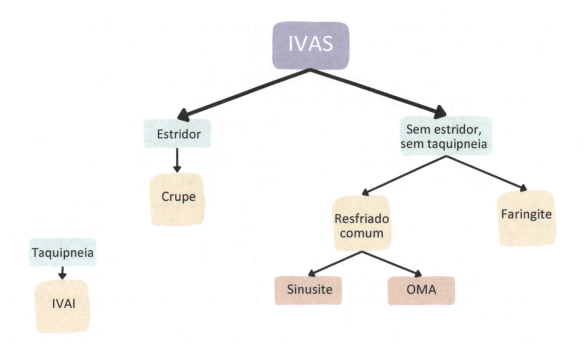

Fig. 11-3. Mapa mental. Diagnósticos diferenciais de IVAS e suas respectivas complicações.

PONTOS-CHAVE

- Não são recomendados expectorantes, supressores da tosse, pastilhas ou *spray* de zinco e inalação a todas as crianças com resfriado comum. Além disso, deve-se evitar anti-histamínicos e descongestionantes nas menores de 6 anos.
- Na sinusite aguda, o uso de exames de imagem, portanto, não tem valor diagnóstico ou prognóstico e não é recomendado, sendo o diagnóstico essencialmente clínico.
- Nem todas as crianças com OMA requerem tratamento com antibióticos.
- A hiperemia de membrana timpânica à otoscopia pode ser por inflamação da mucosa, devendo haver abaulamento para caracterização de OMA.
- Sempre que houver testes positivos para *S. pyogenes*, há indicação de antibióticos como prevenção de febre reumática, o que é possível com início de antibiótico até 9 dias do início da doença, sendo possível aguardar o resultado de culturas para tal prescrição medicamentosa.
- Sempre que uma criança com laringotraqueobronquite apresentar estridor em repouso, está indicada a nebulização com epinefrina. Nos demais, apenas a dexametasona é suficiente.
- Coqueluche é prevenível, mas sua incidência é crescente e deve ser considerada como possível etiologia em crianças com apneia.

REFERÊNCIAS BIBLIOGRÁFICAS

1. Marcdante K. Nelson Princípios de Pediatria. 7. ed. Grupo GEN; 2016. Capítulos 98, 99 e 102 a 108.
2. Giuseppe C, Mauro P, Perna S, Rondanelli M, Dántona G, Negro M, et al. The Long History of Vitamin C: From Prevention of the Common Cold to Potential Aid in the Treatment of COVID-19 [Internet]. 2020. Disponível em: https://www.frontiersin.org/journals/immunology/articles/10.3389/fimmu.2020.574029/full. Acesso em 7 abril 2024.
3. Lieu JEC, Feinstein AR. Confirmations and Surprises in the Association of Tobacco Use With Sinusitis [Internet]. 2000. Disponível em: https://jamanetwork.com/journals/jamaotolaryngology/fullarticle/405202. Acesso em 7 abril 2024.
4. Wald ER. Clinical practice guideline for the diagnosis and management of acute bacterial sinusitis in children aged 1 to 18 [Internet]. Pediatrics; 2013. Disponível em: www.pediatrics.org/cg/doi/10.1542/peds.2013-1071. Acesso em 7 abril 2024.
5. Suwannawong D, Seresirikachorn K, Aeumjaturapat S, Chusakul S, Kanjanaumporn J, Ruksakul W, et al. Predicting bacteria causing acute bacterial rhinosinusitis by clinical features [Internet]. Braz J Otorhinolaryngol. 2020. Disponível em: https://www.sciencedirect.com/science/article/pii/S1808869418304452?via%3Dihub. Acesso em 7 abril 2024.
6. Anselmo-Lima WT, Tamashiro E, Valera FCP. Tratamento atual da rinossinusite aguda [Internet]. 2016. Disponível em: https://www.spsp.org.br/site/asp/recomendacoes/Rec78_Otorrino.pdf. Acesso em 7 abril 2024.
7. Offcial Journal of the European and International Rhinologic Societies and of the Confederation of European ORL-HNS. (2020). European Position Paper on Rhinosinusitis and Nasal Polyps. Associação Brasileira de Otorrinolaringologia e Cirurgia Cérvico-Facial. Disponível em: https://aborlccf.org.br/wp-content/uploads/2023/03/epos2020-pt.pdf
8. Francesco RCD, Moricz RD de,,Marone S. Otite Média Aguda em pediatria – diagnóstico e tratamento [Internet]. 2016 [citado 2024 Abr 8]. Disponível em: https://www.spsp.org.br/site/asp/boletins/AT3.pdf
9. Sociedade Brasileira de Pediatria. (n.d.). *Antimicrobianos na Prática Clínica Pediátrica – Guia Prático para Manejo no Ambulatório, na Emergência e na Enfermaria*. https://www.sbp.com.br/fileadmin/user_upload/img/fasciculos_curso_PDF/Fasciculo-14.pdf
10. Lieberthal AS, Carroll AE, Chonmaitree T, Ganiats TG, Hoberman A, Jackson MA, et al. The diagnosis and management of Acute Otitis Media. American Academy of Pediatrics. Disponível em: https://publications.aap.org/pediatrics/article/131/3/e964/30912/The-Diagnosis-and-Management-of-Acute-Otitis-Media?autologincheck=redirected
11. Piltcher OB, Kosugi EM, Sakano E, Mion O, Testa JR, Romano FR, et al. How to avoid the inappropriate use of antibiotics in upper respiratory tract infections? A position statement from an expert panel. Braz J Otorhinolaryngol. 2018;84:265-79.
12. Alarcón-Andrade G, Bravo-Soto G, Rada G. Are systemic corticosteroids useful for the management of acute pharyngitis? [Internet]. 2017. Disponível em: https://pubmed.ncbi.nlm.nih.gov/29286352/. Acesso em 8 abril 2024.
13. Diretrizes Brasileiras para o diagnóstico, Tratamento e Prevenção da Febre Reumática [Internet]. Sociedade Brasileira de Cardiologia - SBC; 2009. Disponível em: https://www.scielo.br/j/abc/a/BgMJ45rh8cKSsHpK7bTbjwM/?lang=pt#
14. Crupe Viral e Bacteriano [Internet]. 2017 [citado 2024 Mai 2]. Disponível em: https://www.sbp.com.br/fileadmin/user_upload/2017/01/Emergncia-Crupe-Viral-e-Bacteriano.pdf. Acesso em 8 abril 2024.
15. American Heart Association. Manual de Suporte Avançado de Vida em Pediatria para Profissionais de Saúde. Texas: AHA; 2020 [citado 9 Abr 2024]. Parte 08 – Tratamento de desconforto e de insuficiência respiratória. Acesso em 9 abril 2024.
16. Sociedade de Pediatria de São Paulo. Coqueluche: Recomendações Atuais [Internet]. Dez 2014 [citado 2024 Abr 8]. Disponível em: https://www.spsp.org.br/site/asp/recomendacoes/Rec_71_Infecto.pdf. Acesso em 8 abril 2024.
17. Ministério da Saúde (BR). Calendário de Vacinação [Internet]. Disponível em: https://www.gov.br/saude/pt-br/vacinacao/calendario. Acesso em 8 abril 2024.

Acesse aqui as respostas das questões norteadoras deste capítulo:

CAPÍTULO **12**

Doenças infecciosas agudas do trato respiratório inferior

Larissa Leal Freitas | Marina Buarque de Almeida

❖ OBJETIVOS DE APRENDIZAGEM

1. Identificar os principais agentes etiológicos da bronquiolite viral aguda, quadro clínico e manejo da doença.
2. Listar os principais agentes etiológicos das pneumonias agudas adquiridas na comunidade, incluindo as pneumonias atípicas.
3. Orientar o manejo adequado das pneumonias adquiridas em comunidade sem ou com complicações.
4. Conhecer as medidas preventivas para os quadros de bronquiolite viral aguda e de pneumonia adquirida na comunidade.

CASO CLÍNICO

Lactente de 9 meses, sem comorbidades prévias, iniciou quadro de coriza, obstrução nasal e febre baixa. Irmão de 3 anos, que frequenta creche, estava resfriado há poucos dias. No terceiro dia de sintomas, os pais notaram respiração mais rápida e buscaram atendimento médico. Ao exame físico, o lactente apresentava-se em bom estado geral, corado, hidratado, acianótico, eupneico em ar ambiente, sem sinais de desconforto respiratório. Na ausculta pulmonar foram observados sibilos esparsos, sem outros ruídos adventícios. Foi diagnosticado com bronquiolite viral aguda e, como não apresentava critérios para internação, foi receitado antitérmico e lavagem nasal, além de orientações sobre sinais e sintomas de alarme.

Depois de 5 dias da consulta com o pediatra, o lactente voltou a ter febre, porém com temperaturas mais altas, e os pais referem que ele voltou a respirar mais rápido do que o normal. Na nova consulta, o pediatra constatou que o paciente estava ativo e reativo, sem sinais de irritabilidade, corado, hidratado, acianótico e com temperatura de 38,8°C. Ausculta cardíaca sem alterações, paciente bem-perfundido, com frequência cardíaca de 135 bpm. No exame pulmonar, apresentava murmúrios vesiculares presentes bilateralmente, com crepitações predominando em terço superior de hemitórax direito na ausculta, frequência respiratória de 60 irpm, sem tiragens, e saturação de oxigênio de 97% em ar ambiente. Restante do exame físico sem alterações. Após realização de antitérmico, foi receitado antibioticoterapia para uso domiciliar, o lactente recebeu alta com orientação de retorno para reavaliação em 48 a 72 horas.

Questões Norteadoras

1. Qual o principal agente etiológico relacionado a bronquiolite viral aguda?
2. Quais dados sugerem que o diagnóstico inicial tenha sido bronquiolite viral aguda?

3. Quais achados que, se presentes, poderiam sugerir necessidade de internação na primeira consulta do lactente?
4. Quais são as medidas preventivas possíveis para quadros de bronquiolite viral aguda?
5. Durante a segunda consulta do lactente, qual foi o provável diagnóstico realizado? E qual o agente etiológico mais provável deste caso?
6. Havia necessidade de realizar algum exame complementar para realizar o diagnóstico no segundo atendimento? Quais seriam os achados sugestivos desse quadro na radiografia e na ultrassonografia *point of care* (POCUS) de tórax?
7. O paciente tinha indicação de internação quando retornou ao atendimento? Por quê?
8. Qual foi a escolha mais provável de antibioticoterapia domiciliar? Se o lactente tivesse apresentado um quadro grave e sido internado, qual seria a primeira opção indicada de antibioticoterapia?
9. Quais as medidas preventivas possíveis para o quadro apresentado posteriormente?

BRONQUIOLITE

Introdução

A bronquiolite viral aguda (BVA) é uma das principais causas de hospitalização, entre os quadros respiratórios infecciosos, no primeiro ano de vida.[1] Ela é uma condição clínica heterogênea e, por isso, não há consenso em sua definição, sendo alvo recente de discussões sobre sua nomenclatura, com a proposta de denominação como síndrome da bronquiolite.[2]

Atualmente, tem sido descrita como uma doença respiratória aguda de etiologia viral, caracterizada por inflamação dos bronquíolos e dos tecidos circundantes do trato respiratório inferior. Muitas vezes é referida como o primeiro evento de sibilância associado a uma infecção viral em lactentes.[3]

Epidemiologia e Etiologia

A bronquiolite acomete principalmente crianças menores de 2 anos, com maior prevalência nos primeiros 6 meses de vida. Tal quadro ocorre de acordo com o padrão sazonal de cada agente etiológico, sendo mais frequente nos meses de outono e inverno.[3]

O principal agente etiológico desta patologia é o vírus sincicial respiratório (VSR). No entanto, há outros agentes conhecidos, como: rinovírus, metapneumovírus, bocavírus, adenovírus, coronavírus, *influenza* e parainfluenza.[4]

Quadro Clínico

O quadro clínico da BVA se inicia, tipicamente, com sintomas de infecção de vias aéreas superiores, como: coriza hialina, espirros e obstrução nasal. A febre pode estar presente durante essa fase prodrômica, mas não é mandatória. Em lactentes jovens ou em prematuros, a bronquiolite pode ter uma apresentação atípica, sem pródromos, apenas com apneia como sintoma.[4] Conforme a infecção progride para o trato respiratório inferior, a criança pode apresentar febre, taquidispneia e tosse mais intensa, que eventualmente pode levar a episódios de vômitos.

No exame físico, os achados mais frequentes são taquipneia, sibilância à ausculta e tempo expiratório prolongado. Também é possível a presença de sinais de desconforto respiratório, como tiragens (subcostais, intercostais e supraclaviculares) e batimento de aletas nasais. Em casos mais graves, o lactente pode apresentar cianose, apneia e até mesmo insuficiência respiratória aguda.[3]

Diagnóstico

O diagnóstico de BVA é essencialmente clínico, com base em critérios clínicos e epidemiológicos. Os exames complementares não são necessários para o diagnóstico, tendo maior utilidade em quadros mais graves e/ou quando há dúvida diagnóstica.[1]

A radiografia de tórax (RxT) pode apresentar-se normal ou com achados inespecíficos como hiperinsuflação, retificação do diafragma ou atelectasias. Os exames laboratoriais como hemograma e eletrólitos também apresentam alterações inespecíficas, tendo sua importância reservada para casos que cursam com suspeita de desidratação ou sepse (Fig. 12-1).[1,3,4]

Testes de detecção viral não são essenciais, todavia, o conhecimento do agente etiológico pode ajudar a direcionar o tratamento e a diminuir o uso desnecessário de antibióticos. Além disso, os painéis virais podem auxiliar em decisões relacionadas à prevenção da transmissão do vírus em ambiente hospitalar: de

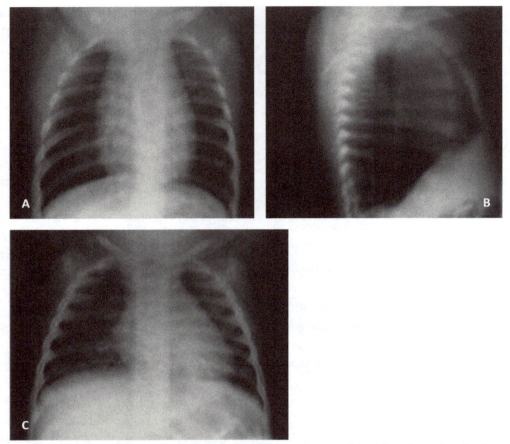

Fig. 12-1. (A-C) Radiografias de tórax com sinais de hiperinsuflação pulmonar. (**A**) e (**C**) Radiografias de tórax póstero-anterior com retificação de arcos costais e do diafragma; (**B**) Radiografia de tórax em perfil com aumento do diâmetro ântero-posterior e presença de ar anterior ao coração.

(Fonte: Amantéa SL. Bronquiolite Viral Aguda. In: Sociedade brasileira de pediatria (SBP) Tratado de Pediatria. 4. ed. Vol. 2. São Paulo: Editora Manole; 2017. p. 1724.)

acordo com o agente identificado, é possível realocar os pacientes e determinar tipos de isolamentos. A técnica de detecção viral mais utilizada, para isso, é a reação em cadeia de polimerase (RT-PCR).[1,3]

Entre os diagnósticos diferenciais de BVA, temos: sibilância recorrente, pneumonias adquiridas na comunidade (PAC), coqueluche, aspiração de corpo estranho e exacerbações de doenças pulmonares ou de doenças cardíacas crônicas.

Manejo

Ao atender uma criança com queixa compatível com um quadro de bronquiolite, devemos começar pela avaliação inicial da criança, seguida de uma anamnese e um exame físico direcionados completos. Informações como: tempo de sintomas, antecedentes prévios, situação vacinal e exposição a ambientes com outras crianças infectadas (p. ex.: creches) podem ajudar a definir algumas hipóteses diagnósticas.

A decisão entre o manejo domiciliar e o hospitalar vai depender de alguns critérios. Deve-se optar por internação hospitalar se:[5]

- Lactente hipoativo, prostrado, com rebaixamento do nível de consciência.
- Presença de apneia.
- Desconforto respiratório importante.
- Hipoxemia (saturação de oxigênio < 92% persistente).
- Ingesta alimentar inadequada e/ou ausência de diurese durante 12 horas.
- Presença de comorbidades como: cardiopatias, imunodeficiências, doenças neuromusculares, doenças pulmonares crônicas.
- Idade inferior a 3 meses.
- História de prematuridade (principalmente se menor do que 32 semanas).
- Vulnerabilidade social.

No manejo domiciliar, as medidas de suporte são a base da conduta. Deve-se administrar antitérmicos em casos de febre e realizar higiene nasal por meio da lavagem com soro fisiológico. Esta reduz os sintomas relacionados à obstrução das vias aéreas superiores podendo até ser necessária a aspiração superficial das narinas. Ademais, é imprescindível orientar sobre hidratação e nutrição adequadas. Os cuidadores responsáveis pela criança também devem ser orientados sobre os sinais e sintomas de alarme e sobre a necessidade de procurar atendimento médico imediato na presença destes.[5]

São sinais e sintomas de alarme: taquipneia, piora das retrações torácicas, batimento de asa de nariz, cianose, diminuição da aceitação alimentar e da diurese.

No manejo hospitalar, a oxigenoterapia pode ser oferecida em pacientes com hipoxemia (saturação de oxigênio < 90-92%)[5] e/ou com desconforto respiratório. A depender da gravidade da insuficiência respiratória é recomendado fornecer suporte ventilatório não invasivo (cateter nasal de alto fluxo, CPAP, BIPAP) ou suporte ventilatório invasivo (intubação orotraqueal com ventilação mecânica). Caso a criança não consiga manter seu aporte hídrico, pode ser necessária hidratação parenteral.

Não é recomendado o uso de broncodilatadores, corticoesteroides, antibióticos, soluções orais descongestionantes, anti-histamínicos ou mucolíticos, dado que não foram encontrados benefícios claros relacionados ao uso dessas medicações.[5]

Complicações

A maioria dos quadros de bronquiolite viral aguda é leves e autolimitada. Entretanto, quadros graves e complicações podem acontecer, especialmente em lactentes de maior risco, como recém-nascidos, prematuros, cardiopatas, pacientes com imunodeficiência e portadores de doenças pulmonares crônicas.[3] As complicações agudas possíveis incluem insuficiência respiratória, atelectasias, pneumotórax, pneumonia e distúrbios hidroeletrolíticos.[1,3]

Com relação a complicações a longo prazo, alguns estudos afirmam que quadros BVA graves causados pelo VSR são um fator de risco para sibilância recorrente, especialmente nas primeiras décadas de vida, por desencadear uma hiperreatividade brônquica de longa duração.[3]

Também é possível destacar a bronquiolite obliterante pós-infecciosa (BOPI) como uma complicação crônica e rara da BVA. Esta manifesta-se como uma doença pulmonar obstrutiva, com obliteração parcial ou total das pequenas vias aéreas, como consequência de uma grave lesão do trato respiratório inferior, geralmente causada pelo adenovírus.[1]

Prevenção

As principais medidas de prevenção da bronquiolite envolvem a diminuição da exposição aos agentes infecciosos causadores da doença e a imunização. Medidas como: incentivar o aleitamento materno, orientar a higienização adequada das mãos e evitar a exposição das crianças a pessoas doentes ou a potenciais irritantes das vias aéreas (como o tabaco), ajudam a reduzir o número de casos de BVA e suas complicações. Dentro do ambiente hospitalar, as medidas de higiene e precaução de contato corretas garantem o controle da disseminação da doença.[3,5]

Até o presente momento não existem vacinas para serem utilizadas nos lactentes como prevenção de bronquiolite viral aguda. Entretanto, já existe uma vacina que pode ser usada em gestantes com o desfecho de proteção contra o VSR nos primeiros 6 meses de vida do bebê.[6] Para lactentes de alto risco que preencham determinados critérios, existe a opção de imunização passiva com o anticorpo monoclonal palivizumabe, indicada para prevenir quadros graves de BVA, causada pelo VSR.[5]

O Ministério da Saúde (MS) disponibiliza palivizumabe para crianças de acordo com os critérios abaixo:[7]

- Crianças prematuras nascidas com idade gestacional ≤ 28 semanas e com idade inferior a 1 ano.
- Crianças com idade inferior a 2 anos com doença pulmonar crônica da prematuridade (displasia broncopulmonar) ou doença cardíaca congênita com repercussão hemodinâmica demonstrada.

A Sociedade Brasileira de Pediatria (SBP) inclui também, além dos grupos estabelecidos pelo MS, os bebês prematuros nascidos entre 29 e 31 semanas e 6 dias de idade gestacional, baseando-se em evidências que demonstram que este grupo também é vulnerável a desenvolver formas graves da infecção, especialmente nos primeiros 6 meses de vida.[5]

O palivizumabe, nestes casos, deve ser administrado na posologia de 15 mg/kg, via intramuscular (IM), uma vez por mês, de acordo com o período de sazonalidade do VSR de cada região do Brasil. A primeira dose deve ser administrada 1 mês antes do início da estação do vírus e, as aplicações subsequentes devem ser administradas durante este período, até o máximo de 5 doses, com 30 dias de intervalo entre elas.[5]

Já existe no exterior, e em breve chegará ao Brasil, o nirsevimabe, uma outra forma de imunização passiva que apresenta a vantagem de cada dose manter boa cobertura por 150 dias, o que torna uma única dose por sazonalidade do vírus eficiente.[8] Ainda aguardamos definições governamentais para saber para qual grupo de lactentes tal proteção estará indicada.

PNEUMONIAS ADQUIRIDAS NA COMUNIDADE

Introdução

A pneumonia pode ser definida, de maneira simplista, como uma doença caracterizada pela inflamação do parênquima pulmonar, onde ocorre acúmulo de material dentro dos alvéolos, geralmente secundário a uma infecção, mais comumente bacteriana. Pneumonia adquirida na comunidade (PAC) é o termo que se refere às pneumonias que acometem crianças não hospitalizadas no último mês, ou seja, que estão colonizadas por agentes provenientes dos ambientes que elas frequentam e não por agentes hospitalares.[9]

Esta doença é uma das principais causas de morte evitável em crianças menores do que 5 anos no mundo[10], apesar de a mortalidade, morbidade e o número de internações ter diminuído nos últimos anos, especialmente após a introdução das vacinas conjugadas pneumocócicas 10 e 13-valente.[10,11]

Etiologias

Os agentes etiológicos que causam a PAC variam de acordo com a idade, as comorbidades do paciente e a sazonalidade.[9] O diagnóstico etiológico presumido nos quadros de PAC guia-se pelos agentes mais comuns de acordo com cada faixa etária. Os vírus são responsáveis pela maioria dos casos de pneumonia, em torno de 90% até 1 ano de idade e 50% em escolares. Os mais prevalentes são VSR, rinovírus, metapneumovírus, adenovírus, *influenza*, parainfluenza e coronavírus.[12]

Com relação às pneumonias bacterianas, responsáveis pela maior gravidade e mortalidade por PAC na infância, o *Streptococcus pneumoniae* (pneumococo) é o agente mais comum (Quadro 12-1).

Quadro 12.1. Principais agentes etiológicos de pneumonia adquirida na comunidade, de acordo com a faixa etária

Faixa etária	Agentes
Até 2 meses	Estreptococo do grupo B, enterobactérias, *Listeria monocytogenes*, *Chlamydia trachomatis*, *Staphylococcus aureus*, vírus
2 meses a 6 meses	*Chlamydia trachomatis*, *Ureaplasma urealyticum*, vírus, *Streptococcus pneumoniae*, *Staphylococcus aureus*, *Bordetella pertussi*
7 meses a 5 anos	Vírus, *Streptococcus pneumoniae*, *Haemophilus influenzae*, *Staphylococcus aureus*, *Mycoplasma pneumoniae*, *Mycobacterium tuberculosis*
Acima de 5 anos	*Mycoplasma pneumoniae*, *Streptococcus pneumoniae*, *Chlamydophila pneumoniae*, *Mycobacterium tuberculosis*

Fonte: Adaptado de Souza ELS, Morcillo AM, Fraga AMA, Fischer GB, Augusto MC. Pneumonias Comunitárias. In: Sociedade Brasileira de Pediatria. Tratado de Pediatria. 5. ed. Rio de Janeiro: SBP; 2021. v. 2, seção 29, cap. 3. Disponível em: VitalSource Bookshelf. Acesso em: 2 maio 2024.

Nas crianças maiores do que 5 anos, os agentes *Mycoplasma pneumoniae*, *Chlamydophila pneumoniae* e *Legionella pneumophila* tornam-se mais comuns, sendo os principais agentes etiológicos das denominadas pneumonias atípicas.[11]

Quadro Clínico

O quadro clínico das PAC é variado e inespecífico. Geralmente, é precedido por uma infecção viral de vias superiores e, em seguida, a criança evolui para um quadro de taquipneia, tosse e febre. Em crianças muito pequenas com infecção por *Chlamydia trachomatis*, *Bordetella pertussis* ou *Ureaplasma*, a febre pode não se apresentar como um dos sintomas (Quadro 12-2).[10,11,13]

Algumas crianças podem apresentar prostração, diminuição do apetite, dor torácica, dor abdominal (principalmente quando há envolvimento dos lobos pulmonares inferiores), além de sinais de esforço respiratório, como tiragens e batimento de aletas nasais. Toxemia, prostração, palidez e cianose associadas ao desconforto respiratório são sinais de gravidade da doença.[10,11]

Quadro 12.2. Valores de corte para taquipneia de acordo com cada faixa etária

< 2 meses: FR ≥ 60 irpm
2-11 meses: FR ≥ 50 irpm
1-4 anos: FR ≥ 40 irpm

FR: frequência respiratória; irpm: incursões respiratórias por minuto.

Fonte: Organização Mundial da Saúde (OMS). Case management of acute respiratory infections (ARI). Children in developing countries. HPM/ARI/WHO/89. 1989. p. 10.

Diagnóstico

O diagnóstico de pneumonia é clínico. Um quadro clínico compatível é suficiente para formular a hipótese diagnóstica de PAC, apesar de não conseguir distinguir entre etiologia viral e bacteriana. Exames complementares podem auxiliar no processo diagnóstico, principalmente em pacientes com quadros de pneumonia grave.[11,13]

A radiografia de tórax não precisa ser obrigatoriamente realizada para o diagnóstico de pneumonia em crianças sem sinais de gravidade. Quando é realizada em crianças com PAC, geralmente são obtidas imagens em duas incidências (posteroanterior e perfil) e podem apresentar alterações como: opacidades alveolares, consolidações lobares, atelectasias e espessamentos de paredes brônquicas. Este é um exame útil em casos de dúvida diagnóstica ou hipótese de complicações da pneumonia (Fig. 12-2).[10,11,13]

O ultrassom *point of care* (POCUS) pode ser bastante vantajoso para corroborar a hipótese de PAC ou para identificar algumas de suas complicações, como derrames parapneumônicos. Apesar de ser um método operador-dependente, ele oferece praticidade e agilidade, quando disponível.[14]

Alguns achados possíveis nesse exame são: presença de consolidações pulmonares, broncogramas aéreos,

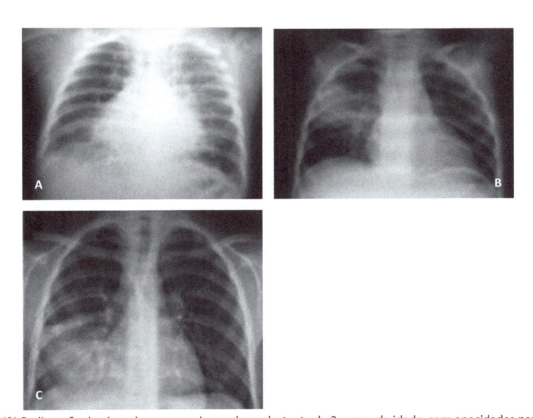

Fig. 12-2. (**A**) Radiografia de tórax de pneumonia aguda em lactente de 2 meses de idade, com opacidades paracardíacas difusas e sorologia positiva para *C. trachomatis*. (**B**) Radiografia de tórax de pneumonia aguda em paciente de 3 anos de idade, com opacidade mal delimitada em lobo superior direito e hemocultura positiva para *S. pneumoniae*. (**C**) Radiografia de tórax de pneumonia atípica em escolar de 7 anos de idade, com opacidade bem definida em lobo médio e sorologia positiva para *Mycoplasma pneumoniae*.

(Fonte: Rodrigues JC, Silva Filho LVRF. Pneumonias agudas adquiridas na comunidade. In: Doenças respiratórias. 3. ed. Coleção Pediatria. São Paulo: Editora Manole; 2019. Disponível em: VitalSource Bookshelf. Acesso em: 2 maio 2024.)

presença de linhas B (geralmente ≥ 3 linhas por espaço intercostal), irregularidades pleurais, hepatização pulmonar, deslizamento pleural reduzido ou ausente e derrame pleural.[14] Alguns destes achados estão exemplificados e descritos na Figura 12-3.

A tomografia computadorizada (TC) de tórax é um exame raramente indicado para a avaliação das pneumonias agudas na infância, sendo reservada para alguns quadros complicados, falha terapêutica ou comorbidades subjacentes.[10]

Os métodos para identificação do agente etiológico, como painéis moleculares para identificação de vírus e bactérias e as sorologias específicas, têm sido mais disponíveis, logo, mais frequentes. Esses têm grande valia para condutas mais direcionadas: tanto para evitar o uso de antibióticos desnecessários, como para a

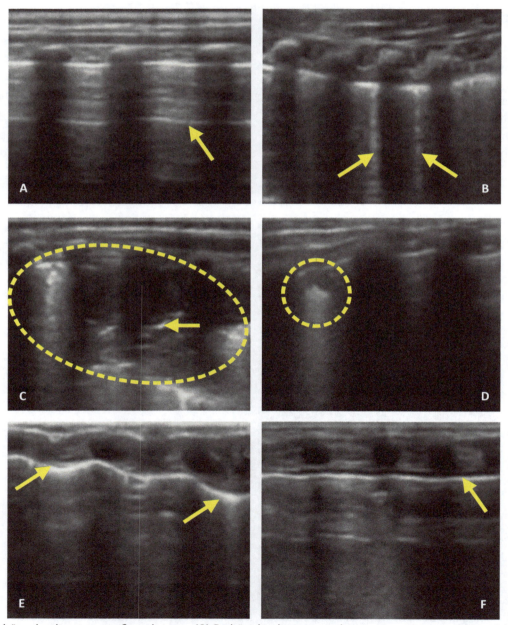

Fig. 12-3. Padrões de ultrassonografia pulmonar. (**A**) Padrão de ultrassom pulmonar negativo com linhas A (seta). Padrão de ultrassom positivo com: (**B**) presença de linhas B (setas); (**C**) consolidação e broncogramas ultrassonográficos (seta); (**D**) pequena consolidação; (**E**) anormalidade da linha pleural com espessamento e irregularidade (setas); e (**F**) derrame pleural (seta).

(Fonte: De Varshney T, Mok E, Shapiro AJ, et al: Point-of-care lung ultrasound in young children with respiratory tract infections and wheeze, Emerg Med J. 2016;33(9):603-610.)

escolha mais apropriada de antibioticoterapia para o agente bacteriano isolado. Contudo, é importante ressaltar a alta prevalência de infecções mistas por vírus e bactérias nos quadros de PAC, que deve ser levada em consideração para escolha terapêutica.

Manejo

Como em todo atendimento médico pediátrico, ao avaliarmos a criança com quadro suspeito de PAC, devemos realizar a avaliação inicial da criança, anamnese e exame físico completos. A maioria dos quadros leves podem ser manejados ambulatorialmente, mas a presença de algum dos critérios abaixo determinam a necessidade de internação hospitalar:[10,11,13]

- Hipoxemia (saturação de oxigênio < 92%).
- Desconforto respiratório moderado a grave.
- Toxemia.
- Alterações do estado mental.
- Incapacidade de manter hidratação ou alimentação por via oral.
- Crianças < 2 meses.
- Presença de comorbidades (doenças pulmonares crônicas, anemia falciforme, imunodeficiências).
- Presença de complicações (derrame parapneumônico, pneumonia necrotizante, abscesso pulmonar).
- Vulnerabilidade social.

Independente do local em que a criança será manejada, a antibioticoterapia empírica deve ser iniciada, guiado pela etiologia mais provável de acordo com a faixa etária, situação epidemiológica e quadro clínico. Em contexto ambulatorial, crianças com idade entre 2 meses e 5 anos a primeira escolha é a amoxicilina dose alta, dado a prevalência de maior resistência do pneumococo nessa faixa etária.[15] Uma segunda opção, principalmente em caso de falha terapêutica, seria associar um inibidor de betalactamase (clavulanato/sulbactam) ou trocar por cefuroxima.[9,11,13]

Se houver suspeita de PAC causada por *Chlamydia trachomatis*, *Mycoplasma pneumoniae* ou *Chlamydophila pneumoniae* (atípicos) deve-se optar por um macrolídeo (claritromicina ou azitromicina).[11] Nas crianças maiores de 5 anos, podemos continuar optando pela amoxicilina, mas em caso de falha terapêutica, devemos substituí-la por um macrolídeo.[9,11,13]

Quando for optado pelo tratamento em domicílio, é importante a reavaliação da criança após 48-72 horas. Os cuidadores também devem ser orientados sobre o manejo dos sintomas em casa, por meio do uso de sintomáticos (antitérmicos e lavagem nasal). E sobre os sinais e sintomas de alarme e sobre a necessidade de levar a criança a um serviço de saúde, caso estes estejam presentes.[9]

No ambiente hospitalar, a criança deve ser monitorizada e deve receber oxigenoterapia, fluidos endovenosos e sintomáticos, se necessário, além da antibioticoterapia. As crianças menores do que 2 meses devem ser tratadas inicialmente com penicilina cristalina ou ampicilina, associada a um aminoglicosídeo (gentamicina, por exemplo).[9,11,13] Na faixa etária de 2 meses a 5 anos, em casos de menor gravidade, pode-se optar pela amoxicilina dose alta por via oral.[9,13] Em casos de pneumonia grave, a penicilina cristalina ou a ampicilina endovenosas, devem ser iniciadas.[13] A associação de amoxicilina com inibidores de betalactamase, ou a cefuroxima também podem ser usadas como segunda opção em contexto hospitalar.[9] Em maiores do que 5 anos, a terapêutica inicial é a mesma, com penicilina ou ampicilina.[11] Porém, nos casos suspeitos de pneumonia atípica, deve-se já optar por um macrolídeo.[13]

Prevenção

Como medidas preventivas para a pneumonia adquirida na comunidade podemos citar: medidas de higiene, redução da exposição a doentes, estímulo ao aleitamento materno exclusivo nos primeiros meses de vida, eliminação do tabagismo passivo e, principalmente, a vacinação adequada das crianças.[9] As vacinas com maior impacto na redução do número de hospitalizações por PAC são as pneumocócicas conjugadas, principalmente a pneumocócica 10-valente (VP-10). Existem também evidências de benefício contra PAC na infância da vacinação anti-*Haemophilus influenzae* tipo B.[10]

Vacinação

As vacinas que atuam como prevenção de PAC oferecidas pelo Sistema Único de Saúde (SUS) por meio do Programa Nacional de Imunizações (PNI) são:[16]

- Vacina pneumocócica 10-valente conjugada, oferecidas aos 2, 4 e 12 meses de vida.

- Vacina adsorvida difteria, tétano, pertussis, hepatite B (recombinante) e *Haemophilus influenzae* B (conjugada), conhecida como pentavalente. É oferecida aos 2, 4 e 6 meses de vida.
- Vacina *influenza*, oferecida a partir dos 6 meses de vida e com doses anuais.

O calendário vacinal da Sociedade Brasileira de Pediatria (SBP) apresenta algumas diferenças:[17]

Pneumocócica Conjugada

A SBP recomenda, sempre que possível, o uso da vacina conjugada 13 ou 15-valente, pelo seu maior espectro de proteção, no esquema de três doses no primeiro ano (2, 4, e 6 meses) e uma dose de reforço entre 12 e 15 meses de vida. Crianças saudáveis com esquema completo com a vacina 10-valente podem receber dose(s) adicional(is) da vacina 13 ou 15-valente, até os cinco anos de idade, com o intuito de ampliar a proteção para os sorotipos adicionais.

Haemophilus influenzae tipo B (Hib)

A vacina *Haemophilus influenza* tipo b (conjugada) integra a vacina penta do PNI, combinada com difteria, tétano, coqueluche e hepatite B. Está recomendada em três doses, aos 2, 4 e 6 meses de idade. Quando utilizada pelo menos uma dose de vacina combinada com componente *pertussis* acelular (DTPa/Hib/IPV, DTPa/Hib, DTPa/ Hib/IPV,HB etc.), disponíveis em clínicas privadas e nos Centros de Referência de Imunobiológicos Especiais (CRIE), uma quarta dose da Hib deve ser aplicada aos 15 meses de vida.

Influenza

Está indicada para todas as crianças e adolescentes a partir dos 6 meses de idade. A primovacinação de crianças com idade inferior a 9 anos deve ser feita com duas doses, com intervalo de 1 mês entre elas. Existem disponíveis duas vacinas *influenza*: trivalente (disponível no SUS) e quadrivalente, sendo que a segunda contempla uma segunda variante da cepa B. A vacina deve ser feita anualmente e, sempre que possível, deve-se utilizar preferencialmente vacinas quadrivalentes, pelo maior espectro de proteção.

PNEUMONIAS ADQUIRIDAS NA COMUNIDADE COMPLICADAS

Introdução

As pneumonias adquiridas na comunidade complicadas (PACC) são definidas como pneumonias associadas a complicações locais (derrame parapneumônico, empiema pleural, pneumonia necrosante e abscesso pulmonar) e/ou sistêmicas (sepse, choque séptico, síndrome da angústia respiratória aguda, coagulação intravascular disseminada).[18,19]

Aqui iremos tratar das complicações locais que podem surgir como a primeira manifestação de doença na criança ou, podem ser decorrentes da evolução negativa ou de falha de tratamento de uma PAC já identificada. Deve-se suspeitar de PACC quando a resposta à antibioticoterapia é insatisfatória ou quando o quadro clínico da criança piora mesmo com o uso de antibióticos.[19]

Alguns dos fatores de risco associados à PACC incluem comorbidades como pneumopatias crônicas, malformações, imunodeficiências e alguns distúrbios subagudos, como a aspiração de corpos estranhos.[18] No geral, as pneumonias complicadas exigem maior tempo de tratamento e cuidados hospitalares, mas a maioria dos pacientes com quadros de PACC recupera-se completamente.[19]

Etiologias

Os agentes etiológicos mais comuns nas PACC são: *Streptococcus pneumoniae*, *Staphylococcus aureus*, *Mycoplasma pneumoniae*, *Streptococcus pyogenes*, *Haemophilus influenzae*, outras bactérias gram-negativas e alguns anaeróbios.[19] É incomum uma PAC de etiologia viral evoluir com complicações, mas em situações em que há coinfecção viral e bacteriana é mais frequente. Alguns vírus, como a *influenza*, podem acarretar quadros de pneumonia necrosante.[18]

Quadro Clínico

Derrame Parapneumônico (DP) e Empiema Pulmonar (EP)

Os derrames parapneumônicos e os empiemas pulmonares são considerados, fisiopatologicamente, estágios distintos de um mesmo processo, caracterizado pelo acúmulo de líquido na cavidade pleural resultante de uma inflamação dessa membrana serosa. O empiema pulmonar, muitas vezes, é utilizado de maneira genérica para descrever um estágio avançado de DP, caracterizado pelo acúmulo de líquido purulento no espaço pleural.[19]

Inicialmente, o quadro clínico pode apresentar sintomas inespecíficos como mal-estar, febre, seguidos por tosse e taquipneia. A depender da extensão do derrame pleural, dispneia e sinais de esforço respiratório podem estar presentes. Dor torácica e abdominal, principalmente no lado acometido, também podem ser queixas referidas. No exame físico, pode apresentar murmúrios vesiculares diminuídos no lado afetado, estertores, atrito pleural, além de macicez à percussão.[16] Derrames pequenos podem ser assintomáticos.[20]

Pneumonia Necrosante (PN)

A pneumonia necrosante é uma complicação rara, resultante da necrose e da liquefação do tecido pulmonar em áreas de consolidação.[21] Os microrganismos mais frequentemente envolvidos nos quadros de PN são o *Streptococcus pneumoniae*, o *Staphylococcus aureus* e o *Streptococcus pyogenes*.[19]

As manifestações clínicas incluem um quadro de febre prolongada, associada à tosse, à dor torácica, à taquipneia, à diminuição dos murmúrios vesiculares à ausculta e à macicez à percussão. A criança também pode apresentar desconforto respiratório e complicações como empiema pleural, pneumotórax e fístula broncopleural.[19]

Abscesso Pulmonar (AP)

Abscesso pulmonar é definido como uma cavidade bem-delimitada, de paredes espessas, que contém material purulento, resultante de uma infecção pulmonar.[21] Seu quadro clínico assemelha-se ao das demais complicações, com febre baixa prolongada e tosse. Dor torácica, dispneia e hemoptise são sintomas menos comuns.[18] No exame físico pulmonar, redução do murmúrio vesicular e macicez ou submacicez à percussão são achados possíveis.[22] Assim como nos quadros de PN, pneumotórax e fístulas broncopleurais são complicações possíveis.

Diagnóstico

Na avaliação da criança com suspeita de pneumonia complicada, além de anamnese e exame físico detalhados, exames laboratoriais e de imagem também são recomendados.[19] Com relação aos exames laboratoriais, os reagentes de fase aguda como contagem de leucócitos, procalcitonina, PCR e VHS são efetivos, em medições seriadas, para monitoramento da resposta ao tratamento.[18,19] Hemoculturas devem ser realizadas em todas as crianças, apesar da maioria ser negativa.[19]

O padrão-ouro para determinar a etiologia das pneumonias é a detecção de microrganismos respiratórios em amostras colhidas diretamente dos pulmões (lavado broncoalveolar, biópsia pulmonar etc.), no entanto, esse é um método invasivo e, por isso, não é frequentemente indicado na prática clínica.[19] Quando indicada a toracocentese, o líquido pleural deve ser submetido a análises citológicas, bioquímicas e microbiológicas (coloração de Gram, cultura com teste de sensibilidade a antibióticos de quaisquer patógenos bacterianos presentes e RT-PCR para patógenos comuns).[19] A drenagem percutânea guiada por imagem, de um abscesso pulmonar, pode ser utilizada para fins diagnósticos em algumas situações e, a cultura do material aspirado pode ser usada para identificação do agente etiológico, mesmo que o paciente já tenha iniciado a antibioticoterapia.[18]

Em pacientes com DP, a radiografia de tórax pode mostrar velamento do ângulo costofrênico e opacificação em formato de crescente dos seios costofrênicos devido ao seu preenchimento (sinal da "parábola de Damoiseau" ou sinal do menisco). Derrames de grande volume podem aparecer com opacificação total do hemitórax, com alargamento dos espaços intercostais e com desvio contralateral do mediastino.[18,19] A realização da imagem com o paciente em decúbito lateral (incidência de Hjelm-Laurell) pode ajudar a diferenciar o DP livre de coleções loculadas, consolidação pulmonar e espessamento pleural (Fig. 12-4).[19]

A pneumonia necrosante, em sua fase inicial, pode não ser identificada na RxT (as lesões cavitárias preenchidas por líquido têm a mesma densidade que o pulmão consolidado adjacente). Nos abscessos pulmonares, observa-se uma cavidade bem-delimitada, de paredes espessas, frequentemente contendo um nível de ar-líquido.[18,19]

A ultrassonografia apresenta alta sensibilidade para avaliação do espaço pleural em crianças com pneumo-

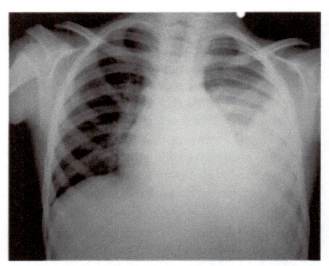

Fig. 12-4. Radiografia de tórax evidenciando hipotransparência nos 2/3 inferiores do hemitórax esquerdo e velamento do seio costofrênico ipsilateral.

(Fonte: Parente AA, Bezerra PG. Derrame pleural. In: Sociedade Brasileira de Pediatria. Tratado de Pediatria. 5. ed. Rio de Janeiro: SBP; 2021. v. 2, Seção 29, cap. 4.)

nia complicada.[19] É o exame de imagem mais indicado para estimar o volume de derrame parapneumônico, o que ajuda na decisão da abordagem terapêutica. Além disso, ela também é útil para guiar a inserção de cateteres pleurais. A ultrassonografia, associada à avaliação com Doppler, também pode detectar áreas pulmonares hipoperfundidas e, assim, predizer a alta probabilidade de pneumonia necrosante subjacente.[18]

Apesar da alta sensibilidade, a tomografia computadorizada de tórax não fornece informações clinicamente úteis adicionais em comparação com as obtidas pela ultrassonografia, nem altera o tratamento, na maioria das crianças com PACC. Por isso, deve ser reservada para casos de dúvida diagnóstica, casos de maior complexidade clínica, em que esse exame pode guiar a intervenção a ser realizada, ou quando a melhora clínica não ocorre após o tratamento apropriado.[18] Nos quadros de pneumonia necrosante, a TC com contraste é o procedimento que melhor define a necrose.[19]

Manejo

Antibioticoterapia é essencial no tratamento de pneumonias complicadas, seja isoladamente ou associada a procedimentos intervencionistas. No geral, o tratamento é de longa duração, com terapia endovenosa realizada por 2 a 3 semanas, em média.[18] A escolha do antibiótico deve considerar a gravidade do quadro clínico, comorbidades existentes, agentes etiológicos mais prováveis e padrões locais de resistência aos antimicrobianos.[18,19]

Nos casos de PACC com derrame parapneumônico em que a criança está estável clinicamente, o antibiótico de escolha pode ser a penicilina cristalina ou a ampicilina. Se houver suspeita clínica ou comprovação diagnóstica de infecção por *M. pneumoniae* ou *C. pneumoniae*, deve-se associar um macrolídeo.[19] A drenagem pleural, preferencialmente guiada por ultrassonografia, ou até mesmo por videotoracoscopia deve ser realizada nos derrames parapneumônicos e nos empiemas não laminares.[18]

Para os pacientes com PACC grave, o tratamento empírico deve cobrir os dois principais agentes envolvidos: *S. pneumoniae* e *S. aureus*. Logo, a ceftriaxona ou a cefotaxima são boas opções. Em áreas onde há alta prevalência de *S. aureus* resistentes à meticilina (MRSA) a vancomicina deve ser o agente de primeira linha adicional ou pode-se usar a ceftarolina, uma cefalosporina de quinta geração, como monoterapia.[19]

Quadros de PACC muito grave, com choque, necessidade de ventilação assistida e admissão em UTI, recomenda-se terapia combinada com: vancomicina, associada a ceftriaxona ou cefotaxima, e azitromicina. Durante a sazonalidade do vírus *influenza* pode-se acrescentar oseltamivir à prescrição. Procedimentos cirúrgicos como a videotoracoscopia assistida (VTCA) e a toracotomia podem ser necessários na PACC.[19]

Nos casos de pneumonia necrosante, a antibioticoterapia parenteral de amplo espectro, com vancomicina associada a cefotaxima (ou ceftriaxona ou cefepime) deve ser estendida à 3 ou 4 semanas.[19] Em situações onde há necrose pulmonar pela grande produção de toxinas das bactérias, a associação de antibiótico com a clindamicina pode auxiliar numa resposta mais breve ao tratamento. O manejo conservador com altas doses de antibióticos, associado a drenagem pleural efetiva, pode resultar em preservação parenquimatosa e reexpansão, especialmente nas crianças. A toracoscopia precoce pode ser uma valiosa opção de tratamento pois, em comparação com o tratamento médico isolado, acelera a recuperação, encurta o tempo de hospitalização e evita as ressecções pulmonares extensas da toracotomia tardia.[21]

Os abscessos pulmonares também são manejados de maneira conservadora, com uso de antimicrobianos durante 3 a 4 semanas e com conduta cirúrgica apenas

MAPA MENTAL

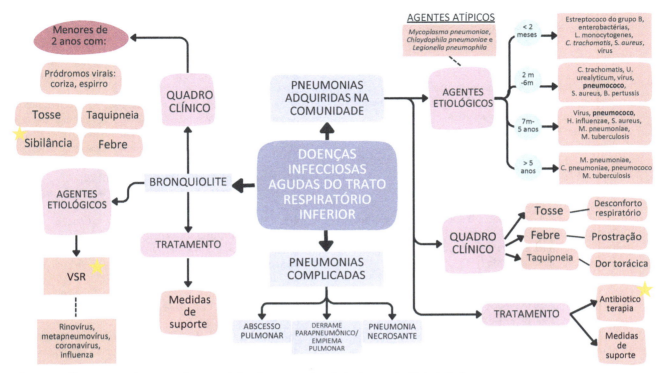

Fig. 12-5. Mapa mental para as doenças infecciosas agudas do trato respiratório inferior.

em casos de exceção, quando há falha terapêutica ou piora do quadro clínico.[19,22]

Além da antibioticoterapia, o manejo das complicações envolve oxigenoterapia para pacientes hipoxêmicos, uso de medicações para o controle de sintomas (como antitérmicos, analgésicos, antieméticos), hidratação endovenosa quando necessária, manejo de possíveis distúrbios hidroeletrolíticos, nutrição adequada e, nos casos graves, com choque séptico, instabilidade hemodinâmica há necessidade de internação em terapia intensiva pediátrica.[18,19]

PONTOS-CHAVE

- As doenças infecciosas agudas do trato respiratório inferior possuem um quadro clínico inicial semelhante. Entretanto, é importante o estabelecimento do correto diagnóstico para a realização da conduta apropriada e para evitar o uso desnecessário de antibióticos.
- A idade da criança pode direcionar para a hipótese diagnóstica e/ou agente etiológico mais provável.
- A anamnese detalhada e um bom exame físico são fundamentais para auxiliar na distinção entre diagnósticos possíveis.
- Nos quadros de bronquiolite, o tratamento é suporte. Não é recomendado o uso de broncodilatadores, corticoesteroides, antibióticos, soluções orais descongestionantes, anti-histamínicos ou mucolíticos.
- Nos quadros de pneumonia adquirida na comunidade, a antibioticoterapia inicial deve valorizar dados epidemiológicos e será guiada pelos agentes etiológicos mais comuns em cada faixa etária.
- Os exames de imagem devem ser usados com parcimônia.
- Durante a avaliação da criança, deve-se ter atenção especial à presença de sinais de gravidade e demais critérios que sugiram necessidade de internação.
- As melhores medidas preventivas envolvem cuidados com higiene, contato com pessoas doentes e vacinação.
- As pneumonias complicadas, no geral, exigem maior tempo de antibioticoterapia e internação, e podem requerer procedimentos cirúrgicos.

REFERÊNCIAS BIBLIOGRÁFICAS

1. Aurilio RB, Amantéa SL. Bronquiolite Viral Aguda. In: Sociedade Brasileira de Pediatria. Tratado Brasileiro de Pediatria. 5. ed. Barueri: Manole; 2022. v. 2, seção 29, cap. 2, p. 696-707.
2. AFYA. Bronquiolite viral aguda: além dos guidelines. Portal Afya. Disponível em: https://portal.afya.com.br/pneumologia/cbuep-2024-bronquiolite-viral-aguda-alem-dos-guidelines. Acesso em 1 maio 2024.
3. Vieira SE, Stein RT. Bronquiolite Viral Aguda. In: Rodrigues JC, Adde FV, Silva Filho LV, Nakaie CM (org.). Doenças respiratórias. 3. ed. (Coleção Pediatria). Barueri (SP): Manole; 2019. p. 266-281.
4. Florin TA, Plint AC, Zorc JJ. Viral bronchiolitis. The Lancet. 2017;389(10065):211-224.
5. Sociedade Brasileira de Pediatria. Departamentos Científicos de Cardiologia, Imunizações, Infectologia, Neonatologia e Pneumologia. Diretrizes para o manejo da infecção causada pelo Vírus Sincicial Respiratório (VSR) - 2017.
6. Kampmann B, Madhi SA, Munjal I, Simões EAF, Pahud BA, Llapur C, et al; MATISSE Study Group. Bivalent Prefusion F Vaccine in Pregnancy to Prevent RSV Illness in Infants. N Engl J Med. 2023 Apr 20;388(16):1451-1464.
7. CONITEC - Comissão Nacional de Incorporação de Tecnologias no SUS. Relatório de Recomendação: Uso do Palivizumabe. Disponível em: https://www.gov.br/conitec/pt-br/midias/relatorios/2018/relatorio_protocoloUso__palivizumabe.pdf. Acesso em 2 maio 2024.
8. Drysdale SB, Cathie K, Flamein F, Knuf M, Collins AM, Hill HC, et al; HARMONIE Study Group. Nirsevimab for Prevention of Hospitalizations Due to RSV in Infants. N Engl J Med. 2023 Dec 28;389(26):2425-2435.
9. Sociedade Brasileira de Pediatria. Departamento Científico de Pneumologia. Abordagem Diagnóstica e Terapêutica das Pneumonias Adquiridas na Comunidade Não Complicadas.
10. Souza ELS, Morcillo AM, Fraga AMA, Fischer GB, Augusto MC. Pneumonias Comunitárias. In: Sociedade Brasileira de Pediatria. Tratado de Pediatria. 5. ed. Rio de Janeiro: SBP; 2021. v. 2, seção 29, cap. 3.
12. Rodrigues JC, Silva Filho LVRF. Pneumonias agudas adquiridas na comunidade. In: Rodrigues JC, Adde FV, Silva Filho LV, Nakaie CM (org.). Doenças respiratórias. 3. ed. Coleção Pediatria. São Paulo: Editora Manole; 2019.
13. Jain S, Williams DJ, Arnold SR, Ampofo K, Bramley AM, Reed C, et al; CDC EPIC Study Team. Community-acquired pneumonia requiring hospitalization among U.S. children. N Engl J Med. 2015 Feb 26;372(9):835-45.
13. Sociedade Brasileira de Pediatria. Departamento Científico de Pneumologia. Pneumonia adquirida na Comunidade na Infância. Documento Científico nº 3. Julho de 2018.
14. Kimura AR, Kodato B, Franco RP. Point-of-care ultrasound by pediatrician in the diagnosis of community-acquired pneumonia. Jornal de Pediatria. 2020;96(1):20-27.
15. SIREVA 2023. Disponível em: http://www.ial.sp.gov.br/ial/publicacoes/boletim
16. Brasil. Ministério da Saúde. Calendário de Vacinação. Disponível em: https://www.gov.br/saude/pt-br/vacinacao/calendario. Acesso em 3 maio 2024.
17. Sociedade Brasileira de Pediatria. Calendário de Vacinação: atualização 2023.
18. Benedictis FM, Bush A, Esposito S, Vecchio AL, De Blic J, Rodriguez H, et al. Complicated pneumonia in children. The Lancet. 2020;396:786-798.
19. Sociedade Brasileira de Pediatria. Departamento Científico de Pneumologia e Infectologia. Pneumonias adquiridas na Comunidade Complicadas: Atualização 2024. Documento Científico nº 151. Abril de 2024.
20. Rodrigues JC, Kiertsman B, Campos JRM. Derrames pleurais. In: Doenças respiratórias. 3. ed. Coleção Pediatria. São Paulo: Editora Manole; 2019. Disponível em: VitalSource Bookshelf. Acesso em: 4 maio 2024.
21. Gilio AE, Bousso A. Pneumonia Necrosante. In: Rodrigues JC, Adde FV, Silva Filho LV, Nakaie CM (org.). Doenças respiratórias. 3. ed. Coleção Pediatria. São Paulo: Editora Manole; 2019.
22. Rodrigues JC, Nakaie CMA. Abscesso pulmonar em crianças. In: Doenças respiratórias. 3. ed. Coleção Pediatria. São Paulo: Editora Manole; 2019. Disponível em: VitalSource Bookshelf. Acesso em 4 maio 2024.

Acesse aqui as respostas das questões norteadoras deste capítulo:

CAPÍTULO 13

TUBERCULOSE

Felipe Krakauer | Nara Vasconcelos Cavalcanti

❖ OBJETIVOS DE APRENDIZAGEM

1. Saber suspeitar e diagnosticar a tuberculose.
2. Diferenciar a tuberculose ativa da latente.
3. Realizar o devido tratamento.
4. Conhecer as especificidades da infância para o manejo adequado.

CASO CLÍNICO

A. é uma menina de 2 anos, previamente hígida, que foi trazida à consulta pediátrica pela mãe com queixas de febre persistente há três semanas, acompanhada de tosse seca e de perda de peso gradual. Recebeu amoxicilina por uma semana sem melhora dos sintomas. Os pais relatam que A. tem estado menos ativa do que o habitual.

A mãe de A. é profissional da área da saúde e está sendo investigada para possível infecção por tuberculose. Coincidentemente, a mãe de A. está gestante, com 40 semanas gestacionais e gostaria de informações sobre cuidados com seu recém-nascido caso a tuberculose seja confirmada.

Exame Físico

Ao exame físico, A. está hipocorada e taquipneia, com linfonodomegalia cervical bilateral de 2 x 2 cm. Ausculta pulmonar sem ruídos adventícios, com frequência respiratória de 50 ipm.

Exames Complementares

- *Prova tuberculínica (PT):* positiva, com um diâmetro de induração de 7 mm.
- *Radiografia de tórax:* Figura 13-1.
- *Interpretação da imagem torácica:* revela hemotórax completamente opacificado, com algumas áreas radiolúcidas, sem broncograma aéreo e sem deslocamento das estruturas contralaterais.
- *Baciloscopia de escarro:* negativa para *Mycobacterium tuberculosis*.

Questões Norteadoras

1. Qual o diagnóstico de A.?
2. Qual a conduta diante ao caso?
3. Quais orientações devem ser dadas à mãe sobre as condutas a serem tomadas com seu bebê?

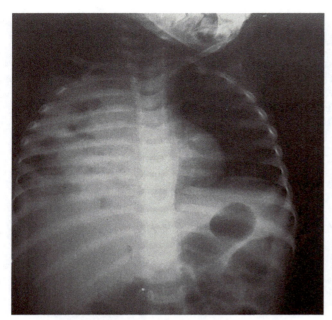

Fig. 13-1. Radiografia de tórax de A.

(Fonte: Case courtesy of Mariela Sosa, <a href="https://radiopaedia.org/?lang=us">Radiopaedia.org</a>. From the case <a href="https://radiopaedia.org/cases/80937?lang=us">rID: 80937</a>.

INTRODUÇÃO

A tuberculose (TB) é uma doença infecciosa causada pelo *Mycobacterium tuberculosis* (*M. tuberculosis*) ou bacilo de Koch e facilmente transmitida pela via respiratória.[1] Ela pode ter diversas apresentações, sendo a forma pulmonar a mais prevalente. Além disso, ela pode acarretar elevada morbimortalidade se não for identificada e tratada o mais precocemente possível.

Esta enfermidade também acomete os pacientes pediátricos, correspondendo a cerca de 10% dos acometidos pela TB no mundo. A tuberculose pode apresentar formas clínicas diversas e de difícil diagnóstico.[2,3] Dessa forma, devemos saber quando suspeitar e como identificar a população pediátrica em risco, a fim de realizar a investigação o mais precoce possível e, assim, reduzir eventuais complicações.[3]

PATOGÊNESE

A infecção é causada pelo *M. tuberculosis*, um bacilo álcool-ácido resistente (BAAR), aeróbio, com parede celular rica em lipídeos, o que lhe confere baixa permeabilidade. Tal característica reduz a efetividade da maioria dos antibióticos e facilita sua sobrevida nos macrófagos.[4]

A transmissão é pela via respiratória (aerossóis ou gotículas), de uma pessoa com TB pulmonar ou laríngea, para uma pessoa hígida, por meio da tosse ou da fala.[1,4] Nas crianças, é importante ressaltar que a maioria das contaminações ocorre dentro de casa, por algum parente ou contactante doente.[3]

A probabilidade de uma pessoa ser infectada depende de fatores exógenos, entre eles pode-se citar a infectividade do caso-fonte, a duração do contato e o tipo de ambiente partilhado.[4] Por sua vez, o risco de adoecimento (progressão para TB ativa após a infecção) depende de fatores endógenos, especialmente da integridade do sistema imune, que pode ser comprometido por doenças e/ou tratamentos imunossupressores, como por exemplo a infecção pelo vírus HIV e o uso crônico de corticoterapia.[4]

EPIDEMIOLOGIA

No Brasil, cerca de 3% dos infectados por TB são crianças com menos de 15 anos, com aumento progressivo de casos desde 2020.[5] Dentre essas, cerca de 50 a 60% estão entre 0 e 10 anos, o que reflete a importância do conhecimento desta patologia na população pediátrica, visto as diferenças de apresentação clínica e diagnóstico com relação à população maior de 10 anos.[4,5]

CLASSIFICAÇÃO

A TB na infância pode ser classificada por diferentes critérios, variando desde a faixa etária até o sítio de manifestação da doença.[3] Veremos a seguir suas principais apresentações clínicas.

Tuberculose Perinatal

- *Congênita:* adquirida pela disseminação hematogênica via transplacentária pela mãe contaminada por TB, ou por aspiração de líquido amniótico infectado. Pode-se apresentar como diagnóstico diferencial de sepse neonatal.[3,4]

- *Período neonatal:* adquirida após o nascimento ao ter contato com indivíduo infectado pela TB pulmonar. Deve-se retardar a aplicação da BCG para após a quimioprofilaxia (Fig. 13-2).

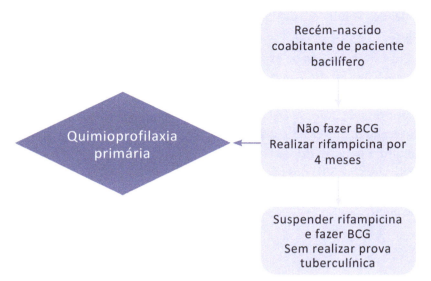

Fig. 13-2. Fluxograma para prevenção da infecção tuberculosa em recém-nascidos.[6]

* **Importante:** a amamentação não está contraindicada para mães bacilíferas em tratamento. O Ministério da Saúde recomenda o uso de máscara cirúrgica e higiene apropriada durante o ato.[4]

Apresentações Clínicas

Tuberculose Latente

Quando uma pessoa saudável é exposta ao *M. tuberculosis*, tem 30% de chance de infectar-se, dependendo do grau de exposição (proximidade, condições do ambiente e tempo de convivência), da infectividade do caso índice (quantidade de bacilos eliminados, presença de caverna na radiografia de tórax) e de fatores imunológicos individuais. As pessoas infectadas, em geral, permanecem saudáveis por muitos anos, com imunidade parcial ao bacilo. Essa condição é conhecida como infecção latente pelo *M. tuberculosis* (ILTB). Esses indivíduos não apresentam nenhum sintoma e, não transmitem a doença, mas são reconhecidos por testes que detectam a imunidade contra o bacilo.[4]

Tuberculose Doença

Pode-se manifestar como sua forma clássica, a pulmonar, ou quadros de diferentes apresentações clínicas nas formas extrapulmonares.[3] A grande diferença entre a TB doença e a forma latente é a apresentação de sinais, sintomas ou alterações radiológicas, quaisquer que eles sejam. É importante ressaltar que as formas extrapulmonares podem chegar a ser o dobro na faixa etária pediátrica quando comparado com os adultos (20-30% na criança *versus* 15-20% no adulto).[4]

Sítio de Infecção

Pulmonar

A TB pulmonar é a forma mais comum desta patologia na infância. Seus sinais e sintomas costumam ser inespecíficos, podendo até ser assintomática em estágios iniciais, evoluindo com tosse persistente com piora progressiva, febre maior que 38°C, perda de peso ou retificação na curva de peso e/ou estatura. Astenia, anorexia, sudorese noturna, hepatoesplenomegalia e linfonodomegalia podem estar presentes. A ausculta pulmonar pode variar desde normal à presença de qualquer ruído adventício. Sempre pensar em TB na criança com diagnóstico de pneumonia que não melhora após uso de antibioticoterapia convencional.

É importante destacar que a forma pulmonar na criança, principalmente nas menores de 10 anos, costuma ser paucibacilar, ou seja, com poucos bacilos visíveis na baciloscopia, o que pode dificultar o diagnóstico nesta faixa etária. Em maiores de 10 anos aparecem formas sintomáticas semelhantes às encontradas em adultos e os pacientes são mais frequentemente positivos à baciloscopia.

Pleural

Ocorre mais em jovens e cursa com dor torácica do tipo pleurítica. A tríade astenia, emagrecimento e anorexia ocorre em 70% dos pacientes, e febre com tosse seca, em 60%, podendo evoluir com dispneia em quadros mais arrastados.

O líquido pleural tem características de exsudato, predomínio de linfócitos e baixo rendimento tanto da pesquisa de BAAR (< 5%) quanto da cultura (< 15%). Níveis elevados de adenosina deaminase (ADA) no líquido pleural têm sido aceitos como critério diagnóstico de TB pleural. A cultura para *M. tuberculosis* do escarro induzido é positiva em até 50% dos pacientes, mesmo sem outra alteração visível na radiografia de tórax além do derrame pleural.[4]

Ganglionar

É a forma mais frequente de TB extrapulmonar em crianças. Cursa com aumento subagudo, indolor e assimétrico das cadeias ganglionares cervicais anterior, posterior e supraclavicular. Ao exame físico, os gânglios podem apresentar-se endurecidos ou amolecidos, aderentes entre si e aos planos profundos, podendo evoluir para flutuação e/ou fistulização espontânea, com a inflamação da pele. O diagnóstico é obtido por meio de aspirado por agulha e/ou ressecção ganglionar, para realização de exames bacteriológicos e histopatológicos.

Meningoencefálica

Clinicamente, a TB meningoencefálica pode ser subaguda ou crônica (duração superior a quatro semanas). Na forma subaguda os sinais e sintomas costumam ser inespecíficos, como: cefaleia holocraniana; febre; anorexia; vômitos; irritabilidade; rigidez de nuca; e alterações do comportamento e do nível de consciência por tempo superior a 2 semanas. Ela pode evoluir com sinais focais e evidências de hipertensão intracraniana, com convulsões e coma. Na forma crônica, o paciente evolui várias semanas com cefaleia até que haja o acometimento de pares cranianos, o qual levanta a suspeita de meningite crônica.[4]

A grande diferenciação que fazemos para este diagnóstico é na análise do líquido cefalorraquidiano (LCR), em que podemos encontrar proteinorraquia elevada (> 2000 mg/dL), glicose consumida (< 45 mg/dL) e celularidade aumentada com predominância de linfócitos.[7]

Óssea

Acomete preferencialmente a coluna vertebral e as articulações coxofemoral e do joelho. A TB de coluna (mal de Pott) afeta mais comumente a coluna torácica baixa e a lombar, e apresenta-se com a tríade dor lombar, dor à palpação e sudorese noturna.[4]

DIAGNÓSTICO

Tuberculose Pulmonar

O diagnóstico da TB pulmonar na população pediátrica apresenta algumas especificidades, pois costuma ser abacilífera ou paucibacilífera devido ao reduzido número de bacilos nas lesões. Logo, ela é negativa ao exame bacteriológico. Além disso, crianças, em geral, não são capazes de expectorar, portanto não é possível coletar adequadamente o exame do escarro.

Assim, o diagnóstico é feito por sistema de pontuação que prediz a probabilidade de o quadro clínico ser compatível com TB. Não existe padrão-ouro para o diagnóstico, nem um algoritmo diagnóstico universal. O escore brasileiro é o que apresenta mais estudos de validação como sistema de apoio ao diagnóstico da TB pulmonar na infância (Quadro 13-1).[4]

Quando a pontuação pelo sistema de escore não permitir o diagnóstico de uma criança com suspeita de TB pulmonar, podem ser empregados alguns métodos diagnósticos complementares, como: lavado gástrico e broncoalveolar, o *swab* laríngeo, o aspirado nasofaríngeo, o escarro induzido e o próprio escarro (possível em maiores de cinco anos). Apesar dos empecilhos da coleta, a confirmação bacteriológica deve ser buscada nos casos de dúvida diagnóstica.[4]

A indução do escarro e o lavado gástrico apresentam sensibilidade em torno de 20 a 40%. O lavado gástrico continua sendo a forma mais comum de se obter amostras respiratórias em crianças pequenas, sendo geralmente preconizadas duas coletas em dias subsequentes. Além da baciloscopia, deve ser coletada também a cultura para o *M. tuberculosis* e o teste rápido molecular para TB (TRM-TB).[4]

O TRM-TB é um teste de amplificação de ácidos nucleicos utilizado para detecção de DNA dos bacilos do complexo *M. tuberculosis* e triagem de cepas resistentes à rifampicina, pela técnica de reação em cadeia da polimerase em tempo real (PCR). Entretanto, é importante ressaltar que sua sensibilidade é menor para crianças com menos de 10 anos de idade (66%),

Quadro 13.1. Sistema de pontuação para diagnóstico de TB em crianças com < 10 anos com baciloscopia negativa ou TRM-TB não detectado[4]

Quadro clínico radiológico		Contato de adulto com tuberculose	PT	Estado nutricional
Febre ou sintomas como tosse, adinamia, expectoração, emagrecimento, sudorese por 2 semanas ou mais **15 pontos**	Adenomegalia hilar ou padrão miliar e/ou condensação ou infiltrado (com ou sem escavação) inalterado por 2 semanas ou mais e/ou condensação ou infiltrado (com ou sem escavação) por 2 semanas ou mais, evoluindo com piora ou sem melhora com antibióticos para germes comuns **15 pontos**	Próximo, nos últimos 2 anos **10 pontos**	PT entre 5-9 mm **5 pontos** PT ≥ 10mm **10 pontos**	Desnutrição grave (peso < percentil 10) **5 pontos**
Assintomático ou com sintomas há menos de 2 semanas **0 ponto**	Condensação ou infiltrado de qualquer tipo por menos de 2 semanas **5 pontos**	Ocasional ou negativo **0 ponto**	PT < 5 mm **0 ponto**	Peso ≥ percentil 10 **0 ponto**
Infecção respiratória com melhora após uso de antibióticos para germes comuns ou sem antibióticos **-10 pontos**	Radiografia normal **-5 pontos**			

≥ 40 pontos (diagnóstico muito provável): recomenda-se iniciar o tratamento da tuberculose.

30 a 35 pontos (diagnóstico possível): indicativo de tuberculose; orienta-se iniciar o tratamento a critério médico.

< 25 pontos (diagnóstico pouco provável): deve-se prosseguir com a investigação na criança. Deverá ser feito diagnóstico diferencial com outras doenças pulmonares e podem ser empregados métodos complementares de diagnóstico, como baciloscopias e cultura de escarro induzido ou de lavado gástrico, broncoscopia, histopatológico de punções e outros exames de métodos rápidos.

quando comparados com adultos (90%). Outros materiais podem ser analisados, como lavado gástrico ou broncoalveolar e escarro induzido.[4]

Além da prova tuberculínica (PT), outro teste empregado para detectar a infecção pelo *M. tuberculosis* é a dosagem sanguínea de interferon-gama (denominados IGRAs). Esta também não é capaz de distinguir entre infecção e doença, mas tem melhor especificidade. Ambos não são influenciados pela vacinação prévia com BCG e são menos influenciados por infecções causadas por outras micobactérias. Os IGRAs, no entanto, têm custo mais elevado e seus resultados são incertos em menores de 2 anos. Seu resultado pode ser positivo, negativo ou indeterminado.[4]

O diagnóstico em maiores de 10 anos é feito como no adulto, pois são mais frequentemente positivos à baciloscopia e conseguem realizar o exame de escarro. Portanto, o diagnóstico pode ser comprovado pelos métodos bacteriológicos convencionais (baciloscopia e cultura de escarro), além do TRM-TB.[4]

Tuberculose Extrapulmonar

O diagnóstico da TB extrapulmonar depende do sítio da doença e pode utilizar exames de imagem (como tomografia computadorizada e ressonância nuclear magnética), histopatológico, análise de líquidos orgânicos (pleural e LCR), além dos testes microbiológicos em diferentes materiais. Baciloscopia, cultura e TRM-TB devem ser realizados sempre que possível em amostras de líquidos e tecidos. A identificação histológica de um granuloma com necrose de caseificação é compatível com o diagnóstico de TB.[4]

Infecção Latente por Tuberculose (ILTB)

O diagnóstico de TB latente é feito quando há PT ≥ 5 mm, independente do estado vacinal do indivíduo, na ausência clínicorradiológica de doença. O IGRA também pode ser realizado nessa situação.

TRATAMENTO

O esquema de tratamento da TB deve ser realizado de acordo com as recomendações do Ministério da Saúde e compreende duas fases: a intensiva e a de manutenção. O esquema básico em adultos e adolescentes é composto por quatro fármacos na fase intensiva e dois na fase de manutenção, enquanto em crianças (< 10 anos de idade) é composto por três fármacos na fase intensiva e dois na fase de manutenção.[4] O etambutol não é habitualmente utilizado para o tratamento de crianças menores de 10 anos devido à possibilidade de ocorrência da neurite óptica como efeito colateral, a qual é de difícil diagnóstico em crianças (Quadros 13-2 e 13-3).

O tratamento deve ser realizado em regime ambulatorial, preferencialmente em regime de tratamento diretamente observado.

Quadro 13.2. Esquema básico de tratamento de tuberculose para crianças < 10 anos[4]

Fases do tratamento	Fármacos	Peso do paciente e doses do medicamento							
		Até 20 kg (mg/kg/dia)	≥ 21 kg a 25 kg (mg/dia)	≥ 26 kg a 30 kg (mg/dia)	≥ 31 kg a 35 kg (mg/dia)	≥ 36 kg a 39 kg (mg/dia)	≥ 40 kg a 44 kg (mg/dia)	≥ 45 kg (mg/dia)
2 meses	Rifampicina	15 (10-20)	300	450	500	600	600	600
	Isoniazida	10 (7-15)	200	300	300	300	300	300
	Pirazinamida	35 (30-40)	750	1000	1000	1500	1500	2000
4 meses	Rifampicina	15 (10-20)	300	450	500	600	600	600
	Isoniazida	10 (7-15)	200	300	300	300	300	300

Quadro 13.3. Esquema básico de tratamento de crianças > 10 anos, adolescentes e adultos[4]

Esquema	Faixa de peso	Unidade/dose	Duração
Rifampicina + Isoniazida + Pirazinamida + Etambutol (150 / 75 / 400 / 275 mg) * Comprimidos em doses fixas combinadas	20 a 35 kg	2 comprimidos	2 meses (fase intensiva)
	36 a 50 kg	3 comprimidos	
	51 a 70 kg	4 comprimidos	
	Acima de 70kg	5 comprimidos	
Rifampicina + Isoniazida (300 / 150 mg) ou (150 / 75 mg) * Comprimidos em doses fixas combinadas	20 a 35 kg	1 comprimido 300/150 mg ou 2 comprimidos 150/75 mg	4 meses (fase de manutenção)
	36 a 50 kg	1 comprimido 300/150 mg + 1 comprimido 150/75 mg ou 3 comprimidos 150/75 mg	
	51 a 70 kg	2 comprimidos 300/150 mg ou 4 comprimidos 150/75 mg	
	Acima de 70 kg	2 comprimidos 300/150 mg + 1 comprimido 150/75 ou 5 comprimidos 150/75 mg	

MAPA MENTAL

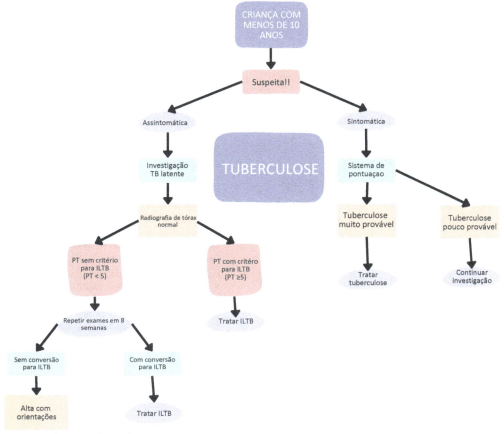

Fig. 13-3. Mapa mental para tuberculose.

Para o tratamento de TB meningoencefálica ou osteoarticular, prolonga-se a fase de manutenção para 10 meses, com um tempo total de tratamento de 12 meses. Deve-se associar corticosteroide, prednisona (1-2 mg/kg/dia) por 4 semanas ou, nos casos graves de TB meningoencefálica, dexametasona injetável (0,3-0,4 mg/kg/dia), por 4 a 8 semanas, com desmame gradual.[4]

Tratamento da ILTB

A indicação de tratamento da ILTB deve ser individualizada e depende do resultado da PT ou do IGRA, da idade, da probabilidade de ILTB e do risco de adoecimento. As opções terapêuticas são listadas a seguir:[6]

- 3RH – 3 meses de rifampicina com isoniazida (90 doses diárias) em comprimidos dispersíveis para crianças menores de 10 anos, com peso de 4 a 25 kg, que não consigam deglutir comprimidos.
- 3HP – 3 meses de rifapentina com isoniazida (12 doses semanais) para crianças não infectadas pelo HIV (> 2 anos) que já consigam deglutir comprimidos.
- 4R – 4 meses de rifampicina suspensão (120 doses diárias). Esse esquema de tratamento está indicado exclusivamente para crianças menores de 4 kg e será realizado com a rifampicina suspensão (20 mg/mL). Dose diária de 10-20 mg/kg/dia.
- 6H ou 9H – 6 meses (180 doses diárias) ou 9 meses (270 doses diárias) de isoniazida. Esse esquema poderá ser utilizado quando não for possível utilizar os demais esquemas.

PONTOS-CHAVE

- Devemos fazer a suspeita diagnóstica em todo paciente em contato próximo com alguém em tratamento para a doença; síndrome consumptiva; ou refratariedade aos tratamentos padrões em pneumonias.

- O diagnóstico da TB pulmonar na pediatria é com base, principalmente, no sistema de pontuação de sinais clínicorradiológicos.
- O tratamento baseia-se no esquema RIP e a duração depende do sítio da infecção.
- O etambutol não é habitualmente utilizado para o tratamento de crianças devido ao risco de neurite óptica como efeito colateral.
- A tuberculose pode ter inúmeras apresentações e em todas as faixas etárias, com especificidades para cada uma delas. Assim para mais informações o Ministério da Saúde dispõe de vários manuais para maior aprofundamento.
- A amamentação não está contraindicada para mães bacilíferas em tratamento. O Ministério da Saúde recomenda uso de máscara cirúrgica e higiene apropriada durante o ato.

REFERÊNCIAS BIBLIOGRÁFICAS

1. Ministério da Saúde Tuberculose [Internet]. Brasília (DF): Ministério da Saúde. Disponível em: https://bvsms.saude.gov.br/tuberculose-21/. Acesso em 19 jun 2024.
2. World Health Organization. Global Tuberculosis Report 2023 [Internet]. Geneva: World Health Organization; 2023.
3. UpToDate. Tuberculosis disease in children: Epidemiology, clinical manifestations, and diagnosis [Internet]. Waltham (MA): UpToDate. Disponível em: https://www.uptodate.com/contents/tuberculosis-disease-in-children-epidemiology-clinical-manifestations-and-diagnosis?search=tuberculose&source=search_result&selectedTitle=3%7E150&usage_type=default&display_rank=3. Acesso em 19 jun 2024.
4. Ministério da Saúde (BR). Manual de recomendações e controle da tuberculose no Brasil. 2. ed. Brasília (DF): Ministério da Saúde; 2019.
5. Ministério da Saúde (BR). Boletim Epidemiológico Especial Tuberculose 2024. Brasília (DF): Ministério da Saúde; 2024].
6. Ministério da Saúde (BR). Nota Informativa No 6/2024-CGTM/DATHI/ SVSA/MS. [Internet]. Brasília (DF): Ministério da Saúde; 2024.
7. UpToDate. Tuberculous meningitis: Clinical manifestations and diagnosis [Internet]. Waltham (MA): UpToDate. Disponível em: https://www.uptodate.com/contents/tuberculous-meningitis-clinical-manifestations-and-diagnosis?search=tuberculose&topicRef=8007&source=see_link. Acesso em 19jun 2024.

Acesse aqui as respostas das questões norteadoras deste capítulo:

CAPÍTULO 14

Rinite alérgica

Fernanda Kimie Yamamoto | Gabriela Carolina Nazareth Pinto La Banca | Luci Black Tabacow Hidal

❖ OBJETIVOS DE APRENDIZAGEM

1. Interpretar os sinais e sintomas para rinite alérgica.
2. Interpretar os achados da anamnese e exame físico.
3. Recomendar o tratamento inicial.

CASO CLÍNICO

Paciente de 7 anos vem em consulta acompanhado da mãe por quadro de espirros recorrentes, coriza e obstrução nasal. Durante crise, apresenta prurido nasal e ocular, saída de secreção hialina abundante do nariz e lacrimejamento, associado à hiperemia conjuntival. Sintomas iniciaram há 4 meses desde que a família se mudou para uma casa com carpetes e cortinas e adotou um animal e, persistem diariamente. Mãe refere que nesse período percebeu a dificuldade do filho em dormir, pois não respira pelo nariz e começou a respirar pela boca. Também não percebe alguns cheiros. Sintomas interferem nas atividades escolares, professores relatam menor concentração do paciente nas atividades devido à necessidade de ir frequentemente ao banheiro para escorrer o nariz. Sintomas melhoram quando o paciente dorme na casa dos avós, que não possuem tapetes, nem animais de estimação. Eventualmente, tem crise de espirros quando o avô fuma. Durante o período, a mãe não medicou o filho por medo de usar alguma medicação contraindicada. Nasceu a termo, sem intercorrências no pré-natal. Mãe nega internações prévias. Sem história de alergias, dermatite atópica ou diagnóstico de asma. Familiares sem história de atopia.

Exame Físico

- *Estado geral:* bom estado geral, corado, hidratado, anictérico, acianótico
- *Aparência:* olheiras fundas, prega nasal horizontal, dupla linha de Dennie-Morgan e voz anasalada.
- *Rinoscopia:* mucosa pálida e hipertrofia de conchas inferiores.
- *Aparelho cardiovascular:* bulhas rítmicas normofonéticas em 2 tempos, sem sopros. Pulsos distais cheios e simétricos. FC 84 bpm. TEC < 3 segundos.
- *Aparelho pulmonar:* murmúrios vesiculares presentes bilateralmente, sem ruídos adventícios. Respiração bucal. FR 19 ipm.
- *Abdome:* plano, flácido, indolor à palpação superficial e profunda, sem massas ou visceromegalias palpáveis.
- *Extremidades:* bem-perfundidas, sem edema.

Questões Norteadoras

1. Qual a principal hipótese diagnóstica e quais os possíveis diagnósticos diferenciais?
2. É necessário solicitar exames complementares nesse momento?
3. Como iniciar o tratamento?
4. Como diferenciar rinite e sinusite?

INTRODUÇÃO

O International Study of Asthma and Allergies in Childhood (ISAAC) foi criado para avaliar a prevalência de doenças alérgicas na população pediátrica, e tem sido utilizado para avaliar a epidemiologia da rinite alérgica (RA) no mundo de maneira padronizada. De acordo com o ISAAC, a prevalência da rinite alérgica em crianças e adolescentes no Brasil varia dependendo da região analisada, com tendência a aumentar com a idade.[1-3]

A RA afeta significativamente a qualidade de vida dos pacientes, influenciando tanto em aspectos pessoais quanto sociais. Dentre as muitas limitações que os pacientes com RA enfrentam, o prejuízo no sono e nas atividades diárias é tamanho, que se tornou, critério de classificação da rinite como moderada ou grave. Os sintomas da RA podem prejudicar a concentração, afetando o desempenho escolar. A sensibilização aos aeroalérgenos também pode limitar a prática de esportes ao ar livre e, às vezes, repercutem na impossibilidade de ter tapetes, cortinas, carpetes, bichos de pelúcia e animais de estimação em casa.[4] Além dos impactos citados, há o impacto socioeconômico, que se traduz principalmente nos custos relacionados à compra de medicações. Nos adultos, isso repercute na perda de produtividade, afetando tanto o desempenho acadêmico, quanto a eficiência no trabalho.[3-5]

DEFINIÇÃO E CLASSIFICAÇÃO

Rinite é uma inflamação da mucosa nasal que desencadeia sintomas como congestão nasal, rinorreia, prurido ou espirros. A rinite alérgica é uma resposta imunomediada por IgE da mucosa nasal contra aeroalérgenos. Ela é caracterizada pela presença de 2 ou mais sintomas da rinite com duração acima de 1 hora diariamente, por pelo menos 2 semanas.[3] Ela pode ser classificada quanto ao tempo de sintomas e gravidade (Quadro 14-1).

Quadro 14.1. Classificação da RA em relação ao tempo de sintomas e gravidade

Duração dos sintomas	Gravidade
Intermitente < 4 semanas **ou** < 4 dias/semana	**Leve** Não preenche critério para moderada/grave
Persistente ≥ 4 semanas **e** ≥ 4 dias/semana	**Moderada/grave** ≥ 1 dos critérios: (1) interferência no sono; (2) prejuízo no desempenho escolar ou no trabalho; (3) prejuízo nas atividades diárias, no lazer ou na prática de esportes; (4) sintomas incomodam

FATORES DE RISCO

A genética tem um papel significativo na rinite alérgica, por isso a história familiar de rinite, alergia, e asma é um importante fator de risco que deve ser avaliado.[6] Fatores como a exposição à aeroalérgenos, a poluição, o tabagismo passivo, o status socioeconômico e a introdução precoce de alimentos altamente alergênicos na dieta infantil (como peixes, ovo e nozes) também foram investigados, mas ainda não há evidência forte o suficiente que suporte essa relação.[6]

ETIOLOGIA

A fisiopatologia envolvida na rinite alérgica é a reação de hipersensibilidade tipo I. É uma resposta imunológica imunomediada por IgE em indivíduos previamente sensibilizados por aeroalérgenos.[3,6] A rinite alérgica demora alguns anos para se desenvolver na criança, pois requer uma exposição repetida aos aeroalérgenos, sendo os principais aqueles provenientes de ácaros da poeira. Fontes desencadeantes encontradas em domicílio incluem os alérgenos oriundos de pelos, saliva e urina de animais domésticos, restos de insetos, baratas e de fungos. Devido a inflamação crônica, esses pacientes podem apresentar uma resposta exacerbada até com gatilhos inespecíficos, como a inalação de odores fortes (como perfumes e produtos de limpeza), a fumaça de cigarro e as mudanças bruscas de temperatura.[3]

QUADRO CLÍNICO

A RA manifesta-se principalmente pela presença de espirros em salva, prurido nasal, coriza clara abundante

Capítulo 14 • Rinite alérgica   139

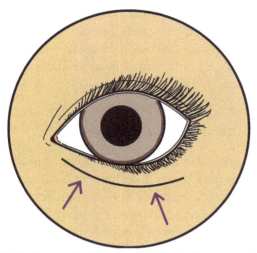

Fig. 14-1. Prega de Dennie-Morgan (sulcos acentuados abaixo das pálpebras inferiores).

(Elaborada por Marcella Moura Ceratti)

e obstrução nasal. Além desse quadro típico, é comum a manifestação de rinoconjuntivite, apresentando sintomas oculares como lacrimejamento, hiperemia conjuntival, prurido ocular e edema palpebral.[3,5,6]

O paciente pode evoluir com características físicas que são comuns encontrar no exame físico, devido à cronicidade dos sintomas. Tais achados são: a presença da "face alérgica", identificada pela presença de palato alto, respiração oral, lábios ressecados e uma má oclusão dentária; "olheiras alérgicas" caracterizadas pelo escurecimento infraorbital; linhas de Dennie-Morgan (Fig. 14-1); prega nasal horizontal gerada ao coçar o nariz. Alguns gestos e percepções também são comuns de encontrar nesses pacientes, como a "saudação alérgica", que é o hábito de coçar o nariz para cima e a presença de voz anasalada devido à obstrução nasal. Na visualização direta da cavidade nasal é comum observar uma mucosa pálida e edemaciada, frequentemente com secreção clara e abundante. Em casos crônicos, é frequente perceber a hipertrofia das conchas nasais inferiores. Alguns pacientes evoluem também com alteração de olfato.[3,5,6]

O diagnóstico da rinite alérgica pode ser desafiador na faixa pediátrica pela sobreposição com os sintomas das infecções de via aérea superior (IVAS), muito comuns na infância. Por isso, em casos de suspeita de RA, alguns dados da anamnese são fundamentais para a melhor compreensão do quadro. É importante caracterizar a frequência, a duração, a idade de início e a gravidade dos sintomas; questionar a presença de comorbidades (sinusite, otite de repetição, asma, conjuntivite alérgica); saber da história de atopia familiar, a história de marcha atópica e buscar reconhecer os principais gatilhos para os sintomas do paciente.[3,7]

Marcha atópica (Fig. 14-2) refere-se à sequência de desenvolvimento de doenças alérgicas que muitas vezes se iniciam na infância. Este conceito sugere que as diferentes manifestações de atopia, como dermatite atópica, rinite alérgica e asma, podem-se manifestar em sequência ao longo da vida de uma pessoa predisposta geneticamente a ter alergias.[6,8]

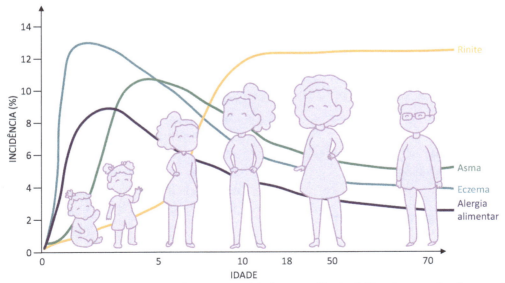

Fig. 14-2. Marcha atópica (Adaptada Czarnowicki T, Krueger JG, Guttman-Yassky E. Novel concepts of prevention and treatment of atopic dermatitis through barrier and immune manipulations with implications for the atopic march. J Allergy Clin Immunol. 2017 Jun;139(6):1723-1734.)

(Adaptada por Gabriela Suzuki Cianflone)

DIAGNÓSTICO E EXAMES COMPLEMENTARES

O diagnóstico de rinite alérgica é clínico, com base na história e no exame físico do paciente, e o tratamento pode ser iniciado de forma empírica. No entanto, a realização de testes de alergia antes do início do tratamento pode ser considerada para direcionar de forma mais precisa os cuidados com o estilo de vida e a higiene ambiental. A confirmação do diagnóstico pode ser obtida pela dosagem sérica de IgE alérgeno-específica ou pelo teste cutâneo de hipersensibilidade imediata, conhecido como *prick test*. No *prick test* é realizada a injeção de um extrato do alérgeno no paciente, geralmente no antebraço ou nas costas, com o objetivo de observar diretamente a reação de hipersensibilidade no local da injeção. Ambos os testes têm baixo custo e podem ser realizados em todas as faixas etárias.[3,6]

DIAGNÓSTICOS DIFERENCIAIS

Como a sensibilização alérgica requer tempo para se desenvolver, é necessário investigar outras causas de obstrução nasal em crianças. A etiologia varia de acordo com a faixa etária, conforme apresentado no Quadro 14-2.[3,6,9]

Quadro 14.2. Diagnósticos diferenciais da rinite alérgica

Crianças < 2 anos	Criança > 2 anos e adolescentes
Hipertrofia de adenoide	Rinite infecciosa
Sinusite aguda ou crônica	Rinite não alérgica crônica
Atresia ou estenose de coana	Rinossinusite crônica
Corpo estranho	Rinite medicamentosa
Pólipo nasal	Pólipo nasal
	Desvio de septo

TRATAMENTO

O tratamento da rinite alérgica inclui medidas farmacológicas e não farmacológicas.

Tratamento Não Farmacológico

O objetivo é reduzir o contato do paciente com os alérgenos. Essas medidas podem ser orientadas pelos resultados dos testes alérgicos ou pelo reconhecimento dos gatilhos conhecidos. Algumas medidas de higiene ambiental que podem ser tomadas incluem evitar tapetes, cortinas, almofadas, bichos de pelúcia; preferir dormir em locais arejados e ensolarados para reduzir a formação de mofo; evitar que os animais domésticos tenham contato com o local em que o paciente vai dormir e limpar filtros de ar-condicionado com frequência.[3]

Tratamento Farmacológico

Grande parte dos pacientes necessitará de medicamentos para controle dos sintomas. A escolha dos fármacos vai depender da intensidade e frequência dos sintomas, das comorbidades, e da idade e preferência do paciente. É necessário reavaliar o paciente em 2 a 4 semanas para observar a resposta ao tratamento. As opções de tratamento, incluindo exemplos de fármacos com suas doses e posologia, estão descritas nos Quadros 14-3 e 14-4. O manejo medicamentoso da RA para crianças menores de 2 anos é limitado.

Os anti-histamínicos H1 (anti-H1) de 2ª geração apresentam menos efeitos adversos no sistema nervoso central, são mais específicos para receptores H1 e possuem tempo de duração mais prolongado, quando comparados aos anti-H1 de 1ª geração. Por isso, a escolha no tratamento da RA deve priorizar os de 1ª geração em todas as faixas etárias. Alguns anti-H1 de 2ª geração podem ser usados em pacientes a partir de 6 meses de idade, como a fexofenadina e desloratadina. Anti-H1 de 1ª geração não é indicado para essa idade.[3,6] Os antagonistas de receptores de leucotrieno, ou antileucotrienos, não são a primeira escolha para pacientes com rinite alérgica, sendo mais indicados para pacientes com rinite e asma concomitante, que não aceitam bem o tratamento de uso tópico nasal. Entre seus efeitos adversos, há relatos de reações neuropsiquiátricas.[6] A lavagem nasal deve ser orientada aos pacientes com RA como uma estratégia complementar no tratamento da RA. Ela limpa a cavidade nasal, diminuindo os mediadores inflamatórios e os alérgenos locais, reduzindo a resposta inflamatória e aliviando os sintomas. Seu uso demonstrou melhora da qualidade de vida, tem um custo baixo e um bom perfil de segurança.[3,6]

Imunoterapia com Alérgenos

É uma abordagem de tratamento para a rinite alérgica, caracterizada como uma terapia modificadora da doença. Nessa estratégia, o paciente é gradualmente sensibilizado com doses de determinado alérgeno a

Quadro 14.3. Tratamento farmacológico inicial para RA

Rinite alérgica intermitente		Rinite alérgica persistente	
Leve	**Moderada/grave**	**Leve**	**Moderada/grave**
*Anti-H1 VO ou *Anti-H1 nasal ou *Antileucotrieno	*Corticoide nasal ou *Anti-H1 VO ou *Anti-H1 nasal ou *Antileucotrieno ou *Corticoide nasal + azelastina nasal[a]		**Corticoide nasal **Corticoide nasal + azelastina nasal ou **Anti-H1 VO ou **Anti-H1 nasal ou **Antileucotrieno
Medicações de resgate: Anti-H1 VO, Anti-H1 com descongestionante, Corticoide VO			

VO: via oral.

[a]Azelastina: > 6 anos; *Sem ordem de preferência ** Ordem de preferência.

Quadro 14.4. Exemplos de fármacos para tratamento de rinite alérgica

Nome	Apresentação	Posologia < 12 anos	Posologia > 12 anos
Anti-histamínicos H1 | USO ORAL			
Prometazina (1ª ger)	Xarope: 5 mg/5 mL Comprimidos: 25 mg	> 2 anos: 1 mg/Kg/dia 2-3x/dia	20 a 60 mg/dia
Dexclorfeniramina (1ª ger)	Xarope: 2 mg/5 mL Gotas: 2,8 mg/mL Comprimidos: 2 mg Drágeas: 6 mg	2-6 anos: 1,25 mL 8/8 h 1 gota/2 kg 8/8 h (máx. 3 mg = 30 gotas/dia) 6-12 anos: 2,5mL 8/8 h 1 gota/2 kg 8/8 h (máx. 6 mg = 60 gotas/dia)	5mL, 20 gotas ou 1 cp 8/8 h (máx. de 12 mg/dia)
Hidroxizina (1ª ger)	Xarope: 2 mg/mL Comprimidos: 10 e 25 mg	Até 6 anos: até 50 mg/dia Acima de 6 anos: até 100 mg/dia	Até 150 mg/dia
Loratadina (2ª ger)	Xarope: 1 mg/mL Comprimidos: 10 mg	Acima de 2 anos: < 30 kg: 5 mg/dia ≥ 30 kg: 10 mg/dia	10 mg/dia

Desloratadina
(2ª ger)
	Xarope: 0,5 mg/mL
	Gotas: 1,25 mg/mL
	Comprimidos: 5 mg
		6 m-2 anos:
		  1 mg 1x/dia (2 mL ou 16 gt)
		2-6 anos:
		  1,25 mg 1x/dia (2,5 mL ou 20 gt)
		6-12 anos:
		  2,5 mg 1x/dia (5 mL ou 40 gt)
			5 mg/dia

Fexofenadina (2ª ger)	Xarope: 6 mg/mL Comprimidos: 30, 60, 120 e 180 mg	6 m-2 anos: 15 mg (2,5 mL) 12/12 h 2-11 anos: 30 mg (5 mL) 12/12 h 6-12 anos: 60 mg/dia	60 mg 12/12 h ou 120 mg 1x/dia
Bilastina (2ª ger)	Comprimidos: 20 mg	Não recomendado	20 mg/dia Obs: 1 h antes ou 2 h após refeições
Anti-histamínicos H1 | USO TÓPICO NASAL			
Azelastina	1 mg/mL	≥ 6 anos: 1 jato/narina 12/12	1 jato/narina 12/12 h
Fluticasona + Azelastina	50 mcg/FLU g/AZE/dose	≥ 6 anos: 1 jato/narina 12/12	1 jato/narina 12/12h
Corticosteroide | USO TÓPICO NASAL			

Nome	Apresentação	Posologia < 12 anos	Posologia > 12 anos
Budesonida	32, 64, 50 e 100 mcg/jato	1-2 jatos/narina 1x/dia 64-400 mcg/dia	> 4 anos
Mometasona	50 mcg/jato	1-2 jatos/narina 1x/dia 100-200 mcg/dia	> 2 anos
Propionato de Fluticasona	50 mcg/jato	1-2 jatos/narina 1x/dia 100-200 mcg/dia	> 4 anos
Furoato de Fluticasona	27,5 mcg/jato	1-2 jatos/narina 1x/dia 55-110 mcg/dia	> 2 anos

Antagonistas de receptores de leucotrienos | USO ORAL		
Nome	Apresentação	Posologia
Montelucaste de sódio	Sachê de pó granulado: 4 mg Comprimidos mastigáveis: 4 e 5 mg Comprimidos revestidos: 10 mg	6 m-5 anos: 4 mg 1x/dia 6-14 anos: 5 mg 1x/dia ≥ 15 anos: 10 mg 1x/dia

MAPA MENTAL

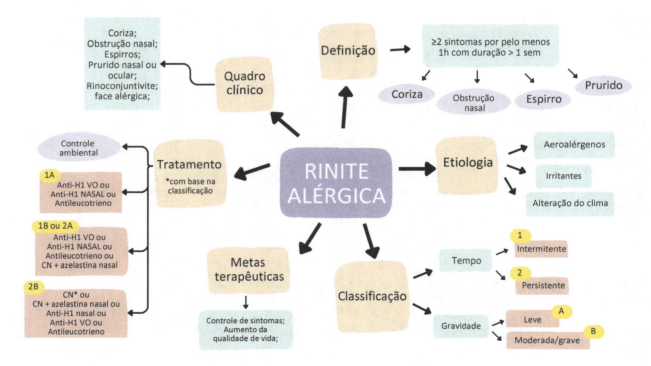

Fig. 14-3. Mapa mental para rinite alérgica.

fim de que ele desenvolva uma resposta imunológica. A administração pode ser feita via subcutânea ou sublingual e é indicado para crianças acima de 5 anos. Para esse tratamento, é essencial que a história clínica do paciente corresponda ao resultado do IgE específico, pois a resposta isolada de IgE indica apenas sensibilidade ao alérgeno e não necessariamente que o paciente tenha sintomas relevantes associados ao alérgeno identificado no exame. O período sugerido de tratamento é de 3 a 5 anos.

Como benefício, alguns estudos demonstram o controle de comorbidades, como asma e conjuntivite alérgica, e o paciente pode apresentar remissão dos sintomas por longos períodos após o término do tratamento. Já é possível perceber uma melhora clínica após a dose de manutenção ser atingida. No entanto, a longa duração do tratamento, a percepção limitada de sua eficácia, o risco de reações adversas tanto locais quanto sistêmicas (risco de anafilaxia) e a forma de administração são fatores que contribuem para a baixa adesão ao tratamento.[3,6]

METAS TERAPÊUTICAS

- Aliviar sinais e sintomas.
- Melhorar qualidade de vida.
- Controlar comorbidades associadas.

PONTOS-CHAVE

- A rinite alérgica tem um impacto significativo na qualidade de vida dos pacientes e identificar os desencadeadores é o primeiro passo para ajudar a controlar os sintomas.
- O diagnóstico da rinite é clínico, mas exames alérgicos podem ser solicitados para melhorar a precisão do tratamento.
- As medicações não tratam a doença, mas proporcionam alívio dos sintomas e mais conforto para os pacientes.
- O tratamento da rinite requer cuidados com a higiene ambiental além de terapia medicamentosa.
- A imunoterapia é uma abordagem que pode ser modificadora da doença, visto que ela sensibiliza gradualmente o paciente para que ele desenvolva uma resposta imunológica
- Se não houver boa resposta do paciente com as medidas iniciais de tratamento, o paciente deve ser encaminhado para avaliação e acompanhamento conjunto com a otorrinolaringologia.

REFERÊNCIAS BIBLIOGRÁFICAS

1. Solé D, Rosário Filho NA, Sarinho ES, Camelo-Nunes IC, Barreto BAP, Medeiros ML, et al. Prevalence of asthma and allergic di seases in adolescents: nine-year follow-up study (2003-2012). J Pediatr (Rio J). 2015;91(1):30-35.
2. de Oliveira TB, Moscon JG, Ferreira ENDN, da Veiga ABG. Prevalence of symptoms of asthma and allergic rhinitis in children in Southern Brazil: a ten-year monitoring study. J Asthma. 2020 Apr;57(4):373-380.
3. Sakano E, Sarinho ESC, Cruz AA, Pastorino AC, Tamashiro E, Kuschnir F, et al. IV Brazilian Consensus on Rhinitis - an update on allergic rhinitis. Braz j otorhinolaryngol [Internet]. 2018Jan;84(1):3-14.
4. Meltzer EO. Allergic Rhinitis: Burden of Illness, Quality of Life, Comorbidities, and Control. Immunol Allergy Clin North Am. 2016 May;36(2):235-48.
5. Cohen, Barrie. "Allergic Rhinitis." Pediatric Rev. 2023;44(10):537-550.
6. Wise SK, Damask C, Roland LT, Ebert C, Levy JM, Lin S, et al. International consensus statement on allergy and rhinology: Allergic rhinitis - 2023. Int Forum Allergy Rhinol. 2023 Apr;13(4):293-859.
7. Schuler Iv CF, Montejo JM. Allergic Rhinitis in Children and Adolescents. Immunol Allergy Clin North Am. 2021 Nov;41(4):613-625.
8. Gabryszewski SJ, Chang X, Dudley JW, Mentch F, March M, Holmes JH, Moore J, Grundmeier RW, Hakonarson H, Hill DA. Unsupervised modeling and genome-wide association identify novel features of allergic march trajectories. J Allergy Clin Immunol. 2021 Feb;147(2):677-685.e10.
9. Meltzer EO, Hamilos DL, Hadley JA, Lanza DC, Marple BF, Nicklas RA, et al. Rhinosinusitis: Establishing definitions for clinical research and patient care. Otolaryngol Head Neck Surg. 2004 Dec;131(6 Suppl).

BIBLIOGRAFIA

Blom HM, Godthelp T, Fokkens WJ, Klein Jan A, Holm AF, Vroom TM, Rijntjes E. Mast cells, eosinophils and IgE-positive cells in the nasal mucosa of patients with vasomotor rhinitis. An immunohistochemical study. Eur Arch Otorhinolaryngol. 1995;252 Suppl 1:S33-9.

Powe DG, Huskisson RS, Carney AS, Jenkins D, Jones NS. Evidence for an inflammatory pathophysiology in idiopathic rhinitis. Clin Exp Allergy. 2001 Jun;31(6):864-72.

Acesse aqui as respostas das questões norteadoras deste capítulo:

CAPÍTULO 15

Sibilância recorrente no lactente e pré-escolar e asma

Larissa Cabral da Nóbrega | Marina Buarque de Almeida

❖ OBJETIVOS DE APRENDIZAGEM

1. Conhecer a evolução e o tratamento da sibilância na infância.
2. Identificar sintomas e classificar o quadro de asma.
3. Manejar a asma de acordo com suas particularidades.

CASO CLÍNICO

Dois irmãos, um de 18 meses e um de 6 anos, vêm ao consultório para tratamento de queixas respiratórias. Os pais referem que o mais novo apresentou 5 episódios de chiado no peito nos últimos 6 meses, sendo necessário recorrer ao pronto atendimento para tratamento com suporte de oxigênio e broncodilatadores. Além disso, apresenta quase todos os dias coriza, espirros e prurido nasal. O irmão mais velho também apresenta os mesmos sintomas, além de cansaço ao brincar na escola, com melhora parcial desde que iniciou uso de bombinha diariamente, mas não sabem informar qual o nome. Pais mostram-se preocupados com a evolução do quadro das crianças e o impacto no desenvolvimento. No momento da consulta ambos se encontram assintomáticos e, ao exame físico, sem alterações.

Questões Norteadoras

1. Quais informações não reveladas são importantes para maior compreensão do quadro clínico?
2. Após anamnese e exame físico, qual(is) hipótese(s) diagnóstica(s) para os irmãos? Ambos apresentam a mesma patologia?
3. Com base na(s) HD(s), quais cuidados ambientais podem ser instruídos aos pais?
4. Diante do que foi exposto, qual a conduta inicial para concluir o diagnóstico? São necessários exames laboratoriais?
5. Considerando a(s) patologia(s) revelada(s) na questão 2, qual(is) o(s) tratamento(s) para cada irmão?

Seção 15-1 • Sibilância Recorrente no Lactente e Pré-Escolar

INTRODUÇÃO

A sibilância recorrente no lactente e pré-escolar (SRLP) é uma síndrome decorrente de várias entidades nosológicas, sendo a segunda doença obstrutiva do ser humano em ordem cronológica e a mais frequente de todas.[1] Epidemiologicamente, ela atinge principalmente crianças entre 1 e 36 meses de vida. Não existe consenso sobre a definição exata, podendo ser definida de acordo com Rozov ou Tabachnik:[1]

- *Rozov*: persistência de sibilos por 30 dias ou mais **ou** 3 ou mais episódios de sibilos durante 6 meses.
- *Tabachnik*: presença de 3 ou mais episódios de sibilância em crianças menores de 5 anos e maiores de um mês de vida.

DIAGNÓSTICO E QUADRO CLÍNICO

O diagnóstico é essencialmente clínico, com apresentação de sibilância recorrente, tosse espasmódica noturna, desconforto respiratório e despertar noturno. É possível realizar também testes alérgicos, contudo, o sistema imunológico do grupo primariamente atingido é imaturo e essa característica pode acarretar resultados menos acurados.[1]

As causas que desencadeiam a SRLP são variáveis e multifatoriais, assim como descrito no Quadro 15-1.

FATORES DE RISCO

Como fatores de risco, podemos citar: fatores que comprometem a função pulmonar, fatores que favorecem a sensibilização alérgica precoce e antecedente familiar. Dentre os fatores que comprometem a função pulmonar podemos citar a prematuridade, o baixo peso ao nascimento e a exposição intrauterina ao tabagismo materno. Como fatores que favorecem a sensibilização alérgica precoce, temos: a atopia (p. ex.: dermatite atópica); fatores ambientais (p. ex.: exposição a mofo, ácaros e outros aeroalérgenos) e infecções respiratórias de origem viral, principalmente pelo vírus sincicial respiratório (VSR). E, como principal antecedente familiar de risco, destacamos a atopia (principalmente materna).[1]

Quadro 15.1. Causas da SRLP

Causas frequentes	Bronquiolite viral aguda e asma
Causas pouco frequentes	Doença do refluxo gastroesofágico (DRGE), síndromes aspirativas, bronquiolite obliterante, fibrose cística, displasia broncopulmonar e tuberculose
Causas raras	Aspiração de corpo estranho, insuficiência cardíaca, anel vascular, fístula traqueoesofágica, traqueomalacia e erros inatos da imunidade.

TRATAMENTO

O tratamento para SRLP segue o primeiro *step* do tratamento de asma (ver Quadro 15-4 a diante), com a utilização de beta-agonistas inalatórios nas crises e, se necessário, uso de medicamentos preventivos como os corticosteroides inalatórios diariamente.[1]

Seção 15-2 • Asma

INTRODUÇÃO

Asma é uma doença crônica e de evolução heterogênea, geralmente caracterizada pela inflamação das vias aéreas. Esta patologia crônica atinge de 1 a 18% da população mundial[2] e tem alta prevalência na população infantil brasileira. Estima-se que 20% da população pediátrica em idade escolar que vive em centros urbanos brasileiros apresente os sintomas.[3] É uma doença com alta morbidade pois as exacerbações ocasionam muitas idas ao pronto-socorro e, em casos graves, hospitalizações. Na infância, a asma é mais comum em crianças atópicas, entretanto, também pode ocorrer a asma não alérgica

Importante: a presença de SRLP nos primeiros meses de vida pode ou não evoluir para asma, mas a sua persistência é considerada um indicativo de asma.

DIAGNÓSTICO E QUADRO CLÍNICO

O diagnóstico da asma é clínico, mas também pode contar com alguns exames laboratoriais. Dentre os principais sintomas esperados, temos: os sibilos, a tosse, o desconforto respiratório e os despertares noturnos de natureza contínua ou recorrente. É comum a apresentação, de diferentes sintomas que variam de acordo com o tempo pioram a noite ou ao acordar, e são desencadeados por atividade física, risadas, contato com alérgenos e mudança climática. O quadro clínico típico para o diagnóstico está descrito no Quadro 15-2.

Além dos sintomas descritos, estas crianças usualmente possuem antecedentes de uso de broncodilatadores e doenças alérgicas que caracterizam a "marcha atópica" (abordada no capítulo 14).

Quando há dúvida diagnóstica ou dificuldade do tratamento, outras ferramentas podem ser utilizadas para melhorar o manejo da asma. A partir dos 6 anos de idade, é possível realizar o estudo da função pulmonar, mais conhecido como espirometria, para identificar alteração do fluxo aéreo e a existência de melhora após o uso de broncodilatadores. A identificação na espirometria de resposta significativa ao broncodilatador com ou sem presença de distúrbio ventilatório obstrutivo pode ajudar no diagnóstico. Entretanto, a imensa maioria dos quadros de asma caracteriza-se por asma leve. e um dos pilares que definem a gravidade da asma leve é apresentar função pulmonar normal. Portanto, uma espirometria normal, não exclui o diagnóstico de asma, mas fala a favor de se for asma, tratar-se de um quadro leve. É um exame com boa sensibilidade e não envolve procedimentos invasivos, contudo, é necessário bom entendimento por parte da criança e também uma equipe bem-preparada para o aplicar da maneira adequada, caso contrário, o resultado pode não ser fidedigno.

Outro exame muito utilizado é o "*prick test*", ou teste cutâneo de hipersensibilidade imediata, que pode ser muito útil durante o tratamento da asma atópica, pois auxilia na identificação de alérgenos que pioram a alergia e, consequentemente, podem agravar a função pulmonar da criança. Com o conhecimento de tais alérgenos é possível evitar o contato com os mesmos. O "*prick test*" apresenta fácil aplicabilidade, alta sensibilidade, resultado imediato e custo relativamente baixo.

Uma alternativa ao "*prick test*" é a coleta de sangue para IgE específica. Contudo este é um exame invasivo, de difícil execução em crianças pequenas e que não pode ser feito ambulatorialmente.

DIAGNÓSTICOS DIFERENCIAIS

Como diagnósticos diferenciais da asma em pacientes pediátricos,[4] podemos destacar:

Quadro 15.2. Diagnóstico de asma no pré-escolar

Três ou mais episódios de sibilância ao ano na ausência de viroses respiratórias
Pais e/ou irmãos recebem prescrição e usam medicação inalatória (broncodilatadores, corticoides) em algum momento no passado
Dispneia, sibilância, tosse noturna, desencadeadas por exercício físico ou gargalhadas, exposição a aeroalérgenos e na ausência de viroses respiratórias
Resposta a broncodilatador inalatório durante as crises de sibilância acompanhada e comprovada por médico
Controle dos sintomas após prova terapêutica com corticosteroide inalatório por dois a três meses, com subsequente piora, após a suspensão

Fonte: Diretrizes da Associação Brasileira de Alergia e Imunologia e Sociedade Brasileira de Pediatria para sibilância e asma no pré-escolar, 2018.[4]

- Anormalidades estruturais das vias aéreas.
- Obstrução fixa intra ou extrabrônquica.
- Aspiração de corpo estranho.
- Refluxo gastroesofágico com microaspiração recorrente.
- Fibrose cística.
- Erros inatos da imunidade.
- Bronquiectasias.
- Doença pulmonar da prematuridade.
- Bronquiolite obliterante pós-infecciosa (BOPI).

FATORES DE RISCO

O crescimento completo do sistema respiratório ocorre por volta dos 8 anos de idade, por conta disso, alguns fatores ambientais, principalmente nos primeiros 100 dias de vida, podem interferir no desenvolvimento da microbiota respiratória.[4]

A marcha atópica também pode ser encontrada em pessoas com asma e consiste na progressão de doenças alérgicas, como dermatite atópica, alergia alimentar e rinite alérgica, que podem evoluir para sibilância e, posteriormente, para a asma. A seguir, estão listados alguns dos principais fatores de risco (de exacerbações, de desfechos favoráveis), antecedentes de risco (pessoais e familiares) e fatores protetivos.[2,4]

- *Fatores que favorecem exacerbações:*
  - Sintomas de asma não controlados.
  - Infecções respiratórias de origem viral (VSR, rinovírus, *influenza*, grupo parainfluenza e adenovírus).
  - Mudanças climáticas.
  - Prática de atividades físicas.
  - Choro intenso.
  - Estresse emocional.
  - Tabagismo passivo.
- *Fatores associados a desfecho desfavorável (risco de morte por asma):*
  - Uso excessivo de medicação de resgate.
  - Ausência de tratamento preventivo com corticoide inalatório (medicação anti-inflamatória) por ausência de prescrição ou por má adesão ao tratamento prescrito.
  - Internação no último ano.
  - Hospitalização em UTI por crise de asma.
- *Antecedentes familiares de risco:*
  - Presença de atopia (principalmente materna).
  - Um ou ambos os pais com asma.
- *Antecedentes pessoais de risco:*
  - Rinite alérgica.
  - Alergia alimentar.
  - Obesidade.
  - Problemas psicológicos ou socioeconômicos.
- *Fatores protetivos:*
  - Parto vaginal.
  - Aleitamento materno.
  - Uso de corticoide inalatório.

AVALIAÇÃO DO CONTROLE DE SINTOMAS

Antes de iniciar o tratamento medicamentoso, é importante classificar em qual "*step*" a asma do paciente está, de acordo com perguntas propostas na GINA 2024 (Quadro 15-3).[2]

Quadro 15.3. Parâmetros utilizados para avaliação do controle de asma em crianças menores de cinco anos (GINA)

Nas últimas 4 semanas	Controlada	Parcialmente controlada	Não controlada
Sintomas diurnos mais do que 2x na semana	Ausente	1 ou 2	3 ou 4
Alguma limitação de atividade física			
Uso de medicação de resgate > 2x na semana			
Despertar noturno por sintomas da asma			

Fonte: Diretrizes da Associação Brasileira de Alergia e Imunologia e Sociedade Brasileira de Pediatria para sibilância e asma no pré-escolar, 2018.[4]

Para um bom ajuste do tratamento medicamentoso proposto, é necessário solicitar que o responsável e o paciente demonstrem a técnica do uso do inalador a cada consulta, para que seja corrigido caso o uso esteja incorreto, e verificar a adesão ao tratamento. Além disso, mudanças ambientais são indicadas, como a retirada de cortinas, tapetes e bichos de pelúcia em casa, uso de capas antiácaros em colchões e travesseiros, troca de roupa de cama e toalhas 1 a 2 vezes por semana, evitar locais úmidos com possibilidade de mofo e evitar tabagismo passivo.

STEPS E TRATAMENTO

O tratamento da asma é feito de acordo com a faixa etária do paciente e com a frequência dos sintomas de asma, classificados dentro dos *steps* propostos na GINA 2024 (Quadros 15-4 e 15-5).[2]

O tratamento engloba os seguintes medicamentos:

- Corticoides inalatórios (ICS):
    - Exemplos farmacológicos: beclometasona, budesonida e fluticasona.
- Beta 2 agonistas de curta ação (SABA):
    - Exemplos farmacológicos: salbutamol.
- Agonista beta 2 adrenérgicos de longa ação (LABA):
    - Exemplos farmacológicos: salmeterol (> 4 anos) e formoterol (> 6 anos).
- Agonista beta 2 adrenérgico de ultralonga duração.
    - Exemplos farmacológicos: vilanterol (> 12 anos).
- Antagonistas muscarínicos de longa ação (LAMA):
    - Exemplo farmacológico: tiotrópio (> 6 anos).

Quadro 15.4. *Steps* de tratamento da asma para crianças de 6 a 11 anos

	Sintomas	Tratamento
Step 1	< 2x no mês	Crise: baixa dose de ICS + SABA
Step 2	> 2x no mês e menos que diário	Crise: SABA Diário: baixa dose de ICS
Step 3	- Sintomas quase diários OU - Despertar com asma 1 ou mais vezes na semana	Diário: baixa dose de ICS-LABA ou média dose de ICS ou dose muito baixa de ICS-formoterol (na crise aumentar formoterol* ou SABA)
Step 4	- Sintomas quase diários OU - Despertar com asma 1 ou mais vezes na semana e baixa função pulmonar	Diário: média dose de ICS-LABA ou Dose baixa de ICS-formoterol (na crise aumentar formoterol* ou SABA) e encaminhar ao especialista

*Nas crises receitar dose máxima do formoterol até 48 mcg por dia.

Fonte: GINA 2024[2] com adaptações da SBPT.[5]

Quadro 15.5. *Steps* de tratamento da asma para adolescentes > 12 anos

	Sintomas	Tratamento
Step 1-2	- Frequência menor que 3 a 5 dias por semana - Função pulmonar normal (ou pouco reduzida)	Crises: dose baixa de ICS-formoterol* ou ICS + SABA
Step 3	- Quase diários OU - Despertar noturno ≥ 1x na semana OU - Baixa função pulmonar	Diário: dose baixa de ICS-formoterol Crises: dose baixa de ICS-formoterol* ou ICS+SABA
Step 4	- Sintomas diários - Despertar noturno ≥ 1x na semana - Baixa função pulmonar OU - Exacerbação frequente	Diário: média dose de ICS-formoterol Crises: dose baixa de ICS-formoterol* ou ICS+SABA

*Nas crises receitar dose máxima do formoterol até 72 mcg por dia.

Fonte: GINA 2024[2] com adaptações da SBPT.[5]

TRATAMENTO HOSPITALAR NA CRISE

O atendimento inicial do paciente durante uma crise de asma inicia a partir da classificação clínica da gravidade da crise, se leve, moderada ou grave.[5]

- *Leve:* bom estado geral, com leve taquipneia e apenas sibilos expiratórios, além de fase expiratória levemente prolongada. Apresenta uso mínimo de musculatura acessória e saturação de oxigênio maior que 95% em ar ambiente.
- *Moderada:* bom estado geral acompanhado de taquipneia, sibilos durante a expiração com ou sem sibilos inspiratórios e fase expiratória prolongada. Frequentemente faz uso de musculatura acessória e a saturação de oxigênio varia de 92 a 95% em ar ambiente.
- *Grave:* cansaço significativo com incapacidade de repetir uma frase curta, taquipneia extrema, sibilos inspiratórios e expiratórios, ou até mesmo ausência dos sibilos, tórax silencioso por quadro obstrutivo muito grave, uso significativo de musculatura acessória e uma saturação de oxigênio menor que 92% em ar ambiente.

Os sinais de insuficiência respiratória iminente incluem cianose, incapacidade de manter o esforço respiratório (a frequência respiratória pode ser inadequadamente normal a baixa), estado mental deprimido (letargia ou agitação), saturação de pulso de oxigênio menor que 90% e acidose respiratória (parcial elevada).

O tratamento da exacerbação aguda no pronto atendimento pediátrico inclui medicações com diferentes mecanismos de ação que são selecionadas de acordo com o quadro clínico, descritos na Figura 15-1.

O salbutamol é um agonista beta2 de ação curta que é sempre utilizado em quadros de crise asmática. Sua aplicação pode ser tanto por meio do *spray* dosimetrado com espaçador, quanto por inalação. Entretanto, no momento do atendimento inicial é indicado, preferencialmente, realizar um ciclo do medicamento em *spray* dosimetrado e reavaliar como o paciente evoluiu após. A dose sugerida deriva de adaptação baseada em pesquisa nacional,[6] de acordo com o peso do paciente:

- *Peso de 5 a 10 kg*: 2 a 3 jatos.
- *Peso de 10 a 20 kg*: 4 jatos.
- *Peso > 20 kg*: 4 a 6 jatos.

Outra medicação também utilizada é o brometo de ipratrópio, um agente anticolinérgico que promove broncodilatação por meio do relaxamento do músculo liso. Sua administração é realizada por meio da nebulização ou *spray* dosimetrado com espaçador, e a dose sugerida também varia de acordo com o peso da criança:

- *Peso < 20 kg*: na nebulização 125 mcg por dose (10 gotas).
- *Peso ≥ 20 kg*: na nebulização 250 mcg por dose (20 gotas).
- Spray *dosimetrado:* usar 2 jatos 4x ao dia.

Já a administração dos corticoides sistêmicos varia de acordo com a gravidade do paciente, podendo ser administrado via oral (VO) ou via endovenosa (EV). A ação anti-inflamatória deste fármaco reduz o edema

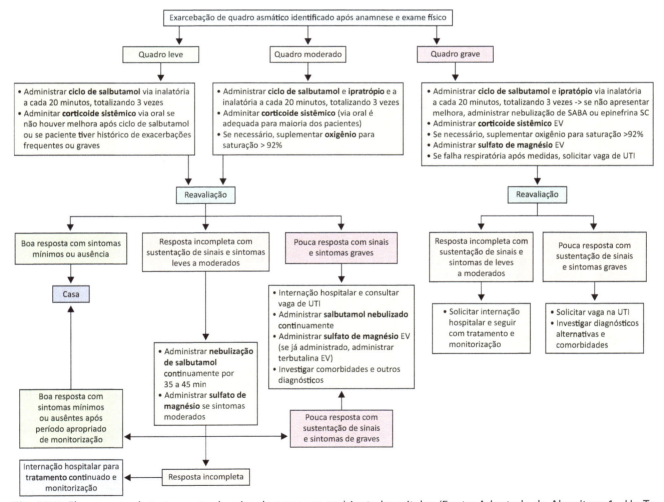

Fig. 15-1. Fluxograma de tratamento da crise de asma em ambiente hospitalar. (Fonte: Adaptada do Algoritmo 1 - Up To Date: Acute asthma exacerbations in children younger than 12 years: Emergency department management - Richard J Scarfone, MD, FAAP Apr, 2024).[6]

MAPA MENTAL

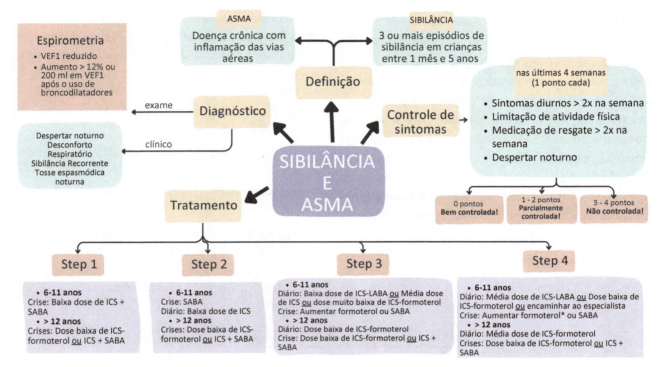

Fig. 15-2. Mapa mental para sibilância e asma.

e a produção de secreção nas vias aéreas, melhorando o quadro clínico do paciente.[6] Alguns exemplos desta classe são: a prednisolona e a dexametasona.

Em pacientes com quadro grave que não apresentaram melhora após 1 hora, deve ser feito o uso de sulfato de magnésio por via endovenosa em 20 minutos. Este medicamento promove o relaxamento da musculatura brônquica composta de músculos lisos e, também, é terapia complementar em casos de risco de morte. Este deve ser prescrito da seguinte forma: 50 mg/kg EV infusão em bomba em 20 minutos, podendo chegar até 75 mg/kg, se necessário (dose máxima de 2 gramas).

PONTOS-CHAVE

- A sibilância recorrente no lactente e pré-escolar é um quadro respiratório que atinge crianças entre 1 mês e 5 anos de vida.
- A criança que tem sibilância nos primeiros anos de vida não necessariamente desenvolve asma, mas sua persistência é um forte indicativo.
- Ambas as doenças são de causas multifatoriais, com fatores de risco gestacional, familiares e ambientais.
- Ambas as doenças possuem diagnóstico essencialmente clínico.
- Na criança com asma é importante investigar a presença de marcha atópica.
- O tratamento da asma deve ser acompanhado de perto com a avaliação do controle dos sintomas e a classificação dentro dos *steps*.
- O controle de fatores ambientais, calendário vacinal atualizado e cuidados não farmacológicos é tão importante quanto o uso de bombinha para controle de sintomas.
- Apesar de ser uma doença crônica, a asma tende a melhorar com o envelhecimento do paciente.

REFERÊNCIAS BIBLIOGRÁFICAS

1. Camargos PAM, Riedi CA, Kierstman B, Ibiapina CC, Silva DCC, Araujo GCB, et al. Sibilância Recorrente do Lactente e Pré Escolar. Guia Prático de Atualização do Departamento Científico de Pneumologia; 2017. 1; 1-8.
2. Global Initiative for Asthma (GINA). Global Strategy for Asthma Management and Prevention 2024. [Internet]. 2024.

Disponível em: https://ginasthma.org/gina-reports/. Acesso em 18 maio 2024.
3. Gomide LD, Camargos PAM, Ibiapina CC. Consenso de asma sob a forma de um mapa conceitual. Rev. Méd. Minas Gerais. 2016;26(supl. 2):26-30.
4. Chong Neto HJ, Solé D, Camargos P, Rosário NA, Sarinho EC, Chong-Silva DC, et al. Diretrizes da Associação Brasileira de Alergia e Imunologia e Sociedade Brasileira de Pediatria para sibilância e asma no pré-escolar. Arq Asma Alergia Imunol. 2018;2(2):163-208.
5. Scarfone RJ. Acute asthma exacerbations in children younger than 12 years: Emergency department management. [Internet]. 2022. Disponível em: https://www.uptodate.com/contents/acute-asthma-exacerbations-in-children-younger-than-12-years-emergency-department-management. Acesso em 16 maio 2024.
6. Muchão FP, Souza JM, Torres HC, De Lalibera IB, de Souza AV, Rodrigues JC, et al. Albuterol via metered-dose inhaler in children: Lower doses are effective, and higher doses are safe. Pediatr Pulmonol. 2016 Nov;51(11):1122-1130.

BIBLIOGRAFIA

Pizzichini MMM, Carvalho-Pinto RM, Cançado JED, Rubin AS, Cerci Neto A, Cardoso AP, et al. 2020 Brazilian Thoracic Association recommendations for the management of asthma. J Bras Pneumol. 2020 Mar 2;46(1):e20190307.

Acesse aqui as respostas das questões norteadoras deste capítulo:

CAPÍTULO 16

O lactente que regurgita e a criança que vomita

Marcella Moura Ceratti | Ricardo Katsuya Toma

❖ OBJETIVOS DE APRENDIZAGEM

1. Diferenciar regurgitação de vômitos.
2. Identificar sinais de alarme de vômitos e regurgitações.
3. Interpretar os achados da anamnese, exame físico e exames laboratoriais.
4. Definir diagnósticos diferenciais.
5. Recomendar o tratamento inicial.

CASO CLÍNICO

Paciente de 14 anos de idade, sexo masculino, comparece à consulta ambulatorial com queixa de náusea e vômitos recorrentes há 1 mês. Refere uso frequente de ibuprofeno por cefaleia, inapetência, dor epigástrica em queimação, saciedade precoce, azia, despertar noturno pela dor epigástrica e emagrecimento de 1 kg no último mês.

Exame Físico

Fácies dolorosa, anictérico, eupneico, consciente e orientado. Pressão arterial de 100 x 60 mmHg. Avaliação pulmonar e cardiovascular normais. Abdome plano, com ruídos hidroaéreos presentes nos quatro quadrantes, flácido e doloroso à palpação epigástrica, sem visceromegalias, sem massas palpáveis. Descompressão brusca negativa. Exame neurológico normal. Fundo de olho normal.

Questões Norteadoras

1. Qual é o primeiro passo na abordagem deste paciente?
2. Qual é a hipótese diagnóstica neste caso? Como fazer uma história mais direcionada para esta suspeita?
3. Cite ao menos 3 diagnósticos diferenciais.
4. Qual seria a conduta neste momento?
5. O que fazer caso o paciente não melhore com as condutas acima?

INTRODUÇÃO

Náusea, vômito e regurgitação são afecções comuns no cotidiano da pediatria. São sintomas inespecíficos que podem estar presentes em diversas patologias, incluindo desordens gastrointestinais, neurológicas, endócrinas, renais e psiquiátricas, desde as mais simples às mais graves.

- *Vômitos*: são definidos como a expulsão oral forçada de conteúdo gástrico, associada à contração coordenada da musculatura abdominal, diafragmática e torácica.[1] Podem ser caracterizados por seu aspecto, como:
  - Vômitos alimentares: com restos de alimentos.
  - Vômitos aquosos: constituídos de saliva e secreções claras.

- Vômitos biliosos: apresentam conteúdo esverdeado ou amarelo forte.
- Vômitos fecaloides: com fezes.
- Hematêmese: vômitos com sangue.
- Vômitos em jato: súbito e inesperado, não precedido por náusea.

• *Náusea*: é uma sensação desagradável relacionada à vontade de vomitar. Geralmente é acompanhada de sintomas autonômicos como salivação, aumento de frequências cardíaca e respiratória e redução do fluxo de sangue para as mucosas. Nem todo vômito é precedido por náusea, como no caso de doenças neurológicas com aumento de pressão intracraniana.[2]

• *Regurgitação*: é o retorno ou refluxo do conteúdo alimentar do estômago para a boca, mas sem atividade forçada da musculatura abdominal, diafragmática e torácica, como ocorre nos vômitos. A passagem de conteúdo gástrico para o esôfago (refluxo gastroesofágico) é um processo fisiológico em lactentes, crianças e adultos. A maior parte dos episódios é breve e inofensiva, porém, quanto é recorrente, causa sintomas ou complicações e deve ser investigada.

Este capítulo apresentará uma visão geral das causas e abordagem da síndrome de vômitos e regurgitação na pediatria.

SINAIS DE ALARME

Em uma criança com vômito ou regurgitação, a primeira etapa é identificar os sinais de alarme. Estes sinais podem indicar a presença de uma patologia potencialmente grave, como obstrução intestinal, cetoacidose diabética, crise adrenal, intoxicação ou pressão intracraniana elevada. Os sinais de alarme principais são apresentados na Quadro 16-1.[1,3] Caso algum deles se faça presente, a criança deve ser investigada e manejada de acordo com a suspeita. Por exemplo, se o paciente estiver muito desidratado e com suspeita de alterações hidroeletrolíticas, é necessária a admissão para coleta de exames laboratoriais, hidratação e correção eletrolítica. Já no caso de apresentar sinais de obstrução intestinal, deve ser investigado com um exame de imagem e encaminhado para a equipe de cirurgia.

Quadro 16.1. Sinais de alarme para vômitos e regurgitações na pediatria.[1,3,4]

Sintomas inespecíficos	
- Vômitos prolongados* - Letargia profunda	- Febre persistente, hipotensão importante - Perda de peso importante
Sintomas de obstrução ou doença gastrointestinal	
- Vômitos biliosos ou fecaloides - Hematêmese	- Vômitos em jato - Hematoquezia ou fezes com muco
Sintomas ou sinais sugestivos de doença neurológica ou sistêmica	
- Fontanela abaulada - Cefaleia persistente - Gatilhos posicionais de vômitos - Despertar por vômitos - Vômitos sem náusea - Distúrbios hidroeletrolíticos	- Rebaixamento do nível de consciência - Convulsões - Sintoma neurológico focal - Rigidez de nuca - História ou sinais de trauma

*Vômitos prolongados são aqueles que perduram por > 12 horas em neonato, > 24 horas em menores de 2 anos, > 48 horas em maiores de 2 anos.

ETIOLOGIAS E INVESTIGAÇÃO

Uma vez descartados os sinais de alarme, deve-se investigar possíveis causas para os vômitos. A maior parte dos diagnósticos etiológicos é feita por uma anamnese e exame físico bem-feitos, não necessitando de exames complementares.

É importante definir se os vômitos ou as regurgitações são **agudos** (de horas a alguns dias), **crônicos** (semanas a meses) ou **cíclicos** (com episódios recorrentes de vômitos intercalados por períodos assintomáticos), bem como o seu padrão (bilioso, em jato, sanguinolento etc.), faixa etária e sintomas ou sinais associados.

No Quadro 16-2, são apresentadas as principais etiologias de vômitos, com um breve quadro clínico e sugestão de investigação para cada uma. É importante reforçar que este quadro não deve ser levado como regra, mas sim como instrumento de consulta básica, dado que a individualidade deve ser respeitada para a definição da conduta a um paciente.

Vale ressaltar que nem sempre os vômitos ou regurgitações terão um diagnóstico etiológico claro, uma vez que são sintomas muito inespecíficos e podem, inclusive, acontecer em reação a dor, desconforto, um choque emocional e doenças não gastrointestinais (p. ex.: faringite, otite média aguda, infecção de trato urinário), por exemplo.

Quadro 16.2. Principais etiologias de vômitos e regurgitações na pediatria, seus quadros clínicos e sugestão de investigação[1,3-5]

Quadro clínico	Hipótese diagnóstica	Sugestão de investigação básica
Todas as Faixas Etárias		
Vômitos acompanhados de diarreia, com ou sem febre	**Gastroenterocolite aguda (GECA)** (etiologia mais comum)	Geralmente não há necessidade de exames caso a criança esteja sem sinais de alarme.
Vômitos após infecção	**Gastroparesia** pós-**infecciosa**	Cintilografia de esvaziamento gástrico
História de trauma	**TCE**	TC/RM crânio
Vômitos agudos, alteração súbita do nível de consciência, convulsões, anormalidades neurológicas focais, história de ingestão de substância, sinais de irritação meníngea	**Intoxicação, abuso de medicamentos, AVE, meningoencefalite**	TC/RM crânio Eletrólitos, ureia e creatinina LCR Hemograma completo
Vômito sem náusea, geralmente matinal, que piora com mudança de posição, associado a cefaleia ou déficit neurológico	**Hipertensão intracraniana**	TC/RM crânio
Lactente com regurgitação persistente, irritabilidade, recusa alimentar, falha de crescimento. Adolescente com queimação retroesternal, azia, náusea, vômitos, acidez bucal com erosão de dentes e até disfagia	**Dispepsia** (p. ex.: DRGE, gastrite, esofagite, duodenite)	Teste terapêutico com supressão ácida por 2 a 4 semanas. (Detalhado nas Figuras 16-1 e 16-2).
Hematêmese	**Varizes de esôfago** **Lesão esofágica** (p. ex.: síndrome de Mallory Weiss) **ou gástrica**	EDA Hemograma completo
Icterícia, ascite, com ou sem hematêmese	**Hepatites ou outras doenças hepáticas e de vias biliares**	AST, ALT, bilirrubina, GGT RX/USG/TC de abdome
Neonatos e lactentes		
Neonato ou lactente que apresenta regurgitação após as mamadas, autolimitadas e sem complicações como dor, recusa alimentar ou perda de peso	**Refluxo gastroesofágico fisiológico**	Não são necessários exames. As regurgitações costumam se resolver dentro do primeiro ano de vida
História de erro na alimentação (alimentos ou frequência inadequada para a idade). Sinais de desnutrição, falha de crescimento	**Erro alimentar**	Educação dos cuidadores. Geralmente não são necessários exames complementares
Vômitos biliosos ou fecaloides nos primeiros dias de vida, distensão abdominal, falha na eliminação de fezes, especialmente neonato e lactentes	**Obstrução intestinal** Atresia intestinal (< 48 h de vida) Volvo Intestinal (quadro súbito) Doença de Hirschsprung (fezes explosivas ao toque retal) Intussuscepção intestinal (fezes com sangue e muco, "geleia de amora")	Avaliação cirúrgica RX/USG abdome Hemograma completo
Vômitos não biliosos em jato, em criança com < 3 meses, perda de peso, 1º filho homem	**Estenose de piloro**	Avaliação cirúrgica USG abdome Eletrólitos, ureia e creatinina RX EED
Vômitos episódicos e recorrentes em neonatos e lactentes pequenos, icterícia, hepatoesplenomegalia, odor diferenciado, letargia, falha de crescimento, acidose metabólica, choque	**Erros inatos do metabolismo** (p. ex.: galactosemia, acidemia, intolerância à frutose etc.) ou **Reações imunológicas ao alimento** (p. ex.: síndrome enterocolítica induzida por proteína do alimento ou alergia a alimento mediada por IgE)	Eletrólitos, ureia e creatinina Amônia sérica, substâncias redutoras na urina (para erros inatos de metabolismo) Testes cutâneos, eliminação da dieta, teste de provocação oral (para alergias)
Vômitos, hipotensão desproporcional ao quadro, hiponatremia, hipercalemia, acidose metabólica e genitália atípica no sexo feminino	**Crise adrenal** (p. ex.: hiperplasia adrenal congênita)	Eletrólitos, ureia e creatinina

Crianças e Adolescentes		
Sinais de abdome agudo inflamatório (p. ex.: dor abdominal intensa, descompressão brusca positiva, com ou sem febre)	**Apendicite, pancreatite**	Amilase, lipase (pancreatite) USG/TC de abdome
Quadro agudo de náusea, vômito, dor abdominal, poliúria, desidratação, respiração de Kussmaul	**Cetoacidose diabética**	Eletrólitos, glicemia, hemograma completo, gasometria arterial
Vômitos episódicos e recorrentes, principalmente em adolescentes, associada a cefaleia com foto/fonofobia, com desencadeantes	**Enxaqueca intestinal**	Avaliação clínica
Ciclos com compulsão alimentar seguido de compensação (geralmente indução de vômitos). Aumento de parótidas e sinal de Russel	**Bulimia**	Avaliação clínica
Vômitos crônicos associados a diarreia crônica com muco e sangue, febre, artrite e anemia	**Doenças inflamatórias intestinais,** (retocolite ulcerativa e doença de Crohn)	EDA e colonoscopia Hemograma completo PCR e VHS
Vômitos crônicos ou cíclicos sem alterações no exame físico e exames complementares. Sem sinais de alarme	**Causas funcionais** (dispepsia funcional, náuseas e vômitos funcionais, síndrome dos Vômitos cíclicos, síndrome da hiperêmese por uso de *Cannabis*)	Exclusão de causas orgânicas com exames complementares
Vômitos crônicos em sexo feminino em idade fértil, amenorreia, edema, sensibilidade mamária	**Gravidez**	Teste de gravidez urinário

TCE: trauma cranioencefálico; AVE: acidente vascular encefálico; TC: tomografia computadorizada; RM: ressonância magnética; LCR: líquido cefalorraquidiano; EDA: endoscopia digestiva alta; RX EED: radiografia contrastada de esôfago-estômago-duodeno; PCR: proteína C reativa; VHS: velocidade de hemossedimentação; AST: aspartato aminotransferase, ALT: alanina aminotransferase, GGT: gama glutamil transferase; RX: radiografia; USG: ultrassonografia.

FLUXOGRAMAS

É importante sistematizar o atendimento de crianças com vômitos ou regurgitações de modo a oferecer uma abordagem mais segura. As Figuras 16-1 e 16-2 apresentam fluxogramas que abordam as informações contidas neste capítulo, trazendo maiores detalhes a respeito da investigação de algumas etiologias como alergia alimentar e dispepsia.[5]

MANEJO GERAL DA CRIANÇA QUE VOMITA E REGURGITA

O primeiro passo no manejo da criança com vômito e regurgitação é a **estabilização clínica**, caso necessário (p. ex.: estabilização volêmica, correção de distúrbios hidroeletrolíticos etc.).[3]

Uma vez estável, deve-se focar no **manejo específico para cada etiologia**, seja uma cirurgia para corrigir uma estenose pilórica, ou hidratação, bomba de insulina com soro e potássio para cetoacidose diabética, por exemplo. Condutas específicas para cada doença não estão no escopo deste capítulo.

O manejo dos vômitos pode incluir terapias não farmacológicas, como evitar odores, higiene oral, transmitir segurança e tranquilidade, reduzir porções e oferecer alimentos frios. O uso de antieméticos em crianças pequenas é mais considerado em quadros de vômitos persistentes e intensos, inclusive para evitar complicações. Geralmente, não são recomendados para vômitos de origem desconhecida ou de causas anatômicas. Os principais antieméticos utilizados são **antagonistas serotoninérgicos** (ondansetrona), **antagonistas dopaminérgicos** (domperidona e bromoprida) **e anti-histamínicos** (dimenidrinato e meclizina).[3]

A ondansetrona se mostrou melhor que outros medicamentos em ensaios clínicos comparativos e se mostrou eficaz e segura em pacientes com náusea e vômitos na pediatria.[3] Além disso, não apresenta efeitos colaterais de sonolência (como os anti-histamínicos) e reação extrapiramidal (como os antagonistas dopaminérgicos). A depender da idade e da patologia de base, algumas classes de antieméticos são mais indicadas. Esta diferenciação não é do escopo deste capítulo.

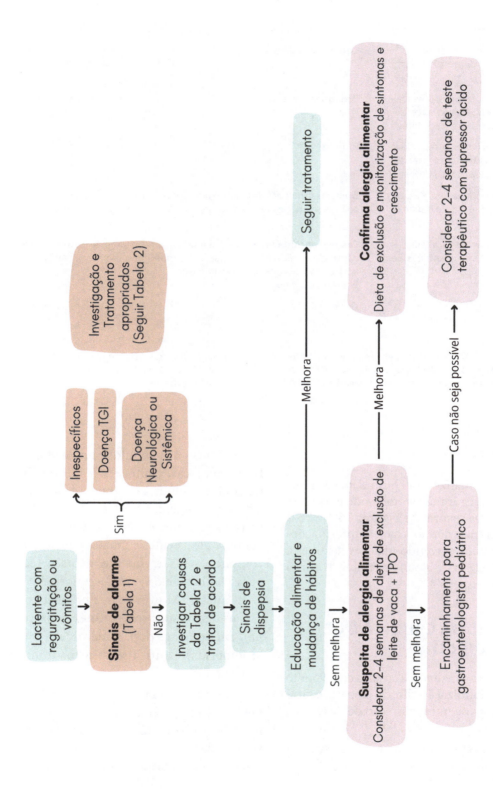

Fig. 16-1. Fluxograma diagnóstico de regurgitações e vômitos em lactentes.[6] EF: exame Físico; TGI: trato gastrointestinal; DRGE: doença do refluxo gastroesofágico; TPO: teste de provocação oral.

Capítulo 16 • O lactente que regurgita e a criança que vomita

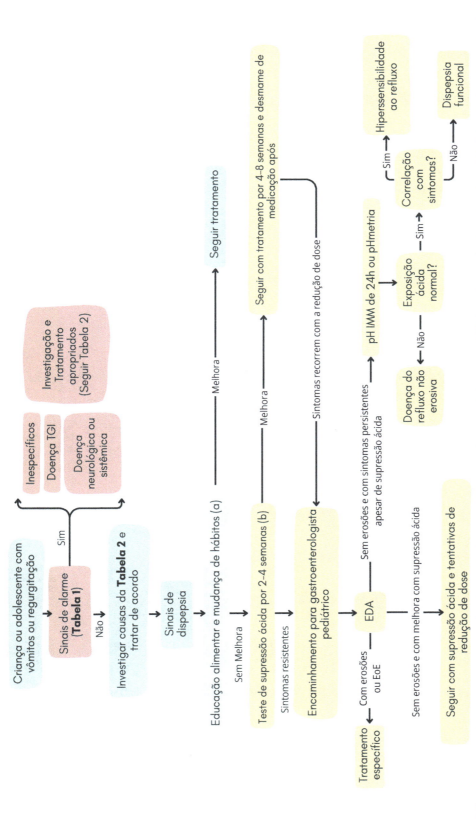

Fig. 16-2. Fluxograma diagnóstico de regurgitações e vômitos em crianças maiores e adolescentes.[c] EDA: endoscopia digestiva alta; pH IMM de 24 hs: pHmetria e impedânciometria intraluminal multicanal de esôfago de 24 horas.

[a] Medidas incluem manejo de obesidade, evitar alimentos agravantes (geralmente chocolate, cafeína, comidas apimentadas e refrigerantes), evitar deitar-se após se alimentar, dormir com cabeceira elevada e cessação de drogas como tabagismo, *vaping* e álcool. [b] Supressão ácida pode ser feita com inibidores de bomba de prótons ou famotidina (**bloqueador H2**). [c] Sintomas aparecem quando ocorre refluxo no exame pH IMM 24 h ou pHmetria.

PONTOS-CHAVE

- Vômito é a expulsão forçada de conteúdo gástrico, enquanto regurgitação é o seu refluxo passivo até a boca.
- O manejo inicial de vômitos e regurgitações envolve a identificação de sinais de alarme, que podem indicar uma doença possivelmente grave.
- Vômitos e regurgitações são sintomas inespecíficos de diversas patologias. É importante avaliar suas características e sintomas ou sinais associados para elaborar a etiologia mais provável.
- O manejo envolve estabilização, correção da patologia de base e sintomáticos.

REFERÊNCIAS BIBLIOGRÁFICAS

1. Allen K. The vomiting child--what to do and when to consult. Aust Fam Physician. 2007 Sep;36(9):684-7. P
2. Hornby PJ. Central neurocircuitry associated with emesis. Am J Med. 2001 Dec 3;111 Suppl 8A:106S-112S. d
3. Targa Ferreira CH, Carvalho E, Lustosa AMP, Souza CS, Melo MCB, Tófoli MHC, et al. Documento Científico do Departamento de Gastroenterologia da Sociedade Brasileira de Pediatria. Evidências para o manejo de náusea e vômitos em pediatria. Nº 127, 12 de Janeiro de 2018.
4. Lorenzo C. Approach to the infant or child with nausea and vomiting. [Internet]. UpToDate. Waltham, MA: UpToDate Inc. Acesso em14 jul 2024.
5. Robin SG, Keller C, Zwiener R, et al. Prevalence of Pediatric Functional Gastrointestinal Disorders Utilizing the Rome IV Criteria. J Pediatr 2018; 195:134.
6. Rosen R, Vandenplas Y, Singendonk M, Cabana M, DiLorenzo C, Gottrand F, et al. Pediatric Gastroesophageal Reflux Clinical Practice Guidelines: Joint Recommendations of the North American Society for Pediatric Gastroenterology, Hepatology, and Nutrition and the European Society for Pediatric Gastroenterology, Hepatology, and Nutrition. J Pediatr Gastroenterol Nutr. 2018 Mar;66(3):516-554.

MAPA MENTAL

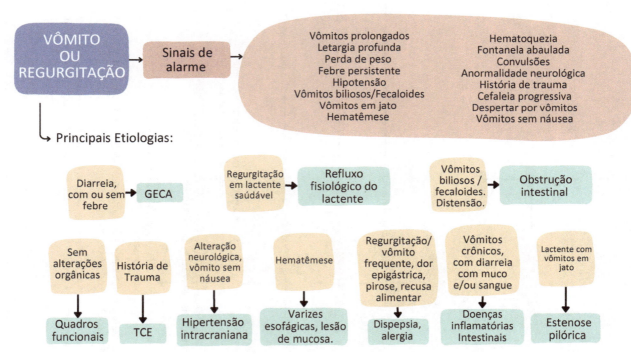

Fig. 16-3. Mapa mental para vômito e regurgitação. GECA: gastroenterocolite aguda; TCE: trauma cranioencefálico.

Acesse aqui as respostas das questões norteadoras deste capítulo:

CAPÍTULO 17

Diarreia aguda, persistente e crônica

Raphael Amendula de Carvalho | Gabriel Nuncio Benevides

❖ OBJETIVOS DE APRENDIZAGEM

1. Definir o quadro diarreico, considerando seus diagnósticos diferenciais e classificando-o como agudo, persistente ou crônico.
2. Entender a sistematização do exame físico visando estratificar o grau de desidratação do paciente com diarreia aguda, sabendo conduzir o melhor tratamento para cada um dos grupos e o local onde este paciente será tratado (em casa, no serviço de saúde ou no hospital).
3. Nos quadros persistentes e crônicos, estar apto a transitar entre os diagnósticos diferenciais, conhecendo as indicações de exames complementares e o seu manejo inicial.

CASO CLÍNICO

Em seu plantão de pronto atendimento pediátrico, você é chamado para reavaliar M., paciente de 6 anos de idade e 20 kg que está na sala de medicação.

Na revisão do prontuário você encontra as informações do atendimento inicial. O paciente deu entrada por queixa de diarreia aguda com exame físico indicativo de desidratação, porém, sem sinais de gravidade e, lhe fora prescrito soro de reidratação oral (SRO) conforme aceitação da criança e com reavaliação solicitada em 4 horas.

Questões Norteadoras

1. Como médico reavaliador, em que você deverá se atentar na evolução clínica e no exame físico? Qual meta de volume ingerido seria desejado para este paciente?
2. A mãe do paciente conta que a criança teve boa aceitação nas primeiras doses de SRO, porém após a segunda hora apresentou dois episódios de vômitos. Mantém-se sem sinais de gravidade. No momento, está bastante irritado e recusa novas tentativas de hidratação oral. A cuidadora lhe questiona se é possível dar um "sorinho" na veia. Qual seria sua resposta? Você realizaria alguma nova conduta?
3. Graças ao seu bom trabalho na condução do caso, após novas medidas, todas as metas terapêuticas de reidratação foram alcançadas e optou-se pela alta do serviço de saúde. Elabore a prescrição para casa contemplando medicações, soluções e orientações.
4. Como exercício de aprimoramento, considere que o cenário não tenha sido tão favorável e que houve demanda por escalonar o cuidado para hidratação endovenosa. Prescreva a fluidoterapia para este paciente considerando a solução escolhida, volume e tempo de infusão.

INTRODUÇÃO

Apesar dos grandes avanços recentes da medicina, os quadros diarreicos e suas complicações secundárias ao manejo inadequado ainda são causas relevantes de morbimortalidade no cenário global. Diante disso, a Organização Mundial da Saúde (OMS), em comunhão com o Fundo das Nações Unidas para a Infância (UNICEF), criou o programa *Integrated Global Action Plan for the Prevention and Control of Pneumonia and Diarrhoea* (GAPPD) visando a redução do número de óbitos por tais patologias até o ano de 2025.[1,2]

Contudo, a literatura internacional, em sua grande maioria, provém de países com amplo acesso a recursos e acabam por não representar a realidade brasileira em sua pluralidade de contrastes e extensão territorial. Dessa forma, o Ministério da Saúde (MS) juntamente à Sociedade Brasileira de Pediatria (SBP) atualizaram, em 2024, as diretrizes para o diagnóstico e manejo da diarreia adaptadas ao contexto nacional. Este capítulo traz de forma atualizada as condutas baseadas em evidência para o tratamento desta população e doença.[3]

As principais novidades reforçam a avaliação dos sinais de desidratação e da perda ponderal. Houve, também, atualizações quanto a indicação de antibioticoterapia, fluidoterapia e uso de medicações sintomáticas.[1]

DEFINIÇÃO E CLASSIFICAÇÃO

A diarreia aguda é definida como **"a alteração do hábito intestinal caracterizada pela ocorrência de três ou mais evacuações líquidas ou menos consistentes que o habitual por dia com duração de até 14 dias"**. Na prática clínica cotidiana, pode ser difícil a delimitação de todos os elementos que constam na definição, de modo que a SBP endossa a confiança no relato materno quanto à queixa de diarreia na criança.[1-4]

Classificam-se os quadros diarreicos com base em sua duração, visando padronização epidemiológica e definição de condutas. Por consenso:

- *Diarreia aguda:* inferior à 14 dias.
- *Diarreia persistente:* entre 14 e 30 dias.
- *Diarreia crônica:* acima de 30 dias (ou 4 semanas).[1-4]

Alguns autores caracterizam o quadro com duração entre 7 e 14 dias como diarreia prolongada ou protraída, sugerindo que para este grupo já haveria benefícios em prosseguir com investigação diagnóstica.[1] Essa definição não é consensual e não será abordada ao longo deste capítulo.

EPIDEMIOLOGIA E FATORES DE RISCO PARA DIARREIA AGUDA

A nível global, estimam-se 2 bilhões de casos de doença diarreica aguda ao ano com taxas de letalidade desproporcionalmente maiores em crianças abaixo dos 5 anos de idade.[5]

O implemento da vacinação para rotavírus, a ampliação do saneamento básico, a promoção do aleitamento materno exclusivo e as ações educativas em higienização de mãos e alimentos foram responsáveis por grande queda da mortalidade. Espera-se que as novas medidas, com uso de antissecretores e facilitação do acesso à terapia de reidratação oral, possam contribuir ainda mais com a melhora deste cenário. Contudo, a diarreia ainda é a terceira principal causa de morte em crianças pós-neonatais com menos de 5 anos de idade.[5]

Fatores de risco para doença diarreica incluem desnutrição (com enfoque para micronutrientes como a vitamina A e o zinco), comprometimento imunológico, ausência de acesso à água potável e ao saneamento básico e falhas nas medidas educacionais para aleitamento materno e higiene das mãos e alimentos. Em regiões de vulnerabilidade socioeconômica pode haver círculos viciosos: a diarreia leva a desnutrição, e esta predispõe a novos episódios diarreicos. A recorrência de episódios agudos torna o indivíduo mais suscetível a apresentar quadros persistentes no futuro.[1,6]

ETIOLOGIA DA DIARREIA AGUDA

A etiologia mais comum é a infecção intestinal aguda, seguida por doenças cirúrgicas, alterações funcionais, doenças inflamatórias ou causas medicamentosas citadas neste capítulo como diagnósticos diferenciais.

Dentre as causas infecciosas há importante prevalência das etiologias virais com destaque para o rotavírus, norovírus, adenovírus e calicivírus. A vacinação para rotavírus, no Brasil, reduziu o número total de casos graves ao ano e a taxa de hospitalização em 52,5%.[1] Etiologias virais sofrem menor interferência de determinantes sociais e econômicos da saúde e são mais predominantes no inverno.[1]

As causas bacterianas apresentam maior prevalência em países em desenvolvimento e sazonalidade para estações quentes e chuvosas. Os principais representantes bacterianos são: *E. coli* enteropatogênica; *E. coli* enterotoxigênica; *E. coli* entero-hemorrágica; *E. coli* enteroinvasiva; *Salmonella* sp.; *Shigella* sp. e *Campylobacter jejuni*.[1]

Os agentes parasitários possuem distribuição epidemiológica semelhante a bacterianos, porém estão mais associados aos quadros de diarreia persistente, cabendo destaque ao *Giardia intestinalis, Ascaris lumbricoides, Entamoeba histolytica e Trichuris trichiura*.[1]

Em pacientes submetidos a antibioticoterapia ou imunossuprimidos a doença diarreica poderá se apresentar por grupos etiológicos menos prevalentes como *Klebsiella* sp.; *Pseudomonas* sp.; *Clostridium difficile*; *Cryptosporidium* sp; *Cystoisospora belli* e *Strongyloides stercoralis*.[2]

FISIOPATOLOGIA E QUADRO CLÍNICO

Durante um dia habitual, cerca de 10 litros de fluidos oriundos da alimentação e digestão são despejados no trato gastrointestinal. Destes, em condições fisiológicas, apenas 10% permanecem no intestino para ser eliminado junto às fezes.[5] A diarreia acontece quando uma série de alterações não fisiológicas interferem neste processo. Os mecanismos fisiopatológicos da doença diarreica são subdivididos em:

Diarreia secretora: ocorrem por alterações de transporte iônico da mucosa causados por enterotoxinas, agentes hormonais, uso de laxantes irritativos e até mesmo em tumores carcinoides. Sua característica marcante é a ausência de melhora ao jejum.[5-7]

Neste subgrupo, destacamos também o mecanismo inflamatório, que pode ser infeccioso, as fases iniciais da isquemia intestinal, de doença inflamatória intestinal ou de sequelas de radioterapia.[5-7]

- *Diarreia osmótica:* resulta da presença intraluminal de solutos osmoticamente ativos que não foram adequadamente absorvidos. Na prática clínica, são vistos como resultado de supercrescimento bacteriano no intestino delgado, insuficiência pancreática exócrina ou deficiência de lactase. Tendem a melhorar com o jejum.[5-7]

DIAGNÓSTICO DA DIARREIA AGUDA

O diagnóstico de diarreia aguda é clínico com a possibilidade de apoio da epidemiologia local para definição etiológica. A investigação diagnóstica com exames complementares está indicada apenas para casos graves, persistência ou cronicidade, pacientes com risco de disseminação, pacientes internados e em surtos epidemiológicos.[1,2,4]

EXAMES COMPLEMENTARES NA DIARREIA AGUDA

Escaneie o QR Code ao lado para maiores informações.

DIAGNÓSTICOS DIFERENCIAIS

Diversas doenças podem-se apresentar com diarreia aguda, como:[5]

- Infecções em outras topografias (pneumonia, otite média aguda e infecção urinárias).
- Intoxicação alimentar.
- Secundária a antibioticoterapia.
- Colite pseudomembranosa.
- Intussuscepção.
- Apendicite aguda.
- Doença celíaca.
- Fibrose cística.
- Doença de Crohn.
- Colite ulcerativa.
- COVID-19.

Lactentes em aleitamento materno exclusivo podem apresentar frequência evacuatória aumentada, fezes semilíquidas e com muco sem estarem doentes. Nessas crianças não há perda de peso, desidratação ou desaceleração do crescimento.[1]

ABORDAGEM INICIAL DO PACIENTE COM DIARREIA AGUDA

A abordagem inicial perpassa todos os elementos da consulta médica, ressaltando a coleta de uma história clínica completa com atenção a alguns tópicos, como: o número de evacuações, a duração da diarreia, a presença de sangue ou muco nas fezes, associação a vômito, febre e sintomas sistêmicos, uso de medicações, hábitos de consumo alimentar, histórico de imunizações e viagens recentes. O exame físico deverá ser completo.[2,5]

Realizada esta avaliação, dá-se seguimento com a estratificação do grau de desidratação da criança.[1]

No Quadro 17-1 há sinais que poderão ser avaliados na criança desde o início do atendimento apenas com observação visual e achados de exame físico que deverão ser buscados ativamente. Perceba que, com estas informações, você estará apto a classificar a criança como grupo A (sem sinais de desidratação atual), grupo B (com desidratação) e grupo C (com desidratação grave). Em caso de dúvida classificatória, o paciente deverá ser conduzido considerando o grupo mais grave e, posteriormente, descalonando o cuidado, se condições clínicas favoráveis.

MANEJO E TRATAMENTO DA DIARREIA AGUDA

Plano A

Pacientes do Grupo A são considerados hidratados, porém estão na vigência de uma doença que poderá desidratá-los. A ideia principal, portanto, será a prevenção da desidratação. Este paciente será cuidado em casa, recebendo alta com as seguintes orientações:

- *Hidratação:* ao longo do dia, a criança deverá beber mais líquidos do que o habitual, podendo ser água, sucos ou chás (preferencialmente não adoçados). O refrigerante está contraindicado. Não obstante, a cada perda líquida por evacuação ou vômito, o paciente deverá receber SRO com volume ofertado variando por idade. Para menores de 1 ano, ofertar alíquotas de 50 a 100 mL;

Quadro 17.1. Definição de conduta com base na presença e gravidade da desidratação

Etapas		A (sem desidratação)	B (com desidratação)	C (desidratação grave)
Observe	Estado geral[1]	Ativo, alerta	Irritado, intranquilo	Comatoso, hipotônico, letárgico ou inconsciente*
	Olhos[1]	Sem alteração	Fundos	Fundos
	Sede[1]	Sem sede	Sedento, bebe rápido e avidamente	Não é capaz de beber*
	Lágrimas	Presentes	Ausentes	Ausentes
	Boca/língua	Úmida	Seca ou levemente seca	Muito seca
Explore	Sinal da prega abdominal[1]	Desaparece imediatamente	Desaparece lentamente	Desaparece muito lentamente (mais de 2 segundos)
	Pulso	Cheio	Cheio	Fraco ou ausente*
	Perda de peso[2]	Sem perda	Até 10%	Acima de 10%
Decida		Sem sinais de desidratação	Se apresentar dois ou mais sinais: com desidratação	Se apresentar dois ou mais sinais sendo ao menos um destacado com asterisco (*): desidratação grave.
Trate		Plano A	Plano B	Plano C

[1]Variáveis para avaliação do estado de hidratação do paciente que têm maior relação de sensibilidade e especificidade, segundo a Organização Mundial da Saúde.

[2]A avaliação da perda de peso é necessária quando o paciente está internado e evolui com diarreia e vômito.

Fonte: BRASIL. Ministério da Saúde. Secretaria de Vigilância em Saúde e Ambiente. Departamento de Doenças Transmissíveis. Manejo do paciente com diarreia. Brasília, DF: Ministério da Saúde, 2024.

entre 1 e 10 anos receberão 100 a 200 mL; acima desta idade, orientar ingestão conforme aceitação. Lactentes em aleitamento materno exclusivo somente receberão SRO além do leite do peito.[1,3] Atenção! Embora seja uma prática comum, o soro caseiro (solução doméstica de água filtrada, sal e açúcar) deve ser desencorajado ou muito bem-orientado em razão do risco de formulação e consumo inadequados.[2]

- *Alimentação:* está indicada a manutenção da alimentação habitual como forma de prevenir a desnutrição. Lactentes devem seguir com o aleitamento materno.[1,3]
- *Orientações:* os responsáveis devem ser sistematicamente orientados quanto aos sinais de alarme para retorno ao sistema de saúde: ausência de melhora em dois dias, aumento da frequência ou volume da diarreia, vômitos incoercíveis, sangue nas fezes, diminuição da diurese, sede excessiva e recusa alimentar.[1,3]
- *Prescrição:* prescrever zinco 10 mg/dia aos menores de 6 meses e 20 mg/dia até os 05 anos de idade por 10 a 14 dias.[1,3]

Plano B

O paciente do Grupo B já apresenta desidratação, porém sem sinais de gravidade. Deverá receber tratamento na unidade de saúde em que se encontra e não necessariamente em unidade hospitalar. A via de hidratação será oral.

- *Hidratação:* oferecer SRO em pequenas quantidades de forma constante e com volume progressivamente maior visando atingir o alvo de 50 a 100 mL/kg entre 4 e 6 horas ou até que se constate ausência de sinais de desidratação.[1,3]
- *Prescrição:* caso a náusea ou êmese do paciente torne-se um impeditivo à reidratação oral, a droga de eleição será ondansetrona nas doses 0,2 a 0,4 mg/kg (máximo de 2 mg) para crianças entre 6 meses e 2 anos de idade; 4 mg até os 10 anos de idade ou 30 kg e 8 mg para os pacientes acima deste peso ou idade. Saiba que se o paciente se manter refratário, à despeito da medicação, a gastróclise (sonda nasogástrica) poderá ser prescrita como forma de dar continuidade a reidratação.[1,3]
- *Alimentação:* para os lactentes, se bem tolerado, é possível que se mantenha o aleitamento materno. Para os demais, a alimentação é preferencialmente reintroduzida após a resolução da desidratação.[1,3]
- *Observação e reavaliação:* o paciente deverá ser mantido sob constante reavaliação da equipe de saúde. Caso apresente melhora significativa de desidratação, o paciente será introduzido no Plano A. Se ao final de 6 horas o paciente manter-se desidratado ou, se durante qualquer momento do processo apresentar piora clínica, principalmente com alteração do sensório, deverá ser introduzido no Plano C visando a instauração de fluidoterapia endovenosa.[1,3]

Plano C

A criança do Grupo C é um paciente grave que demanda atenção hospitalar devendo ser transferida, do serviço de saúde onde estiver, o mais rápido possível, caso ainda não se encontre em um hospital. Nestes casos, é possível que já haja acidose metabólica ou distúrbios hidroeletrolíticos instalados. O tratamento será realizado com hidratação parenteral em duas fases (expansão e manutenção/reposição) com volumes e velocidades variando conforme a faixa etária (Quadro 17-2).

Estes pacientes permanecerão em regime de internação para observação do seu *status* volêmico por no mínimo 6 horas ou até que se resolvam os critérios de desidratação grave, momento no qual o paciente será conduzido ao Grupo B.[1,3] Todavia, se além da desidratação, apresentarem sinais de sepse, instabilidade hemodinâmica, perdas volêmicas incoercíveis com necessidade de balanço hídrico deverão ser alocadas em regime de cuidado intensivo.[4] Havendo febre associada, há indicação de busca ativa de focos infecciosos sistêmicos como os já citados anteriormente neste capítulo.[1,3]

Medicações Sintomáticas e Coadjuvantes

Analgésicos e antipiréticos como a dipirona e o paracetamol estão autorizados, caso necessário.

Antieméticos podem ser utilizados em casos de vômitos persistentes (principalmente se impossibilitando a hidratação oral). A droga de escolha é a ondansetrona

Quadro 17.2. Reidratação em estabelecimento hospitalar para desidratação grave

Plano C - Fluidoterapia endovenosa	
Fase de expansão - 1ª etapa	
Solução	Volume e tempo de administração
Soro fisiológico a 0,9% ou ringer lactato	Recém-nascidos ou menores de 5 anos com cardiopatias graves: **10 mL/kg em 1 hora** Menores de 1 ano: **30 mL/kg em 1 hora** A partir de 1 ano: **30 mL/kg em 30 minutos**
Fase de expansão - 2ª etapa	
Solução	Volume e tempo de wdministração
Soro fisiológico a 0,9% ou Ringer lactato	Menores de 1 ano: **70 mL/kg em 5 horas** A partir de 1 ano: **70 mL/kg em 2 horas e 30 minutos**

Fase de manutenção/reposição

Solução	Volume		Tempo de administração
Soro glicosado a 5% + Soro fisiológico a 0,9% Proporção de 4:1 (manutenção)	Peso até 10 kg	100 mL/kg	24 horas
	Peso de 10 a 20 kg	1.000 mL + 50 mL/kg do peso que exceder 10 kg	
	Peso acima de 20 kg	1.500 mL + 20 mL/kg do peso que exceder 20 kg (no máximo 2.000 mL)	
+			
Soro glicosado a 5% + Soro fisiológico a 0,9% Proporção de 1:1 (reposição)	Iniciar com 50 mL/kg/dia Reavaliar esta quantidade de acordo com as perdas do paciente		
+			
KCl a 10%	2 mL para cada 100 mL de solução da fase de manutenção		

Fonte: Brasil. Ministério da Saúde. Secretaria de Vigilância em Saúde e Ambiente. Departamento de Doenças Transmissíveis. Manejo do paciente com diarreia. Brasília, DF: Ministério da Saúde; 2024.

por sua eficácia e segurança. Metoclopramida está contraindicada em menores de 1 ano e não é recomendada entre 1 e 18 anos, e o dimenidrinato não será a primeira escolha, pois seu efeito sedativo pode ser um obstáculo à reidratação enteral e pode ser um confundidor da avaliação do sensório da criança.

O zinco atua reduzindo a duração do episódio e recidivas.[1-3] A vitamina A pode ser prescrita para pacientes desnutridos dado o alto risco de deficiência da mesma.[1]

Antissecretores como a racecadotrila ainda não foram incorporados nos parâmetros do MS, mas são recomendadas pela Diretriz Iberoamericana de Diarreia Aguda e pela Sociedade Euroupeia de Gastroenterologia Pediátrida Hepatologia e Nutrição (ESPGHAN), pois mostrou-se efetiva em reduzir o volume total de perdas e a duração do episódio. A dose recomendada é de 1,5 mg/kg, 3 vezes ao dia não excedendo 400 mg/dia. A racecadotrila não deve ser usada em menores de 3 meses de idade.[1,4]

Antidiarreicos como a loperamida estão contraindicados.[1,2]

Probióticos também não fazem parte das recomendações do Ministério da Saúde. Os estudos mais recentes encontraram maior eficácia por parte das cepas de *S. boulardii* (com posologia de 200 mg – 12 em 12 horas – por 5 a 7 dias) e *L. reuteri DSM 17938* (com posologia de 108 UFC ao dia por 5 a 7 dias). O posicionamento mais recente da ESPGHAN traz que o uso de probióticos reduz, em média, um dia de duração do episódio, podendo ser usado considerando seu custo-efetividade.

Antibióticos devem ser usados apenas em casos de disenteria (diarreia com sangue) com comprometimento do estado geral ou cólera grave.[1,3] O Programa de atualização de emergência pediátrica da SBP também sugere seu uso em pacientes imunossuprimidos, com anemia falciforme ou com sinais de disseminação bacteriana extraintestinal.[2] No Quadro 17-3 encontram-se as indicações mais atualizadas de droga e posologia.

PREVENÇÃO

Escaneie o QR code abaixo para maiores informações.

COMPLICAÇÕES E ACOMPANHAMENTO DA DIARREIA AGUDA

Escaneie o QR code abaixo para maiores informações.

ESPECIFICAÇÕES DO PACIENTE DESNUTRIDO NA DIARREIA AGUDA

Escaneie o QR code abaixo para maiores informações.

DIARREIA PERSISTENTE: DIAGNÓSTICOS DIFERENCIAIS E TRATAMENTO

A diarreia persistente pode ser resultado de quadros funcionais, danos prolongados da doença aguda ou por infecções. O supercrescimento bacteriano no intestino delgado pode levar a persistência da diarreia por meio

Quadro 17.3. Antibioticoterapia: droga de escolha e posologia conforme peso e idade

Crianças com até 30 kg (até 10 anos) (a partir de 3 meses e sem imunodeficiência) *	
Antibiótico	**Posologia**
Azitromicina	No primeiro dia: 10 mg/Kg/dia, via oral Seguir com 5 mg/Kg/dia por mais 4 dias
Ceftriaxona	50 mg/kg/dia, via intramuscular, 1 vez ao dia por 3 a 5 dias

*Crianças menores de 3 meses ou com imunodeficiência seguem esquema com ceftriaxona, 50 a 100 mg/kg, endovenosa, 1 vez ao dia. Se não estiver hospitalizada, administrar a 1ª dose intramuscular e referenciar ao hospital

Crianças com mais de 30 kg (com mais de 10 anos), adolescentes e adultos	
Antibiótico	**Posologia**
Ciprofloxacino	500 mg, via oral, de 12 em 12 horas por 3 dias
Ceftriaxona	50 a 100 mg/kg, via intramuscular, 1 vez ao dia por 3 a 5 dias
Cefotaxima	Casos graves: 100 mg/kg, dividido em 4 doses

Fonte: Brasil. Ministério da Saúde. Secretaria de Vigilância em Saúde e Ambiente. Departamento de Doenças Transmissíveis. Manejo do paciente com diarreia. Brasília, DF: Ministério da Saúde, 2023.

Sociedade Brasileira de Pediatria. Guia Prático de Atualização Diarreia Aguda Infecciosa. São Paulo: Departamento Científico de Gastroenterologia (Gestão 2022-2024); 06 de junho de 2023. Nº74.

do dano tecidual prolongado com aumento da secreção intraluminal, prejuízo da absorção de carboidratos e impedimento da formação de micelas essenciais para a absorção de gorduras, levando a esteatorreia.

A Parasitose intestinal possui como agentes patogênicos: **helmintos** com destaque para *Ascaris lumbricoides* (ascaridíase), *Ancilostoma duodenale* (ancilostomíase), *Taenia saginata/Taenia solium* (teníase) e os **protozoários**: *Giardia lamblia* (giardíase), *Cryptosporidium* sp. (criptosporidiose), *Entamoeba histolytica* (amebíase) e *Cyclospora cayetanensis* (ciclosporose). A epidemiologia das helmintíases vem diminuindo por conta de abordagens de tratamento em massa; desde 2016 o Brasil não está mais em situação endêmica.

O diagnóstico para ambos os grupos de parasitas poderá iniciar com avaliações gerais das fezes pelo protoparasitológico fecal. Outros métodos laboratoriais incluem testes sorológicos (sérico ou fecal), biologia molecular com reação em cadeia da polimerase (PCR) para o patógeno nas fezes e hemograma (com achado provável de eosinofilia). No QR code abaixo, encontra-se um quadro com a compilação dos métodos de tratamentos para as principais parasitoses intestinais.

AVALIAÇÃO DA DIARREIA CRÔNICA

Pacientes com quadros que superam 4 semanas deverão ser avaliados para diarreia crônica. A história clínica deste paciente deverá abranger as seguintes informações: duração da diarreia, número de episódios por dia, consistência das fezes segundo a escala de Bristol (escaneie o QR Code acima para consultá-la), associação com náuseas e vômitos, presença de dor abdominal e suas características, ato de acordar durante a noite por conta dos sintomas, melena ou presença de sangue nas fezes, alterações cutâneas, encoprese, alternância de diarreia com constipação, uso de medicações (com ênfase em antibióticos, anti-inflamatórios não esteroidais e inibidores de bomba de prótons), presença de esteatorreia e alteração no desenvolvimento ponderoestatural. Já, quanto ao exame físico, na maioria dos casos será inespecífico. Caberá ao médico avaliador transitar entre um amplo leque de diagnósticos diferenciais iniciando pelas etiologias mais prevalentes e pelas mais graves.[8]

Exames propedêuticos podem auxiliar a avaliação; contudo, suas indicações são específicas, variam de acordo com a dúvida diagnóstica e os diferenciais considerados para cada caso. De forma geral, exames laboratoriais costumam incluir hemograma, glicemia, eletrólitos séricos, avaliação hepática, PCR e provas de função tireoidiana ou exames específicos, tais quais sorologia para doença celíaca, IgA, teste de calprotectina fecal e testes microbiológicos de amostra de fezes.[8]

Exames de imagem endoscópica são de grande valia possibilitando a conclusão diagnóstica, coleta de material para biópsia e estadiamento. Essa avaliação é especialmente importante para o diagnóstico de doença celíaca, doença inflamatória intestinal ou neoplasias.[8] Imagens radiológicas como a tomografia ou o enema opaco podem ser úteis, quando considerados diagnósticos cirúrgicos ou anatômicos do trato gastrointestinal.[9]

No Quadro 17-4 estão compilados diagnósticos diferenciais comuns e incomuns. Na prática clínica, muitas vezes o processo de definição etiológica da diarreia crônica será realizado pelo especialista. Sendo assim, abordaremos apenas as duas patologias mais importantes: doença celíaca e doença inflamatória intestinal.

Doença Celíaca

A doença celíaca é uma patologia imunomediada que inicia após sensibilização do indivíduo ao glúten, acometendo o intestino delgado de forma crônica por quanto durar a exposição. Sua epidemiologia mostra prevalência de 1% na população geral com distribuição em todas as raças e faixas etárias. Seu quadro clínico pode ser assintomático, sintomas gastrointestinais (diarreia; vômitos; dor abdominal; esteatorreia e perda de peso) ou sintomas fora do intestino (anemia, déficit de crescimento, osteoporose, entre outros).[11-13]

O diagnóstico inclui etapa de rastreio com dosagem sérica de anticorpo anti-transglutaminase IgA (anti-tTG) e imunoglobulina tipo A. Com o rastreio positivo, confirma-se o diagnóstico por meio da endoscopia digestiva alta com biópsia de delgado (padrão-ouro). A avaliação histológica positiva para doença celíaca apresenta atrofia de vilosidades, acúmulo linfocitário intraepitelial e hiperplasia de criptas. A ESPGHAN considera que crianças sintomáticas com dosagem de anti-tTG superior a 10 vezes o valor de referência e sorologia positiva para os subtipos HLA-DQ2 ou DQ8 podem ter conclusão diagnóstica sem necessitar de avaliação endoscópica. Observe que, durante o processo, a criança não poderá ter o glúten totalmente excluído da dieta evitando resultados falso-negativos por ausência de exposição.[11-13]

Quadro 17.4. Compilação das causas de Diarreia Crônica[8]

Diarreia crônica: diagnósticos etiológicos diferenciais

Etiologias de origem cólica
- Colite ulcerativa
- Colite de Crohn
- Colite Isquêmica
- Câncer de cólon
- Colite microscópica (linfocítica, colagenosa ou eosinofílica)

Etiologias de origem no intestino delgado
- Doença celíaca
- Doença de crohn
- Supercrescimento bacteriano
- Enterite por radiação
- Enterite eosinofílica
- Enteropatia perdedora de proteína
- Má absorção de sais biliares
- Deficiência de enzimas da borda em escova
- Linfoma
- Espru tropical
- Linfangiectasia
- Enteropatia medicamentosa

Etiologias decorrentes da insuficiência pancreática
- Pancreatite crônica
- Carcinoma pancreático
- Fibrose cística

Etiologias endócrinas
- Hipertireoidismo
- Diabetes
- Hipoparatiroidismo
- Doença de Addison
- Tumores secretores de hormônios

Etiologias sistêmicas
- Efeitos medicamentosos
- Bebidas alcoólicas
- Amiloidose
- Abetalipoproteinemia
- Doença hepática avançada
- Imunodeficiência comum variável

Etiologias funcionais
- Síndrome do intestino irritável

Etiologias diversas
- Secundárias a ressecções ou desvios do trânsito intestinal (síndrome do intestino curto)
- Fecaloma com diarreia paradoxal

Fonte: Adaptado de Campbell S, Kalla R. Avaliação da diarreia crônica - Diagnóstico diferencial dos sintomas. BMJ Best Practice [Internet]. bestpractice.bmj.com. 2023. Disponível em: https://bestpractice.bmj.com/topics/pt-br/144. Acesso em 12 jun 2024.

O tratamento se resume em dieta livre de glúten (presente no trigo, centeio e cevada) devidamente orientada por nutricionista de modo a atingir metas de macronutrientes garantindo adequado desenvolvimento. Recomenda-se retornos regulares de 1 a 2 vezes ao ano com pediatra visando acompanhamento das curvas de crescimento, aderência ao tratamento e rastreio de outras condições comumente associadas como: anemia ferropriva, diabetes mellitus tipo 1, deficiência de vitamina D e hipotireoidismo.[11-13]

Doença Inflamatória Intestinal

A doença inflamatória intestinal resulta da agressão inflamatória de forma crônica na mucosa intestinal secundária a resposta imune exacerbada provocada por exposição ambiental (infecções, dieta ou tabaco) em um indivíduo geneticamente predisposto. Cerca de um quarto dos casos totais tem seu início na população pediátrica, mas é considerada precoce quando ocorre antes dos 10 anos e muito precoce nos menores de 6. As duas principais apresentações clínicas são a doença de Crohn e a retocolite ulcerativa.[14,15]

A doença de Crohn pode acometer qualquer topografia do trato gastrointestinal, inclusive boca e ânus. Por conta disso, podem cursar com acometimento perianal gerando fístulas, fissuras ou pregas cutâneas. Em pediatria, se apresenta com a tríade clínica clássica de dor abdominal, perda de peso e diarreia crônica (que pode estar associada com esteatorreia). Sua inflamação é de padrão transmural com acometimento irregular da mucosa. O laudo endoscópico descreve a lesão como inflamação descontínua permeada por áreas ausentes de doença.[14,15]

Já a retocolite ulcerativa (RCU), limita-se à mucosa colorretal, sem acometimento orificial. Sua clínica mais comum é composta por sangramento retal, dor abdominal e diarreia crônica. Não costuma cursar com perda de peso. Sua inflamação é restrita à mucosa e a visão endoscópica retrata inflamação contínua, com início em reto e extensão ascendente variável.[14,15]

O diagnóstico de doença inflamatória intestinal deve ser suspeitado sempre que houver diarreia com duração superior a 4 semanas ou recorrência (2 episódios em menos de 6 meses). É importante que tenham sido descartados quadros funcionais, alérgicos, imunodeficiências e infecções intestinais. Quadros funcionais são menos prováveis quando frente a positividade de marcadores fecais como a calprotectina. Infecções intestinais, por sua vez, mesmo que presentes não excluem doença inflamatória, mas devem ser consideradas e investigadas por meio de coprocultura com pesquisa para *Clostridium difficile*, *salmonella*, *campylobacter*, *yersinia* e *shigella*).[14,15]

A investigação laboratorial inicia com hemograma, VHS, PCR, bilirrubina total e frações, coagulograma, albumina, TGO e TGP. Destes, comumente encontra-se anemia, plaquetose, provas inflamatórias aumentadas, hipoalbuminemia e aumento das transaminases. Também podem ser dosados marcadores sorológicos como o anti-Saccharomyces (ASCA) mais associado ao Crohn e o anticorpo anti-neutrofílico citoplasmático perinuclear (p-ANCA) mais relacionado à RCU, com a ressalva da baixa especificidade de ambos. Em complemento, a imagem endoscópica é confirmatória e auxilia no diagnóstico diferencial.[14,15]

O tratamento é segmentado em duas propostas: induzir remissão e manutenção. Os objetivos-alvos são a prevenção de complicações, a ausência dos sintomas e consequente melhora da qualidade de vida e a normalização do desenvolvimento e ganho ponderoestatural.[14,15]

A doença de Crohn pode ser abordada com corticosteroides para induzir a remissão. Casos refratários ou com sinais de gravidade tem indicação para o uso de imunobiológico (anti-TNF como infliximabe ou adalimumabe). Em sequência, a manutenção do tratamento pode ser realizada com azatioprina, 6-mercaptopurina, metotrexato e/ou imunobiológicos. Quanto ao tratamento cirúrgico, sabemos que o Crohn é uma doença crônica, com possibilidade de recidiva, passível de acometer qualquer topografia gastrointestinal e que pode apresentar estenoses ou urgências cirúrgicas no futuro; sendo assim, qualquer abordagem intestinal será evitada ao máximo, poupando ressecções desnecessárias. Contudo, estão bem indicadas as correções cirúrgicas de acometimentos orificiais.[14,15]

Para a RCU, é possível induzir remissão com uso de corticosteroides, inibidores de calcineurina, ácido 5-aminosalicilato (5-ASA), e terapia anti-TNF sendo que estes dois últimos também podem ser usados para manutenção junto das tiopurinas. Sendo a primeira escolha para os casos sem gravidade: os aminossalicilatos. Diferente do Crohn, o tratamento cirúrgico tem papel importante na vida dos pacientes refratários ao manejo medicamentoso. A colectomia total com anastomose "*ileal pouch anal*" retira todo o colo doente (topografia de acometimento desta patologia). De forma a evitar o uso de ileostomia, o trânsito intestinal é reconstruído, unindo íleo distal com reto valendo-se de técnica cirúrgica que usa as paredes intestinais para criar uma espécie de reservatório fecal que proporciona continência.[14,15]

MAPA MENTAL

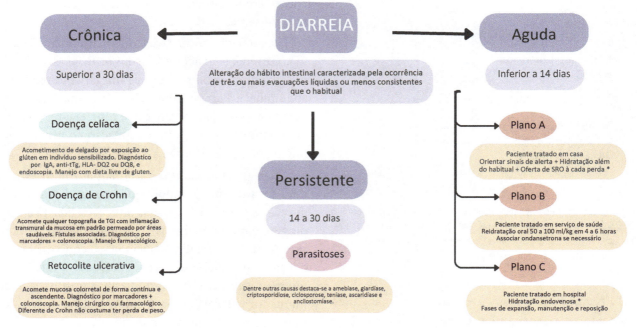

Fig. 17-1. Mapa mental para a diarreia.

PERSPECTIVAS FUTURAS

Escaneie o QR code abaixo para maiores informações.

PONTOS-CHAVE

- Os quadros diarreicos ainda são causas importantes de morbimortalidade.
- A diarreia é considerada aguda quando sua duração for inferior a 14 dias; persistente quando entre 14 e 30 dias e crônicas se superior a 30 dias.
- A etiologia mais comum da diarreia na pediatria é a infecção intestinal aguda (com destaque para os vírus), seguida de alterações funcionais, doenças inflamatórias e causas medicamentosas.
- A abordagem do paciente diarreico deve ser iniciada com a classificação do paciente como em risco de desidratação (Grupo A), desidratado (Grupo B) ou com desidratação grave (Grupo C). Para esta estratificação, recomenda-se o uso da tabela do Ministério da Saúde que contempla sinais e sintomas a serem pragmaticamente avaliados.
- O paciente do Grupo A poderá receber tratamento domiciliar com foco na prevenção de desidratação, com oferta de soro de reidratação oral ou líquidos caseiros em alíquotas de volume específicas para a idade.
- O paciente do Grupo B receberá atendimento no serviço de saúde com foco em resolução da desidratação, com base em reidratação oral e reavaliação frequente de seus sinais e sintomas.
- O paciente do Grupo C deverá ser atendido em unidade hospitalar com prescrição de fluidoterapia endovenosa e ampliação da avaliação conforme parâmetros individuais.
- Diarreias persistentes estão epidemiologicamente associadas a transtornos funcionais, intolerância transitória a lactose ou verminoses.
- Os principais diagnósticos diferenciais para diarreia crônica incluem doença celíaca, retocolite ulcerativa e doença de Crohn. Na avaliação dessa condição, deve-se estar atento ao desenvolvimento ponderoestatural do paciente.

REFERÊNCIAS BIBLIOGRÁFICAS

1. Sociedade Brasileira de Pediatria. Guia Prático de Atualização Diarreia Aguda Infecciosa. São Paulo: Departamento Científico de Gastroenterologia (Gestão 2022-2024); 06 de junho de 2023. Nº74.
2. Tahan TT, Hirose TE, Rossoni AMO. Diarreias agudas e desidratação. In: Sociedade Brasileira de Pediatria; Simon Junior H, Pascolat G, organizadores. PROEMPED Programa de Atualização em Emergência Pediátrica: Ciclo 2. Porto Alegre: Artmed Panamericana; 2018. p. 147-72. (Sistema de Educação Continuada a Distância, v. 2).
3. Ministério da Saúde. Manejo do Paciente com Diarreia (Cartaz). Brasilia, DF: O Ministério; 2023.
4. Guia do Episódio de Cuidado [Internet]. Disponível em: https://medicalsuite.einstein.br/pratica-medica/Pathways/Diarreia-aguda-em-criancas-e-adolescentes.pdf
5. Sean Pawlowski M. Avaliação da diarreia aguda - Diagnóstico diferencial dos sintomas | BMJ Best Practice [Internet]. bestpractice.bmj.com. 2022. Disponível em: https://bestpractice.bmj.com/topics/pt-br/143. Acesso em 12 jun 2024.
6. Bhutta Z. Gastroenterite Aguda em Crianças. In: Nelson Tratado de Pediatria. Elsevier; 2005.
7. Leung A. Gastroenterite viral em crianças - Sintomas, diagnóstico e tratamento | BMJ Best Practice [Internet]. bestpractice.bmj.com. 2024. Disponível em: https://bestpractice.bmj.com/topics/pt-br/794. Acesso em 12 um 2024.
8. Campbell S, Kalla R. Avaliação da diarreia crônica - Diagnóstico diferencial dos sintomas | BMJ Best Practice [Internet]. bestpractice.bmj.com. 2023. Disponível em: https://bestpractice.bmj.com/topics/pt-br/144. Acesso em 12 um 2024.
9. Ghishan FK. Diarreia Crônica. In: Nelson Tratado de Pediatria. Elsevier; 2005.
10. Husby S,. European Society Paediatric Gastroenterology, Hepatology and Nutrition Guidelines for Diagnosing Coeliac Disease 2020. J Pediatr Gastroenterol Nutr. 2020 Jan;70(1):141-156.
11. Stahl M, Liu E. UpToDate [Internet]. www.uptodate.com. 2023. Disponível em: https://www.uptodate.com/contents/diagnosis-of-celiac-disease-in-children/print. Acesso em 13 jun 2024.
12. Leonard MM, Sapone A, Catassi C, Fasano A. Celiac Disease and Nonceliac Gluten Sensitivity: A Review. JAMA. 2017;318(7):647-656.
13. Rosen MJ, Dhawan A, Saeed SA. Inflammatory Bowel Disease in Children and Adolescents. JAMA Pediatr. 2015;169(11):1053-1060.
14. Higuchi LM, Bousvaros A. Clinical presentation and diagnosis of inflammatory bowel disease in children - Uptodate Free [Internet]. pro.uptodatefree.ir. 2022. Disponível em: https://pro.uptodatefree.ir/Show/5879. Acesso em 13 jun 2024.
15. Higuchi LM, Bousvaros A. Clinical presentation and diagnosis of inflammatory bowel disease in children - Uptodate Free [Internet]. pro.uptodatefree.ir. 2022 [cited 2024 Jun 13]. Available from: https://pro.uptodatefree.ir/Show/5879

Acesse aqui as respostas das questões norteadoras deste capítulo:

CAPÍTULO 18

Dor abdominal crônica

Gabriela Bernardini Casselhas | Gabriel Nuncio Benevides

❖ OBJETIVOS DE APRENDIZAGEM

1. Avaliar a criança com dor abdominal.
2. Discernir as diferentes causas de dor abdominal crônica.
3. Realizar o manejo dos pacientes com esta queixa.

CASO CLÍNICO

Paciente, 5 anos de idade, sexo masculino. Apresenta desenvolvimento ponderoestatural e neuropsicomotor adequados para a idade. Há 3 meses começou a queixar-se de dores abdominais na região periumbilical. Nega vômitos ou alteração do hábito intestinal. Seu ritmo intestinal é diário e suas fezes bem formadas, bristol 4. Os episódios de dor duram cerca de 2 horas todos os dias, sem horário típico e aparenta não ter relação com o tipo de alimento ingerido. Nunca acordou à noite devido à dor ou interrompeu suas brincadeiras. Sua alimentação é adequada para a idade. O ambiente domiciliar onde reside é calmo, com pais bastante presentes.

- *Antecedentes pessoais:* hígido; neonatais: PN 3200 g, 50 cm estatura, sem intercorrências

Antecedentes familiares: mãe com diagnóstico de depressão em uso de sertralina.

- Exame físico:
- Bom estado geral, corado, hidratado, eupneico, afebril; escore Z: 0 peso, +1 estatura.
- Avaliação cardiovascular e pulmonar dentro da normalidade
- Abdome globoso, flácido, fígado 1 cm do rebordo costal, baço não palpável e não percutível, RHA presentes.

Questões Norteadoras

1. Qual o diagnóstico mais provável?

O médico decidiu solicitar um USG abdominal, hemograma, PCR, urina I, urocultura e protoparasitológico de fezes para investigação da dor abdominal crônica.

- *Resultados dos exames:*
    - o USG abdominal sem alterações significativas.
    - o Laboratoriais: sem alterações.
    - o Protoparasitológico de fezes: negativo.

Como não encontrou alterações orgânicas que justificassem o diagnóstico, o médico decidiu solicitar uma EDA e colonoscopia para prosseguir a investigação.

Resultados: EDA e colonoscopia sem alterações significativas.

Questões Norteadoras

2. Você concorda com a conduta do médico?

Após os resultados, o médico fechou o diagnóstico para dor abdominal funcional. *-Indicativo de ir à questão 3-*

Questões Norteadoras

3. Diante do diagnóstico, qual seria o tratamento adequado?

INTRODUÇÃO E DEFINIÇÃO

Dor abdominal recorrente (DAR) ou dor abdominal crônica (DAC) é uma queixa bastante comum entre crianças e adolescentes. Não é propriamente um diagnóstico, mas um sintoma complexo cuja etiologia pode ser orgânica ou funcional.[1] A DAC é caracterizada por **dor abdominal contínua ou intermitente com duração de pelo menos 2 meses**.[2,3]

As causas orgânicas ocorrem em 5-10% das crianças com DAC. Os diagnósticos mais frequentes são úlcera péptica, gastrite, constipação intestinal, tuberculose abdominal, intolerância à lactose, parasitoses intestinais, epilepsia abdominal, enxaqueca abdominal, entre outras.[4]

A DAC é identificada como funcional (não orgânica) quando não há relação com alterações infecciosas, anatômicas, metabólicas, neoplásicas e inflamatórias. Nestes casos o diagnóstico é feito com base apenas em avaliação clínica.[1]

A média de duração da DAC em crianças é de aproximadamente 7,5 meses, sendo mais prolongada em crianças mais velhas. O prognóstico tende a ser desfavorável quando há vários membros na família com histórico de dor abdominal. Uma parte considerável dos pacientes pode continuar a experimentar dor abdominal na vida adulta, enquanto alguns desenvolvem outras queixas somáticas, como cefaleia, dor nas costas e cólicas menstruais.[1]

DIAGNÓSTICO E QUADRO CLÍNICO

A anamnese abrangente e detalhada é o ponto principal para que se consiga distinguir a etiologia da DAC: orgânica ou funcional (Quadro 18-1). Pontos relevantes a serem perguntados:[2]

- Idade.
- Natureza da dor: localização, intensidade, periodicidade, duração, irradiação.
- Fatores desencadeantes dos episódios de dor: importante avaliar relação com estresse, com refeição, ingestão de algum alimento específico ou jejum.
- Fenômenos de melhora ou piora: é necessário medicar?
- Sintomas associados: redução do estado geral, perda de peso, febre, perda do apetite, sintomas de estresse emocional (dor no peito, falta de ar).
- Antecedentes familiares: tanto de doenças orgânicas quanto funcionais.
- Antecedentes pessoais: busca de outras manifestações de origem emocional (dor em membros, cefaleia, vômitos cíclicos), início dos sintomas associado a mudanças na rotina
- Sinais de alarme (Quadro 18-2).[1]

O exame físico deve ser completo e não restrito apenas ao abdome. É importante avaliar o estado geral da criança (crescimento, nutrição, hidratação, grau de desconforto); o aparelho cardiorrespiratório; o exame físico abdominal, avaliando distensão, sons intestinais, rigidez, presença de massa; a genitália, pensando em diagnósticos diferenciais como doença inflamatória pélvica e hérnia; exame retal em casos de

Quadro 18.1. Diferenças da dor abdominal funcional e orgânica[2]

Características	Funcional	Orgânica
Idade	Pré-escolares, escolares e adolescentes	Lactentes e pré-escolares
Localização	Periumbilical e difusa	Periférica e localizada em adolescentes
Duração	Recorrente e persistente	Aguda ou crônica
Frequência (podem ser indistinguíveis)	Periodicidade > 2 meses	Depende da causa
Sintomas associados	Outras manifestações de origem emocional	Sintomas dependem da causa
Sinais de alarme	Ausente	Presente
Exame físico	Sem alterações significativas	Massas palpáveis, defesa abdominal
Exames complementares	Não são necessários para o diagnóstico	Necessários para o diagnóstico

Quadro 18.2. Sinais de alarme da dor abdominal recorrente[4]

- Diarreia crônica grave ou noturna
- Desaceleração do crescimento
- Atraso na puberdade
- Disfagia
- História familiar de doença inflamatória, doença celíaca ou úlcera péptica
- Sangramento nas fezes
- Sintomas geniturinários associados
- Perda de peso involuntária
- Dor despertando a criança do sono
- Dor persistente à direita no quadrante superior ou inferior
- Vômitos recorrentes
- Febre

Quadro 18.3. Principais diagnósticos diferenciais de dor abdominal recorrente[4]

- Dor abdominal funcional inespecífica*
- Síndrome do intestino irritável*
- Intolerância à lactose*
- Doença inflamatória intestinal*: doença de Crohn, retocolite ulcerativa
- Constipação*
- Doença celíaca*
- Esofagite eosinofílica*
- Pancreatite crônica
- Cálculos biliares
- Doenças Pépticas
- Úlcera duodenal
- Esofagite
- Má absorção de frutose
- Uropatia obstrutiva
- Malformação intestinal congênita
- Má rotação intestinal
- Duplicação intestinal cística
- Enxaqueca abdominal

suspeita de lesões perianais, estenose, fezes impactadas, sangramento.

A investigação laboratorial deve ser cuidadosamente planejada, considerando que cerca de 90% das crianças com DAC não apresentam doença orgânica subjacente. Sendo assim, a abordagem inicial em pacientes com sinais de alerta ou alterações no exame físico deve ser direcionada a suspeita clínica e pode incluir **hemograma, PCR, urina I, urocultura, protoparasitológico de fezes, PPD** (para crianças sem BCG prévia) e **Beta hCG** em mulheres adolescentes suspeitas de gestação.[1]

O uso do ultrassom abdominal (USG) na fase inicial da investigação é controverso, devendo ser reservado para casos em que há forte suspeita de causa orgânica. Exames mais invasivos, como tomografia computadorizada do abdome e da pelve, endoscopia e colonoscopia, devem ser reservados para pacientes com sinais de alarme sem diagnóstico claro, falta de resposta ao tratamento convencional ou recorrência dos sintomas após o tratamento.

É importante que estes exames sejam solicitados de acordo com o quadro clínico de cada paciente, visto que são exames mais invasivos. Por exemplo, pacientes que apresentam perda de peso, diarreia, vômitos, anemia, fadiga, úlceras na boca e dermatite herpetiforme podem ser rastreados para doença celíaca por meio da dosagem sérica de anticorpos anti-transglutaminase tecidual IgA e dosagem de IgA total.

DIAGNÓSTICOS DIFERENCIAIS

No Quadro 18-3 estão os principais diagnósticos diferenciais.

É crucial correlacionar os sintomas com as principais causas orgânicas da DAC durante a consulta, a fim de considerar os diagnósticos diferenciais. Na **doença celíaca**, é comum observar diarreia persistente com odor forte (esteatorreia), perda de peso inexplicada, dores abdominais, edema e deficiências nutricionais devido à má absorção. Na **constipação intestinal**, os casos leves são caracterizados por evacuações a cada 2 ou 3 dias, com esforço, sem distensão abdominal significativa e sinais de retenção fecal. Por outro lado, na constipação grave, a dor abdominal é mais intensa, acompanhada de distensão abdominal e alívio após a evacuação. Na **úlcera péptica**, os sintomas costumam estar relacionados à ingestão alimentar (antes ou após as refeições), com dor tipicamente na região epigástrica, possíveis episódios de vômitos, sangramento (hematêmese ou melena) e história familiar de úlcera. Para a **gastrite** sem evidências de ulceração, os sintomas são mais difusos, geralmente limitados à dor abdominal. Em pacientes com **intolerância à lactose**, a dor abdominal é acompanhada por sintomas adicionais como diarreia e distensão abdominal após ingestão de produtos lácteos. Nas **parasitoses intestinais**, especialmente na giardíase, o paciente pode apresentar dor abdominal (especialmente na região periumbilical), diarreia, sensação de plenitude pós-prandial e náuseas.[3,5]

Dor Abdominal Funcional

A dor abdominal funcional é um diagnóstico comum, que atinge uma parcela importante das crianças na idade escolar. Os critérios de Roma IV enfatizam que o diagnóstico se dá após avaliação médica apropriada, se os sintomas não puderem ser atribuídos a outra condição médica, dando o suporte necessário para a não realização de exames caso o profissional não julgue necessário.[6] É importante ressaltar que o diagnóstico funcional não é um diagnóstico de exclusão e tem que ser ponderado durante toda a investigação clínica. Esses são divididos em 4 subgrupos pelos critérios de Roma IV:

1. Dispepsia funcional.
2. Síndrome do intestino irritável.
3. Enxaqueca abdominal.
4. Dor abdominal funcional inespecífica.

A fisiopatologia está relacionada ao eixo cérebro-intestino-microbiota, em que fatores neurológicos, gastrointestinais e da microbiota interagem entre si. A via final desses fatores é a sensibilidade visceral exagerada e/ou maior consciência dos estímulos viscerais aferentes (hipervigilância). Fatores ambientais, estilo de vida e hábitos também têm impacto nesse eixo.

O quadro clínico baseia-se em dor de localização periumbilical ou epigástrica, raramente com irradiação. Os episódios podem durar de minutos a horas, intercalados com períodos sem dores. Na maioria das vezes ocorrem durante o dia e podem ter intensidade suficiente para interromper as atividades de vida diárias. O exame físico precisa ser detalhado e não apresentará alterações significativas (alterações importantes no exame físico sugerem doenças orgânicas).

Critérios de Roma IV[3]

Dispepsia Funcional

Presença de um ou mais sintomas ocorrendo 4 vezes por mês nos últimos 2 meses:

- Plenitude pós-prandial.
- Saciedade precoce.
- Dor ou queimação epigástrica não associada à defecação (sintoma mais comum e muitas vezes associado a fatores desencadeantes como certos alimentos e situações de estresse).
- Após avaliação adequada, os sintomas não podem ser explicados por outra condição médica.

Síndrome do Intestino Irritável

É o diagnóstico mais comum entre as dores abdominais funcionais. Necessita da presença de **todos** os sintomas nos últimos 2 meses:

- Dor abdominal com duração de 4 dias por mês associada com um ou mais dos seguintes sintomas:
- Relacionada à evacuação.
- Alteração na frequência das evacuações.
- Alteração no formato das fezes.
- Em crianças com constipação, a dor não é aliviada com a resolução da constipação.
- Após avaliação adequada, os sintomas não podem ser explicados por outra condição médica

Enxaqueca Abdominal

Presença dos seguintes sintomas pelo menos 2 vezes nos últimos 6 meses:

- Episódios paroxísticos de dor intensa, periumbilical na linha média ou difusa do abdome, persistindo uma hora ou mais.
- Episódios são separados por semanas ou meses.
- Dor incapacitante e interfere nas atividades diárias.
- Sintomas são de padrão estereotípico em cada paciente.
- Dor relacionada com um ou mais dos seguintes sintomas:
  - Anorexia.
  - Náusea.
  - Vômitos.
  - Cefaleia.
  - Fotofobia.
  - Palidez.
- Após avaliação adequada, os sintomas não podem ser explicados por outra condição médica.

Dor Abdominal Funcional Inespecífica

Presença dos sintomas pelo menos 4 vezes no mês nos últimos 2 meses:

- Dor abdominal episódica ou contínua que não ocorre somente durante eventos fisiológicos (p. ex.: alimentação, menstruação).
- Critérios insuficientes para caracterizar dispepsia funcional, síndrome do intestino irritável e enxaqueca abdominal.
- Após avaliação adequada, os sintomas não podem ser explicados por outra condição médica.

TRATAMENTO

Caso apresente um quadro de dor abdominal orgânica, o tratamento será guiado conforme o diagnóstico. Como por exemplo, na doença celíaca, dietas livre de glúten devem ser iniciadas. Em constipação crônica, deve-se aumentar a ingestão de fluidos, fibras e algumas vezes introduzir laxantes. Na dispepsia, deve iniciar inibidores da bomba de prótons. Em parasitoses intestinais, devem ser tratados com vermífugos.

Já nas dores abdominais funcionais, o objetivo primário é melhorar a qualidade de vida, acolher a preocupação dos pais e da criança sobre a condição e reduzir o impacto que essa dor tem no dia a dia. É de extrema importância validar a dor que a criança está sentindo, mas, ao mesmo tempo, tranquilizar os familiares do caráter benigno da doença e sua etiologia. Três pilares são fundamentais:[7]

- Identificar e, se possível, neutralizar os fatores de tensão e estresse.
- Evitar o absenteísmo escolar pela dor.
- Estimular atitudes que contribuam para que o paciente melhore a dor (massagens, uso de antiespasmódicos, analgésicos).

Abordagem Dietética

Ainda há controvérsias sobre a eficácia de uma dieta restritiva na melhoria da dor abdominal. No entanto, em certos casos, certos alimentos podem agravar a distensão abdominal e piorar os sintomas. É recomendável evitar substâncias que retardam o esvaziamento gástrico, como cafeína, alimentos gordurosos, medicamentos anti-inflamatórios não esteroides e ácido acetilsalicílico. Além disso, há estudos que indicam o impacto negativo dos carboidratos fermentáveis não absorvíveis (FODMAPs), sensibilidade ao glúten não celíaca e aditivos alimentares. É importante ressaltar que, caso uma dieta restritiva seja indicada, ela deve ser devidamente orientada por nutricionistas.[8]

Abordagem Psicológica

É muito importante que os fatores psicológicos de tensão e estresse sejam identificados para que se possa atuar neles; como por exemplo *bullying*, estresse, ansiedade, abusos emocionais, físicos e psicológicos e violência doméstica. Estudos demonstraram melhora significativa da dor abdominal funcional com terapia

MAPA MENTAL

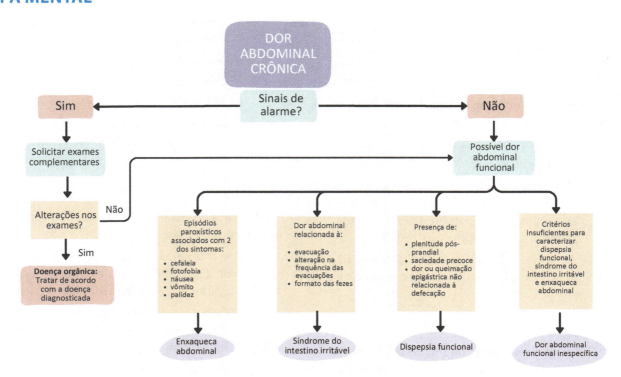

Fig. 18-1. Mapa mental para dor abdominal. (Fonte: Figura inspirada no artigo da Nature.)[9]

cognitivo comportamental e outros tipos de terapia, como hipnose e *yoga*.[8,9]

Abordagem Farmacológica

- Probióticos podem ser considerados e apresentam melhora em alguns casos, mas os estudos ainda são controversos.
- Anticolinérgicos como a escopolamina são muito utilizados, mas a falta de estudos controlados dificulta a demonstração de seus benefícios.
- Antidepressivos podem ser benéficos em casos específicos, principalmente os refratários, mas devem ser avaliados com cautela devido aos possíveis efeitos colaterais.[8]

PONTOS-CHAVE

- A anamnese e o exame físico são fundamentais para a diferenciação entre uma dor abdominal orgânica e funcional.
- É importante alertar-se aos sinais de alarme e ao padrão da dor para excluir causas orgânicas.
- As causas orgânicas precisam de uma investigação complementar com exames e de um tratamento específico para cada causa.
- O diagnóstico de dor abdominal funcional é puramente clínico sem necessitar de exames complementares.
- Há 4 subtipos de dores abdominais funcionais: dispepsia funcional, síndrome do intestino irritável, enxaqueca abdominal e dor abdominal funcional inespecífica.
- No tratamento de dor abdominal funcional, há abordagem de 3 pilares: dietética, psicológica e, se necessário, farmacológica.

REFERÊNCIAS BIBLIOGRÁFICAS

1. Reust CE, Williams A. Recurrent Abdominal Pain in Children. American Family Physician [Internet]. 2018 Jun 15;97(12):785-93. Disponível em: https://www.aafp.org/pubs/afp/issues/2018/0615/p785.html
2. B Fishman M. Chronic abdominal pain in children and adolescents: Approach to the evaluation [Internet]. D Aronson M, Di Lorenzo C, editors. Uptodate. 2024. Disponível em: https://www.uptodate.com/contents/chronic-abdominal-pain-in-children-and-adolescents-approach-to-the-eval uation?search=dor%20abdominal%20recorrente%20em%20crian%C3%A7as&source=search_result&selectedTitle=1%7E150&usage_type=default&display_rank=1. Acesso em 17 maio 2024.
3. The Rome Foundation. Rome IV Criteria [Internet]. Rome Foundation. 2021. Disponível em: https://theromefoundation.org/rome-iv/rome-iv-criteria/
4. Marcdante, Karen. Nelson Princípios de Pediatria. Available from: VitalSource Bookshelf. 7th ed. Grupo GEN; 2016.
5. Stahl M, Liu E. Management of celiac disease in children [Internet]. Uptodate. 2022. Disponível em: https://www.uptodate.com/contents/management-of-celiac-disease-in-children?search=doen%C3%A7a%20cel %C3%ADaca&source=search_result&selectedTitle=5%7E150&usage_type=default&display_rank=5#H23. Acesso em 17 amio 2024.
6. Hyams JS, Di Lorenzo C, Saps M, Shulman RJ, Staiano A, van Tilburg M. Childhood Functional Gastrointestinal Disorders: Child/Adolescent. Gastroenterology. 2016 May;150(6):1456-1468.e2.
7. Rodrigues Cocco R. Dor abdominal recorrente.
8. Izoton de Sadovsky AD, Galeão Brandt K, Antônio Duarte M, Epifanio M, Sérgio Toporovski M, da Rocha Carvalho S. Guia prático de atualização - Departamento Científico de Gastroenterologia: Dor abdominal crônica na infância e adolescência. 1AD Jan.
9. Thapar N, Benninga MA, Crowell MD, Di Lorenzo C, Mack I, Nurko S, et al. Paediatric functional abdominal pain disorders. Nature Reviews Disease Primers [Internet]. 2020 Nov 5;6(1):1-23. Disponível em: https://www.nature.com/articles/s41572-020-00222-5.

Acesse aqui as respostas das questões norteadoras deste capítulo:

CAPÍTULO 19

Alergia a proteína do leite de vaca (APLV)

Ana Clara Burgos | Renata Rodrigues Cocco

CASO CLÍNICO

Lactente de 10 meses de idade é levado a consulta de rotina na UBS. Dados do nascimento: parto cesárea, a termo (39 semanas), peso de 4,4 Kg (grande para a idade gestacional – GIG), sem comorbidades maternas prévias. Durante as primeiras horas de vida, apresentou episódios de hipoglicemia e recebeu fórmula infantil (mãe relatava ausência de apojadura até então). Manteve-se em aleitamento materno exclusivo até os 6 meses de idade, quando foi iniciada a introdução alimentar. A mãe relata que a criança sempre foi mais chorosa, o que relacionava com os sintomas de cólica e regurgitação constantes. Apesar disso, mantinha bom ganho de peso. Relata que na semana passada tentou iniciar fórmula infantil como suplemento do aleitamento materno, uma vez que retornaria ao trabalho. Imediatamente após a ingestão, a criança apresentou 3 episódios de vômitos e "manchas vermelhas" disseminadas pelo corpo todo. Orientados pelo pediatra, dirigiram-se a um pronto atendimento, onde recebeu o diagnóstico de anafilaxia, com administração de 0,01 mg/kg de adrenalina intramuscular (IM). Desde então, a mãe suspendeu todos os alimentos de origem láctea de sua dieta, bem como da dieta da criança.

Questões Norteadoras

1. Qual o diagnóstico desta criança e o mecanismo imunológico envolvido?
2. Quais os critérios para o diagnóstico de anafilaxia?
3. Há necessidade de algum exame laboratorial para confirmar o diagnóstico?
4. A fórmula que a criança recebeu na maternidade desempenha alguma importância no desencadeamento desta doença?
5. Nesse caso, os sintomas de cólica, refluxo e regurgitação estão relacionados ao diagnóstico?

INTRODUÇÃO

Entre as alergias mais comuns da infância, destaca-se a alergia à proteína do leite de vaca (APLV), que corresponde a uma das causas mais comuns de anafilaxia na infância.[1] O leite é, geralmente, o primeiro alimento a ser introduzido na dieta do lactente, quer como complemento ou substituto do leite materno, e por isso se destaca entre os principais alimentos relacionados com alergia nesta faixa etária.

A APLV está muito relacionada à predisposição genética e à exposição precoce, quando o sistema imunológico ainda se encontra imaturo e acaba por reconhecer erroneamente proteínas alimentares como antígenos.[2] Na grande maioria das crianças é autolimitada e costuma se resolver ainda na primeira década de vida.[3]

Fisiopatologia

Qualquer proteína do leite de vaca (LV) pode funcionar como potencial alérgeno, sendo caseína, beta-lactoglobulina e alfa-lactoalbumina as mais comuns.[3] As reações clínicas são sempre precedidas por uma etapa de sensibilização (isto é, formação de anticorpos IgE específicos), o que ocorre após o contato com o alérgeno por diferentes vias (oral, tópica ou via leite materno) (Fig. 19-1). Por esse motivo, questiona-se a oferta de fórmulas infantis nos berçários. A exposição precoce às proteínas do leite pode ser suficiente para o processo de sensibilização em recém-nascidos geneticamente predispostos.[4] Contatos posteriores podem acarretar a desgranulação de mastócitos e basófilos e a liberação de mediadores químicos como histamina, responsáveis pelos sintomas clínicos que serão apresentados a seguir. Além do mecanismo tipo I de Gell e Coombs (mediado por IgE), a fisiopatologia da APLV pode envolver linfócitos T (tipo IV de Gell e Coombs), o que confere quadro clínico e história natural distintas. Os mecanismos I e IV podem estar presentes simultaneamente (alergias mistas).[5]

Não existe até o momento nenhuma evidência de alergias alimentares mediadas por IgG.[1]

QUADRO CLÍNICO

Os sintomas clínicos da APLV são vastos e variáveis, desde sintomas cutâneos leves até quadros mais graves e com risco de morte, a saber:[3]

- *Geral:* irritabilidade e recusa alimentar.
- *Cutâneo:* hiperemia, prurido, urticária, edema e angioedema.
- *Gastrointestinal:* diarreia, vômitos, dor abdominal, má absorção de nutrientes, sangue nas fezes.
- *Respiratório:* broncoespasmo (sibilos), tosse e espirros (como quadros agudos).
- *Desenvolvimento:* retardo de crescimento e de ganho de peso.
- *Sistêmico:* anafilaxia e choque anafilático.

A velocidade de aparecimento e o tipo dos sintomas também podem variar de acordo com o mecanismo envolvido:

- *IgE mediada:* sintomas agudos (minutos até 2 h após a ingestão do alimento). Principais manifestações clínicas: urticária com ou sem angioedema, vômitos/diarreia imediatos, broncoespasmo agudo. As alergias alimentares

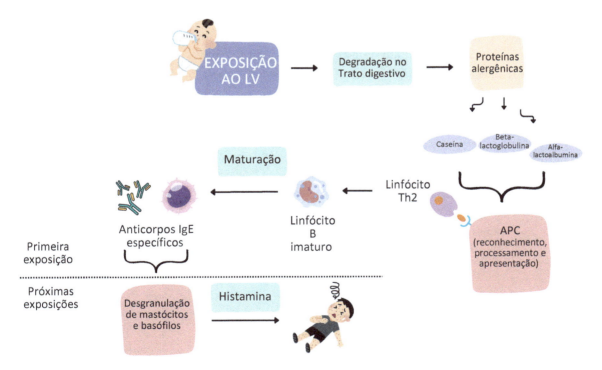

Fig. 19-1. Fisiopatologia da alergia ao leite de vaca: após um contato inicial com o alimento por diferentes vias, ocorre o processo de sensibilização (formação de anticorpos IgE específicos, sem reatividade clínica). Contatos posteriores podem desencadear sintomas clínicos em pacientes geneticamente predispostos.

consistem na principal causa de anafilaxia na infância, que consiste no comprometimento respiratório e/ou cardiovascular (hipotensão) ou na associação de dois ou mais sistemas após o contato com o alérgeno responsável.[6]

- *Não IgE mediada:* sintomas mais tardios (dias a semanas) e inespecíficos. Causam mais impacto no desenvolvimento ponderoestatural da criança, mas tendem a ter resolução espontânea mais precoce.[4] O Quadro 19-1 descreve as principais características das formas não mediadas por IgE, de acordo com a porção gastrointestinal mais acometida pela inflamação eosinofílica.
- *Mistas:* envolvem tanto mecanismos dependentes de IgE quanto não dependentes (p. ex.: esofagite eosinofílica).

DIAGNÓSTICO

O diagnóstico das APLV se baseia em 3 grandes pilares:

- *História e exame físico:* investigar quais alimentos funcionam como alérgenos (relação causal direta), via de exposição, intervalo entre a ingestão e o aparecimento dos sintomas, intensidade, exposição prévia e tratamentos anteriores.[2] A presença de reprodutibilidade deve ser sempre questionada (isto é, se os sintomas se reproduzem todas as vezes em que há contato com o alimento suspeito). História de alergia nos familiares de primeiro grau aumenta em cerca de 40% o risco para a criança.[2] O exame físico deve ser minucioso na procura de sinais que direcionam para a presença de atopia, bem como para descartar outros diagnósticos diferenciais.
- *Exames laboratoriais:* pesquisa de IgE específica (*in vivo* ou *in vitro*):
  - *In vivo* - teste cutâneo de hipersensibilidade imediata ou *Prick* test: detecta IgEs específicas nos mastócitos da pele após exposição a soluções alergênicas.[1] Consiste em um diagnóstico qualitativo (presença ou não de reação cutânea localizada). Apresenta baixa reatividade em crianças com menos de 6 meses.
  - *In vitro* - exame de sangue periférico: identifica a quantidade de IgEs específicas no sangue. Consiste em um diagnóstico quantitativo (quantidade das IgEs específicas).

Importante ressaltar que os exames devem ser sempre interpretados à luz da história clínica, uma vez que resultados positivos não necessariamente significam a presença de alergia.[2] Exames para mensuração de outras imunoglobulinas (IgG, IgM) não devem ser recomendados, uma vez que estas imunoglobulinas não estão associadas aos mecanismos de alergia alimentar.[5]

- *Teste de provocação oral (TPO):* indicados quando houver dissociação entre os exames laboratoriais e a história clínica e, contrain-

Quadro 19.1. Tipos de APLV não mediadas por IgE[3-5]

	Proctocolite eosinofílica	Enteropatia induzida por proteínas alimentares	Enterocolite induzida por proteína alimentar (FPIES)
Idade de acometimento	3 meses	9 meses	Primeiras semanas/meses de vida
Quadro clínico	- Lactente com bom ganho de peso, saudável e em aleitamento materno exclusivo (ALME) - Enterorragia (fezes com laivos de sangue e muco)	- Início insidioso - Diarreia crônica sem sangue - Síndrome de má absorção: perda de peso, anemia e desnutrição	- Sintomas gastrointestinais + sistêmicos
Acometimento	Intestino grosso (reto)	Intestino delgado (duodeno)	Todo trato gastrointestinal
Repercussões	-	Impacto no ganho ponderoestatural	Forma crônica: impacto no ganho ponderoestatural
Resolução	1-2 anos de idade	1-2 anos de idade	3-5 anos de idade

dicados se a relação causal for óbvia (risco de reações graves).[5] O procedimento consiste em oferecer doses crescentes do alimento em intervalos regulares para a criança em um ambiente apropriado e sob vigilância médica contínua. Atualmente é considerado o teste padrão-ouro para o diagnóstico de alergia alimentar.

TRATAMENTO

Tratamento Nutricional

A abordagem de melhor evidência na APLV é a exclusão do LV da dieta da criança.[5] A restrição materna do LV só deve ser orientada nos casos em que as proteínas veiculadas pelo leite materno sejam suficientes para desencadear sintomas. Nestes casos, a nutriz deverá receber suplementos de cálcio para não acarretar prejuízos nutricionais.

O aleitamento deve ser encorajado a prosseguir de forma exclusiva até o 6º mês de vida e, preferencialmente, mantido até os 2 anos de idade, segundo as regras da Organização Mundial da Saúde (OMS). No caso de impossibilidade de amamentação, as necessidades nutricionais dos lactentes devem ser promovidas por meio de fórmulas hipoalergênicas: extensamente hidrolisadas ou de aminoácidos.[7] A escolha da fórmula deve levar em consideração a gravidade dos sintomas, repercussão nutricional e idade da criança.

As fórmulas parcialmente hidrolisadas não são hipoalergênicas e, por isso, não são recomendadas para os pacientes com APLV.[7]

Fórmulas de soja (e não bebidas à base de soja) consistem como opções para lactentes com formas mediadas por IgE e apenas após o 6º mês de vida. Algumas questões de segurança preconizam que não sejam utilizadas antes desta faixa etária.[5]

Leites de outros mamíferos (cabra, búfalo, ovelha) estão contraindicados na APLV por apresentarem grande semelhança estrutural das proteínas e chance de reatividade cruzada.[5]

Tratamento Medicamentoso

Utilizados para os casos de acidentes de ingestão, especialmente nas formas mediadas por IgE. Para controle de reações não anafiláticas, o tratamento de escolha é o anti-histamínico, preferencialmente os de segunda geração (liberados a partir dos 6 meses de idade).[2] Corticosteroides podem ser administrados em casos de reação cutânea disseminada e/ou angioedema, sempre após o anti-histamínico. Se a criança não apresentar vômitos incoercíveis, a via de administração preferida deve ser a oral.

Tratamento da Anafilaxia

O tratamento de escolha para anafilaxia é a adrenalina intramuscular (IM) na região lateral da coxa, na dose de 0,01 mg/kg. Essa dose pode ser repetida a cada 5-15 min caso persistam os sintomas. Além disso, é recomendado permanecer em observação hospitalar cerca de 6 horas após o uso da adrenalina, uma vez que parte dos pacientes pode apresentar reação bifásica (retorno dos sintomas após 4 a 6 horas). O uso de anti-histamínicos e corticoides são considerados de segunda linha e o uso é controverso.[6]

PONTOS-CHAVE

- Na suspeita de APLV sempre identificar o mecanismo (dependente ou não de IgE) da doença para guiar a necessidade ou não de testes complementares relacionados a IgE.
- Nunca fazer o diagnóstico de APLV somente com base em testes laboratoriais.
- Nunca excluir da dieta da criança o leite materno ou o leite de vaca sem um diagnóstico bem-estabelecido de APLV. Na dúvida, encaminhar para o especialista.
- O tratamento da anafilaxia é sempre 0,01 mg/kg de adrenalina por via IM no músculo vasto lateral da coxa!
- Não confundir APLV com intolerância à lactose. Apesar dessas duas doenças terem em comum o LV, a primeira envolve um mecanismo alérgico, enquanto a segunda envolve distúrbios enzimáticos da digestão de um carboidrato (lactose).
- A base do tratamento é a exclusão do LV da dieta da criança. A exclusão do leite da dieta da mãe que amamenta só deve ser preconizada na vigência de sintomas do lactente amamentando.
- Na impossibilidade do aleitamento materno, as fórmulas hipoalergênicas (extensamente hidrolisadas ou de aminoácidos) devem ser introduzidas como forma de suprir as necessidades nutricionais do lactente.

MAPA MENTAL

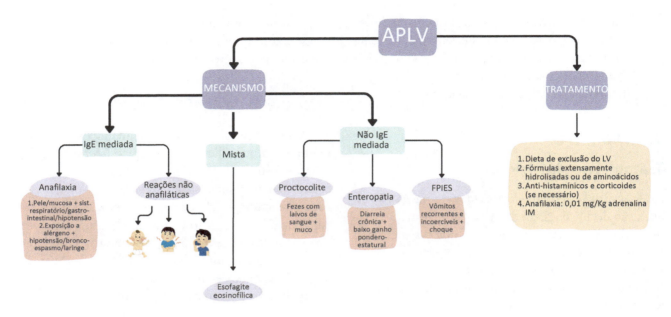

Fig. 19-2. Mapa mental pata a APLV.

REFERÊNCIAS BIBLIOGRÁFICAS

1. CONITEC Alergia à Proteína do Leite de Vaca [Internet]. Disponível em: https://www.gov.br/conitec/pt-br/midias/consultas/relatorios/2022/20220427_pcdt_a plv_cp_24.pdf
2. Nwaru BI, Hickstein L, Panesar SS, Roberts G, Muraro A, Sheikh A. Prevalence of common food allergies in Europe: a systematic review and meta-analysis. Allergy. 2014 May 10;69(8):992-1007.
3. Bosco A, Altea V, Beretta P, Cacace R, Fanos V, Dessì A. Metabolomics in Children Cow's Milk Protein Allergy: Possible Contribution from a System Biology Approach? Children [Internet]. 2024 May 1;11(5):562. Disponível em: https://www.mdpi.com/2227-9067/11/5/562. Acesso em 18 jun 2024.
4. Rios JLM, Pinto SMEB, Santos LN de C, Silva EM da, Estanislau NR do A, Motta MFAM e A, et al. Alergia alimentar não IgE mediada: proctocolite induzida por proteínas alimentares - Atualização. Arquivos de Asma, Alergia e Imunologia [Internet]. 2022;6(2):225-38. Disponível em: http://aaai-asbai.org.br/detalhe_artigo.asp?id=1265#:~:text=Epidemiologia. Acess em 4 nov 2022.
5. Solé D, Silva LR, Cocco RR, Ferreira CT, Sarni RO, Oliveira LC, et al. Consenso Brasileiro sobre Alergia Alimentar: 2018 - Parte 1 - Etiopatogenia, clínica e diagnóstico. Documento conjunto elaborado pela Sociedade Brasileira de Pediatria e Associação Brasileira de Alergia e Imunologia. Arquivos de Asma, Alergia e Imunologia. 2018;2(1).
6. Hernandes GH y, Marinovich L, Vieira R, Lima CMF de, Beck C de ML, Pastorino AC, et al. Anafilaxia durante o primeiro ano de vida em pacientes com alergia à proteína do leite de vaca. Arquivos de Asma, Alergia e Imunologia [Internet]. 227AD Jan 1;6(3):369-75. Disponível em: http://aaai-asbai.org.br/detalhe_artigo.asp?id=1284
7. Moura RC de, Costa C de M, Brito MM de, Santos MAP dos, Brandão A de CAS, Freitas B de J e S de A, et al. O efeito de fórmulas nutricionais utilizadas no tratamento de crianças com alergia à proteína do leite de vaca: uma revisão sistemática. Research, Society and Development [Internet]. 2022 Jan 24;11(2):e26511225594–e26511225594. Disponível em: https://rsdjournal.org/index.php/rsd/article/view/25594/22532

Acesse aqui as respostas das questões norteadoras deste capítulo:

CAPÍTULO 20

Infecções do trato urinário

Clara Paoleschi Carvalho de Lima | Luciana dos Santos Henriques Sakita

❖ OBJETIVOS DE APRENDIZAGEM

1. Interpretar os sinais e sintomas para suspeita de ITU.
2. Identificar os fatores de risco para ITU.
3. Interpretar os achados de exames laboratoriais que confirmem o diagnóstico de ITU.
4. Recomendar necessidade de investigação com exames de imagem.
5. Recomendar o tratamento inicial.

CASO CLÍNICO

Lactente de 8 meses, de etnia branca, sexo masculino, deu entrada no pronto-socorro com febre de 39°C há 24 horas. Nega diarreia, vômitos ou sintomas respiratórios, mas em razão da persistência da febre e da menor aceitação das mamadas, a mãe procurou atendimento. Ao exame físico, apresentava bom estado geral, perfusão periférica < 2 segundos, febre (38°C), taquicardia e taquipneia discretas, pressão arterial normal e saturação de oxigênio de 96% em ar ambiente. Restante do exame físico sem alterações, exceto pela presença de fimose. Antecedentes: nasceu a termo, com peso adequado; seguimento durante a gestação e a evolução pós-natal, bem como a vacinação, foram adequados.

Questões Norteadoras

1. Considerando o caso clínico, qual a melhor forma de realizar a coleta de exame de urina?
2. Descreva 3 fatores de risco envolvidos no caso clínico, que predispõe a infecções do trato urinário.
3. Considerando o quadro clínico e exame físico:
a. Existe indicação para iniciar antibioticoterapia empírica?
b. Qual seria a primeira linha de antibioticoterapia, considerando idade e quadro clínico do paciente?
4. Em relação a investigação por imagem dessa criança, dentre as condutas abaixo, qual seria a melhor, considerando a Academia Americana de Pediatria?
    a) Cintilografia renal com DMSA devido ao risco de cicatriz renal
    b) Realizar exame de imagem apenas se houver um segundo episódio de ITU
    c) Uretrocistografia miccional para descartar refluxo vesicoureteral
    d) Ultrassonografia de rins e vias urinárias

DEFINIÇÃO E INCIDÊNCIA

A infecção do trato urinário (ITU) é uma condição causada pela presença e multiplicação de microrganismos patogênicos no trato urinário. Em crianças, essa infecção pode afetar diferentes partes do trato urinário, como a bexiga (cistite) ou rins (pielonefrite), e se apresenta com quadros clínicos diversos, que variam de acordo com a faixa etária, sexo e etnia.

A prevalência geral de ITU é de aproximadamente 7% em bebês febris e crianças pequenas, mas varia de acordo com a idade, sexo e a presença ou não da circuncisão. Homens sem circuncisão têm mais chances de terem ITU, principalmente os menores de 3 meses e, além disso, as meninas têm uma prevalência de ITU de 2 a 4 vezes mais do que meninos circuncidados.[1]

No Brasil, a incidência também é significativa, sendo uma das principais causas de infecção bacteriana em crianças, especialmente em meninas.[2]

ETIOLOGIA E FISIOPATOLOGIA

A colonização da área perineal por microrganismos uropatogênicos é o primeiro passo no desenvolvimento de uma ITU, no entanto, não é suficiente para causá-la. Os patógenos se ligam às células epiteliais por meio de um processo mediado por receptores glicoesfingolipídios na superfície das células epiteliais, que acabam por recrutar receptores transmembrana (TLR) envolvidos no reconhecimento de padrões proteicos associados a patógenos e, essa ligação, desencadeia liberação de citocinas, que geram uma resposta inflamatória local.[3]

É necessário, também, que ocorra a ascensão destes patógenos à bexiga e ao rim, sendo que existem fatores de virulência que contribuem para esse mecanismo acontecer. Bactérias como *Escherichia coli*, por exemplo, possuem prolongamentos em sua superfície celular, chamados também de pili, que permitem uma adesão mais efetiva ao urotélio, facilitando a ascensão para os rins, inclusive em crianças sem fatores predisponentes.[4]

Existem também fatores anatômicos inerentes ao sexo que podem facilitar ou dificultar a ascensão de bactérias. Em meninas, o trajeto para as bactérias alcançarem a bexiga é menor, facilitando a entrada de microrganismos no trato urinário. Em meninos, a uretra mais longa pode representar uma barreira adicional contra a ascensão dessas bactérias.

Os principais organismos responsáveis pelas ITUs pertencem a flora intestinal. A *Escherichia coli* é responsável por até 90% dos casos pediátricos. Outros organismos incluem:[5]

- *Enterobacter aerogenes, Klebsiella pneumoniae, Proteus mirabilis, Citrobacter, Pseudomonas aeruginosa, Enterococcus* spp. *e Serratia* spp. na ITU típica.

- *Staphylococcus aureus, Staphylococcus epidermidis, Haemophilus influenzae, Streptococcus pneumoniae, Streptococcus viridans ou Streptococcus agalactiae* podem ser causadores nas crianças com anomalias do trato urinário trato (anatômico, neurológico ou funcional) ou imunossuprimidas.

- *Staphylococcus aureus, Streptococcus agalactiae, Proteus mirabilis, Pseudomonas aeruginosa* e *Salmonella* não tifoide podem estar associados à disseminação hematogênica da infecção, causa incomum de ITU.

- Vírus como adenovírus, enterovírus, ecovírus e coxsackievírus também podem causar ITU.

- Fungos são causas incomuns, ocorrem principalmente em crianças com sonda vesical de demora, anomalias do trato urinário, uso prolongado de antibiótico de amplo espectro ou imunossupressão.[5]

FATORES DE RISCO, HISTÓRIA E EXAME FÍSICO

Os fatores de risco por sexo estão descritos no Quadro 20-1.[13]

Quadro 20.1. Fatores de risco por sexo

FEMININO	MASCULINO
Raça branca	Raça não negra
Idade menor que 12 meses	Febre > 39ºc
Febre > 39ºc	Febre > 24h

Principais Diferenças entre Meninos e Meninas

- *Meninas*: mais predispostas a infecções urinárias devido à uretra mais curta. Coleta de urina e exames são os mesmos, mas há maior vigilância devido à maior incidência.

- *Meninos*: infecções urinárias são menos comuns, e uma infecção pode indicar uma anomalia estrutural subjacente. Portanto, exames adicionais (como cistouretrografia miccional) podem ser necessários para investigar anomalias anatômicas.[6]

Quadro 20.2. Outros fatores de risco para ITU

Anomalias congênitas	Malformações do trato urinário podem aumentar o risco de infecções[7]
Obstrução urinária	Qualquer condição que cause obstrução ao fluxo urinário pode favorecer infecções, pois a estase de urina é um excelente meio de cultura para a maioria dos uropatógenos. Exemplos: válvula de uretra posterior, estenose da junção pielopélvica (JUP) e condições funcionais[7]
Refluxo vesicoureteral	Corresponde a passagem retrógrada da urina da bexiga para o trato urinário superior[7]
Fimose	A superfície mucosa do prepúcio não circuncidado é mais propensa a se ligar a espécies bacterianas uropatogênicas do que a pele queratinizada em um pênis circuncidado[8]

Outros fatores de risco para a ITU estão descritos no Quadro 20-2.

QUADRO CLÍNICO

O Quadro 20-3 lista os principais achados na história de acordo com a idade.

O exame físico da criança com suspeita de ITU deve ser completo, incluindo avaliação ponderoestatural e do desenvolvimento. o Quadro 20-4 resume os itens do exame, seus achados e relevância.

Quadro 20.3. Sinais e sintomas clínicos de ITU

Menos de 3 meses	Lactentes	Pré-escolares	Escolar/adolescente
Sepse/bacteremia	Febre	Febre	Febre
Vômitos	Anorexia	Dor abdominal	Disúria
Hipoatividade	Vômitos	Disúria	Polaciúria
Icterícia	Dor abdominal	Polaciúria	Dor lombar
Baixo ganho ponderal			Urgência miccional
Hipotermia ou febre			

Fonte: Silva JMP, Cardoso LSB, Souza VC, Oliveira EA. Infecção do Trato Urinário. In: Sociedade Brasileira de Pediatria (org.). Tratado de pediatria. v.2. 5. ed. Manole; 2021.[9]

CLASSIFICAÇÃO

Cistite Não Complicada

A cistite não complicada é limitada ao trato urinário inferior e normalmente ocorre em crianças com mais de dois anos sem problemas médicos subjacentes ou anormalidades anatômicas ou fisiológicas. Geralmente, não precisam de exames além da análise urinária e o tratamento é ambulatorial.

Cistite Complicada

A cistite complicada é definida por infecções coexistentes do trato urinário superior e múltiplos uropatógenos resistentes a medicamentos ou hospedeiros com considerações especiais (p. ex.: anormalidade anatômica ou fisiológica do trato urinário, cateter da bexiga indurente, malignidade, diabetes), ou por quadro clínico com queda do estado geral. Geralmente necessitam de tratamento endovenoso e outros exames como hemograma, PCR, e função renal.[10]

Quadro 20.4. Exame físico direcionado em pacientes com suspeita de ITU, os possíveis achados e sua relevância clínica

Avaliação	Achados/relevância
Palpação abdominal	Suspeita de rins ectópicos, fecalomas, hidronefrose, processos obstrutivos baixos (se bexiga palpável)
Exame da região sacral	Buscar sinais sugestivos de disrafismo espinhal, que podem ter associação com bexiga neurogênica
Punho percussão lombar (sinal de Giordano)	Sugestivo de pielonefrite se positiva
Exame da região genital	Alterações anatômicas. Atentar para hímen e sinéquias em meninas e fimose em meninos, bem como alterações de posicionamento uretral
Avaliar presença de vulvovaginite ou balanopostite	Pode mimetizar clínica de ITU, bem como levar a falso-positivos no exame de urina
Perda constante de urina ao exame físico	Sugere ureter ectópico ou alteração funcional da bexiga

Fonte: Silva JMP, Cardoso LSB, Souza VC, Oliveira EA. Infecção do Trato Urinário. In: Sociedade Brasileira de Pediatria (org.). Tratado de pediatria. v.2. 5. ed. Manole; 2021.[9]

DIAGNÓSTICO

A suspeita de ITU surge a partir dos sintomas clínicos e/ou dos achados no exame de urinálise. A cultura de urina é necessária para confirmação e escolha da terapia apropriada.

Em crianças sem controle esfincteriano, a amostra de urina para cultura deve ser coletada preferencialmente por cateterização ureteral ou aspiração da bexiga suprapúbica. Em crianças com controle esfincteriano, uma amostra urinária pode ser obtida coletando o jato médio em um copo estéril após a limpeza da pele ao redor da área genital.

O diagnóstico de infecção urinária em crianças varia conforme a faixa etária e sexo, devido às diferenças anatômicas e fisiológicas e, por isso, exige atenção aos sintomas específicos em cada grupo e aos métodos adequados de coleta de urina para evitar contaminação. A realização de exames complementares (laboratoriais e de imagem) também varia conforme necessário para confirmar a infecção e investigar possíveis causas subjacentes.[6]

Exames Gerais

- *Urina 1:*
  - A esterase leucocitária positiva e a leucocitúria (>10.000 leucócitos/mL) são sugestivas de ITU, mas não específicas.
  - Nitrito positivo indica que a ITU é provável. É um teste altamente específico, com baixa taxa de falso-positivos (resultados falso-negativos são comuns, porque a urina deve permanecer na bexiga por pelo menos 4 horas para acumular uma quantidade detectável de nitrito). Assim, um teste de nitrito negativo não exclui uma ITU.[6]
- *Urocultura:*
  - É o método padrão-ouro e confirma a presença de bactérias na urina e sua contagem.
  - > 100.000 UFC/mL (jato médio) ou > 50.000 UFC/mL (sondagem vesical de alívio) de um mesmo uropatógeno confirmam o diagnóstico de ITU. Contagens de colônias menores

Quadro 20.5. Processo de diagnóstico de ITU por faixa etária[9]

Faixa etária	Sintomas	Coleta de urina	Exames	Outros exames
Recém-nascidos (0-2 meses)	Podem ser inespecíficos, incluindo febre, irritabilidade, diminuição da aceitação alimentar, icterícia e vômitos	Aspiração suprapúbica ou cateterização vesical. A coleta com saco coletor não é recomendada devido ao alto risco de contaminação	EAS: Identifica leucócitos, nitrito e hemoglobina na urina. Urocultura: Considerado o padrão-ouro e confirma a presença de bactérias e sua contagem	Hemograma completo, PCR e, eventualmente, ultrassonografia de rins e vias urinárias, se houver suspeita de anormalidades estruturais
Lactentes (2 meses - 2 anos)	Febre sem foco aparente, irritabilidade, recusa alimentar, vômitos, e, em alguns casos, sintomas gastrointestinais	Cateterização vesical ou aspiração suprapúbica é preferível, embora a coleta com saco coletor possa ser usada como triagem inicial	EAS: Pesquisa de leucócitos, nitritos e outros indicadores de infecção. Urocultura: Confirma a infecção e ajuda a identificar o agente patogênico	Hemograma e ultrassonografia renal e vesical para investigar possíveis anomalias
Pré-escolares e escolares (2-12 anos)	Pode incluir febre, dor abdominal, dor ao urinar (disúria), urgência miccional, incontinência urinária, e urina turva ou com odor forte	Jato médio após adequada higiene genital. Em crianças não colaborativas, a cateterização pode ser necessária	EAS: Avaliação de leucócitos, nitritos, e presença de hemoglobina. Urocultura: Identificação da bactéria e contagem de colônias	Hemograma, PCR, e ultrassonografia renal, dependendo dos sintomas e do histórico da criança
Adolescentes (12-18 anos)	Semelhantes aos adultos, incluindo disúria, polaciúria, dor suprapúbica, febre, e, em alguns casos, dor lombar se houver pielonefrite	Jato médio após higiene adequada é o método preferido	EAS: Detecção de leucócitos, nitritos, hemoglobina, e outras anomalias. Urocultura: Para confirmar a infecção e identificar o agente causador	Exames complementares como ultrassonografia renal se houver suspeita de complicações ou anormalidades estruturais

EAS: exame de urina tipo I.

que 50.000 UFC/mL estão sendo consideradas para o diagnóstico de ITU, desde que associados a sintomas e evidência de infecção (piúria).[6]

O Quadro 20-5 mostra uma descrição detalhada do processo de diagnóstico em cada grupo.

TRATAMENTO

O tratamento deve ser iniciado com base na suspeita clínica de ITU. Mesmo em casos de pielonefrite, as evidências atuais apontam que a maioria dos pacientes com mais de 60 dias de vida pode ser manejada com terapia oral. Além daquelas abaixo desta faixa etária, o tratamento parenteral está indicado para crianças com desidratação, vômitos persistentes, infecção complicada ou com urosepse, devendo ser mantido até que as condições clínicas permitam a transição para via oral.[11]

Tratamento Ambulatorial

É fortemente recomendado que a terapia antimicrobiana empírica seja iniciada imediatamente em crianças com forte suspeita de ITU, particularmente para aquelas com risco aumentado de cicatrizes renais, sendo esses:

- Febre (especialmente ≥ 39°C [102,2°F] ou > 48 horas).
- Mal estado geral (prostração, irritabilidade, má perfusão periférica).
- Deficiência imunológica conhecida.
- Anormalidade urológica conhecida (p. ex.: refluxo vesicoureteral).

Para os quadros clínicos com menor suspeita, pode-se aguardar o resultado da coleta de urina.

O antibiótico de primeira linha a ser utilizado é uma cefalosporina de segunda geração. É preferível seu uso frente a uma cefalosporina de terceira geração, porque ela geralmente tem melhor biodisponibilidade, perfis de suscetibilidade semelhantes e um espectro mais estreito, geralmente menos resistência antimicrobiana.

Escherichia coli é a causa bacteriana mais comum de ITU em bebês e crianças, e aproximadamente 50% da *E. coli* é resistente à amoxicilina ou ampicilina.[12]

1. *Antibióticos:*
   o Lactentes e Crianças Maiores:
   - Primeira linha: amoxicilina com clavulanato, cefalosporinas de primeira ou segunda geração (como cefalexina ou cefuroxima).
   - Alternativas: Trimetoprima-sulfametoxazol.
   - Duração: normalmente 7-10 dias para infecção não complicada. Em crianças mais velhas, uma duração menor (3 a 5 dias) pode ser considerada em casos de cistite simples.
2. *Hidratação:* incentivar a ingestão de líquidos para ajudar na eliminação das bactérias.
3. *Analgésicos:* paracetamol ou dipirona para aliviar a febre e dor.

Tratamento Hospitalar (Internação)

1. *Indicações de Internação:*
   - Recém-nascidos e lactentes Jovens (0 a 3 meses): maior risco de sepse e complicações, requer internação para tratamento intravenoso.
   - Crianças com desidratação: incapacidade de manter a hidratação oral.
   - Toxicidade sistêmica: presença de sintomas graves como letargia, vômitos persistentes, ou sinais de sepse.
   - Falha no tratamento oral: persistência dos sintomas após 48 horas de tratamento adequado.
   - Infecções recorrentes ou complicadas: presença de anomalias estruturais conhecidas ou suspeitas, ou infecções de repetição.
2. *Antibióticos intravenosos:*
   - Cefalosporinas de terceira geração (como Ceftriaxona ou Cefotaxima) são comumente usadas inicialmente.
   - Ajuste com base na cultura de urina e sensibilidade.
3. *Duração do tratamento intravenoso:*
   - Geralmente 48 a 72 horas, seguido de transição para antibiótico oral, completando 7 a 14 dias (idealmente 10 dias) de terapia total dependendo da gravidade e resposta clínica.

Nos Quadros 20-6 e 20-7 está o protocolo institucional do Hospital Albert Einstein, considerando estudos com a flora local.

Quadro 20.6. Escolhas no tratamento de ITUs em pediatria, de acordo com protocolo institucional

Tratamento oral	Tratamento parenteral
Criança afebril: cefadroxila Criança febril: cefuroxima ou amoxicilina + clavulanato; ciprofloxacino se alergia à betalactâmicos	Ceftriaxone ou cefotaxima; Se alergia: piperacilina-tazobactam ou amicacina

Fonte: Lobo AC, Cirino F, Menezes I. Guia do Episódio de Cuidado: Infecção do trato urinário em crianças e adolescentes. São Paulo: Sociedade Beneficente Israelita Brasileira Albert Einstein; 2022. Disponível em:

https://medicalsuite.einstein.br/pratica-medica/Pathways/Infeccao-do--trato-urinario-em-criancaseadolescentes.pdf.[13]

Quadro 20.7. Doses recomendadas no tratamento de ITU em crianças, de acordo com protocolo institucional

Antimicrobiano	Dose
Cefadroxila	30 mg/kg/dia, em 2 doses
Cefuroxima	20-40 mg/kg/dia, em 2 doses
Amoxicilina + clavulanato	40 mg/kg/dia de amoxicilina, em 3 doses
Ciprofloxacino	20-30 mg/kg/dia, em 2 doses
Ceftriaxona	75 mg/kg/dia, em 2 doses, IV ou IM
Piperacilina-tazobactam	300 mg/kg/dia, em 3 ou 4 doses, IV
Amicacina	15 mg/kg/dia, em 1-3 doses, IV ou IM

Fonte: Lobo AC, Cirino F, Menezes I. Guia do Episódio de Cuidado: Infecção do trato urinário em crianças e adolescentes. São Paulo: Sociedade Beneficente Israelita Brasileira Albert Einstein; 2022. Disponível em:

https://medicalsuite.einstein.br/pratica-medica/Pathways/Infeccao-do--trato-urinario-em-criancaseadolescentes.pdf.[13]

As escolhas anteriores levam em consideração que, nos pacientes com alta probabilidade de envolvimento renal, a resistência às cefalosporinas de primeira geração ou trimetoprima-sulfametoxazol é relativamente alta.

INDICAÇÕES DE IMAGEM

O objetivo de realizar um exame de imagem complementar em crianças pequenas com ITU é identificar anormalidades do trato genitourinário que exigem avaliação ou manejo adicional (p. ex.: uropatias obstrutivas, refluxo vesicoureteral). Se forem detectadas, existem medidas que podem ser tomadas para modificar o risco de recorrência da ITU e diminuir as chances de complicações (p. ex.: cicatrizes renais).[11]

Os principais exames de imagem para investigação de ITU são:

- *Ultrassonografia renal e vesical:*
  - Indicações:
    - Primeira infecção em meninos: para detectar anomalias estruturais.
    - Primeira infecção em meninas menores de 3 anos: especialmente se houver febre alta.
    - Infecções recorrentes: para avaliar por anomalias como refluxo vesicoureteral (RVU).
    - Infecção grave ou atípica: sintomas sistêmicos severos, resposta inadequada ao tratamento.
- *Cintilografia renal (DMSA):*
  - Indicações:
    - Pielonefrite confirmada: para avaliar a extensão do dano renal e cicatrizes.
    - Infecções recorrentes com pielonefrite: para monitorar a formação de cicatrizes.
- Uretrocistografia miccional (VCUG):
  - Indicações:
    - Anomalias detectadas na ultrassonografia: hidronefrose ou dilatação ureteral.
    - **História familiar de refluxo** vesicoureteral: avaliação precoce se houver histórico familiar significativo.
    - Infecções recorrentes ou atípicas: para confirmar ou excluir RVU.

No entanto, ainda não há um consenso mundial sobre qual a melhor estratégia a ser adotada para a investigação, e os protocolos variam de acordo com as sociedades internacionais e nacionais. No Quadro 20-8 apresentamos um resumo das principais indicações e as que são mais seguidas no Brasil.

CONSIDERAÇÕES GERAIS

- *Monitoramento:* deve haver um acompanhamento regular após a ITU inicial, especialmente em crianças com infecções recorrentes ou anomalias estruturais.

Quadro 20.8. Principais recomendações em relação à investigação por imagem na ITU pediátrica

Diretriz	USG	UCM	Cintilografia DMSA tardia
Top-Down Approach (realiza cintilografia na fase aguda)	Não realizada	Se DMSA alterada	Se DMSA na fase aguda alterada
Academia Americana de Pediatria	Sim	Se USG alterada e/ou ITU atípica ou recorrente	Não
Sociedade Italiana de Nefrologia Pediátrica	Sim	Se USG alterada e/ou ITU atípica	Se USG alterada e/ou refluxo vesicoureteral
NICE (Instituto Nacional de Excelência Clínica - Reino Unido)	Apenas em < 6m	Se USG alterada e/ou ITU atípica	Se ITU atípica

USG: ultrassonografia; UCM: uretrocistografia miccional; DMSA: cintilografia renal

Fonte: Departamento Científico de Nefrologia, Sociedade Brasileira de Pediatria. Infecção do Trato Urinário em Pediatria – Existe consenso entre os consensos? – Atualização 2021. [publicação na web]; 2021. Disponível em: https://www.sbp.com.br/index.php?eID=cw_filedownload&file=879. Acesso em 31 jan 2023.[14]

- *Educação dos pais:* devemos reforçar a importância do cumprimento do regime antibiótico, sinais de alerta para retorno imediato ao médico e estratégias para prevenir infecções futuras (higiene adequada, aumento da ingestão de líquidos etc.).

INDICAÇÕES DE ENCAMINHAMENTO AO ESPECIALISTA

Devem ser encaminhados ao serviço de nefrologia e/ou urologia pediátrica, pacientes com: ITU recorrente; refluxo vesicoureteral graus III a V; anomalias

MAPA MENTAL

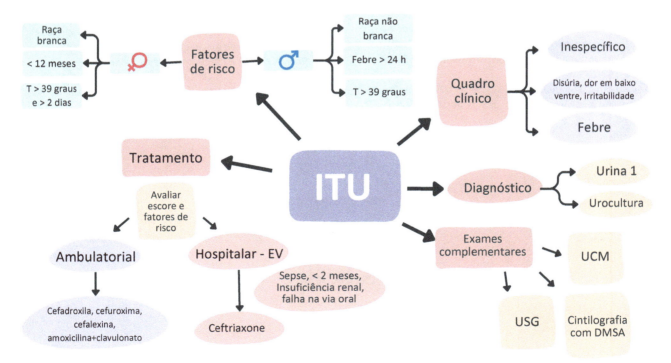

Fig. 20-1. Mapa mental pata ITU.

renais; função renal alterada; pressão arterial elevada; e disfunção vesicointestinal refratária às medidas iniciais.[14]

PONTO-CHAVES

- A infecção do trato urinário é uma infecção comum com morbidade elevada e risco de complicações como cicatrizes renais se não for diagnosticada precocemente e tratada adequadamente.
- O tratamento adequado depende de um diagnóstico correto, o qual envolve identificar a clínica que varia conforme idade e sexo, método de coleta e interpretação de resultados.
- A presença de esterase leucocitária, nitrito e leucocitúria presumem o diagnóstico de infecção do trato urinário que é confirmado com a urocultura
- O início precoce do tratamento previne as cicatrizes renais e outras complicações.

REFERÊNCIAS BIBLIOGRÁFICAS

1. Hoberman A, Charron M, Hickey RW, et al. Imaging studies after a first febrile urinary tract infection in young children. N Engl J Med. 2003; 348:195.
2. Oliveira ALG, Soares VC, de Faria LP, Roland LSM, Castro VP, de Alcântara NN, et al. Infecções do trato urinário na infância: condutas e tratamento / Urinary tract infections in childhood: management and treatment. Braz J Devel. 2021;7(8):84518- 84525
3. Svanborg C, Frendéus B, Godaly G, et al. Toll-like receptor signaling and chemokine receptor expression influence the severity of urinary tract infection. J Infect Dis. 2001; 183 Suppl 1:S61.
4. Svanborg C, Bergsten G, Fischer H, et al. Uropathogenic Escherichia coli as a model of host-parasite interaction. Curr Opin Microbiol. 2006; 9:33.
5. Okarska-Napierała M, Wasilewska A, Kuchar E. Urinary tract infection in children: Diagnosis, treatment, imaging - Comparison of current guidelines. J Pediatr Urol. 2017 Dec;13(6):567-573.
6. *Subcommittee on Urinary Tract Infection, Steering Committee on Quality Improvement and Management; Roberts KB. Urinary tract infection: clinical practice guideline for the diagnosis and management of the initial UTI in febrile infants and children 2 to 24 months. Pediatrics. 2011 Sep;128(3):595-610.*
7. Shim YH, Lee JW, Lee SJ. The risk factors of recurrent urinary tract infection in infants with normal urinary systems. Pediatr Nephrol. 2009; 24:309.
8. American Academy of Pediatrics Task Force on Circumcision. Male circumcision. Pediatrics. 2012;130:e756.
9. Fonte: Silva JMP, Cardoso LSB, Souza VC, Oliveira EA. Infecção do Trato Urinário. In: Sociedade Brasileira de Pediatria (org.). Tratado de pediatria. v.2. 5. ed. Manole; 2021.
10. Uptodate - Acute infectious cystitis: Management and prognosis in children older than two years and adolescents
11. Morello W, La Scola C, Alberici I, Montini G. Acute pyelonephritis in children. Pediatr Nephrol. 2016 Aug;31(8):1253-65.
12. Fitzgerald A, Mori R, Lakhanpaul M, Tullus K. Antibiotics for treating lower urinary tract infection in children. Cochrane Database Syst Rev. 2012;
13. Fonte: Lobo AC, Cirino F, Menezes I. Guia do Episódio de Cuidado: Infecção do trato urinário em crianças e adolescentes. São Paulo: Sociedade Beneficente Israelita Brasileira Albert Einstein; 2022. Disponível em: https://medicalsuite.einstein.br/pratica-medica/Pathways/Infeccao-do-trato-urinario-em-criancaseadolescentes.pdf.
14. Fonte: Departamento Científico de Nefrologia, Sociedade Brasileira de Pediatria. Infecção do Trato Urinário em Pediatria – Existe consenso entre os consensos? – Atualização 2021. [publicação na web]; 2021. Disponível em: https://www.sbp.com.br/index.php?eID=cw_filedownload&file=879. Acesso em 31 jan 2023.

Acesse aqui as respostas das questões norteadoras deste capítulo:

CAPÍTULO 21

Síndrome nefrítica

Bianca Hallage | João Gabriel Martins Dallo

❖ OBJETIVOS DA APRENDIZAGEM

1. Identificar os sinais e sintomas sugestivos de síndrome nefrítica.
2. Interpretar os achados de anamnese, exame físico, exames laboratoriais e exames de imagem.
3. Conhecer as recomendações e as contraindicações para o tratamento da síndrome nefrítica.
4. Conhecer as principais formas de apresentação clínica e os exames laboratoriais que permitam o diagnóstico da glomerulonefrite difusa aguda pós-estreptocócica.

CASO CLÍNICO

Menino, 5 anos, dá entrada em pronto atendimento acompanhado da avó. Ela refere que o paciente está apresentando urina "cor de coca-cola" há 3 dias e que hoje apresentou inchaço nos olhos. Nega febre. Relata que ele apresentou dor de garganta intensa há 10 dias, sendo medicado apenas com ibuprofeno.

- *Antecedentes:* amigdalites de repetição desde os 3 anos.
- *Exame físico:* bom estado geral, corado, hidratado, anictérico, acianótico, afebril ao toque.
- Peso: 22 kg.
  o Altura: 110 cm.
  o IMC: 18,18.
- *Cardiovascular:* bulhas rítmicas normofonéticas em dois tempos, sem sopros. Frequência cardíaca de 124 bpm. Pressão arterial 140 x 95 mmHg.
- *Pulmonar:* murmúrios vesiculares presentes bilateralmente com estertores crepitantes em ambas as bases. Frequência respiratória 43 ipm. Saturação O_2 97% em ar ambiente.
- *Abdominal:* ruídos hidroaéreos presentes. Indolor à palpação. Sem massas ou visceromegalias.

Otoscopia e oroscopia sem alterações.

- *Neurológico:* ativo e reativo. Pupilas isofotorreagentes. Escala de coma de Glasgow: 15.
- Discreto edema bipalpebral bilateral e de membros inferiores

Questões Norteadoras

1. Quais alterações do exame físico mais chamam atenção? Como avaliar a pressão arterial na pediatria?
2. Qual a principal hipótese diagnóstica?
3. Pensando na principal hipótese, qual seria a provável etiologia da doença?
4. Quais exames complementares devem ser solicitados?

Continuação do Caso

- *Resultados exames*:
    - Hemograma: Hb 9,7 g/dL, Ht 25%, Leucócitos 5.870 x 10⁹/L sem desvio, Plaquetas 340x10⁹/L.
    - Urina I: Densidade urinária 1015, Hemácias > 1.000.000 células/mL, leucócitos 20.000 células/mL, dismorfismo eritrocitário presente.
    - Ureia 40 mg/dL, creatinina 1 mg/dL.
    - Na 138mEq/L, K 4,7mEq/L.
    - C3 60 mg/dL (VR: 90-180 mg/dL).
    - C4: 30 mg/dL (VR: 10-40 mg/dL).
    - CH50 (Total): 20 U/mL (VR: 30-75 U/mL).
    - VR = valor de referência.
5. Este paciente deve ser hospitalizado ou poderá seguir em acompanhamento ambulatorial?
6. Qual deverá ser a prescrição deste paciente?

INTRODUÇÃO

A síndrome nefrítica é caracterizada por uma combinação de achados clínicos: hematúria, edema e hipertensão arterial (que compõem a tríade clássica da doença), podendo frequentemente estar associada também a proteinúria.[1] Estes achados são resultantes de um processo inflamatório renal (glomerulonefrite) de origem imunológica, muitas vezes associado a infecções.

Na pediatria, a principal apresentação clínica corresponde a síndrome nefrítica aguda.[2] No entanto, há também casos subclínicos; casos de perda rápida e progressiva da função renal (glomerulonefrite rapidamente progressiva) e casos que podem resultar em uma síndrome nefrítica crônica. Em alguns casos, pode haver progressão para insuficiência renal.

FISIOPATOLOGIA

A glomerulonefrite inicia-se por meio da formação de complexos antígeno-anticorpo, formados após a ativação do sistema imunológico, por antígenos circulantes. Estes imunocomplexos depositados ou formados no glomérulo ativam o sistema complemento,[3] ocasionando a liberação de citocinas e outros mediadores pró-inflamatórios.[4]

O processo inflamatório gerado qualifica-se por infiltração de leucócitos e proliferação de elementos celulares no glomérulo. Isso ocasiona as manifestações clínicas de hematúria (macro ou microscópica) com dismorfismo eritrocitário e cilindros hemáticos, leucocitúria, proteinúria (por alteração da permeabilidade do capilar glomerular) e redução da taxa de filtração glomerular, a qual reflete no aumento da creatinina sérica.

ETIOLOGIAS

Podemos dividir as etiologias de síndrome nefrítica entre primárias (isolada no rim) e secundárias (sistêmicas) como mostra o Quadro 21-1.

Quadro 21.1. Etiologias primárias e secundárias[5]

Síndrome nefrítica primária	Síndrome nefrítica secundária/sistêmica
Glomerulopatia do C3 Nefropatia por IgA Doença antimembrana basal glomerular Glomerulonefrite crescêntica idiopática Glomerulopatia membranosa	Glomerulonefrite pós-estreptocócicas Infecções virais, bacterianas, fúngicas e parasitárias (outras glomerulonefrites pós-infecciosas) Vasculites por IgA (púrpura de Henoch-Schonlein) Nefrite lúpica (Lúpus eritematoso sistêmico) Poliangiite granulomatosa (Wegener) Doenças reumatológicas (artrite reumatoide, síndrome de Sjogren) Síndrome de Churg-Strauss Crioglobulinemia Doenças neoplásicas

GLOMERULONEFRITE AGUDA PÓS-ESTREPTOCÓCICA

A glomerulonefrite pós-estreptocócica é a representante mais comum das nefrites pediátricas e compõem o grupo de glomerulonefrites pós-infecciosas.[6] Além disso, ela configura-se como a principal complicação não supurativa de infecção pelo estreptococo do grupo A de Lancefield.[7]

Há um tempo de latência da síndrome nefrítica, que ocorre entre a infecção estreptocócica (de amígdalas ou de pele) e o início da manifestação dos sintomas. Este tempo, nas amigdalites e faringites costuma ser de 1 a 3 semanas, enquanto nas infecções de pele e de partes moles pode ser de 3 a 6 semanas.[8]

Após esta fase variável de latência, há o início da manifestação dos sintomas (tríade: edema, hematúria e hipertensão), como revela a Figura 21-1. O complemento (exame que auxilia no diagnóstico desta síndrome) começa a cair nos primeiros dias da infecção e mantém-se em níveis inferiores por até 8 semanas.[9] A depender da origem etiológica da glomerulonefrite pode ou não ocorrer queda de todos os complementos. Por este motivo, é importante que seja realizada a dosagem do complemento total (CH50) e de suas frações como C3, C4, C5 e properdina. Na glomerulonefrite pós-estreptocócica, o complemento C4 não apresenta uma queda significativa; se somente ele for dosado, as hipóteses diagnósticas podem-se divergir.

Na fase sintomática desta afecção, é importante confirmar a infecção estreptocócica. Para isso, podemos dosar a antiestreptolisina O (ASLO), que está aumentada em 80% dos casos de glomerulonefrite pós-faringite. A cultura de orofaringe ou de pele apresenta baixa sensibilidade, logo, não é indicada.[10] Para os casos após piodermite, a anti-hialuronidase e antidesoxiribonuclease B (anti-DNAseB) estão aumentados em 80 a 90% dos casos.[11]

APRESENTAÇÃO CLÍNICA E LABORATORIAL NA GLOMERULONEFRITE-PÓS-ESTREPTOCÓCICA (QUADRO 21-2)

Quadro 21.2. Quadros clínicos e laboratoriais da síndrome nefrítica[5]

Clínica	Laboratorial
• Queda do estado geral • Hematúria • Edema • Hipertensão • Possibilidade de emergência hipertensiva • Redução da diurese	• Hemograma (leucograma alterado e plaquetopenia em alguns casos) • Urina 1 (hematúria; leucocitúria e proteinúria) • Análise urinária: dismorfismo eritrocitário e/ou cilindros hemáticos presentes • Ureia e creatinina aumentadas • Redução do complemento sérico total (CH50) e frações (principalmente C3, C5 e properdina) • Eletrólitos e gasometria (acidose metabólica hiperclorêmica e hipercalemia) • Antiestreptolisina O (ASLO); teste da estreptozima; anti-hialuronidase e antidesorribonuclease B (anti-DNAseB) positivos

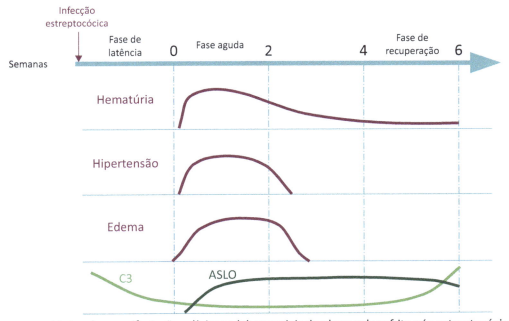

Fig. 21-1. Curso cronológico das manifestações clínicas e laboratoriais da glomerulonefrite pós-estreptocócica.[5]
(Adaptada por Marcela Moura Ceratti)

DIAGNÓSTICO

O diagnóstico é realizado por meio da associação dos sinais e sintomas clínicos e dos achados laboratoriais (Quadro 21-2). A realização do diagnóstico precoce é extremamente importante, uma vez que algumas etiologias possuem tratamentos específicos que podem modificar a história natural da doença e impactar diretamente no seu prognóstico. O diagnóstico precoce, com o manejo adequado possibilita a interrupção da evolução natural da doença, evitando quadros de emergências hipertensivas e lesão renal aguda, sob risco de progressão para terapia de substituição renal. Tais complicações podem acontecer mesmo com causas autolimitadas como na glomerulonefrite pós-estreptocócica. Em outros casos, como glomerulonefrites rapidamente progressivas, é possível evitar a esclerose glomerular e a fibrose intersticial, que ocasionam a insuficiência renal crônica.[12]

POSSÍVEIS COMPLICAÇÕES

A sobrecarga de volume ocasionada pela redução expressiva da filtração glomerular da síndrome nefrítica pode ocasionar, além da insuficiência renal aguda, insuficiência cardíaca congestiva e encefalopatia hipertensiva. Estas são as principais complicações deste quadro.

O edema gerado é frequentemente moderado e limitado à região periorbital (palpebral) e aos membros inferiores. No entanto, em alguns casos, ele pode evoluir para anasarca e quadros mais graves de sobrecarga hídrica. Nesses cenários, devido à expansão do volume extracelular, pode haver edema agudo pulmonar, associado ou não à insuficiência cardíaca.

A emergência hipertensiva, quando ocorre, costuma cursar com os sinais de encefalopatia hipertensiva, em que o quadro clínico revela: cefaleia, crises convulsivas, perda da acuidade visual e alterações de sensibilidade. Além disso, em casos ainda mais graves, como acidente vascular cerebral e hipertensão intracraniana, com risco de herniação cerebral.

OUTROS EXAMES

Os estudos de imagem (p. ex.: ultrassonografia renal) são usados principalmente para excluir diagnóstico diferencial de doenças renais obstrutivas, como litíase urinária e obstrução do trato urinário. A biópsia renal não é um exame indicado para o diagnóstico da glomerulonefrite. Ela é indicada somente após o diagnóstico para os casos de evolução atípica da doença, extremamente rara nos casos pós-infecção por estreptococo. No entanto, quando feita, nestes casos, ela evidencia a proliferação endocapilar difusa por células endoteliais e mesangiais, além de infiltrados de células polimorfonucleares e de defesa, como macrófagos e neutrófilos. À imunofluorescência revelam-se depósitos de imunocomplexos, principalmente IgG e C3. Logo, tendo estes achados, ratifica-se a glomerulonefrite pós-estreptocócica (GNPE).

CONDUTA

De modo geral, a conduta para a síndrome nefrítica baseia-se em medidas para a redução da sobrecarga hídrica e salina, além de repouso. Assim, o pilar do tratamento da síndrome nefrítica é a restrição hidrossalina. Indica-se uma dieta hipossódica com 2 g NaCl/m²/dia e restrição hídrica. O cálculo da oferta hídrica depende da superfície corpórea. A recomendação da prescrição de líquidos, em 24 horas, é 400 mL/m², visando a reposição das perdas insensíveis, devendo ser somada a esta reposição a diurese quantificada no dia anterior. Para o cálculo da superfície corporal na pediatria, utiliza-se a fórmula:

$$\text{Superfície corpórea (m}^2\text{)} = \frac{(\text{peso em quilograma} \times 4) + 7}{\text{peso em quilograma} + 90}$$

É indicado que o paciente com o diagnóstico de glomerulonefrite faça seguimento pediátrico e nefrológico. Na teoria, este seguimento poderia ser ambulatorial, todavia, na maior parte dos casos opta-se por internação hospitalar para maior controle pressórico e de balanço hídrico adequado (com medida precisa do débito urinário).

O diurético deve ser utilizado no tratamento da glomerulonefrite. Normalmente, é indicada a prescrição de furosemida (diurético de alça) de 1 mg/kg/dia por via oral ou via endovenosa, podendo atingir doses mais elevadas de até 6 mg/kg/dia, a depender do caso. O diurético tem como principal objetivo reduzir a retenção hidrossalina. No entanto, por não atuar no glomérulo, ele não trata o quadro inflamatório. Por este motivo, pode haver a manutenção da hipertensão, mesmo com seu uso na dose adequada.

É esperado que o débito urinário dos pacientes seja superior a 1 mL/kg/h; abaixo disso já se considera oligúria. Para os casos de oligúria acentuada ou anúria com hipovolemia e hiperpotassemia não controlados, pode ser necessário realizar tratamento de terapia de substituição renal (por hemodiálise ou diálise peritoneal).

Nos casos de manutenção do quadro hipertensivo, podemos utilizar anti-hipertensivos. O fármaco mais indicado nos casos pediátricos é o anlodipino 0,1 a 0,5 mg/kg/dia, via oral, dose única. Nas emergências hipertensivas, utilizamos o nitroprussiato de sódio de 0,3 a 0,8 mcg/kg/min, endovenoso, contínuo, sendo a dose máxima diária de 10 mcg/kg. Para os casos com manifestações mais graves, como a encefalopatia hipertensiva, há indicação também de uso de anticonvulsivantes.[6]

Normalmente a glomerulonefrite não cursa com um quadro de hipoalbuminemia, sendo este um dos motivos da reposição de albumina não ser indicação terapêutica. Vale destacar que, caso haja a reposição de albumina nos casos de síndrome nefrítica, haverá aumento da pressão oncótica do paciente. Com isso, ocorrerá transposição de líquido para o intravascular, o que ocasionará aumento da pressão arterial e da volemia, podendo aumentar a possibilidade de ocorrência de emergência hipertensiva. Essa contraindicação evidencia a necessidade da diferenciação da síndrome nefrítica e da síndrome nefrótica (que será discutida no capítulo a seguir) em que a reposição da albumina sérica é a principal medida do tratamento.

O uso do antibiótico não altera a história natural da GNDA, uma vez que a síndrome nefrítica se manifesta após a resolução do quadro infeccioso. Logo, seu uso é controverso. Alguns autores defendem seu uso para evitar transmissão bacteriana para familiares e outras crianças, enquanto outros contraindicam pela não resolução do quadro renal. Quando prescrito, o antibiótico de escolha é a penicilina benzatina 25.000 a 50.000 UI/kg, intramuscular (dose máxima 120.000 UI).

PONTOS-CHAVE

- A glomerulonefrite é causada por distúrbios inflamatórios que ocasionam lesão glomerular.
- A fisiopatologia do acometimento renal envolve uma resposta autoimune a agentes variados.
- Os mecanismos envolvidos incluem resposta imunológica, ativação e, portanto, consumo do

MAPA MENTAL

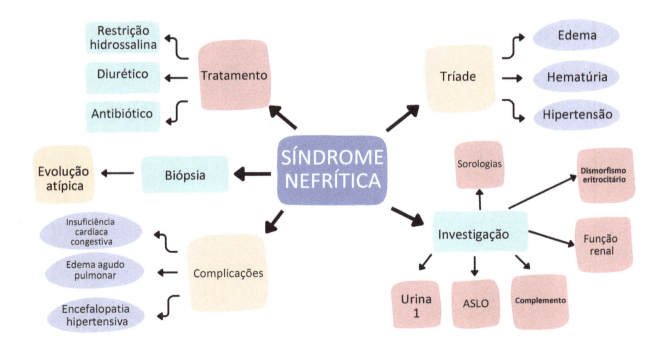

Fig. 21-2. Mapa mental da síndrome nefrítica.

sistema complemento, recrutamento de leucócitos, ativação de células glomerulares e aumento da liberação de fatores de crescimento e de citocinas, principalmente inflamatórias.

- A síndrome nefrítica na pediatria infantil pode-se apresentar de várias maneiras, mas a principal é a glomerulonefrite pós-estreptocócica.
- O diagnóstico de glomerulonefrite em crianças deve envolver: anamnese completa, exame físico e exames laboratoriais. A biópsia renal na maioria dos casos não é necessária, ela deve ser solicitada apenas nos casos de evolução atípica da história natural da doença.
- Nos casos pós-infecção estreptocócica, solicitar exames laboratoriais que confirmem a colonização atual ou recente do agente, como: antiestreptolisina O (ASLO); teste da estreptozima; anti-hialuronidase e antidesorribonuclease B (anti-DNAseB).
- O pilar do tratamento é a restrição hidrossalina, podendo ser necessário o uso de diuréticos para redução da sobrecarga hídrica.
- O uso antibiótico (penicilina benzatina) pode ser recomendado, especialmente para casos de infecção ativa.

REFERÊNCIAS BIBLIOGRÁFICAS

1. Sethi S, De Vriese AS, Fervenza FC. Acute glomerulonephritis. Lancet 2022; 399:1646.
2. Niaudet P. Nephritic syndrome. In: Geary DG, Schaefer F (eds.). Comprehensive pediatric Nephrology. Philadelphia: Mosby Elsevier; 2008. p. 195-203.
3. Nangaku M. Complement regulatory proteins in glomerular diseases. Kidney Int 1998; 54:1419.
4. Lau KK, Wyatt RJ. Glomerulonephritis, Adolesc Med. 2005; 16:67-85
5. Sociedade Brasileira de Pediatria. Tratado de Pediatria. 5. ed. São Paulo: Manole; 2019.
6. Rodriguez-Iturbe B. Postinfectious glomerulonephritis. Am J Kidney Dis 2000; 35:XLVI.
7. Lau KK, Wyatt RJ. Glomerulonephritis, Adolesc Med. 2005; 16:67-85
8. Nissenson AR, Baraff LJ, Fine RN, Knutson DW. Poststreptococcal acute glomerulonephritis: fact and controversy. Ann Intern Med. 1979 Jul;91(1):76-86.
9. Sanjad S, Tolaymat A, Whitworth J, Levin S. Acute glomerulonephritis in children: a review of 153 cases. South Med J. 1977 Oct;70(10):1202-6.
10. Rodriguez-Iturbe B, Musser JM. The current state of poststreptococal glomerulonephritis. J Am Soc Nephrol. 2008;19:1855-1864.
11. Ahn SY, Igulli E. Acute poststrepyococcal glomerulonephritis: an update. Curr Op Pediat 2008; 20:157-162.
12. Beck Jr LH, Salant DJ. Glomerular and tubulointersticial diseases. Prim Care Clin Office Pract. 2008;20:157-162

Acesse aqui as respostas das questões norteadoras deste capítulo:

CAPÍTULO 22

Síndrome nefrótica

Larissa Lima Queiroz | João Gabriel Martins Dallo

❖ OBJETIVOS DE APRENDIZAGEM

1. Interpretar os sinais e sintomas de um possível quadro de síndrome nefrótica.
2. Solicitar e interpretar os exames laboratoriais corretamente.
3. Estabelecer diagnóstico e conhecer causas primárias e secundárias.
4. Realizar tratamento adequado reconhecendo as diferenças evolutivas.
5. Identificar as principais complicações.

CASO CLÍNICO

Paciente 8 anos, sexo masculino, 34 kg, deu entrada no pronto atendimento. Mãe relata início de quadro de prostração e inapetência há 3 dias, seguido de surgimento de edema no rosto e membros superiores que se estendeu posteriormente para abdome e membros inferiores. Paciente relata urina espumosa quando questionado. Nega alterações respiratórias. Nega febre. Nega náusea ou vômito. Nega quadros infecciosos recentes.

Exame Físico

Regular estado geral, corado, hidratado, afebril, acianótico, anictérico.

Bulhas rítmicas normofonéticas em 2 tempos sem sopros, pulsos cheios, tempo de enchimento capilar < 2 segundos, frequência cardíaca 122 bpm.

Murmúrios vesiculares abolidos em bases bilateralmente, frequência respiratória: 24 ipm, saturação 97% em ar ambiente.

Abdome globoso, sem cicatrizes, sinal de semicírculo de skoda positivo, sinal de piparote negativo.

Sinal de Godet ++++/++++

Questões Norteadoras

1. Quais as hipóteses diagnósticas desse paciente?
2. Quais exames solicitar nesse primeiro momento?
3. Esse paciente tem indicação de biópsia renal?
4. Qual o tratamento adequado para o paciente?
5. Se este apresentar resistência ao tratamento inicial, como conduzir?
6. Quais preocupações devo ter com esse paciente após um diagnóstico de síndrome nefrótica?

INTRODUÇÃO

A síndrome nefrótica afeta crianças em qualquer idade, é mais comum em fase pré-escolar (2 a 7 anos) e parece afetar mais meninos (2-3 vezes mais que meninas). A incidência aproximada é de 2-7/100.000 crianças e a prevalência de 16/100.000.[1,2]

QUADRO CLÍNICO

O quadro clínico de um paciente com síndrome nefrótica consiste em edema, gerado pela perda maciça de proteína, principalmente albumina, pela barreira de ultrafiltração glomerular que leva a diminuição da pressão oncótica do sangue, propiciando o extravasamento de plasma para o terceiro espaço.[3] Esse edema geralmente é insidioso, intenso, frio e sujeito a ação da gravidade, podendo evoluir para anasarca. A espuma na urina é relatada por crianças maiores. Em glomerulopatias que não a lesão histológica mínima (LHM), podemos observar hipertensão arterial, além de náusea, vômito e cefaleia que podem estar relacionadas com a uremia.[3]

Crianças não tratadas podem evoluir com ascite, derrame pleural, edema genital e esplenomegalia. Nos casos de ascite e derrame pleural, podemos notar taquipneia como sintoma. Além disso, a dor abdominal também aparece se existe hipovolemia ou uma grande descompensação.[3]

Vale ressaltar que as crianças que desenvolvem síndrome nefrótica são mais propensas a aquisição de infecções por vários motivos, como redução de imunoglobulina G (IgG) sérica, desnutrição, edema, hipoalbuminemia, redução de complemento, hipogamaglobulinemia, imunidade celular mediada inadequada etc.[2]

DIAGNÓSTICO

O diagnóstico laboratorial da síndrome nefrótica se dá por proteinúria maciça, que pode ser vista pela proteína na urina de 24 horas ou por meio da relação de proteína/creatinina (P/C) em amostra de urina isolada, e hipoalbuminemia (Quadro 22-1).[3,4]

Quadro 22.1. Diagnóstico laboratorial da síndrome nefrótica[3]

Exame	Alteração
Proteína em urina de 24 h	≥ 50 mg/kg/dia ou ≥ 40 mg/m²/h
Relação P/C em amostra de urina isolada	> 2 mg/mg
Albumina sérica	≤ 2,5 g/dL

P/C = proteína/creatinina.

É importante dar atenção ao diagnóstico diferencial de síndrome nefrítica, pois o tratamento de síndrome nefrótica é danoso para um paciente com síndrome nefrítica, assim como o tratamento de síndrome nefrítica é danoso para um paciente nefrótico.[4] O tratamento adequado para os pacientes com diagnóstico fechado de síndrome nefrótica estão na seção de tratamento deste capítulo.

Outras Alterações Laboratoriais (Quadro 22-2)

Quadro 22.2. Outras alterações laboratoriais da síndrome nefrótica[2,4]

Exame	Alteração
Sedimento urinário	- Em 25% dos pacientes com LHM há hematúria, em geral microscópica. Pode-se notar cilindrúria
Proteinúria	- Acima de 50 mg/kg/dia ou 40 mg/m²/h ou relação P/C urina isolada > 2 mg/mg ou > 3+ na fita reagente
Eletroforese de proteínas plasmáticas	- Hipoalbuminemia (< 2,5 g/dL) e aumento da fração alfa-2 - IgG1, IgG2 e IgA apresentam-se baixas na LHM - IgM está elevada - IgE pode estar elevada e há hipogamaglobulinemia
Lípides	- Colesterol total, triglicérides e lipoproteínas encontram-se elevados.
Complemento	- Está normal na LHM e na GESF - Está baixo na glomerulonefrite crescêntica, na nefrite do *shunt* e na glomerulonefrite membranoproliferativa
Ureia e creatinina	- Se elevam durante a instalação do edema ou se hipovolemia - Na GESF, há aumento permanente

LHM: lesão histológica mínima; P/C: proteína/creatinina; GESF: glomeruloesclerose segmentar e focal.

É importante pesquisar sorologia para HIV, hepatite A, B e C, toxoplasmose, CMV, sífilis e mononucleose.[3]

ETIOLOGIA

A lesão histológica mínima (LHM) corresponde a aproximadamente 90% dos casos de síndrome nefrótica em crianças.[3] Essa condição não tem uma causa subjacente clara, mas as evidências mostram que há produção de um fator de aumento de permeabilidade glomerular e lesão no prolongamento dos podócitos, elementos fundamentais para a função do glomérulo.[3] A condição tem essa denominação pelo fato de não ser visível por meio da microscopia óptica (MO), apenas sendo identificada na microscopia eletrônica (ME) (Quadro 22-3).[1]

Quadro 22.3. Etiologia da síndrome nefrótica[2,3]

ETIOLOGIA	
Causas primárias	Lesão histológica mínima (LHM)
	Glomeruloesclerose segmentar e focal (GESF)
	Glomerulonefrite proliferativa mesangial
	Glomerulonefrite membranoproliferativa I, II e III
	Glomerulopatia membranosa
	Glomerulonefrite crescêntica
	Esclerose mesangial difusa
Causas hereditárias	Mutações em genes que codificam proteínas da barreira de ultrafiltração glomerular: *NPHS1*, *NPHS2*, *WT1*, entre outros
Pós-infecciosas	Tuberculose, malária, varicela, hepatite B e C, endocardite infecciosa, HIV, sífilis, toxoplasmose, infecções por vírus Epstein-Barr, Citomegalovírus, *Streptococcus*, nefrite do *shunt* e esquistossomose
Colagenoses e vasculites	Lúpus eritematoso sistêmico, púpura de Henoch-Schoenlein, artrite reumatoide, poliartrite nodosa e poliartrite granulomatosa
Drogas	AINE, ampicilina, ouro, lítio, mercúrio, heroína, pomidronato, trimetadiona, mesalazina, interferon e penicilamina
Alergias	Pólen, leite de vaca, insetos etc.
Outros	Nefropatia por IgA, *diabetes mellitus*, doença falciforme, cicatriz pielonefrítica etc.

AINE: anti-inflamatório não esteroide; HIV: vírus da imunodeficiência humana.

CLASSIFICAÇÃO (QUADRO 22-4)

Quadro 22.4. Classificação da síndrome nefrótica[2,3]

Classificação		Definição
Etiopatogenia	Primária ou idiopática	Causa desconhecida (disfunção do sistema imune)
	Hereditária	Mutações em genes que codificam proteínas da BUFG
	Secundária	Outras doenças ou uso de drogas
Idade de início	Congênita	Antes dos 3 meses de vida
	Infantil	Entre 3 meses e 1 ano de vida
	Na infância	A partir de 1 ano de vida
Histologia (biópsia renal)	Lesão histológica mínima	MO normal e fusão dos processos podocitários na ME
	Glomeruloesclerose segmentar e focal	MO com esclerose glomerular focal em parte dos glomérulos
	Outras lesões	Glomerulonefrite proliferativa mesangial; glomerulonefrite membranoproliferativa (I, II e III); glomerulopatia membranosa, glomerulonefrite crescêntica, esclerose mesangial difusa
Resposta ao tratamento com corticosteroide	SN Corticossensível (SNCS)	Remissão completa após ≥ 4 semanas de uso de prednisona ou prednisolona na dose padronizada*
	SNCS recidivante infrequente	Uma recidiva dentro de 6 meses da resposta inicial ou 1-3 recidivas em 12 meses
	SNCS recidivante frequente	Duas ou mais recidivas no período de 6 meses da resposta inicial ou ≥ 4 recidivas em 4 meses
	SNCS córtico-dependente	Duas recidivas consecutivas durante a corticoterapia ou nos primeiros 14 dias da suspensão de corticoide
	SN corticorresistente (SNCR)	Ausência de remissão após 4-8 semanas em uso de prednisona ou prednisolona na dose padronizada
Evolução	Remissão completa	Relação P/C urina isolada < 0,2** ou proteína < + (fita reagente) por 3 dias consecutivos
	Remissão parcial	Redução de proteinúria em pelo menos 50% do valor basal e relação P/C urina isolada entre 0,2 e 2
	Ausência de remissão	Falência em reduzir a proteinúria em pelo menos 50% do basal ou proteinúria persistente com relação P/C urina isolada > 2
	Recidiva	relação P/C urina isolada > 2 ou proteína +++ (fita reagente) por 3 dias consecutivos, com ou sem edema, após remissão completa ou parcial

BUFG: barreira de ultrafiltração glomerular; MO: microscopia óptica; ME: microscopia eletrônica; SN: síndrome nefrótica; SNCS: síndrome nefrótica corticossensível; SNCR: síndrome nefrótica corticorresistente; P/C: proteína/creatinina.

*Dose padronizada: 2 mg/kg/dia ou 60 mg/m²/dia; máx. 60 mg/dia.

**Abaixo de 2 anos: < 0,5.

INDICAÇÕES DE BIÓPSIA

A biópsia renal fica indicada nos casos em que o quadro clínico e laboratorial seja diferente do quadro clássico esperado, ou quando não há resposta ao tratamento com corticosteroides (Quadro 22-5).[3,4]

Quadro 22.5. Indicações de biópsia renal na síndrome nefrótica[3,4]

< 1 ano ou > 10 anos
Hematúria macroscópica ou hematúria microscópica persistente
Hipertensão severa
Disfunção renal
Hipocomplementenemia
Sintomas extrarrenais (exantema, púrpura etc.)
Síndrome nefrótica corticorresistente
Avaliação de potencial nefrotóxico dos inibidores de calcineurina

Devemos sempre alertar sobre a importância de manter a atualização vacinal desses pacientes, principalmente para *influenza* e pneumococo. Além disso, precisamos lembrar que em pacientes imunossuprimidos há contraindicação de vacina de vírus vivo.

TRATAMENTO INESPECÍFICO

Para normalizar a pressão oncótica dos pacientes, priorizamos a expansão com albumina 20% (0,5 a 1 g/kg).[3] Além disso, a volemia dos pacientes com síndrome nefrótica é um ponto complexo a ser avaliado, afinal esses pacientes chegam com uma desidratação relativa, pois grande parte de seu volume está no espaço extravascular, por esse motivo evitamos fazer expansão com soro fisiológico.[1] Porém, se o paciente apresenta sintomas de desidratação intensa, utiliza-se albumina 10 ou 5%, ou seja, mais diluída.[3]

Ademais, faz-se necessário utilizar furosemida em pacientes que apresentam quadros hipertensivos após a infusão de albumina.[4]

COMPLICAÇÕES (QUADRO 22-6)

Quadro 22.6. Principais complicações da síndrome nefrótica

Hipovolemia	A lesão na BUFG leva a uma perda eletrolítica e das proteínas séricas, entre elas a albumina, diminuindo, assim, a pressão oncótica do sangue. Dessa forma, há extravasamento de volume para o terceiro espaço, causando edema e hipovolemia. Além disso, é pouco comum, mas o paciente pode chegar hipertenso por um aumento da pressão arterial por meio do sistema renina-angiotensina-aldosterona[1]	
Lesão renal aguda		
Distúrbio eletrolíticos e metabólicos		
Hipertensão arterial		
Complicações tardias	Atraso no crescimento, infertilidade, aumento da pressão arterial, hipotireoidismo, entre outros	
Infecciosas	Vias aéreas superiores	Os agentes bacterianos mais comuns são *Streptococcus pneumoniae*, *Escherichia coli*, *Klebsiella* sp., *Proteus* sp., *Haemophilus influenzae*, *Staphylococcus aureus* e outras bactérias gram-negativas[1]
	Vias aéreas inferiores	
	Pele	
	Peritonite	
	Gastroenterite	
	Trato urinário	
	Sepse	
Tromboembolismo	A hipercoagulabilidade e o tromboembolismo estão relacionados com diversos fatores, tais quais: excreção de antitrombina III, proteína S e plasminogênio, aumento de fibrinogênio e fatores de coagulação V, VII, VIII, X e XIII, aumento da agregação plaquetária e trombocitose. Além disso, pacientes imobilizados, com uso de diurético, com infecções ativas e no uso de cateter venoso central têm risco aumentado de tromboembolismo[1]	
Efeitos da corticoterapia de longo prazo	Apetite aumentado, ganho de peso excessivo, alteração na densidade óssea, alterações hormonais, síndrome de *Cushing*, entre outros[3]	

BUFG: barreira de ultrafiltração glomerular.

Considerando ainda, a disfunção imunológica, o uso de imunossupressores e o edema, devemos nos atentar a identificação precoce de doenças infecciosas e o rápido início de tratamento com o antimicrobiano adequado nesses pacientes.[1,4]

Tratamento Específico

Os serviços atuais utilizam, majoritariamente, as diretrizes estabelecidas pela KDIGO (Kidney Disease: Improving Global Outcomes), as quais estão explicitadas no fluxograma da Figura 22-1.[5]

É importante ressaltar que os processos infecciosos podem descompensar um paciente com síndrome nefrótica; sendo assim, esses quadros devem ser tratados de forma precoce. Durante uma infecção, recomenda-se corticosteroide diário (40 mg/m² ou 1,5 mg/kg) por 5-7 dias nas crianças com SNCS recidivante frequente e SNCS corticodependentes.[4,5]

Nos pacientes de difícil tratamento, ou seja, corticodependentes e SNCS recidivantes frequentes usamos imunossupressores como ciclosporina, tacrolimo, micofenolato mofetil e levamisole (imunomodulador). A escolha dessas drogas depende do profissional e do paciente, pois ainda não há estudos que mostram benefício de alguma em relação às outras.[5]

Outra opção para SN de difícil tratamento é o rituximabe (RTX), um anticorpo monoclonal direcionado contra o CD20 que causa a redução das células B, que é recomendado pela KDIGO em situações de corticodependentes e recidivantes frequentes que não apresentam melhora com outras drogas.[5] Para os pacientes portadores de SNCR e aqueles que não apresentam melhora com tacrolimo ou ciclosporina, depois que excluídas as possibilidades de mutações genéticas ou formas sindrômicas, podemos usar o rituximabe, apesar de a literatura não mostrar boas evidências de eficácia.[5]

Ainda, se o paciente não responder a rituximabe e a ciclosporina, podemos utilizar ofatumumabe, aférese lipídica, plasmaferese ou imunoadsorção.[3]

O uso de inibidores da enzima conversora de angiotensina (IECA) e os bloqueadores dos receptores de angiotensina (BRA), pelo seu efeito antiproteinúrico, está indicado se não houver hiperpotassemia ou insuficiência renal aguda. Esses medicamentos diminuem a proteína na urina e tem ainda função imunomoduladora com potencial redução da fibrose tubulointersticial.

EVOLUÇÃO

A síndrome nefrótica é uma doença crônica e pode levar a complicações. Grande parte das crianças que desenvolvem essa condição tem bom prognóstico, sendo 90% dos casos idiopáticos por LHM, sendo esses classificados como SNCS.[1] A mortalidade por SN, após a introdução de corticosteroides e de antibióticos, melhora no suporte nutricional, e a descoberta de novos imunossupressores diminuiu para 0,7%. Apesar disso, a principal causa de óbito ainda são as infecções.

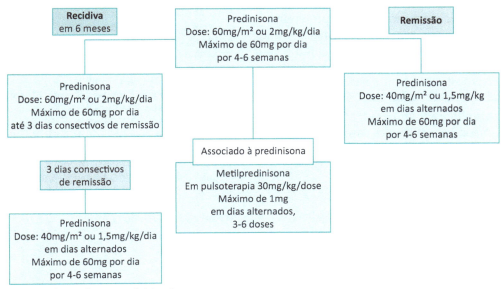

Fig. 22-1. Tratamento da síndrome nefrótica.[5]

MAPA MENTAL

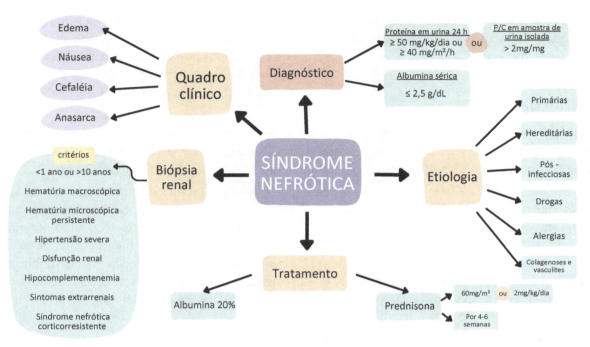

Fig. 22-2. Mapa mental para síndrome nefrótica.

PONTOS-CHAVE

- Em pacientes com suspeita de síndrome nefrótica é importante realizar exame físico cuidadoso e uma anamnese minuciosa para o diagnóstico diferencial com síndrome nefrítica, principalmente.
- O quadro clínico consiste em edema (geralmente insidioso, intenso, frio e sujeito a ação da gravidade) gerado pela perda maciça de proteína, principalmente albumina. A espuma na urina é relatada por crianças maiores.
- O diagnóstico laboratorial se dá por proteinúria maciça, que pode ser vista pela proteína na urina de 24 horas ($\geq$ 50 mg/kg/dia ou $\geq$ 40 mg/m²/h) ou por meio da relação de proteína/creatinina (P/C) em amostra de urina isolada (> 2 mg/mg), e hipoalbuminemia (albumina $\leq$ 2,5 g/dL).
- A lesão histológica mínima (LHM) corresponde a aproximadamente 90% dos casos de síndrome nefrótica em crianças.
- O manejo inicial é feito com infusão de albumina e corticoterapia.
- A biópsia renal está indicada nos casos em que o quadro clínico e laboratorial seja diferente do quadro clássico esperado, ou quando não há resposta ao tratamento com corticosteroides.
- A síndrome nefrótica tem bom prognóstico em pacientes pediátricos, porém as principais complicações e principais causas de óbito ainda são as infecções.

REFERÊNCIAS BIBLIOGRÁFICAS

1. Noone DG, Iijima K, Parekh R. Idiopathic nephrotic syndrome in children. Lancet. 2018.
2. Niaudet P, Boyer O. Pediatric nephrology. 7th ed. Heidelberg: Springer; 2016.
3. Wang CS, Greenbaum LA. Nephrotic syndrome. Pediatr Clin North Am. 2019; 66(1):73-85.
4. Sinha A, Bagga A, Banerjee S, Mishra K, Mehta A, Agarwal I, Uthup S, Saha A, Mishra OP; Expert Group of Indian Society of Pediatric Nephrology. Steroid Sensitive Nephrotic Syndrome: Revised Guidelines. Indian Pediatr. 2021.
5. Lombel RM, Gipson DS, Hodson EM, Outcomes KDIG. Treatment of steroid-sensitive nephrotic syndrome: new guidelines from KDIGO. Pediatr Nephrol. 2013; 28(3): 415-26.

Acesse aqui as respostas das questões norteadoras deste capítulo:

CAPÍTULO 23

Meningite e meningoencefalite

Polyana Favero Ferreira Caetano | Carol Ladeia Lopes Frota

SEÇÃO 23-1 • MENINGITE

❖ OBJETIVOS DE APRENDIZAGEM

1. Interpretar os sinais e sintomas para suspeita de meningite e meningoencefalite em crianças.
2. Interpretar os achados da anamnese, exame físico e exames laboratoriais.
3. Identificar os principais diagnósticos diferenciais.
4. Recomendar o tratamento inicial.

CASO CLÍNICO

Masculino, 4 anos, chega ao pronto atendimento, acompanhado pelos pais, apresentando febre alta e irritabilidade há 2 dias. Inicialmente, os pais notaram que ele estava mais sonolento e apresentava restrição à movimentação do pescoço. Há cerca de 8 horas, evoluiu com cefaleia de forte intensidade e vômitos persistentes (3 vezes nas últimas 5 horas). Fez uso de dipirona 500 mg mantendo febre e cefaleia.

- *Exame físico:* regular estado geral, prostrado e desidratado 2+/4+.
- *Sinais vitais:* temperatura: 39,8°C, FC: 140 bpm, FR: 28 irpm, PA: 100 x 60 mmHg.
- *Exame neurológico:* Glasgow: 14, rigidez de nuca: presente, sinal de Kernig e Brudzinski positivos.
- Restante do exame físico sem alterações.

Questões Norteadoras

1. Quais são os primeiros sinais e sintomas que sinalizam o início da investigação para uma meningite? E achados do exame físico?
2. Quais são os primeiros passos no manejo do paciente com suspeita de meningite?
3. Quais são as contraindicações para coleta de LCR por punção lombar?
4. Como o tratamento é estabelecido?

INTRODUÇÃO

Meningite, por definição, é a doença caracterizada pela inflamação das leptomeninges, que pode ser causada por vírus, bactérias e fungos.[1] É uma das doenças de maior relevância na infância, principalmente a de etiologia bacteriana, que tem impacto significativo na morbimortalidade dessa faixa etária.

Segundo dados do Global Burden of Diseases, Injuries, and Risk Factors Study (GBD) de 2019, cerca de 112.000 crianças menores de 5 anos morreram pela doença e 1,28 milhões de casos foram relatados.[2] É a segunda infecção com maior mortalidade dentro dessa faixa etária, seguida de encefalite e sepse neonatal somadas.[3]

É, portanto, de extrema importância ter elevado índice de suspeita para correta identificação do paciente com meningite, assim como a distinção entre suas diferentes etiologias e seu manejo adequado.

ABORDAGEM INICIAL

Pacientes admitidos em emergência com quadro clínico sugestivo de meningite (febre, cefaleia, rebaixamento do nível de consciência, náusea/vômitos, irritabilidade e convulsões) devem ser investigados cuidadosamente, sendo a etiologia bacteriana a primeira a ser considerada, e só descartada após resultados de exames excludentes.

Assim, anamnese e exame físico detalhados devem ser realizados com o objetivo de seguir com a investigação e conduta mais adequadas para a etiologia mais provável (Quadro 23-1).

Após suspeita clínica devem ser realizados exames laboratoriais e análise do líquido cefalorraquidiano (LCR) por punção lombar, devendo-se excluir as contraindicações.

Contraindicações para Punção Lombar na Suspeita de Meningite[6]

- Instabilidade hemodinâmica e respiratória.
- Sinais de aumento da pressão intracraniana (PIC).
- Sinais neurológicos focais.
- Infecção de pele na área da punção lombar.
- Distúrbios de coagulação.
- Traumatismo cranioencefálico (TCE).
- História de neurocirurgia ou uso de válvula de derivação ventriculoperitoneal.
- Coma.

Na presença de contraindicações, deve-se realizar uma tomografia de crânio. A antibioticoterapia empírica e hemocultura devem ser realizadas o mais rápido possível, assim como a coleta do LCR – uma vez afastada a contraindicação inicial.

EXAMES LABORATORIAIS A SEREM COLETADOS

- Hemocultura.
- Hemograma completo com diferencial e contagem de plaquetas.
- Marcadores inflamatórios (Proteína C Reativa, procalcitonina).

Quadro 23.1. Sinais de Sintomas nas meningites[4]

	Meningite viral	Meningite bacteriana
Manifestações clínicas		
Febre, sinais de irritação meníngea (cefaleia, irritabilidade, confusão mental, fotofobia, náusea e vômito)	Comum (apresentação com menor gravidade que a bacteriana)	Comum
Manifestações de sintomas virais (*rash* cutâneo, conjuntivite, herpangina, faringite)	Comum	Incomum
Infecção de vias aéreas superiores (IVAS) precedente	Incomum	Comum
Hipotermia, desconforto respiratório, diarreia, inapetência, convulsões, icterícia	Incomum	Comum em crianças mais novas
Achados exame físico		
Taquicardia e taquipneia	Incomum	Comum
Prostração	Incomum	Comum
Sinais de rigidez nucal (testes de Kernig e Brudzinski)*	Pode ser positivo	Pode ser positivo
Abaulamento de fontanela	Pode apresentar	Pode apresentar
Púrpura e petéquias	Incomum	Pode apresentar

*Ausência de sinais positivos, particularmente em crianças menores de 2 anos, não exclui o diagnóstico de meningite: a sensibilidade desses testes varia em média de 5-50%, portanto, muitos casos de crianças com meningite negativam os testes de Kernig e Brudzinski.[5]

- Eletrólitos, creatinina, glicose, ureia.
- Coagulograma: PT (tempo de protrombina), PTT (tempo parcial de tromboplastina) e razão normalizada internacional (INR).

Ao longo da avaliação deve-se monitorar o estado geral e iniciar suporte clínico por meio de adequada monitorização de dados vitais, suporte de O$_2$ – se necessário – e acesso venoso. Condições clínicas associadas como hipoglicemia, acidose e coagulopatias devem ser tratadas.

DIAGNÓSTICO E ACHADOS

Os resultados dos exames laboratoriais e da análise do LCR irão sugerir a etiologia da meningite e a conduta a ser tomada (Quadro 23-2).

Quadro 23.2. Características do LCR e etiologia das meningites[7]

Avaliação LCR	Meningite viral	Meningite bacteriana
Leucócitos	Tipicamente de 10 a 500 células/microL	Tipicamente > 1000 células/microL, mas pode estar mais baixa – principalmente no início do quadro
Diferencial	Monócitos predominantemente	Neutrófilos predominantemente
Glicose	Normal ou levemente reduzida > 40% do nível de glicemia	Tipicamente baixa < 60% do nível de glicemia
Proteínas	Normal ou levemente aumentada < 150 mg/dL	Aumentada (100 a 500 mg/dL)
Cultura	Negativa	Positiva

O diagnóstico de meningite bacteriana é confirmado por pelo menos um dos 3 critérios:
1. Bactéria isolada na cultura do LCR.
2. Bactéria isolada na hemocultura com LCR apresentando pleocitose.
3. Detecção de bactéria no LCR por método molecular.

Na ausência de tais critérios, a etiologia viral deve ser considerada, apoiada pelas características do LCR, do quadro clínico e de exames complementares de detecção dos vírus no próprio LCR e/ou em outras amostras (como sangue ou urina) a partir da técnica de RT-PCR (reação de transcriptase reversa seguida de reação em cadeia da polimerase).

ETIOLOGIA E TRATAMENTO[8,9]

Na suspeita de meningite bacteriana, o tratamento com antibioticoterapia empírica deve ser administrado logo em seguida à punção lombar, que consiste em:
- Vancomicina endovenosa e
- Ceftriaxone ou cefotaxime endovenosa.

A administração de dexametasona pode ser considerada, idealmente associada ao antibiótico iniciado, levando em consideração as especificidades de cada paciente, assim como seu quadro clínico e suas etiologias.[10]

O tratamento empírico deve ser administrado até os resultados dos exames laboratoriais e culturas (LCR e sangue). Assim:
- Para cultura positiva: o tratamento deve ser ajustado para o tipo de patógeno isolado (caso haja necessidade), avaliando seus mecanismos de resistência
- Para cultura negativa após 48-72 horas e perfil normal do LCR: a antibioticoterapia pode ser suspensa e considera-se de etiologia viral.
- Para cultura negativa após 48-72 horas e LCR com pleocitose: avalia-se cada caso individualmente, considerando o risco de realmente ser de etiologia bacteriana e especificidades do paciente.

Do ponto de vista epidemiológico, há patógenos mais comuns, de acordo com a faixa etária, direcionando, assim, o tratamento a ser instituído (Quadro 23-3).

Em relação à meningite viral, os principais patógenos são enterovírus, herpesvírus e paramyxovírus, sendo o tratamento com base em suporte clínico.

MENINGITE MENINGOCÓCICA

A meningite por *Neisseria meningitidis* pode estar associada a uma síndrome clínica grave, classicamente associada a presença de petéquias e outras disfunções de órgãos, definidas como meningococcemia. Por isso, o tratamento imediato com antibioticoterapia endovenosa é crucial, assim como o diagnóstico.

Quadro 23.3. Associação entre faixa etária, patógeno e tratamento[11]

Faixa Etária	Principais patógenos	Antibiótico/tratamento
Recém-nascidos (0-28 dias)	- *Streptococcus agalactiae* (Grupo B *Streptococcus*) - *Escherichia coli* - *Listeria monocytogenes*	- Ampicilina + gentamicina ou cefotaxima
Lactentes e crianças pequenas (até 5 anos)	- *Streptococcus pneumoniae* - *Neisseria meningitidis* - *Haemophilus influenzae* tipo b (Hib) - Enterovírus (em lactentes mais velhos)	- Ceftriaxona ou cefotaxima + smpicilina (se suspeita de listeria)
Crianças e adolescentes (6-21 anos)	- *Neisseria meningitidis* – *Streptococcus pneumoniae* - Enterovírus - *Mycobacterium tuberculosis* (em algumas áreas endêmicas)	- Ceftriaxona ou cefotaxima (cobertura para *Neisseria meningitidis* e *Streptococcus pneumoniae*) - Rifampicina (se suspeita de *Mycobacterium tuberculosis*)

Diagnósticos Diferenciais

Meningite fúngica; meningite tuberculosa; encefalites; pneumonia, otite média, faringite/tonsilite; abscesso retrofaríngeo, lesão da espinha cervical; trauma, convulsões e intoxicação exógena.

QUIMIOPROFILAXIA PARA CONTACTANTES

A quimioprofilaxia para contactantes ou grupos de risco específicos deve ser realizada em casos de:

- *N. meningitidis*: contactantes próximos (por mais de 8 horas, de convívio diário ou que tiveram contato direto com secreções do pa-

MAPA MENTAL

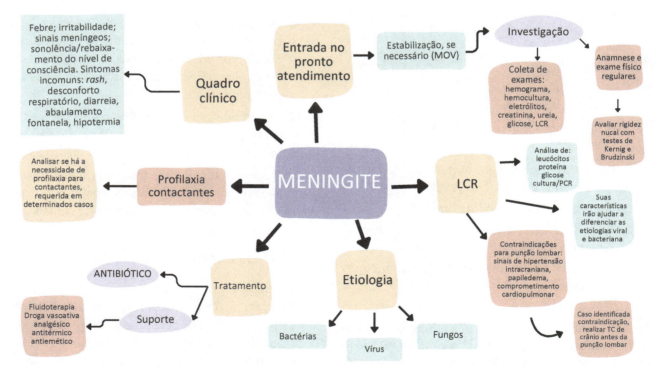

Fig. 23-1. Mapa mental para meningite.

ciente) de pacientes apresentando meningite meningocócica.
- *H. influenzae type b* (Hib): considerar em contactantes próximos de pacientes com meningite por Hib, a depender de especificidades individuais.
- *S. pneumoniae*: prevenção em crianças com asplenia funcional ou anatômica.
- Imunodeprimidos.

VACINAÇÃO

A vacinação permitiu uma redução significativa da incidência de meningite bacteriana em todas as faixas etárias (exceto nos menores de 2 meses), cobrindo os principais agentes:
- *S. pneumoniae* (conjugadas 13V e 23V).
- *N. meningitis* (meningocócica ACWY e B).
- *H. influenzae* (Hib).

SEÇÃO 23-2 • MENINGOENCEFALITE

CASO CLÍNICO

Feminino, 3 anos, chega ao pronto atendimento durante convulsão tônico-clônica generalizada, iniciada há 15 minutos e imediatamente trazida ao hospital. Pais relatam que a criança apresenta febre baixa (37,5°C) e irritabilidade há aproximadamente 2 dias. Sem antecedentes pessoais importantes.
- *Exame físico:* mal estado geral, sonolenta, após cessar crise convulsiva.
- *Sinais vitais:* temperatura: 38,5°C, SatO$_2$: 98% em ar ambiente, FC: 120 bpm, FR: 24 irpm, PA: 100/60 mmHg.
- *Exame neurológico:* Glasgow: 13, rigidez de nuca: ausente, estado mental: sonolenta, responde a estímulo verbal, reflexos, sensibilidade e motricidade preservados.
- *Exame dermatológico:* pequenas lesões vesiculares (algumas ulceradas) difusas pelo tronco em progressão para os membros.
- Restante do exame físico sem alterações.

Questões Norteadoras

1. Qual o quadro clínico que deve levantar a suspeita de uma meningoencefalite?
2. Quais exames devem ser realizados na suspeita de uma encefalite/meningoencefalite, além dos já relacionados à meningite?
3. No que consiste o tratamento empírico dessa doença?

INTRODUÇÃO

A encefalite é uma inflamação que acomete o parênquima cerebral, causando disfunções neurológicas e alterações funcionais do cérebro. A meningoencefalite, então, trata-se da infecção que acomete tanto as meninges quanto o parênquima.

Sua manifestação pode ser bastante semelhante com outras doenças, como a meningite bacteriana, mas o estabelecimento da condição é devido, principalmente, a uma infecção aguda (sendo a de etiologia viral a mais comum, seguida da autoimune). O manejo adequado do paciente e a exclusão de diagnósticos diferenciais graves é urgente e essencial.

ABORDAGEM INICIAL [12, 13]

A criança admitida instável por disfunções neurológicas (convulsão, rebaixamento do nível de consciência), deve, prontamente, receber medidas de suporte emergenciais para sua estabilização. É necessário suporte avançado de vida, por meio de avaliação de vias aéreas, suporte respiratório e circulatório para garantir a estabilização cardiorrespiratória, além de tratamento de outros sintomas como crises convulsivas e distúrbios metabólicos como hipoglicemia.

O processo investigativo deve conter as seguintes etapas:

1. *Anamnese minuciosa:* viagens, imunização e possíveis exposições recentes (insetos, toxinas), que

podem guiar para possíveis infecções virais específicas, assim como reações imunomediadas.
2. Quadro clínico sugestivo: febre, cefaleia, rebaixamento do nível de consciência, irritabilidade, convulsões e alterações comportamentais.
3. Exame físico (principalmente exame neurológico e dermatológico):
   - Exame neurológico: análise do estado mental e avaliação motora e sensitiva dos nervos cranianos; reflexos; função cerebelar; fundoscopia; escala de coma de Glasgow.
   - Exame dermatológico: identificar possíveis alterações na pele que possam indicar a etiologia.

EXAMES

Laboratoriais

- Hemograma completo com diferencial e contagem de plaquetas.
- Eletrólitos, creatinina, glicose e ureia.
- Função hepática (TGO, TGP, bilirrubina total e bilirrubina direta).
- Coagulograma: PT (tempo de protrombina), PTT (tempo parcial de tromboplastina) e razão Normalizada Internacional (INR).

Punção Lombar

Para coleta de liquor: segue as mesmas contraindicações já mencionadas em meningite, assim como as mesmas indicações de exame de imagem antes da coleta do LCR.

Exame de Imagem

Todos os pacientes com suspeita de encefalite/meningoencefalite devem realizar:
- Ressonância magnética (RM) (exame de escolha).
- Considerar tomografia computadorizada (TC) de crânio na ausência de RM.

Eletroencefalograma (EEG)

Deve ser realizado em todos os pacientes com suspeita de encefalite/meningoencefalite.

Exames Complementares
Se necessário e a depender da suspeita:

- Hemocultura.
- Cultura do liquor.
- Exames toxicológicos.
- Pesquisa de anticorpos NMDA (o mais prevalente na encefalite autoimune pediátrica) no LCR/sangue.

DIAGNÓSTICO E ACHADOS[14]

O diagnóstico segue os seguintes critérios:
1. Alteração do estado mental por mais de 24 horas sem causa identificada (rebaixamento do nível de consciência, alterações comportamentais).
2. Pelo menos 2 (para "possível") ou 3 (para "provável") dos seguintes critérios:
   - Febre ≥ 38°C – 72 horas antes ou depois dos demais sintomas.
   - Novos episódios convulsivos (generalizados ou focais) sem causa conhecida.
   - Novos achados neurológicos focais.
   - LCR com leucocitose ≥ 5 células/microL.
   - Alterações na RM sugestivas de encefalite ou de aparência aguda.
   - Alterações no EEG sugestivas de encefalite e sem outras causas.

OBS.: demais testes podem ser realizados para identificação do patógeno viral exato, como RT-PCR no LCR.

TRATAMENTO[15]

Diante da suspeita de encefalite/meningoencefalite deve-se iniciar tratamento empírico intravenoso com:
- Aciclovir (considerando infecções por herpes vírus – HSV).
- Vancomicina e cefalosporina de terceira geração (considerando infecções bacterianas).
- Cobertura empírica para outras potenciais etiologias (*influenza*, Mycoplasma pneumonia) devem ser analisadas caso a caso.

A manutenção do aciclovir é feita de acordo com o resultado PCR para HSV:

- Se positivo, manter por 21 dias, com nova coleta de LCR ao fim do tratamento.
- Se negativo, a manutenção do tratamento deve ser analisada individualizada, a depender da suspeita por HSV, sendo necessário repetir a punção lombar para excluir resultados falsos negativos.

DIAGNÓSTICOS DIFERENCIAIS

Outras infecções do SNC, como meningite bacteriana, meningite tuberculosa, meningite fúngica; encefalite autoimune; encefalopatía tóxico-metabólica; neoplasias; abscesso cerebral.

PONTOS-CHAVE

- Em contexto de emergência sempre realizar "MOV": monitorizar o paciente, fornecer oxigênio a 100% e obter o acesso mais rápido (endovenoso ou intraósseo).
- Paciente com instabilidade por alterações neurológicas deve passar pelo ABC (vias aéreas, respiração e circulação) e ser estabilizado o quanto antes, se em crise convulsiva, administrar anticonvulsivantes.
- Quadro clínico de febre, irritabilidade e sinais meníngeos devem ser investigados para meningite bacteriana, coleta de LCR e antibioticoterapia empírica.
- Na suspeita de meningite: coletar hemograma completo, hemocultura, coagulograma, LCR, marcadores inflamatórios, eletrólitos, creatinina, glicose e ureia.
- Atentar-se às contraindicações para punção lombar (sinais de hipertensão intracraniana, instabilidade hemodinâmica, papiledema) e realizar TC de crânio previamente à punção, se houver contraindicação.
- Atentar-se às principais etiologias bacterianas por faixa etária.
- Meningite meningocócica é um quadro grave por *N. meningitidis* e deve ser tratado o mais rápido possível.
- Atentar-se aos casos para profilaxia de contactantes de pacientes com meningite bacteriana adequadas.

MAPA MENTAL

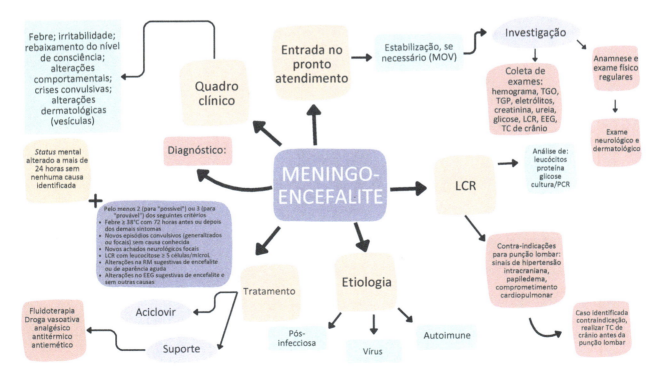

Fig. 23-2. Mapa mental para meningoencefalite.

- Sintomas de alteração funcional neurológica sugerem quadro de encefalite/meningoencefalite.
- Em suspeita de meningoencefalite, descartar diagnósticos diferenciais graves (meningite bacteriana) e realizar investigação adequada para as principais etiologias (viral e autoimune).
- Para investigação de meningoencefalite, deve-se realizar EEG, RM de crânio, além dos exames solicitados na suspeita de meningite.
- O tratamento empírico para meningoencefalite consiste em aciclovir (para cobrir HSV) e vancomicina e cefalosporina de terceira geração (para bactérias do sistema nervoso central).

REFERÊNCIAS BIBLIOGRÁFICAS

1. World Health Organization. Meningitis. Geneva: World Health Organization;. Disponível em: https://www.who.int/health-topics/meningitis#tab=tab_1. Acesso em 20 jun 2024.
2. The Lancet Neurology. Global, regional, and national burden of neurological disorders, 1990–2019: a systematic analysis for the Global Burden of Disease Study 2019. Lancet Neurol. 2023;22(4):359-381.
3. PubMed. [Internet]. Bethesda (MD): National Library of Medicine (US). 2024. Disponível em: https://pubmed.ncbi.nlm.nih.gov/33668442/. Acesso em 20 jun 2024.
4. Curtis S, Stobart K, Vandermeer B, et al. Clinical features suggestive of meningitis in children: a systematic review of prospective data. Pediatrics. 2010;126:952.
5. National Center for Biotechnology Information. Ramanan P, Jonnalagadda R. Anti-N-methyl-D-aspartate receptor encephalitis: review of clinical presentation, diagnosis and treatment. PMC. 2012;34(5):412-416.
6. Tunkel AR, Hartman BJ, Kaplan SL, et al. Practice guidelines for the management of bacterial meningitis. Clin Infect Dis. 2004;39:1267.
7. Kim KS. Bacterial meningitis beyond the neonatal period. In: Cherry JD, Harrison GJ, Kaplan SL, et al, eds. Feigin and Cherry's Textbook of Pediatric Infectious Diseases. 8th ed. Philadelphia: Elsevier; 2019. p.309.
8. American Academy of Pediatrics. Meningococcal infections. In: Kimberlin DW, Barnett ED, Lynfield R, Sawyer MH, eds. Red Book: 2021-2024 Report of the Committee on Infectious Diseases. 32nd ed. Itasca, IL: American Academy of Pediatrics; 2021. p.519.
9. American Academy of Pediatrics. Pneumococcal infections. In: Kimberlin DW, Barnett ED, Lynfield R, Sawyer MH, eds. Red Book: 2021-2024 Report of the Committee on Infectious Diseases. 32nd ed. Itasca, IL: American Academy of Pediatrics; 2021. p.639.
10. Wald ER, Kaplan SL, Mason EO Jr, et al. Dexamethasone therapy for children with bacterial meningitis. Meningitis Study Group. Pediatrics. 1995;95:21.
11. Norris AH, Shrestha NK, Allison GM, et al. 2018 Infectious Diseases Society of America Clinical Practice Guideline for the Management of Outpatient Parenteral Antimicrobial Therapy. Clin Infect Dis. 2019;68:e1.
12. Logan SA, MacMahon E. Viral meningitis. BMJ. 2008;336:36.
13. Tapiainen T, Prevots R, Izurieta HS, et al. Aseptic meningitis: case definition and guidelines for collection, analysis and presentation of immunization safety data. Vaccine. 2007;25:5793.
14. Eiriz AF, Carvalho AS, Perdigão J, Reis M. Development and validation of a tool to assess self-perception of knowledge and competencies among health professionals in the management of venous thromboembolism: VTE-CPQ. Thromb J. 2021 Aug 2;19(1):88.
15. Thompson C, Kneen R, Riordan A, et al. Encephalitis in children. Arch Dis Child. 2012;97:150.

Acesse aqui as respostas das questões norteadoras deste capítulo:

CAPÍTULO 24

Convulsão febril e cefaleia

Mariana Avelar da Silveira | Carol Ladeia Lopes Frota

❖ OBJETIVOS DE APRENDIZAGEM

1. Compreender os critérios diagnósticos e fatores predisponentes da convulsão febril.
2. Recomendar conduta inicial e investigação diagnóstica complementar da convulsão febril, de acordo com o prognóstico neurológico.
3. Reconhecer o padrão clínico dos tipos clássicos de cefaleia em crianças.
4. Identificar sinais de alerta na criança com cefaleia.
5. Entender as alternativas para abordagem terapêutica de cefaleia em crianças.

CASO CLÍNICO

Paciente de 4 anos, masculino, deu entrada no pronto atendimento por episódio de convulsão tônico-clônica há 8 horas. Mãe relata que a criança apresentava cefaleia, associada a náusea e vômitos há 4 dias. Pouco antes da crise, ao perceber a prostração do seu filho, aferiu sua temperatura, constatando presença de febre de 38,7°C.

A convulsão durou aproximadamente 3 minutos, seguida de sonolência e confusão mental por cerca de 7 minutos antes do retorno ao estado de alerta. Mãe nega episódios prévios semelhantes, além de recorrência da crise.

- *Exame físico:* temperatura axilar de 38,2°C; irritabilidade, sem sonolência; ausência de petéquias, exantema ou outras lesões perceptíveis em pele e palato duro; sinal de Kernig e Brudzinski positivos e ausência de déficits focais mensuráveis. Restante do exame físico sem alterações.
- *Exames laboratoriais:*
- Hemograma: leucócitos: 14.500 células/µL (valor normal: 4.000 a 10.000 células/µL); neutrófilos segmentados: 70% (valor normal: 50% a 70%); neutrófilos bastões: 5% (valor normal: 0% a 5%); linfócitos: 18% (valor normal: 20% a 40%); linfócitos atípicos: 8% (valor normal: < 5%); monócitos: 4% (valor normal: 3% a 8%); eosinófilos: 2% (valor normal: 1% a 4%); basófilos: 1% (valor normal: 0% a 1%).
- Dosagem de eletrólitos e glicemia normais;
- LCR:
  o Aspecto: claro.
  o Leucócitos (células/µL): 150 (valor normal: 0 a 5 células/µL).
  o Tipo celular: predominância de linfócitos.
  o Proteínas totais: 80 mg/dL (valor normal: 15 a 45 mg/dL).
  o Glicose no LCR: 65 mg/dL (valor normal: 60 a 70 mg/dL).

- o Glicose sérica: 90 mg/dL (valor normal: 70 a 100 mg/dL).
- Cultura de LCR e hemocultura negativas; detecção de enterovírus no PCR liquórico.

Questões Norteadoras

1. A crise epiléptica apresentada pelo paciente pode ser considerada uma convulsão febril? Caso sua resposta seja afirmativa, a qual subtipo ela pertence: simples ou complexa? Justifique sua resposta.
2. Cite dois diagnósticos diferenciais à crise epiléptica.
3. Qual deve ser a conduta inicial para manejo do paciente?
4. Considerando o principal diagnóstico etiológico do caso, qual é a classificação da cefaleia supracitada: primária ou secundária? Justifique sua resposta.
5. Caso você fosse orientar a mãe da criança sobre sinais de alarme para essa cefaleia, quais características deveriam ser mencionadas?
6. Dada a ausência de episódios anteriores semelhantes ao supracitado, há indicação para realização de neuroimagem?

SEÇÃO 24.1 • CONVULSÃO FEBRIL

DEFINIÇÃO E EPIDEMIOLOGIA

A convulsão febril consiste em um fenômeno benigno que ocorre em crianças entre 6 meses e 5 anos que apresentem temperatura maior que 38°C, desde que não haja sinais de infecção do sistema nervoso central (SNC) ou outras causas definidas – como alterações metabólicas.[1,2] Além disso, os pacientes não podem apresentar história prévia de convulsões afebris[2] (Quadro 24-1).

A síndrome é desencadeada por alteração de canais de membrana nos neurônios sensíveis à temperatura, ocasionando uma súbita e excessiva despolarização em potenciais de membranas, desencadeando descargas elétrica excessivas e anormais. A sua ocorrência também pode ser explicada por um aumento da secreção de citocinas, especialmente a interleucina-1β.[3]

Trata-se do evento neurológico mais comum na infância, ocorrendo em 2-4% das crianças menores de cinco anos.[1,2,4] A maioria dos episódios, no entanto, se concentra entre 12 e 18 meses de idade.[1] Cabe destacar, ainda, que um terço dos pacientes acometidos apresentará eventos recorrentes ao longo da infância.[4]

Apesar dessa recorrência, a convulsão febril não deve ser confundida com epilepsia, que se caracteriza por uma das seguintes condições: (1) pelo menos duas crises epilépticas não provocadas em um intervalo superior a 24 h; (2) uma crise epilética não provocada associada a probabilidade de recorrência de pelo menos 60%; (3) diagnóstico de uma síndrome epiléptica.[1]

A ocorrência de convulsões febris complexas, pode, contudo, aumentar o risco de desenvolver epilepsia, ainda que de forma pouco significativa.[4,5] Não há registro de dano cerebral ou perda de função cognitiva como consequência da convulsão febril simples.[1]

Quadro 24.1. Definição de convulsão febril[1,2]

Crianças de 6 meses a 5 anos
Febre > 38°C
Ausência de sinais de infecção do SNC
Ausência de sinais de disfunção metabólica ou outras explicações para a crise
Ausência de história prévia de convulsões afebris

SNC: sistema nervoso central.

FATORES DE RISCO

As convulsões febris podem estar associadas à história familiar ou surgirem de forma esporádica, indicando a presença de fatores de risco genéticos e ambientais. Em termos familiares, cabe destacar a importância do histórico de episódios semelhantes em parentes de primeiro grau, com destaque para irmãos e pais.[3]

Já os fatores de risco ambientais incluem prematuridade, restrição de crescimento fetal, sexo masculino, crianças mais jovens dentro da faixa pediátrica, febre alta e de longa duração, além de exposição pré-natal ao cigarro, por exemplo.[1,3,4]

Cabe destacar, ainda, a associação com infecções bactérias e virais, especialmente pelo herpes vírus 6, agente etiológico da roséola. Algumas vacinas, como DTP, varicela e tríplice viral (caxumba, rubéola e sarampo) também estão associada à ocorrência de convulsões febris (Quadro 24-2).[3]

Quadro 24.2. Fatores de risco para o desenvolvimento da primeira convulsão febril[1,3,4]

- História familiar em parente de primeiro grau
- Prematuridade
- Restrição de crescimento
- Sexo masculino
- Idade pouco avançada	- Febre alta e de longa duração
- Exposição pré-natal ao cigarro
- Infecções bacterianas e virais
- Vacinas: DTP, varicela e tríplice viral
- Outros: deficiência de ferro, rinite alérgica e creche

Já o risco de recorrência se mostra aumentando em pacientes com história familiar, episódio convulsivo antes dos 18 meses e febre baixa ou de curta duração.[3]

Por fim, a chance de desenvolvimento de epilepsia está ligeiramente aumentada em crianças que apresentem convulsão febril com história familiar de epilepsia, desenvolvimento neurológico anormal, ocorrência de convulsão febril complexa, além de recorrência de convulsões simples antes dos 12 meses (Quadro 24-3).[3]

Quadro 24.3. Fatores de risco para recorrência das crises e desenvolvimento de epilepsia[3]

Risco para recorrência das crises	Risco para desenvolvimento de epilepsia
Idade < 18 meses	História familiar de epilepsia
Temperatura de 38-39°C	Retardo no desenvolvimento neurológico
Duração curta da febre < 1 h	Ocorrência de convulsão complexa
	Recorrência de convulsão simples < 12 meses

CLASSIFICAÇÃO E QUADRO CLÍNICO

As convulsões febris se subdividem em dois grupos. O primeiro, chamado de simples, é composto por crises generalizadas – geralmente tônico-clônicas, que cursam com perda de consciência – com duração inferior a 10-15 minutos. Apesar desse intervalo, a maioria tem duração inferior a 5 minutos. O período pós-ictal, ou seja, de recuperação após a finalização da crise, costuma ser curto, entre 5 e 10 minutos. Podem estar presentes sonolência, irritabilidade e outras alterações transitórias da consciência. Não são esperados, contudo, déficits focais, como fraqueza podem estar presentes. Além disso, não deve haver recorrência do episódio convulsivo em 24 h.[1,3]

Já as convulsões febris complexas apresentam ao menos uma das seguintes características: presença de sintomas focais; duração superior a 15 minutos e recorrência em 24 h.[1,3] Apesar de não constarem na definição das convulsões febris complexas, anormalidades pós-ictais, especialmente paresia ou sonolência prolongada, podem estar presentes (Quadro 24-4).

Quadro 24.4. Comparação entre convulsões febris simples e complexas[1,3]

Característica	Crise simples	Crise complexa
Sintomas	Crise generalizada, geralmente tônico-clônica	Crise focal
Duração	< 10-15 minutos, geralmente resolvida em 2 minutos	> 15 minutos
Período pós-ictal	Sonolência, confusão e agitação	Sonolência prolongada e parestesia remanescente
Recorrência	Sem recorrência em 24 h	Pode haver recorrência em 24 h

CONDUTA INICIAL

A investigação inicial dos pacientes envolve anamnese e exame físico. *A priori*, deve-se investigar a temperatura e a duração da febre, além de características clínicas associadas, recorrência e duração da crise, incluindo sintomas focais. Isso é especialmente importante para determinação do tipo de crise: simples ou complexa.[2]

Outros fatores relevantes incluem tempo de sonolência após o episódio para caracterização do período pós-ictal, anormalidades estruturais ou do desenvolvimento neurológico, história pessoal e familiar de convulsões, além de infecções e imunizações recentes.[2]

No exame físico, deve-se avaliar sinais vitais e nível de consciência, sinais meníngeos e outras alterações neurológicas, além de exame físico detalhado, com especial atenção à presença de lesões em orofaringe e exantema que apontem etiologias possíveis, como por exemplo lesões petequeais ou purpúricas na doença meningocócica (Quadro 24-5).[2]

É importante avaliar os aspectos supracitados de modo a descartar diagnósticos diferenciais, que incluem: calafrios, eventos não epilépticos, formas raras de epilepsias genéticas e crises epilépticas ocasionadas por infecções do SNC, especialmente meningite e encefalite.[2]

Quadro 24.5. Componentes da anamnese e exame físico na avaliação inicial[2]

Anamnese	Exame físico
• Febre: temperatura e duração • Convulsão: característica, duração, recorrência e presença de sintomas focais • Período pós-ictal: sonolência prolongada • Anormalidades: alterações na estrutura e no desenvolvimento • História pessoal e familiar de convulsões • Infecções e imunizações recentes	• Geral: sinais vitais e nível de consciência • Neurológico: sinais meníngeos, alterações de fontanela e diferenças focais em tônus, força ou movimentos espontâneos • Inspecção: exame físico detalhado com atenção especial para pele e orofaringe

A maioria das convulsões já haverá se resolvido no momento do atendimento. Nesses casos, não há necessidade de administração de anticonvulsivantes ou internação, desde que seja descartada a presença de infecções graves, sendo a conduta considerada conservadora. Diante da ocorrência de uma crise ou de recorrência, contudo, o uso de medicações e a monitorização de frequência cardíaca e respiratória, além de pressão arterial, podem ser necessários.[1,6]

INVESTIGAÇÃO DIAGNÓSTICA COMPLEMENTAR

A maioria das crianças apresenta rápido retorno ao estado basal e bom estado geral, não havendo indicação de avaliação diagnóstica complementar. Em situações específicas, a investigação deve ser realizada por meio da análise do líquido cefalorraquidiano (LCR), de neuroimagem e eletroencefalograma (EEG).[1,3]

A coleta de liquor se mostra especialmente importante em pacientes que apresentam sinais meníngeos evidentes ou que estejam usando antibióticos, que possam mascarar os sintomas clássicos de meningite.

Outras indicações são o estado vacinal para *H. influenzae* e *S. pneumoniae* desconhecido em crianças de 6 a 12 meses, além de poder ser considerado em casos em que a crise febril ocorre após o segundo dia de doença.[2] A análise do LCR deve incluir: celularidade com diferencial; glicorraquia com pareamento da glicemia sérica ou capilar; proteinorraquia; bacterioscopia e cultura, além de látex para bactérias e PCR viral.

Já a realização de neuroimagem por ressonância magnética (RM) ou, mais comumente, tomografia computadorizada (TC), não está indicada para pacientes com convulsão febril simples. Pode ser realizada em casos individualizados, especialmente na presença de perímetro cefálico acima da curva esperada, exame neurológico persistentemente anormal (presença de sintomas focais, alteração persistente do estado mental e sinais de aumento da pressão intracraniana, como a tríade de Cushing – bradicardia, bradipneia e aumento de pressão arterial).[2]

O EEG não é indicado em crises febris simples, sendo reservado para casos especiais, particularmente na suspeita de estado de mal epiléptico não convulsivo e em pacientes com risco aumentado para epilepsia. Deverá ser realizado, portanto, em pacientes com convulsões prolongadas ou que apresentem sintomas focais.[2]

Por fim, a dosagem de eletrólitos – glicose, cálcio, ureia, sódio – também pode ser necessária na avaliação de pacientes febris, especialmente em casos de vômito, diarreia, ingesta anormal de líquidos ou sinais de desidratação e edema ao exame físico (Quadro 24-6).[2]

Quadro 24.6. Indicação para realização de exames complementares[2]

Manejo	Componentes
Dosagem de eletrólitos	Vômito, diarreia, ingestão anormal de líquidos e sinais de desidratação ou edema
Coleta de LCR	Sinais meníngeos, uso de ATB, *status* vacinal de Hib e *S. pneumoniae* desconhecido e febre após o segundo dia de doença
Neuroimagem (TC ou RM)	Perímetro cefálico aumentado, exame neurológico normal com sintomas focais e sinais de aumento de pressão intracraniana
Eletroencefalograma (EEG)	Suspeita de estado de mal não convulsivo, presença de sintomas focais e risco aumentado para epilepsia

MAPA MENTAL

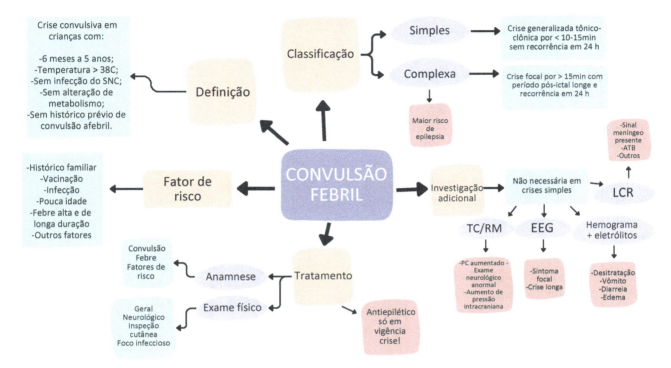

Fig. 24-1. Mapa mental para confusão febril.

PONTOS-CHAVE

- A convulsão febril consiste em um episódio convulsivo em crianças entre 6 meses e 5 anos que apresentem temperatura > 38°C sem sinais de infecção do SNC, anormalidades metabólicas ou histórico de convulsões afebris prévias.
- Fatores de risco incluem história familiar prévia, infecções, vacinações e aspectos relacionados a febre.
- Não há aumento do risco de epilepsia após uma crise febril simples.
- As crises podem ser simples (generalizada, duração <10-15 min., sem recorrência em 24 h) ou complexas (focal, duração > 15 min., recorrência em 2 4h e período pós-ictal prolongado).
- A conduta de convulsões simples é conservadora, apenas com anamnese e exame físico para investigação da causa. Não há indicação formal de internação, exames complementares ou avaliação com neurologista.
- Crises complexas ou presença de sinais de alarme associados exigem investigação adicional com hemograma e dosagem de eletrólitos, coleta de LCR, neuroimagem e EEG em casos selecionado.
- Fármacos anticrises não são indicados em crises febris simples. Em crises febris complexas são indicados em vigência de crises longas e em alguns casos individualmente selecionados.

SEÇÃO 24.2 • CEFALEIA

DEFINIÇÃO E EPIDEMIOLOGIA

A cefaleia – definida pela dor acima da linha orbitomeatal – é a queixa neurológica mais comum em crianças, associada de incapacidade com impacto na qualidade de vida em diversos casos.[7]

A ocorrência de cefaleia aumenta com a idade. Cerca de 60% das crianças apresentarão algum episódio na vida, sendo que essa porcentagem atinge 90% em maiores de 18 anos.[7]

Até os 7 anos, a prevalência do evento é semelhante em mulheres e homens. Contudo, a partir da puberdade, por volta dos 12 anos, a cefaleia torna-se mais comum entre as meninas.[7,8] Além disso, o aumento da prevalência do distúrbio é particularmente acentuado em adolescentes do sexo feminino.[8]

A história familiar de cefaleias também atua como fator de risco para o distúrbio, especialmente em parentes de primeiro e segundo grau[7] Outros agravantes incluem estressores familiares, acadêmicos ou socias. Fatores relacionados ao estilo de vida também apresentam papel importante na fisiopatologia da doença, com destaque para distúrbios de sono, dieta pouco nutritiva, ausência de exercício e, mais recentemente, uso excessivo de telas.[8,9]

CLASSIFICAÇÃO

As cefaleias podem ser caracterizadas de acordo com a sua apresentação e evolução ao longo do tempo. O primeiro grupo é composto pelas apresentações agudas. Essas podem ser isoladas – episódios únicos de causa tipicamente benigna, com destaque para infecções virais – ou recorrentes, ocorrendo, em sua maioria, por distúrbios primários, como enxaqueca e cefaleia tensional.

O segundo subtipo de cefaleia apresenta curso crônico. Esse pode ser não progressivo ou, em casos de piora com o passar do tempo, progressivo. Enquanto o primeiro quadro está geralmente relacionado a causas primárias, a piora dos sintomas no segundo caso é preocupante, exigindo investigação adicional com neuroimagem para exclusão de causas hipertensivas, neoplásicas ou vasculares (Fig. 24-2).

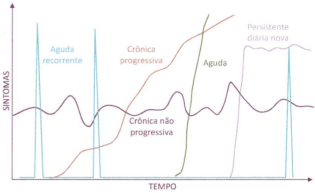

Fig. 24-2. Padrões de cefaleia considerando sua manifestação temporal. (Adaptada de Pediatric Headache: a Review.)[8]

(Adaptada por Gabriela Suzuki Cianflone)

Outra classificação das cefaleias diz respeito a sua etiologia. Essa se divide em dois grupos: primária (distúrbios de cefaleia propriamente ditos) ou secundárias (cefaleia se apresenta como um sintoma de uma condição preexistente). Cabe destacar que essas categorias não são mutuamente excludentes, uma vez que pacientes com cefaleia primária podem apresentar cefaleia secundária à outra condição.[7]

Cefaleias Primárias

As cefaleias primárias são devidas a condições próprias da dor de cabeça. Os principais exemplos incluem enxaqueca, cefaleia tensional e a cefaleia de curso crônico.[7,8]

A enxaqueca é decorrente de um evento vasoconstritor, especialmente comum em meninas na adolescência. Apresenta associação genética e desencadeante ambientais, manifestando-se como uma cefaleia intensa com duração de pelo menos 1 h. Sintomas associados incluem fotofobia, náuseas e vômitos.[8]

Em 30% dos casos de enxaqueca, pode haver sintomas neurológicos de características variadas, como alterações visuais, sensitivas, de linguagem, motora e acometimento de tronco encefálico, que são definidos como aura.[7] A aura da enxaqueca dura de 5-60 minutos, frequentemente precedendo a dor de cabeça (Quadro 24-7).[8]

Outra manifestação comum é a cefaleia tensional. Considerada a causa primária mais comum em crian-

Quadro 24.7. Definição de enxaqueca com e sem aura[7,8]

Enxaqueca sem aura
- Cefaleia com duração máxima de 1-72 h
- Dor com ao menos 2 das seguintes características:
    - Unilateral
    - Pulsátil
    - Dor moderada a severa
    - Relacionada a atividades físicas
- Presença de ao menos 1 sintoma associado: náusea, vômito e foto ou fonofobia
- Pelo menos 5 ataques com as características acima.

Definição: Enxaqueca com aura
- Presença de afasia ou sintomas visuais ou sensoriais positivos e negativos (P. ex.: escotomas, perda visual ou dormência)
- Sintomas neurológicos com desenvolvimento em pelo menos 25 min., com duração entre 5 e 60 minutos
- Cefaleia com características de enxaqueca até 1 h após os sintomas de aura
- Pelo menos dois ataques com as características acima

ças, sua dor é caracterizada por uma sensação de aperto ou pressão difusa de intensidade leve a moderada. Sua duração é de 30 min. a 7 dias, com presença de foto ou fonofobia. Não estão presentes sintomas de aura, náusea ou vômitos. Os episódios costumam estar associados a gatilhos, como, estresse e fadiga, além de apresentarem componente miofascial.[7,8]

Por fim, as cefaleias primárias também podem apresentar curso crônico, quando persistem por mais de quinze dias por mês. Tipicamente os quadros clínicos apresentados são semelhantes à enxaqueca e cefaleia tensional (Quadro 24-8).[7,8]

Quadro 24.8. Exemplos de cefaleia primária e suas características[7,8]

Exemplos	Manifestação
Enxaqueca	Dor pulsátil, unilateral e intensa, durando de ao menos 1 h, com náusea, vômitos e fotofobia associados. Pode haver sintomas de aura antes da manifestação da cefaleia
Cefaleia tensional	Dor em aperto de leve intensiva, com duração de pelo menos 30 min, sendo ocasionada por situações de estresse e fadiga. Não apresenta, náusea, vômitos ou sinais de aura
Crônica	Cefaleia de distintas apresentações clínicas – em geral enxaqueca ou tensional – com duração ≥ 15 dias/mês

Cefaleias Secundárias

As cefaleias secundárias apresentam-se como manifestações clínicas de condições de saúde subjacentes.

A maioria dos casos é devida a infecções, contudo, algumas condições não benignas podem ocasionar o distúrbio.

As infecções virais são a principal causa de cefaleia em crianças, com destaque para o vírus *influenza*, afecções de vias aéreas superiores e rinossinusite. Cabe destacar, contudo, que cefaleias primárias recorrentes – geralmente enxaquecas – são comumente diagnosticadas erroneamente como decorrentes de sinusite.[7,8]

Condições graves devem ser consideradas e investigadas diante da presença de sinais de alarme. Dentre elas, destacam-se hipertensão intracraniana, tumores, traumatismo cranioencefálico (TCE), más-formações vasculares e síndromes metabólicas, por exemplo.[7,8]

Os sinais de alarme incluem padrão progressivo, início súbito, sintomas sistêmicos associados, alteração em exame neurológico, mudança no aspecto da dor, além outros fatores de risco associados.[8] Uma regra mnemônica foi proposta para análise de sinais de alerta para cefaleia secundária à condições graves no manejo da cefaleia (Quadro 24-9).

A hipertensão intracraniana idiopática, é uma causa de cefaleia, que ocorre em crianças e adolescentes, especialmente em população com obesidade, lúpus, anemias graves, uso de medicações (lítio, nitrofurantoína) dentre outras condições. Se caracterizam como cefaleias progressivas, as que ocasionam despertar noturno, vômitos, déficits neurológicos, letargia e mudanças em comportamento. Os sintomas – que também incluem papiledema e alterações pupilares por parestesias de nervos cranianos – costumam piorar com manobra de Valsalva e esforço físico.[8]

INVESTIGAÇÃO E DIAGNÓSTICO

A investigação complementar – após realização de anamnese completa e exame físico detalhado – está indicada em pacientes que não apresentem etiológica identificada ou que tenha algum sinal de alerta. Para tanto, está indicada realização de neuroimagem por TC ou RM, a depender da disponibilidade dos serviços.[8]

As principais indicações para realização de exames de imagem são: resultados anormais no exame neurológico, convulsões, história de início recente de cefaleia intensa e mudança no tipo da dor.[8]

Quadro 24.9. SNOOP4: potenciais *red flags* para causas graves de cefaleia[10]

Red flag	Significado
Sinais e sintomas sistêmicos (S)	
Febre e sintomas agudos	Infecções leves a graves
Trauma cranioencefálico	Causa comum no contexto emergencial
Vômitos	Presente em enxaquecas, mas potencial indicador de tumores cerebrais
Perda de peso	Indicativo de malignidade
Comorbidades	Sintomas de manifestações reumatológicas, oncológicas, vasculares, hematológicas, imunológicas genéticas
Medicações	Efeito colateral
Sinais neurológicos (N)	Marcha anormal, ataxia, papiledema, mudanças comportamentais, alterações no campo visual, movimentações oculares e crises epilépticas
Início súbito (O)	"*Thunderclap headaches*", apesar de raras em crianças, podem indicar hemorragia cerebral ou síndromes de vasoconstrição
Início ao dormir ou pela manhã	Lesões intracranianas ou apneia e outros distúrbios do sono
Pouca idade (O)	Preocupação se < 5-7 anos
Exacerbação postural (P)	
Piora em pé	Hipotensão intracraniana espontânea ou taquicardia postural
Piora na posição supina	Aumento de pressão intracraniana por tumor ou causas idiopáticas
Precipitação por Valsalva	Aumento de pressão intracraniana
Ausência de história familiar	Maior risco de causas graves
Nova cefaleia ou cefaleia antiga com novo padrão	Aumentam os riscos de causa secundária

SNOOP4: **S:** Systemic symptoms or signs/ **N:** Neurologic symptoms or signs / **O:** Onset in thunderclap presentation/ **O:** Onset new or changed / **P4**: Papilledema, Pulsatile tinnitus, POsitional provocation, Precipitated by exercise

MANEJO TERAPÊUTICO

Uma vez que as causas secundárias de cefaleia, especialmente as graves, tenham sido excluídas, deve-se iniciar o manejo terapêutico das cefaleias primárias. A enxaqueca é a cefaleia primária mais comum em crianças e adolescentes, levando a altas taxas de absenteísmo escolar e impacto em qualidade de vida. Considerando a sua prevalência e a qualidade de evidência em literatura, a estratégia terapêutica para o manejo da enxaqueca é:

- Orientação sobre estilo de vida, sugerindo mudanças de hábitos que sejam desencadeantes de crises álgicas. É necessário evitar estressores e gatilhos comumente associados. As seguintes orientações estão associadas à redução na frequência de crises: sono adequado e regular; alimentação nutritiva e regular; limitação da ingesta de cafeína; ingestão adequada de fluídos; exercício aeróbico regular e cuidados com estresse, depressão e ansiedade.

- Podem ser utilizadas, ainda, terapias complementares, com destaque para técnicas biocomportamentais, como relaxamento, hipnose e massagem, além de fisioterapia e acupuntura.

- É importante diferenciar o manejo agudo e preventivo das crises de dor. O tratamento agudo é realizado por meio de passos de acordo com a intensidade da dor, a via digestiva pérvia e os sintomas associados. O tratamento deve ser iniciado de forma precoce, geralmente com analgésicos comuns (ibuprofeno, dipirona e acetaminofeno). Seu uso deve-se restringir à frequência de 2-3 vezes na semana, uma vez que abuso desses medicamentos é causa comum de cefaleia secundária por abuso medicamentoso.

- Caso não haja resposta com analgesia simples, anti-inflamatórios não esteroides (AINE), como naproxeno, devem ser associados ao esquema terapêutico. Caso ocorram náuseas ou vômitos, antieméticos devem ser utilizados.

- Em casos de dor moderada a grave, que não responderam a analgésicos e AINEs, são indicados os triptanos. A escolha do triptano deve ser considerada de acordo com fatores como idade e peso da criança, possibilidade de via de administração e presença de vômitos. Uma via alternativa à oral deve ser sempre considerada nas crianças e adolescentes que apresentam intensidade máxima de dor rapidamente alcançada, na presença de náuseas e vômitos e na ausência de resposta à via oral. Os triptanos disponíveis no Brasil são: rizatriptano, naratriptano, sumatriptano e zolmitriptano.

- Opioides e barbitúricos não estão indicados, uma vez que podem alterar a resposta à dor, intensificando a cefaleia dos pacientes.

Por fim, a profilaxia de crises está indicada em pacientes com mais de 4 dias de cefaleia debilitante ao mês ou mais que 3 crises de enxaqueca ao mês. Os principais fármacos utilizados são betabloqueadores (propranalol), bloqueadores de canal de cálcio (flunarizina, cinarizina), fármacos anticrises (topiramato, ácido valproico, levetiracetam, zonisamida) ou antidepressivos tricíclicos (amitriptilina).[8]

- Já em cefaleias secundárias, o tratamento consiste no manejo da patologia de base.

No Quadro 24-10 está resumido o manejo terapêutico da cefaleia em crianças.

Quadro 24.10. Componentes do manejo terapêutico de cefaleia em crianças[8]

Manejo	Componentes
Mudanças de hábitos de vida	Sono adequado, alimentação nutritiva, restrição do uso de telas, ingestão adequada de fluidos, exercício aeróbico regular e cuidados com estresse
Práticas complementares	Relaxamento, hipnose, massagem e fisioterapia
Analgesia na crise	Fármacos de venda livre: ibuprofeno, dipirona e outros AINH combinado com cafeína Triptanos: rizatriptano, naratriptano, sumatriptano e zolmitriptano
Profilaxia	Topiramato Gabapentina Tricíclicos: amitriptilina e nortriptilina Betabloqueadores: propranolol Outros: BCC

MAPA MENTAL

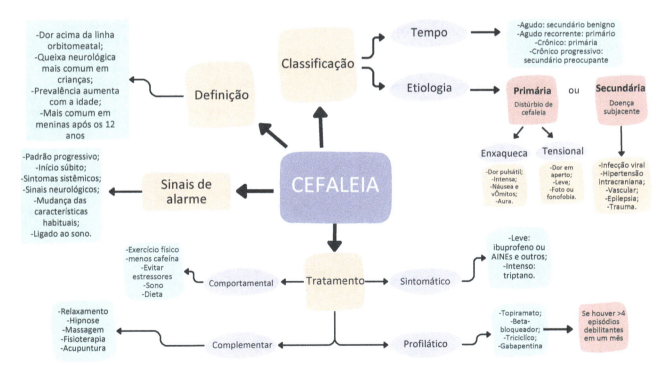

Fig. 24-3. Mapa mental para cefaleia.

PONTOS-CHAVE

- A cefaleia – dor acima da linha orbitomeatal – é a queixa neurológica mais comum em crianças, mais prevalente em meninas a partir dos 12 anos.
- A cefaleia pode ser classificada de acordo com sua apresentação temporal (aguda, aguda recorrente, crônica ou crônica progressiva) e sua categoria (primária e secundária).
- A cefaleia primária é um causada por distúrbios propriamente de dor de cabeça, com destaque para enxaqueca e, principalmente, cefaleia tensional. O primeiro quadro apresenta dor pulsátil mais intensa associada ou não à aura, enquanto a segunda é uma dor leve em aperto.
- A cefaleia secundária apresenta causa em uma doença subjacente. Essa pode ser benigna, como infecções virais, ou mais grave, como hipertensão intracraniana, tumor e más-formações vasculares, por exemplo.
- A investigação complementar com neuroimagem está indicada em pacientes com sinais de alarme, como progressão e mudança no padrão da dor, início súbito, alterações neurológicas e sintomas sistêmicos, por exemplo.
- O tratamento do paciente envolve quatro passos: (1) mudanças no estilo de vida, com melhora no sono, alimentação e exercício físico; (2) terapias complementares de relaxamento e fisioterapia; (3) manejo de crises agudas com analgésicos comuns, AINEs e triptanos e (4) prevenção de crises com fármacos anticrises, antidepressivos tricíclicos ou anti-hipertensivos (especialmente betabloqueadores) em crianças com mais de quatro episódios de cefaleia debilitante em um mês.

REFERÊNCIAS BIBLIOGRÁFICAS

1. Millichap JJ, Nordli DR. Patient education: Febrile Seizures (Beyond the Basics). UpToDate. 2023 Sep 13.
2. Millichap JJ, Nordli DR. Clinical features and evaluation of febrile seizures. UpToDate. 2023 Nov 22.
3. Chung S. Febrile seizures. Korean J Pediatr. 2014 Sep;57(9):384-95.
4. Millichap, J.J; Nordli, DR. Treatment and prognosis of febrile seizures. UpToDate. 2023 Nov 22.
5. Sofijanov N, Sadikario A, Dukovski M, Kuturec M. Febrile convulsions and later development of epilepsy. Am J Dis Child. 1983 Feb;137(2):123-6.
6. Paul SP, Kirkham EN, Shirt B. Recognition and management of febrile convulsion in children. Nurs Stand. 2015 Aug 26;29(52):36-43.
7. Bonthius DJ, Hershey AD. Headache in children: Approach to evaluation and general management strategies. UpToDate. 2022 Sep 19.
8. Blume HK. Pediatric headache: a review. Pediatr Rev. 2012 Dec;33(12):562-76.
9. ALund J, Berring-Uldum A, Colak M, Debes NMM. Headache in Children and Adolescents: The Association between Screen Time and Headache within a Clinical Headache Population. Neuropediatrics. 2022 Aug;53(4):221-226.
10. American Headache Society. Red Flags and when to image. 2021 Fev. Disponível em: https://americanheadachesociety.org/wp-content/uploads/2021/02/AHS-First-Contact-Red-Flags.pdf

Acesse aqui as respostas das questões norteadoras deste capítulo:

CAPÍTULO 25

Diagnósticos diferenciais de quadril doloroso

Letícia D'Ordaz Lhano Santos | Francesco Blumetti

❖ OBJETIVOS DE APRENDIZAGEM

1. Propor possíveis etiologias para o quadril doloroso na infância.
2. Interpretar os sinais e sintomas para os principais diagnósticos diferenciais.
3. Interpretar os achados da anamnese, exame físico e exames laboratoriais.
4. Identificar situações de gravidade.
5. Recomendar o tratamento inicial e propostas de seguimento.

CASO CLÍNICO

Paciente de 5 anos, sexo masculino, 20 kg, vem em consulta de rotina de puericultura na UBS. Mãe refere história de dor no quadril esquerdo e que a criança está "mancando" há 5 dias.

- *Antecedentes pessoais:* nascido de 40 semanas, peso de 3,800 kg, APGAR 9/9, parto vaginal, sem intercorrências em pré-natal ou parto. Asma controlada, alergia a poeira, mofo e gatos, uso de salbutamol de resgate em crises de asma e refere infecção de vias aéreas superiores há 1 semana.
- *Diagnósticos:* paciente com peso, estatura e perímetro cefálico dentro dos percentis de normalidade. Paciente com marcos de desenvolvimento adequado para idade. Mãe refere bom desenvolvimento escolar. Paciente com vacinas em dia e eutrófico com alimentação adequada.
- *Exame físico:* bom estado geral, corado, hidratado, acianótico, anictérico, afebril ao toque, eupneico em ar ambiente.
- *Neurológico:* consciente e orientado em tempo e espaço, pupilas isofotorreagentes, sem sinais de alterações meníngeas ou demais neurológicas.
- *Cardiovascular:* ritmo cardíaco regular, bulhas normofonéticas em 2 tempos, sem sopros audíveis.
- *Respiratório:* expansibilidade preservada bilateralmente, murmúrios vesiculares presentes, sem ruídos adventícios. Sem uso de musculatura acessória
- *Abdominal:* abdome plano, flácido, ruídos hidroaéreos presentes em todos os quadrantes, indolor a palpação superficial e profunda. Sem sinais de visceromegalias, massas ou peritonismo.
- *Membros:* tempo de enchimento capilar < 3 segundos. Sem sinais de edema ou alterações dermatológicas. Dor leve à mobilização do quadril esquerdo, com diminuição da amplitude de rotação medial desta articulação.

- *Genitália:* tipicamente masculina, testículos tópicos bilateralmente.

Questões Norteadoras 1

1. Qual a principal hipótese diagnóstica desse paciente?
2. Cite 2 diagnósticos diferenciais para esse caso.
3. Exames complementares são necessários nesse caso? Se sim, qual(is)?
4. Quais os principais sintomas nos alertariam para algum acometimento mais grave?
5. Como é feita a condução desse caso?

Continuação do Caso Clínico

Após alta de sua consulta com as devidas condutas e orientações, mãe retorna após 7 anos, referindo já ter passado em consulta com o paciente por sintomas semelhantes, e refere ter feito o tratamento indicado com melhora. Mas nesses últimos anos, o filho teve ganho de peso excessivo, e agora apresenta novo quadro de dor no quadril e joelho esquerdos, com claudicação. Mantém os antecedentes pessoais e diagnósticos de base.

No exame físico geral, o ponto relevante é a obesidade observada no exame atual.

No exame físico ortopédico, notamos marcha com rotação lateral do membro inferior esquerdo e claudicação. Ao exame, a flexão do quadril esquerdo só é possível com rotação lateral e abdução do quadril. Nota-se importante restrição para a rotação medial do quadril esquerdo.

Questões Norteadoras 2

6. Cite 2 hipóteses diagnósticas que podem ser consideradas como diferenciais neste caso, e qual seria a sua hipótese principal considerando esta faixa etária e quadro clínico?
7. Qual(is) exame(s) complementar(es) deve(m) ser pedido(s) para avaliar novas hipóteses diagnósticas?

INTRODUÇÃO

O quadril doloroso na infância é um quadro muito comum, e que pode levar a múltiplas visitas aos sistemas de saúde. Pode ser considerado um desafio diagnóstico, tendo em vista suas variadas causas e pela importante necessidade de atentar-se aos sinais de alerta.[1] Como o quadril é uma articulação profunda, alterações que podem ser mais aparentes em outros níveis, como joelho e tornozelo, podem ser mais difíceis de se notar neste local. Diagnósticos tardios podem estar associados a um aumento considerável no número de sequelas.[2]

Dentre as principais etiologias, é possível categorizá-las em 4 principais tipos: infecciosas, inflamatórias, ortopédicas e neoplásicas. No Quadro 25-1 são indicadas as principais características de cada uma delas.

ABORDAGEM INICIAL

Diante de um quadro clínico de dor no quadril, é essencial a realização de uma anamnese e exame físico detalhados.[3]

Na anamnese, é importante destacar informações sobre o pré, peri e pós-natal, idade, sexo, início e duração da dor, intesidade, localização, lateralidade, sintomas associados, antecedentes pessoal e familiar. É importante atentar-se aos principais sinais de alerta, como a presença de sinais flogísticos, incapacidade de sustentação do próprio peso, dor persistente e claudicação. Só devemos notar que a sinovite transitória, embora seja um quadro benigno e autolimitado, pode levar a claudicação e incapacidade de dar carga no membro.[3]

No exame físico, é essencial verificar não apenas os quadris, como também abdome, pelve, coxas e joelhos, procurando por assimetrias, dor à palpação, rigidez, sinais flogísticos, diferenças de amplitudes de movimento, capacidade de sustentação do próprio peso e alterações de marcha.[3]

Um recurso para auxiliar na elucidação diagnóstica é a realização de exames complementares. Tanto exames laboratoriais, como hemograma e marcadores inflamatórios, quanto exames de imagem, como radiografia, ultrassonografia, ressonância magnética e tomografia computadorizada, podem auxiliar na procura pela etiologia da doença (Quadro 25-2). Em crianças, prioriza-se a escolha de exames de imagem menos invasivos e com menores taxas de radiação, quando possível, como radiografias simples e ultrassonografias.[4]

Quadro 25.1. Categorias de afecções do quadril e suas principais características

Tipo de etiologia	Aparecimento dos sintomas	Alterações laboratoriais	Tipo da dor	Alterações sistêmicas
Infecciosas	Agudo	Marcadores inflamatórios elevados	Localizada e intensa (geralmente não consegue sustentar o próprio peso, e/ou impotência funcional)	Pode estar associado a presença de sinais flogísticos nas articulações e sinais de sepse em casos mais graves
Inflamatórias	Crônica e insidiosa. Pode ser aguda em algumas etiologias (p. ex.: sinovite transitória)	Marcadores inflamatórios elevados	Rigidez com piora pela manhã, e melhora com a movimentação	Pode estar associado a outros achados (*rash* cutâneo, alterações de pele, uveíte)
Ortopédicas	Aguda ou insidiosa	Sem elevação de marcadores inflamatórios	Localizadas ou referidas em outros lugares como coxas e joelhos. Piora com atividade física e melhora com descanso	Ausência de sintomas sistêmicos
Neoplásicas	Insidiosa	Pode estar associado com anemia, leucopenia, trombocitopenia, DHL e ácido úrico elevados	Piora a noite, sem relação com atividade física	Pode estar associado a sintomas sistêmicos

Fonte: elaborado pelos autores.

Quadro 25.2. Exames de imagem para dor no quadril pediátrico

Exames de Imagem	Pontos positivos	Pontos negativos	Principais indicações de uso
Ultrassonografia	Baixo custo, pouco invasivo, ausência de radiação, avaliações dinâmicas	Operador dependente	- Sinovite Transitória - Artrite Séptica - Investigação de coleções e derrames articulares
Radiografias simples	Baixo custo, baixa taxa de radiação, amplamente disponível	Uso de radiação	- Avaliação inicial de dor no quadril
Ressonância magnética	Alta sensibilidade	Uso de contraste em algumas situações. Maior custo. Pode requerer anestesia em crianças menores	- Avaliação mais detalhada de estruturas como articulações, cartilagens fisárias, periósteo, sinóvia e medula óssea - Planejamento pré-operatório - Diagnóstico precoce de epifisiólise, doença de Legg-Calvé-Perthes (DLCP), osteomielite, tumores, entre outros. - Estadiamentos tumorais
Tomografia computadorizada	Mais disponível que a ressonância	Maiores taxas de radiação. Menor sensibilidade que a ressonância	- Avaliação inicial de DLCP, epifisiólise, tumores

Fonte: elaborado pelos autores.

PRINCIPAIS ETIOLOGIAS

Dentre as etiologias mais frequentes, podemos citar (Quadro 25-3):

- *Das infecciosas:* artrite séptica e osteomielite.
- *Das inflamatórias:* sinovite transitória e artrite juvenil idiopática.
- *Das ortopédicas:* doença de Legg-Calvé-Perthes (DLCP) e a epifisiólise proximal do fêmur.
- *Das neoplásicas:* osteoma osteoide e demais neoplasias malignas.

Infecciosas

A artrite séptica é uma infecção bacteriana no espaço articular, de rápida progressão, que exige a realização de um diagnóstico precoce.[5] Tem uma incidência que varia de 5,5 a 12 casos a cada 100.000

crianças, predominando em crianças de 3 a 6 anos de idade, principalmente em meninos. O diagnóstico é presumido pelas características clinicolaboratoriais (febre, impotência funcional, leucocitose com neutrofilia, aumento de marcadores inflamatórios como VHS e PCR), e confirmado a partir de uma cultura do líquido da punção articular realizada sob sedação, guiada por USG ou radioscopia. Entretanto, ressalta-se que a taxa de positividade da cultura do líquido sinovial pode ser baixa, relatada em menos de 50% dependendo do método utilizado. O agente causal mais frequente é o *Staphylococcus aureus*, na maioria dos grupos etários. A artrite séptica é considerada uma urgência ortopédica, uma vez que a infecção articular não tratada pode provocar a destruição da cartilagem articular.[2] O tratamento baseia-se na drenagem do líquido para descompressão do espaço articular, geralmente por via aberta, e limpeza cirúrgica. Além disso, deve ser associada a antibioticoterapia parenteral empírica, inicialmente com Oxacilina ou Cefalosporina de 1ª ou 2ª geração, que podem ser alteradas posteriormente caso o agente seja identificado e não seja sensível ao medicamento escolhido.[5,6]

A osteomielite é uma infecção óssea, com dois possíveis mecanismos de entrada: a inoculação direta, como por cirurgias e fraturas expostas; ou a disseminação hematogênica, mais comum em crianças, na qual a porta de entrada pode-se localizar em um sítio distante. Também é considerada uma urgência ortopédica, embora seu quadro tenda a ser mais arrastado do que a artrite séptica. Sua incidência pode variar de 1,2 a 13 casos a cada 100.000 crianças, com maior incidência em meninos. É importante ressaltar que, no quadril, pela localização intra-articular da metáfise, é comum a coexistência de pioartrite com osteomielite. O diagnóstico é sugestivo pelas características clínicas somadas aos exames complementares, como elevação de marcadores inflamatórios. Nos exames de imagem, nos estágios iniciais podemos ver apenas um edema ósseo acompanhado ou não de levantamento periostal na ressonância magnética, mas, após 7 a 14 dias dos sintomas, a lise óssea pode ser vista na radiografia. O diagnóstico etiológico pode ser confirmado com cultura de fragmento ósseo obtido por biópsia, mas é mais frequente na osteomielite não complicada que seja instituída antibioticoterapia empírica, por cerca de 6 semanas. Porém, há casos que podem exigir abordagem cirúrgica, como na refratariedade do tratamento farmacológico, presença de abscessos, debridamento de foco infeccioso e sequestro ósseo.[7]

Inflamatória

Sinovite transitória é uma condição inflamatória da articulação com evolução autolimitada, cerca de 1 a 2 semanas. Acomete crianças de 3 a 8 anos, mais comumente meninos, geralmente como um quadro reacional após infecções virais. Os sintomas iniciais incluem claudicação, e algumas crianças (principalmente as mais jovens) podem se recusar a dar carga no membro. A diferenciação com um quadro de artrite séptica pode ser difícil em alguns casos, principalmente nas fases iniciais. Mas, habitualmente, a criança com sinovite transitória não apresenta queda do estado geral, não tem febre, o hemograma geralmente é normal e os marcadores inflamatórios são habitualmente baixos. A ultrassonografia confirma o derrame articular, geralmente sem a presença de *debris*, e sem aumento de fluxo sanguíneo na cápsula articular ao Doppler. O tratamento é conservador, com uso de anti-inflamatórios não esteroidais (AINEs) para abreviar os sintomas e retorno às atividades físicas, conforme tolerância.[8]

A artrite idiopática juvenil é uma doença inflamatória crônica, que pode estar associada a manifestações sistêmicas que acometem outros órgãos, como pele, olhos e coração. Sua incidência é de aproximadamente 0,1 a 1 caso por 1.000 crianças. Ocorre comumente em crianças maiores de 8 anos. O diagnóstico é clínico, porém, também depende da exclusão de demais patologias. O tratamento deve ser precoce e individualizado, tendo em vista a diversidade de subtipos e manifestações clínicas. O principal objetivo do tratamento visa o alívio da dor, reabilitação e remissão da clínica da doença. Comumente são utilizados AINEs, corticoides e medicamentos modificadores do curso da doença, como metotrexato.[9]

Ortopédicas

Doença de LCP é caracterizada pela necrose avascular da epífise femoral proximal (EFP) no esqueleto imaturo, sem um fator causal estabelecido (p. ex.: uso de corticosteroides, anemia falciforme). Possui incidência de 1 a 5 para cada 10.000 crianças, com maior prevalência em meninos de 5 a 7 anos.[1] A hipótese mais aceita de sua etiologia é pela alteração no suprimento sanguíneo da cabeça do fêmur, por oclusões vasculares ou distúrbios de hipercoagulação, levando a alteração da formação dessa estrutura anatômica. O diagnóstico é feito pelos exames de imagem, principalmente a radiografia simples e a ressonância magnética (RM), sendo que esta última mostra as alterações de forma mais precoce. Seu tratamento visa manter a amplitude de movimento, e obter a contenção da cabeça femoral para minimizar a deformação. O método de tratamento depende da idade de início de sintomas e gravidade, como também do estágio da evolução da doença, variando de sintomático, conservador e cirúrgico.[10]

A EFP é causada pelo descolamento não traumático da placa de crescimento, favorecendo o escorregamento e desvio do colo femoral em relação à epífise (epifisiolistese).[1] Com incidência de cerca de 2 casos para cada 10.000 crianças, também tem maior incidência em meninos, geralmente obesos ou com atraso no desenvolvimento sexual secundário. O diagnóstico é verificado em radiografias simples da bacia para permitir a visualização dos dois quadris (incidências anteroposterior e rã/Lauenstein). As condutas iniciais são: retirar a carga no membro afetado e internação para tratamento cirúrgico de urgência para evitar a progressão, geralmente com fixação *in situ* da cabeça femoral com um parafuso canulado.[11]

Oncológicas

Osteoma osteoide é um tumor ósseo benigno, formado por tecido osteoide imaturo hipervascularizado e osso esclerótico reativo. Mais comum no sexo masculino, na segunda e terceira décadas de vida, acomete

Quadro 25.3. Quadros típicos das principais etiologias da dor no quadril na infância

Etiologia	História típica	Principais acometimentos	Exames complementares
Artrite séptica	Menino de 2 anos prostrado com febre, dor súbita, incapacidade de sustentação do próprio peso	Prostração, febre, quadril com atitude antálgica (flexão e abdução)	Leucocitose, elevação de marcadores inflamatórios, hemocultura ou cultura do líquido sinovial positiva
Osteomielite	Pode permitir a mobilização passiva do membro, febre, dor progressiva	Prostração, febre	Elevação de marcadores inflamatórios
Sinovite transitória	Menino de 5 anos em bom estado geral, com dor súbita no quadril, com antecedente de infecção viral recente	Pode ter febre baixa, mas geralmente ausente	Sem alterações significativas de marcadores inflamatórios
Artrite juvenil idiopática	Criança de 14 anos com febre altas (> 39ºC) recorrentes há 2 semanas, associada a dor no quadril, dificuldade na movimentação ao acordar, quadro arrastado por 6 meses. Associado a *rash* cutâneo, dor em joelhos e punhos	Associação a outros sintomas sistêmicos (pele, olhos e coração)	Elevação de marcadores inflamatórios, pode positivar para fator reumatoide (FR), antipeptídeo Citrulina Cíclico (Anti-CCP) e Fator Antinucleotídeo (FAN)
Doença de Legg-Calvé-Perthes	Menino de 8 anos com dor insidiosa em um dos quadris, que pode irradiar para coxa ou joelho e claudicação	Claudicação, dor a movimentação da articulação, marcha em Trendelenburg, limitação da amplitude de movimento	Sem alterações de marcadores inflamatórios
Epifisiólise femoral proximal	Menino de 13 anos, obeso, dor crônica unilateral ou bilateral nos quadris que irradia para joelho ou coxa, principalmente nas atividades físicas	Dor de intensidade variável, podendo ser limitante, com claudicação ou incapacidade de dar carga	Sem alterações de marcadores inflamatórios
Osteoma osteoide	Jovem de 15 anos com dores noturnas com alívio imediato com AINEs	Dor subaguda ou recorrente, tipicamente noturna, comumente aliviada por AAS	Sem alterações de marcadores inflamatórios
Neoplasias malignas	Idades variadas, principalmente na 2ª e 3ª décadas de vida, com dor de início insidioso, constante, com piora a noite e melhora com uso de AINEs. Associado a febre, perda de peso e queda do estado geral	Dor noturna, febre, perda de peso	Elevação de DHL, ácido úrico, citopenias

Fonte: elaborada pelos autores

principalmente os ossos longos, mas pode ocorrer também na coluna. O diagnóstico é clínico associado a exames de imagem, principalmente radiografias simples e tomografia computadorizada (TC). O tratamento consiste no uso de anti-inflamatórios não esteroidais e salicilatos para alívio da dor, e pode envolver a ablação guiada por tomografia ou a ressecção cirúrgica.[12]

Dentre as outras possíveis neoplasias ósseas, podemos citar a leucemia linfoide aguda, neuroblastomas, linfomas, sarcoma de Ewing, osteossarcoma, demais sarcomas de tecidos moles, entre outros. De acordo com o relatório de incidência, mortalidade e morbidade hospitalar por câncer em crianças, adolescentes e adultos jovens no Brasil do INCA, os tumores ósseos malignos representam 5% dos cânceres na infância e adolescência, e os de partes moles de 4 a 8%. Apresenta idades de acometimentos variadas, mas com maior pico dos 15 aos 19 anos e maior prevalência no sexo masculino. Apesar de incidências menores, podem cursar com dor no quadril e necessitam de investigações detalhadas para realização do diagnóstico e acompanhamento especializado para definição de tratamentos (Quadro 25-3).[13]

DIFERENCIAIS DE IMAGEM

Osteomielite e Artrite Séptica (Fig. 25-1)

- *Imagem radiológica mais prevalente:* destruição óssea, erosões corticais e reação periosteal.
- *Exames de imagem preferenciais:* TC e RM.

Sinovite Transitória do Quadril (Fig. 25-2)

- *Imagem radiológica mais prevalente:* derrames articulares com ou sem *debris*, alargamento do espaço articular.
- *Exames de imagem preferenciais:* USG e RM.

Artrite Idiopática Juvenil (Fig. 25-3)

- *Imagem radiológica mais prevalente:* derrames ou redução dos espaços articulares, espessamento e inflamação sinovial, destruição da cartilagem articular.
- *Exames de imagem preferenciais:* radiografias Simples, USG e RM

Legg-Calvé-Perthes (Fig. 25-4)

- *Imagem radiológica mais prevalente:* derrame articular, irregularidade da epífise, sinal do crescente (linha radiotransparente subcondral na radiografia).
- *Exames de imagem preferenciais:* USG, radiografias simples (incidências AP e Lauenstein) e RM.

Epifisiólise (Fig. 25-5)

- *Imagem radiológica mais prevalente:* alargamento da fise, edema medular ósseo, derrame articular.

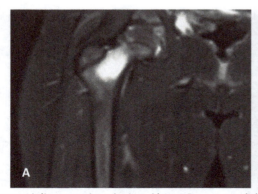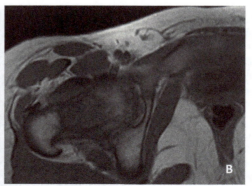

Fig. 25-1. Osteomielite e artrite séptica. Alterações na medular óssea do colo femural direito, sugestivos de osteomielite.) (**A**) Área de hipossinal em T1 (asterisco), com discreta reação periosteal (hipersinal – seta) (**B**) Área de hipersinal em T2 (asterisco).

(Fonte: "Quadril doloroso na infância" do site "http://www.rb.org.br/detalhe_artigo.asp?id=3236&idioma=Portugues")

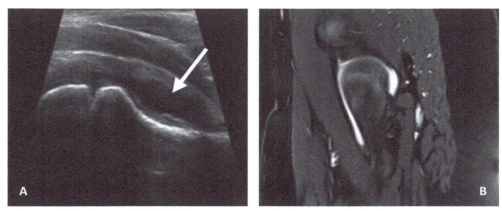

Fig. 25-2. Sinovite transitória do quadril. (**A**) USG com presença de derrame articular (espaço anecoico – seta). (**B**) RM com derrame articular (hipossinal ao redor da cabeça do fêmur – asterisco).

(Fonte: "Quadril doloroso na infância" do site "http://www.rb.org.br/detalhe_artigo.asp?id=3236&idioma=Portugues")

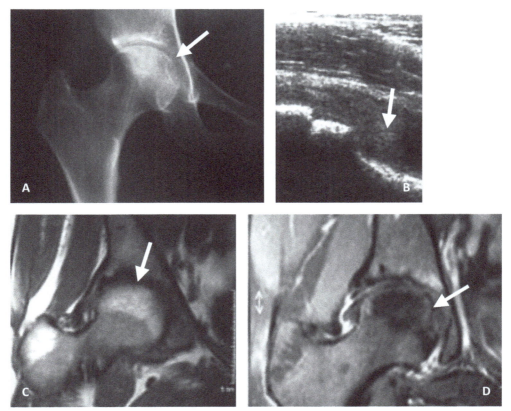

Fig. 25-3. Artrite idiopática juvenil. Quadril doloroso na criança. Revista Brasileira de Reumatologia. 2005 Dec;45(6):389–95: (**A**) Radiografia com diminuição do espaço articular. (**B**). USG com derrame articular e espessamento sinovial. (**C**) e (**D**). T1 e T2 da RM com redução do espaço articular, sinovite, irregularidade do acetábulo e cabeça femoral (seta).

(Fonte: Imagens retiradas de Zoner CS, Narahashi É, Honda E, Lederman H, Hilário MOE, Amaral DT, et al. Rev. Bras. Reumatol. 2005;4(6). v.4, n.6, 2005.)

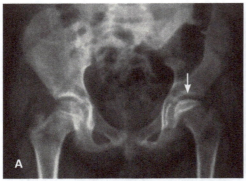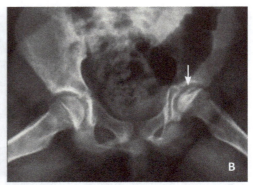

Fig. 25-4. Legg-Calvé-Perthes. (**A,B**) Radiografias AP e Lauenstein com presença de esclerose, irregularidade e remodelação da epífise esquerda (setas).

(Fonte: Zoner CS, Narahashi É, Honda E, Lederman H, Hilário MOE, Amaral DT, et al. Quadril doloroso na criança. Revista Brasileira de Reumatologia. 2005 Dec;45(6):389-95.)

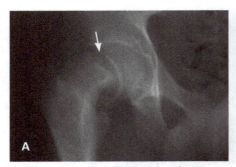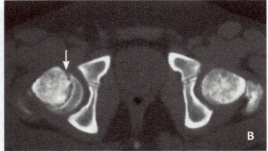

Fig. 25-5. Epifisiólise. Alterações típicas de epifisiólise, com deslizamento de epífise femoral a direita (setas). (**A**) Radiografia e (**B**) TC.

(Fonte: Imagens retiradas de Zoner CS, Narahashi É, Honda E, Lederman H, Hilário MOE, Amaral DT, et al. Quadril doloroso na criança. Revista Brasileira de Reumatologia. 2005 Dec;45(6):389-95.)

- o No caso de necrose avascular da cabeça femoral: sinal de crescente (linha radiotransparente subcondral no RX), esclerose justafisária, áreas císticas, achatamento, fragmentação ou colapso da cabeça femoral.
- *Exames de imagem preferenciais*: radiografias simples (incidências AP e Lauenstein) e TC.

Osteoma Osteoide (Fig. 25-6)

- *Imagem radiológica mais prevalente*: abaulamento cortical com alo radiolucente, principalmente em ossos longos.
- *Exames de imagem preferenciais*: radiografias simples e TC.

Outras Neoplasias (Fig. 25-7)

- *Imagem radiológica mais prevalente*: casca de cebola (reação periosteal com deposição de cálcio – comum em sarcoma de Ewing), fenômeno reluzente.
- *Exames de imagem preferenciais*:

PONTOS-CHAVE

- Dor no quadril na infância é uma queixa comum e recorrente, que pode levar a múltiplas visitas ao sistema de saúde.
- A primeira investigação deve ser sempre com base em uma anamnese e exame físico detalhados.

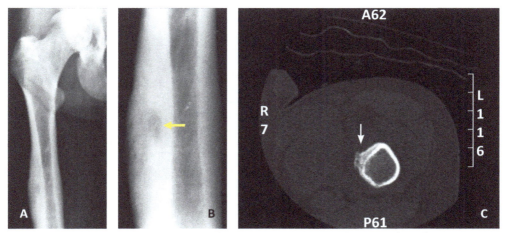

Fig. 25-6. Osteoma osteoide. Fêmur com zona cortical esclerótica densa e ninho com alo radiolucente em radiografia (**A, B**) e em TC (**C**).

(Fonte: Imagens retiradas do UpToDate "Approach to hip pain in chilhood.")

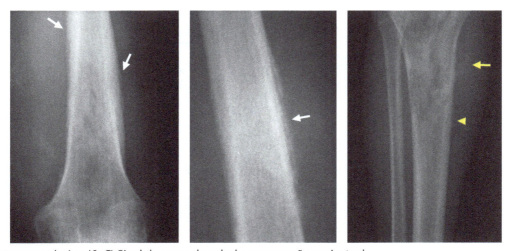

Fig. 25-7. Outras neoplasias. (**A-C**) Sinal da casca de cebola, com reação periosteal.

(Fonte: Imagens retiradas do UpToDate "Overview of common presenting sings and symptoms of childhood cancer")

- Para escolha de exames de imagem, priorizar os menos invasivos e com menores taxas de radiação, como ultrassonografias e radiografias simples.
- É necessário ficar atento a sinais de alerta como incapacidade de sustentar o próprio peso, febre alta e elevação de marcadores inflamatórios. Procurar um especialista na presença destes.

REFERÊNCIAS BIBLIOGRÁFICAS

1. Spahn G, Schiele R, Langlotz A, Jung R. Hip pain in adolescents: results of a cross-sectional study in German pupils and a review of the literature. Acta Paediatr 2005;94:568.
2. Betz RR, Cooperman DR, Wopperer JM, et al. Late sequelae of septic arthritis of the hip in infancy and childhood. J Pediatr Orthop 1990;10:365.
3. Byrd JW. Evaluation of the hip: history and physical examination. N Am J Sports Phys Ther. 2007 Nov;2(4):231-40.
4. Beach R. Minimally invasive approach to management of irritable hip in children. Lancet 2000;355:1202.

MAPA MENTAL

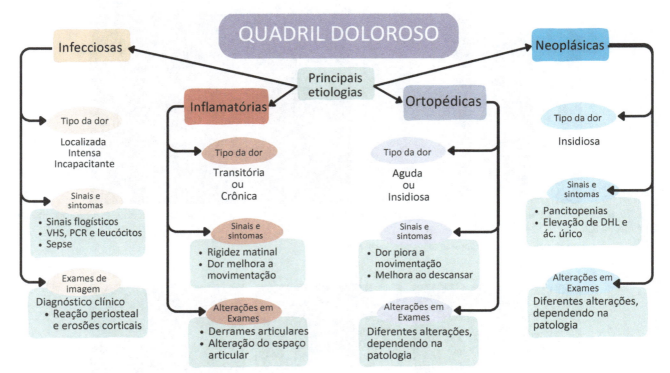

Fig. 25-8. Mapa mental pata quadril doloroso.

5. Bennett OM, Namnyak SS. Acute septic arthritis of the hip joint in infancy and childhood. Clin Orthop Relat Res 1992;123.
6. Nassif KC, Arantes NF, Dezontini NF, Santos PA, Gomes PTC, Coelho PH, Souza RM, Grapiuna RD, Condack CE. Artrite séptica em pediatria. Rev Med Minas Gerais. 2009;19(3):39-45.
7. Woods CR, Bradley JS, Chatterjee A, et al. Clinical Practice Guideline by the Pediatric Infectious Diseases Society and the Infectious Diseases Society of America: 2021 Guideline on Diagnosis and Management of Acute Hematogenous Osteomyelitis in Pediatrics. J Pediatric Infect Dis Soc. 2021;10:801.
8. Zoner CS, Narahashi É, Honda E, Lederman H, Hilário MOE, Amaral DT, et al. Quadril doloroso na criança. Rev Bras Reumatol. 2005 Dec;45(6):389-95.
9. Ferreira ML, Matias IS, Dias ILB, Farias RN, Correia APF, Duarte DPS, Filho JLS, Cruz JT, Mirô AGSG, Macedo BSV, Macedo MBC, Oliveira AT, Galvão JGFM. Histórico clínico da Artrite Idiopática Juvenil (AIJ): Uma revisão integrativa. Braz J Dev. 2022;8(8):59978-59992.
10. Giron KSA, Avila F, Alencar GLR, Borges RV, Ramalho GV, Melo IM, et al. Doença de Legg-Calvé-Perthes: uma abordagem diagnóstica, evolução clínica e revisão. Braz J Health Rev. 2023 Sep 18;6(5):21904-13.
11. Marsura CL, Santos EGCM dos, Maranhão JCA de S, Barcella G, Kobarg LFR, Hirota AB, Pogogelski JF, Tamura G, Rolon AC, Bocca EC, Dvojatzki V, Ribeiro APM, Almeida MFS de. Patologia do quadril das crianças: uma revisão integrativa. Braz J Implantol Health Sci.
12. Endo RR, Gama NF, Nakagawa SA, Tyng CJ, Chung WT, Pinto FFE. Osteoma osteoide – Tratamento com radioablação guiada por tomografia computadorizada: uma série de casos. Rev Bras Ortop. 2017;52(3):337-343.
13. Ribeiro CS, Barreto KSS, Alves CBS, Neto OLA, Nóbrega MV, Braga LRC. Quadril doloroso na infância. CBR. Fev 2020;53(1):63-68.

Acesse aqui as respostas das questões norteadoras deste capítulo:

CAPÍTULO 26

Displasia do desenvolvimento do quadril

Gustavo Yano Callado | Susana dos Reis Braga

❖ OBJETIVOS DE APRENDIZAGEM

1. Conhecer as técnicas de exame físico para rastreio da displasia do desenvolvimento do quadril em recém-nascidos.
2. Entender as indicações da ultrassonografia e da radiografia para o diagnóstico de displasia do quadril em crianças.
3. Conhecer as possibilidades de tratamento para as crianças com displasia do quadril.
4. Saber em quais casos a cirurgia está indicada.

CASO CLÍNICO

- *Identificação:* masculino, 21 dias de vida.
- *Queixa principal:* veio para avaliação ortopédica por ter realizado uma ultrassonografia do quadril que apresentou resultado alterado (segundo informações coletadas).
- *História da moléstia:* a criança tem antecedente de apresentação pélvica agripina na gestação, nascida de parto cesariano, com 39 semanas gestacionais, com 3,130 kg, escala de APGAR 9 e 10. No exame físico no berçário suspeitou-se de um estalido no quadril esquerdo, mas não foi percebida instabilidade dos quadris (manobras de Barlow e Ortolani negativas), sendo solicitada uma ultrassonografia.
- *Antecedentes familiares:* a criança não tem história familiar de alterações no quadril.
- *Exame físico:* bom estado geral, coluna com alinhamento normal e sem estigmas, mobilidade cervical normal e sem nodulações nos esternocleidomastóideos. Membros superiores sem deformidades ortopédicas. Membros inferiores com contratura em flexão fisiológica dos quadris e dos joelhos, alinhamento fisiológico em varo dos joelhos e sem deformidade dos pés. Testada a estabilidade dos quadris com Barlow e Ortolani negativos.
- *Ultrassonografia:*
  - Quadril direito: ângulo alfa 43 e ângulo beta 82, Graf tipo D (Fig. 26-1A).
  - Quadril esquerdo: ângulo alfa 47 e ângulo beta 82, Graf tipo D (Fig. 26-1B).

Questões Norteadoras

1. O que é a displasia do desenvolvimento do quadril (DDQ)?
2. Quais são os principais fatores de risco envolvidos na DDQ? Quando está indicado o rastreamento com exame clínico? E com exames de imagem?

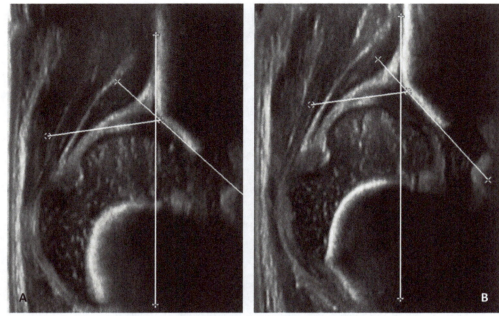

Fig. 26-1. Ultrassonografia dos quadris direito (**A**) e esquerdo (**B**) do paciente. (Fonte: Acervo pessoal Dra Susana dos Reis Braga.)

3. Quais são os sinais clínicos mais importantes para o diagnóstico?
4. Para que é útil a ultrassonografia? E a radiografia?
5. Qual seria a primeira etapa do tratamento para a paciente?

INTRODUÇÃO

A displasia do desenvolvimento do quadril (DDQ) é uma condição ortopédica em que a articulação do quadril não se desenvolve adequadamente durante as últimas semanas da vida intrauterina ou durante os primeiros meses da infância. Isso resulta em uma articulação do quadril que não se encaixa corretamente ou que está instável. Em outros termos, a displasia do desenvolvimento do quadril é caracterizada por uma inadequada formação do acetábulo.[1]

É comum que os bebês tenham um tipo de «folga» (laxidade) nos quadris e que o acetábulo ainda não esteja completamente formado nas primeiras semanas de vida. Na maioria das vezes, essa "folga" desaparece naturalmente, e o acetábulo continua a se desenvolver como deveria. No entanto, em alguns casos, a criança pode desenvolver a displasia do desenvolvimento.[2] Desta forma, um adulto que não tratou a DDQ na infância pode enfrentar diversas complicações, como osteoartrite degenerativa precoce, dor crônica, limitação de movimento, luxação ou subluxação do quadril, diferença no comprimento das pernas, marcha alterada e, frequentemente, há necessidade de cirurgia, como osteotomias ou artroplastia total do quadril, para aliviar a dor e melhorar a função articular. Todo este quadro tem um grande impacto na qualidade de vida e contribui para aumentar o custo em saúde dos sistemas público e privado.

A displasia do quadril pode ocorrer em associação com síndromes como as de Ehlers-Danlos e Trissomia do 21. Ainda, questões neuromusculares podem ser a causa da displasia. Todavia, tanto o diagnóstico como o tratamento desses quadros diferem da displasia do desenvolvimento do quadril típica.

EPIDEMIOLOGIA

Estima-se que quadris com displasia grave ou persistente ocorram em 3 a 5 para cada 1.000 crianças.[3,4] Os principais fatores de risco são: gênero feminino, primeiro filho, apresentação pélvica, história familiar e oligodrâmnio. Existe, ainda, associação com as deformidades dos pés e o torcicolo congênito.

É importante registrar que a incidência de displasia do quadril em crianças varia de acordo com o método diagnóstico utilizado. A ultrassonografia descreve incidência maior do que os métodos com base exclusivamente em manobras de exame físico.[4] Além disso, a idade em que a criança é avaliada também desempenha um papel importante. Embora seja verdade que algumas instabilidades no período neonatal se resolvam por si só, também é verdade que alguns quadris podem desenvolver displasia ao longo do tempo. Portanto, é crucial um discernimento preciso para evitar tratamentos desnecessários e proporcionar a oportunidade de tratamento no momento certo.[5]

Considerando que a doença pode ser inicialmente silenciosa, muito se discute sobre a importância do rastreamento adequado. No mundo, o rastreamento da displasia do quadril varia, mas há algum consenso de que crianças com fatores de risco, como apresentação pélvica ao nascimento ou histórico familiar de DDQ, necessitam de exames complementares, mesmo que o exame físico inicial seja normal, para garantir um diagnóstico precoce e tratamento adequado.

EXAME FÍSICO

O exame físico para a pesquisa de DDQ deve ser feito em todas as crianças, ainda no berçário, e a avaliação deve ser continuada pelo pediatra de acordo com sinais e sintomas.

A manobra de Ortolani (Fig. 26-2) é um importante teste clínico realizado em bebês recém-nascidos e lactentes, principalmente até a sexta semana após o nascimento.[6] Durante o exame físico neonatal, o profissional de saúde posiciona o bebê em uma superfície plana e segura os membros inferiores aduzidos, com os joelhos e quadris fletidos, posicionando o polegar na face medial da coxa e os segundo e terceiro dedos sobre o trocânter maior. Um lado por vez é examinado, abduzindo-se o quadril. Durante este movimento, a presença de um *"clunck"* (ressalto) ou a sensação de deslizamento da cabeça do fêmur para dentro da cavidade do acetábulo indica um teste positivo.[7]

A manobra de Barlow é outra técnica descrita e validada.[8] Durante o procedimento, o profissional segura os quadris do bebê com o polegar posicionado na face interna da coxa e o terceiro dedo no trocânter maior. Inicialmente, uma pressão é aplicada no trocânter maior com uma abdução média. Se o quadril for realocado, isso indica que estava luxado, concluindo-se a primeira fase da manobra. Em seguida, na segunda fase, aplica-se pressão na direção posterior com o quadril em abdução neutra ou ligeira adução. Se ocorrer uma sensação de deslocamento da cabeça femoral seguida pela redução espontânea ao aliviar a pressão, o quadril é considerado instável (sinal de Barlow positivo).

Um sinal propedêutico que pode ser buscado durante o exame físico é o sinal de Hart.[9] O sinal de Hart, uma limitação da abdução com os quadris fletidos, é causado pela retração dos adutores e pode indicar a presença de subluxação ou luxação do quadril, sendo geralmente observado em estágios mais avançados (Fig. 26-3). Este sinal assume uma importância significativa quando os sinais de instabilidade desaparecem, especialmente em crianças mais velhas e após os primeiros três meses de vida. Abduções menores que 60 graus ou assimetrias devem ser investigadas por exames complementares.

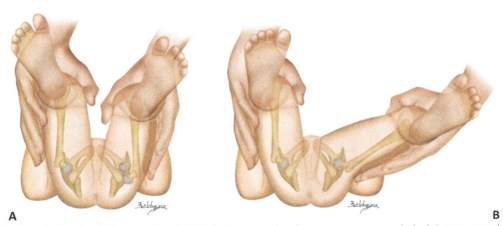

Fig. 26-2. Manobra de Ortolani. Na manobra de Ortolani, o examinador segura as coxas do bebê com os polegares na face interna das coxas e os outros dedos posicionados na parte externa das coxas e nádegas, observe o quadril esquerdo luxado (**A**). Em seguida, o examinador abduz a coxa testada, aplicando uma pressão anterior no trocânter maior e percebendo um ressalto quando a articulação é reduzida (Ortolani positivo) (**B**).

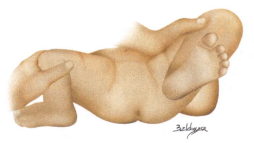

Fig. 26-3. Sinal de Hart.

Uma metanálise mostrou que os exames clínicos têm alta especificidade, mas baixa sensibilidade para detectar a DDQ. Se for necessário depender de exames clínicos para triagem, a combinação dos testes de Ortolani-Barlow e a pesquisa pelo sinal de Hart podem fornecer mais sensibilidade do que qualquer um desses testes realizados de forma independente.[10]

Durante a avaliação física, a assimetria nas pregas glúteas e na coxa, apesar de ser possível em algumas crianças sem problemas, é um indicativo clínico que pode apontar para desigualdades ou retrações musculares nos membros inferiores, justificando a continuidade da investigação para DDQ (Fig. 26-4).

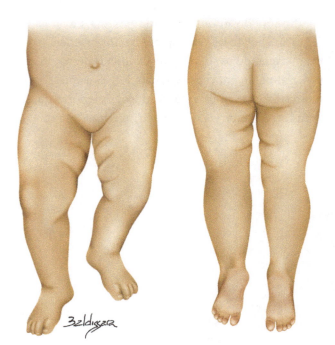

Fig. 26-4. Assimetria das pregas glúteas.

O sinal de Galeazzi, por sua vez, geralmente aparece mais tardiamente e é mais comum em casos de displasia unilateral (Fig. 26-5). Após o início da caminhada, pode-se observar claudicação, e o sinal de Trendelenburg pode estar presente devido à insuficiência do músculo glúteo médio durante o apoio em uma perna só. Nos casos bilaterais, é comum observar uma hiperlordose lombar.

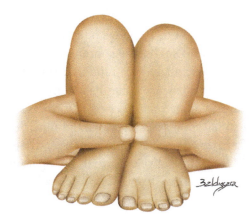

Fig. 26-5. Sinal de Galeazzi.

EXAMES COMPLEMENTARES

A ultrassonografia é o exame de escolha para o diagnóstico de DDQ até seis meses após o nascimento.[3] O método de Graf é o padrão-ouro para a detecção dessa doença, ele consiste em uma avaliação anatômica, aferição dos ângulos do teto ósseo (alfa) e teto cartilaginoso (beta), além de manobras de estresse em casos selecionados. Quanto menor o ângulo alfa mais displásico está o quadril.[11]

Além dos ângulos, a cobertura da cabeça do fêmur pode ser considerada, mas sua forma oval em recém-nascidos dificulta a interpretação.[12] Valores de cobertura superiores a 50% após um mês do nascimento são geralmente considerados normais. Após a ossificação do núcleo secundário da cabeça femoral, a parte medial do acetábulo fica em sombra acústica, o que torna a ultrassonografia menos precisa e indica o uso de radiografia para diagnóstico.

A partir do sexto mês de vida, a radiografia torna-se um exame mais esclarecedor no caso da displasia de quadril.[13] A incidência anteroposterior com os quadris em rotação medial é a mais utilizada para a avaliação. Achados que indicam displasia do quadril incluem: posicionamento lateral e superior da porção ossificada da cabeça e colo do fêmur; aumento do índice acetabular e aparecimento tardio do núcleo ósseo da cabeça femoral no lado afetado.

TRATAMENTO

Sabe-se que quanto mais tarde o manejo da displasia é iniciado, piores são os desfechos relacionados a esta condição.[14] Todos os esforços de tratamento se fundamentam na obtenção de uma cabeça femoral posicionada de forma concêntrica no acetábulo, de modo a estimular o seu crescimento normal. Idealmente, o tratamento deve ser iniciado até o terceiro mês após o nascimento. Após os dois anos de idade, o potencial de correção acetabular diminui drasticamente.[15]

Em crianças pequenas o tratamento é realizado com órteses que posicionam o quadril adequadamente permitindo sua remodelação. A órtese mais comumente usada é o suspensório de Pavlik.[16] O tempo de tratamento depende da gravidade do caso e a evolução é acompanhada por meio da ultrassonografia seriada. A órtese é descontinuada quando o quadril atinge a normalidade, o que geralmente ocorre entre 8 e 12 semanas de uso.[17]

Nos casos de falha da órtese ou em crianças com diagnóstico tardio, está indicada a redução fechada, acompanhada da tenotomia do tendão do músculo adutor longo e a imobilização em calção gessado na posição de flexão e abdução dos quadris.[18,19] O controle pós-operatório da redução obtida pode ser realizado por diferentes métodos, incluindo radiografia, ultrassonografia, tomografia computadorizada ou ressonância magnética.[20] O gesso é mantido por 3-4 meses. A redução aberta é indicada em crianças mais velhas ou nos casos em que a redução fechada não é possível, sendo realizada por via medial ou anterolateral, com vantagens e considerações específicas para cada abordagem.

A remodelação acetabular é crucial para a estabilidade do quadril na displasia.[21] Se o tratamento iniciar após 12 meses, essa remodelagem é mais lenta; após 18 meses, a osteotomia pélvica pode ser recomendada junto com a redução articular. Em casos de displasia residual, a decisão sobre osteotomia é complexa, mas quadris reduzidos e estáveis antes dos 2 anos têm maior probabilidade de normalizar ao longo do tempo. Diversas técnicas de osteotomia são usadas, como a de Salter e de Pemberton, cada uma com indicações específicas.[22] A decisão de encurtamento e/ou derrotação femoral é intraoperatória e mais comum em crianças acima de 3 anos.

MAPA MENTAL

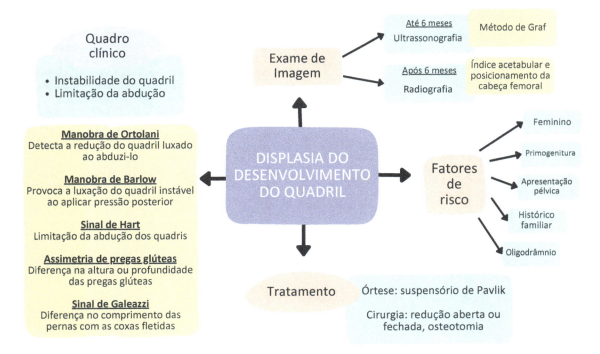

Fig. 26-6. Mapa mental para displasia do desenvolvimento do quadril.

PONTOS-CHAVE

- A displasia do desenvolvimento do quadril é uma condição ortopédica na qual a articulação do quadril não se desenvolve adequadamente na vida intrauterina ou nos primeiros meses após o nascimento, podendo resultar em sérias complicações na vida adulta, como osteoartrite precoce e necessidade de cirurgia.
- Fatores de risco para displasia incluem gênero feminino, primogenitura, apresentação pélvica, história familiar e oligoidrâmnio.
- A detecção precoce é crucial para prevenir complicações. Crianças com fatores de risco, mesmo que apresentem um exame físico normal, devem realizar exames complementares para diagnóstico precoce e tratamento.
- No exame físico, as manobras de Ortolani e Barlow são essenciais para o diagnóstico de displasia de quadril em recém-nascidos, sendo que a presença de um "clunk" ou deslizamento da cabeça do fêmur sugere instabilidade.
- Em crianças mais velhas, sinais como limitação da abdução, assimetrias nas pregas glúteas, e o sinal de Galeazzi são indicativos de displasia do quadril e devem ser investigados com exames complementares.
- A ultrassonografia é o exame de escolha até os 6 meses de vida. A radiografia torna-se mais útil após esse período, com sinais específicos que indicam displasia.
- O tratamento deve ser iniciado idealmente até o terceiro mês de vida. A correção tardia é mais difícil e pode exigir intervenções cirúrgicas.
- Nos casos de falha das órteses ou diagnóstico tardio, a intervenção cirúrgica pode ser necessária, com técnicas como redução fechada ou aberta e osteotomia.

REFERÊNCIAS BIBLIOGRÁFICA

1. Bergamo AC, Zeiger BB, Vidal DHB, et al. [226-POS]: The epidemiology of preeclampsia in a reference hospital. Pregnancy Hypertension. 2015;5(1):114-114.
2. Lorente Moltó FJ, Gregori AM, Casas LM, Perales VM. Three-year prospective study of developmental dysplasia of the hip at birth: should all dislocated or dislocatable hips be treated? J Pediatr Orthop. 2002;22(5):613-21.
3. Lehmann HP, Hinton R, Morello P, Santoli J. Developmental dysplasia of the hip practice guideline: technical report. Committee on Quality Improvement, and Subcommittee on Developmental Dysplasia of the Hip. Pediatrics. Apr 2000;105(4):E57.
4. Bialik V, Bialik GM, Blazer S, Sujov P, Wiener F, Berant M. Developmental dysplasia of the hip: a new approach to incidence. Pediatrics. Jan 1999;103(1):93-9.
5. Shaw BA, Segal LS, ORTHOPAEDICS SO. Evaluation and Referral for Developmental Dysplasia of the Hip in Infants. Pediatrics. Dec 2016;138(6).
6. Singh A, Wade RG, Metcalfe D, Perry DC. Does This Infant Have a Dislocated Hip?: The Rational Clinical Examination Systematic Review. JAMA. Apr 15 2024.
7. Ortolani M. Un segno poco noto e la sua importanza per la diagnosi precoce di pre IUSGsazione congenita dell'anca. 1937.
8. Barlow TG. Early diagnosis and treatment of congenital dislocation of the hip. Proc R Soc Med. Sep 1963;56(9):804-6.
9. HART VL. Congenital dislocation of the hip in the newborn and in early postnatal life. J Am Med Assoc. Aug 12 1950;143(15):1299-1303.
10. Chavoshi M, Soltani G, Shafiei Zargar S, Wyles CC, Kremers HM, Rouzrokh P. Diagnostic Performance of Clinical Examination Versus Ultrasonography in the Detection of Developmental Dysplasia of Hip: A Systematic Review and Meta-Analysis. Arch Bone Jt Surg. May 2022;10(5):403-412.
11. Graf R. New possibilities for the diagnosis of congenital hip joint dislocation by ultrasonography. J Pediatr Orthop. Jul 1983;3(3):354-9.
12. Morin C, Harcke HT, MacEwen GD. The infant hip: real-time US assessment of acetabular development. Radiology. Dec 1985;157(3):673-7.
13. Nguyen JC, Dorfman SR, Rigsby CK, et al. ACR Appropriateness Criteria. J Am Coll Radiol. May 2019;16(5S):S94-S103.
14. Thomas SR. A review of long-term outcomes for late presenting developmental hip dysplasia. Bone Joint J. Jun 2015;97-B(6):729-33.
15. Vaquero-Picado A, González-Morán G, Garay EG, Moraleda L. Developmental dysplasia of the hip: update of management. EFORT Open Rev. Sep 2019;4(9):548-556.
16. Gahleitner M, Pisecky L, Gotterbarm T, Högler W, Luger M, Klotz MC. Long-term Results of Developmental Hip Dysplasia Under Therapy With Pavlik Harness. J Pediatr Orthop. Mar 01 2024;44(3):135-140.
17. Braga SR, Júnior AR, Akkari M, Figueiredo MJPS, Waisberg G, Santili C. Developmental Dysplasia of the Hip - Part 1. Rev Bras Ortop (Sao Paulo). Dec 2023;58(6):e839-e846.
18. Lyu X, Chen T, Yang Z, et al. Tübingen hip flexion splint more successful than Pavlik harness for decentred hips after the age of three months. Bone Joint J. May 2021;103-B(5):991-998. d
19. Bram JT, Gohel S, Castañeda PG, Sankar WN. Is There a Benefit to Weaning Pavlik Harness Treatment in Infantile DDH? J Pediatr Orthop. Mar 01 2021;41(3):143-148.
20. Massa BSF, Guarniero R, Godoy RM, Rodrigues JC, Montenegro NB, Cordeiro FG. Use of inlet radiographs in the assessment of reduction after the surgical treatment of developmental dysplasia of the hip. Bone Joint J. May 2017;99-B(5):697-701.
21. Kothari A, Grammatopoulos G, Hopewell S, Theologis T. How Does Bony Surgery Affect Results of Anterior Open Reduction in Walking-age Children With Developmental Hip Dysplasia? Clin Orthop Relat Res. May 2016;474(5):1199-208.
22. Scott EJ, Dolan LA, Weinstein SL. Closed Vs. Open Reduction/Salter Innominate Osteotomy for Developmental Hip Dislocation After Age 18 Months: Comparative Survival at 45-Year Follow-up. J Bone Joint Surg Am. Aug 05 2020;102(15):1351-1357.

Acesse aqui as respostas das questões norteadoras deste capítulo:

CAPÍTULO 27

Deformidades membros inferiores

Victória Catharina Volpe Ricardo | Francesco Camara Blumetti

❖ OBJETIVOS DE APRENDIZAGEM

1. Interpretar os sinais e sintomas para a suspeita de deformidades de membros inferiores.
2. Interpretar os achados da anamnese, do exame físico e de exames de imagem.
3. Recomendar o seguimento e tratamento inicial e/ou a longo prazo.

CASO CLÍNICO

Paciente de 3 anos, feminino, vem em consulta com ortopedista pediátrico, pois a mãe relata que há 3 meses percebeu que a distância entre os pés aumentou e que as coxas da filha estão muito próximas com surgimento de lesões pelo atrito. Refere que buscou atendimento por preocupação, pois a filha de sua prima teve que passar por uma cirurgia ortopédica aos 12 anos e tinha as mesmas alterações que sua filha. Nega alteração para caminhar ou quedas repetidas. Nega atraso na fala ou no desenvolvimento neuropsicomotor.

- *Exame físico:*
  o Peso 13,5 kg. Altura 97cm. (Ambos em percentil adequado para idade).
  o Recém-nascido a termo, peso de nascimento adequado, pré-natal sem alterações.
  o Desenvolvimento neuropsicomotor adequado para idade.
  o Figura 27-1 imagem dos membros inferiores.
  o Restante do exame físico sem alterações.

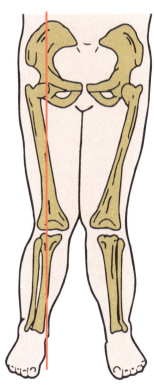

Fig. 27-1. Exame físico dos membros inferiores do caso clínico.

(Adaptada por Marcella Moura Ceratti)

Questões Norteadoras

1. Como deve ser a abordagem inicial, e qual item do exame físico ortopédico é importante para avaliação dessa paciente?
2. Qual a principal hipótese diagnóstica para essa paciente? E para sua prima?
3. Diante de exame físico sem alterações, qual deverá ser o seguimento médico? Devem ser solicitados exames de imagem?

INTRODUÇÃO

Alterações nos membros inferiores na infância são as principais causas de preocupação e busca por atendimento em ortopedia pediátrica.[1] Estes problemas podem ser de etiologia congênita ou adquirida, como discrepância no comprimento dos membros, deficiências dos membros inferiores e alterações angulares e rotacionais associadas ao quadril, joelhos, tornozelos e pés. Para a avaliação e condução desses casos, é necessária a determinação da etiologia além de se obter uma anamnese detalhada e um exame físico ortopédico completo para a avaliação do perfil torcional e angular, mensuração do comprimento, e identificação de eventuais deformidades.[2]

O conhecimento da história natural e da evolução fisiológica dos desvios angulares e rotacionais dos membros é fundamental, para que não sejam indicados tratamentos desnecessários ou pouco efetivos, que podem ter complicações ou gerar impactos psicológicos na criança e nos familiares.[3] É importante ressaltar que a maioria dos casos pode evoluir para a autorresolução sem a necessidade de intervenções cirúrgicas ou não cirúrgicas.[1] Quando indicadas, o principal objetivo destas intervenções é a restauração do eixo e do alinhamento dos membros, com o objetivo de prevenir sintomas como dor, instabilidade articular e, até a osteoartrite, que pode ocorrer pela sobrecarga das articulações.[3]

Diante das diversas especificidades de cada faixa etária, vale ressaltar algumas características do crescimento das crianças. Neste período, a taxa de crescimento varia com a idade, e apresenta um pico bimodal: sendo rápida durante o período pré-escolar (menores de 4 anos), estabilizando até a pré-adolescência (entre 4 e 10 anos), ascendendo rapidamente durante a adolescência (a partir dos 10 anos) e seguida por rápido declínio após a puberdade. Desta forma, é importante notar que cada fase apresenta um crescimento específico que deve ser considerado durante a programação de possíveis intervenções.[2]

O conceito de eixo mecânico (Fig. 27-2), é importante na avaliação do alinhamento nos membros inferiores, e é definido como uma linha entre o centro da cabeça femoral ao centro do tornozelo, passando habitualmente pelo ponto médio do joelho na idade adulta. Quando o eixo mecânico passa muito lateralmente ao joelho, temos um desvio em valgo neste nível, e quando ele passa muito medialmente ao joelho, temos um desvio em varo. Uma outra forma de definir o desvio em varo e valgo dos joelhos, é dizer que quando os joelhos se aproximam, e o segmento distal se afasta da linha média, temos um desvio em valgo. Por outro lado, quando os joelhos se afastam, e o segmento distal se aproxima da linha média, temos um desvio em varo.

No desenvolvimento normal dos membros inferiores, a criança nasce com os joelhos varos, o que persiste até os 18 meses em média, quando começa a ocorrer a inversão deste ângulo até que se atinja o pico do desvio fisiológico em valgo, por volta dos 3 a 4 anos de idade. Subsequentemente, o desvio em valgo dos joelhos se reduz progressivamente até os 7 anos de idade, como observamos na Figura 27-3.[4,5]

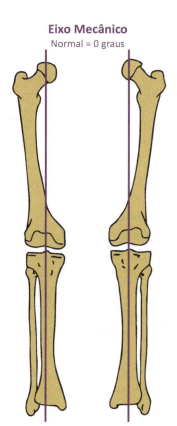

Fig. 27-2. Eixo mecânico de membros inferiores.

(Fonte: Uquillas C, Rossy W, Nathasingh CK, Strauss E, Jazrawi L, Gonzalez-Lomas G. Osteotomies about the knee: AAOS exhibit selection. J Bone Joint Surg Am. 2014 Dec 17;96(24):e199.)
(Adaptada por Marcella Moura Ceratti)

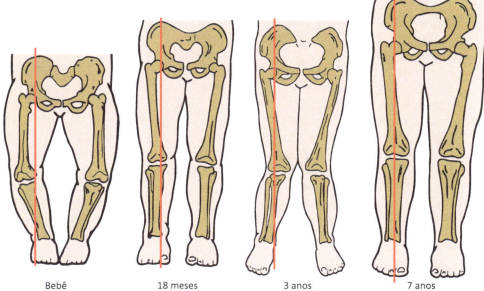

Bebê 18 meses 3 anos 7 anos

Fig. 27-3. Eixo mecânico conforme a idade.

(Fonte: Adaptada de Tachdjian M. O Ortopedia Pediátrica 2.ed. Interamericana; 1994.)

ABORDAGEM INICIAL

Para a condução dos casos é essencial a realização de anamnese completa e do exame físico. Os exames de imagem são geralmente desnecessários na maioria dos casos, mas podem ser solicitados para elucidar dúvidas diagnósticas em pacientes que estão fora dos padrões considerados fisiológicos.[1]

Durante a conversa inicial, as queixas da criança e dos familiares, sinais e sintomas concomitantes, antecedentes pessoais e familiares, desenvolvimento neuropsicomotor e hábitos sociais e esportivos são norteadores para o exame físico. O exame físico deve ser realizado em ambiente confortável e tranquilo, com a criança utilizando apenas roupas íntimas. O Quadro 27-1 resume alguns dos pontos mais importantes da avaliação ortopédica, com base na inspeção estática e dinâmica; palpação de estruturas e manobras específicas.[1,2]

Em relação aos tipos de desvio, os rotacionais podem ser divididos em marcha em rotação medial ("*intoeing*") que são causadas principalmente por torção tibial interna, metatarso aduto, anteversão femoral; e marcha em rotação lateral ("*out-toeing*") ocasionadas principalmente por torção tibial externa e retroversão femoral. Os desvios angulares são com base, principalmente, em desalinhamentos do joelho, com desvio em varo ou valgo.

DESVIOS ROTACIONAIS

Para entender o surgimento de alguns destes desvios, é preciso retornar à vida intrauterina, na qual o feto necessita de uma cavidade ampla com líquido amniótico nas medidas preestabelecidas para manter boa movimentação. Diante disso, o recém-nascido pode apresentar alterações tanto por fatores intrínsecos, como anomalias genéticas, distúrbios neuromusculares ou distúrbios renais, quanto por fatores extrínsecos como rotura prematura de membranas ovulares, deformidades uterinas, feto grande para idade gestacional, gestação múltipla e posição pélvica.[6] A restrição do espaço intrauterino, e apresentações anômalas podem estar associadas principalmente ao pé metatarso aduto, que será descrito a seguir.

Além disso, sabemos que, no desenvolvimento fetal normal, os quadris apresentam um aumento da anteversão do colo femoral que, quando persistente na primeira infância, pode ser um dos diagnósticos diferenciais destes desvios. Doenças neuromusculares podem alterar o padrão normal de desenvolvimento do perfil rotacional dos membros inferiores e levar a alterações que podem ser percebidas na marcha.

Uma das principais características dos desvios rotacionais é que existe uma variabilidade muito grande entre crianças da mesma faixa etária sendo que, na grande maioria das vezes, estas alterações representam apenas variações da normalidade.

Quadro 27.1. Exame físico ortopédico pediátrico

Face	Avaliação de fácies típicas de condições genéticas
Neurológico	Avaliação do desenvolvimento neuropsicomotor em busca de sinais de atrasos
Pele	Pesquisa por alterações pontuais, como hiperemia, edema e hematomas, ou congênitas, como massas e pelos e orifícios em locais incomuns
Coluna	Avaliação do movimento de flexão e extensão da coluna, e pesquisa por desvios como a escoliose, hiperlordose ou hipercifose
Marcha	Avaliação do andar do paciente, na pesquisa por discrepância no comprimento dos membros inferiores ou alterações da forma de caminhar
Peso e altura	Avaliação das curvas de crescimento para avaliar a presença de possíveis doenças sistêmicas. Além disso, é necessário atenção para medida do comprimento dos membros e observação do alinhamento dos côndilos femorais e maléolos mediais, na pesquisa por discrepância de comprimento
Mobilidade articular	Avaliação da capacidade de mobilidade de articulações como polegares, cotovelos, joelhos e tornozelos, na pesquisa por frouxidão ligamentar
Pés	Avaliação do arco medial, na pesquisa por pés planos ou cavos. Avaliação da linha bissetriz do calcanhar, que é definida pela linha do longo eixo do calcanhar em uma visão plantar em direção ao antepé, para avaliação de desvios como o metatarso aduto
Perfil torsional	Avaliação da amplitude de movimentos passivos ou posicionamento rotacional dos membros inferiores em decúbito ventral. Sendo a rotação interna e externa do quadril para avaliar a anteversão e retroversão femoral, e o ângulo coxa-pé para avaliar a torção interna e externa da tíbia.
Perfil angular	Avaliação da distância entre os maléolos mediais e côndilos femorais dos membros inferiores. Sendo a distância intermaleolar para avaliar geno valgo, e a intercondilar para geno varo

Adaptado da Tabela 2 do artigo "Lower Extremity Abnormalities in Children"[1] em associação com dados do artigo "Lower extremity growth and deformity".[2]

Desta forma, nas crianças que vêm em consulta com queixa de desvios rotacionais, é necessária uma história clínica minuciosa, em busca de possíveis fatores etiológicos envolvidos e um exame físico ortopédico detalhado para identificação dos níveis anatômicos responsáveis por estas alterações.[1]

Marcha em Rotação Medial dos Pés – "Intoeing"

Dentre os desvios rotacionais, o mais prevalente na infância é o "*intoeing*", caracterizado pela rotação medial/interna dos pés na marcha. Apesar da vasta possibilidade etiológica, a idade do surgimento dos sintomas pode guiar o raciocínio clínico.[1]

Metatarso Aduto

Condição clínica comum que acomete os pés da criança, identificada geralmente no período perinatal e caracterizada pelo desvio medial do antepé com retropé em posição neutra. Embora possa gerar preocupações familiares devido à aparência, na maioria dos casos tem resolução espontânea por volta do 1 ano de idade. Todavia, a abordagem e necessidade de seguimento modifica conforme a idade e avaliação da gravidade, que é feita a partir da linha bissetriz do calcanhar, e pela rigidez, que seria a capacidade de reduzir a deformidade pelo menos até a posição neutra. Caso a criança apresente um metatarso aduto rígido, inicialmente são realizadas moldagens seriadas com gessos ou com uso de órteses, em crianças antes da idade da marcha. Em casos raros de crianças mais velhas, com sintomas refratários ao tratamento conservador, pode-se considerar a intervenção cirúrgica.[1,6]

Torção Tibial Interna

Principal causa de "*intoeing*" em pré-escolares, esse quadro é observado entre 2 e 4 anos de idade, quando as crianças começam a andar e os pais percebem certo desalinhamento nos membros inferiores. Nesta situação, a patela está em direção retilínea enquanto os pés estão rodados medialmente, com uma rotação medial/interna na medida do ângulo coxa-pé (Fig. 27-4). Embora seja uma condição clínica que pode resultar em quedas frequentes, a princípio, tem conduta expectante pela majoritária resolução espontânea até os 5 anos de idade. Diante disso, é preciso orientar os responsáveis que é importante o acompanhamento conjunto com o pediatra e que o uso de aparelhos, palmilhas e sapatos especiais não muda a história natural, e que a indicação cirúrgica é extremamente rara.[1,6]

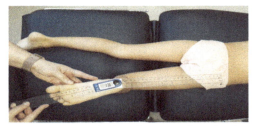

Fig. 27-4. Mensuração do ângulo coxa-pé, realizada em decúbito ventral. Esta é uma medida indireta da torção tibial mais utilizada quando não há deformidade do pé. Neste caso, há um ângulo coxa-pé de 13° de rotação lateral (externa).

(Fonte: Acervo pessoal do Dr. Francesco Camara Blumetti.)

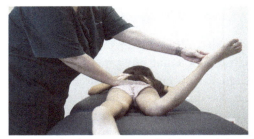

Fig. 27-5. Medida da rotação medial do quadril, realizada com o paciente em decúbito ventral.

(Fonte: Acervo pessoal do Dr. Francesco Camara Blumetti.)

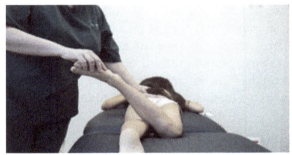

Fig. 27-6. Medida da rotação lateral do quadril, realizada com o paciente em decúbito ventral.

(Fonte: Acervo pessoal do Dr. Francesco Camara Blumetti.)

Aumento da Anteversão Femoral

Quadro clínico mais comum em meninas na fase escolar (4 a 7 anos), caracterizada pelo aumento da rotação medial do quadril (Fig. 27-5) e redução da rotação lateral (Fig. 27-6) ao exame físico. A principal queixa dos pais, é preferência por sentar-se na posição com pernas em W do que com as pernas cruzadas, além da marcha desajeitada com atrito entre os joelhos. Assim como na torção tibial interna, a base da abordagem é o acompanhamento que geralmente é associado à resolução espontânea. É fundamental ressaltar para os familiares que pequenos desvios podem persistir na vida adulta, e que não geram necessariamente maior incidência de problemas ortopédicos, como a osteoartrite. As intervenções cirúrgicas são muito raras e apenas em casos muito extremos, geralmente após os 10 anos de idade ou quando associado a condições neuromusculares como a paralisia cerebral.[1]

Marcha em Rotação Lateral dos Pés – "Out-toeing"

Os desvios rotacionais do tipo "out-toeing" são menos prevalentes do que o "in-toeing" na infância, e são caracterizados pela rotação lateral/externa dos pés na marcha.[1]

Torção Tibial Externa

Quadro clínico que geralmente se inicia no período escolar (4 a 7 anos), caracterizado pela rotação lateral/externa do ângulo coxa-pé, pois os pés estão rodados lateralmente enquanto as patelas estão voltadas para a frente. Ao contrário da torção tibial interna, apesar da resolução espontânea ser possível, ela é menos comum, e existe a possibilidade de complicações osteoarticulares como a síndrome patelofemoral e instabilidade patelar em desvios maiores. Diante disso, a cirurgia pode ser recomendada após os 10 anos, caso haja refratariedade dos sintomas ou desvios muito grandes, geralmente com uma torção tibial externa acima de 35-40 graus. É comum a associação do aumento da anteversão femoral e rotação medial dos quadris, com a torção tibial externa, o que pode acentuar os distúrbios do joelho pelo desalinhamento excessivo dos membros, chamado de "*miserable malalignment*".[1,6]

Redução da Anteversão Femoral ou Retroversão Femoral

Desvio rotacional com distribuição semelhante nas diversas faixas etárias, mais frequente em crianças e adolescentes com sobrepeso e obesidade. A apresentação clínica é caracterizada pelo aumento da rotação lateral do quadril, e observada no caminhar da criança com os joelhos virados para fora. A resolução espontânea também é possível, mas a correção cirúrgica pode ser necessária em alguns casos, principalmente nos casos sintomáticos ou associados a doenças neuromusculares.[1]

Pé Plano Valgo Abduto

Condição clínica caracterizada pela ausência do arco longitudinal medial, que geralmente está associada a um valgo do retropé e abdução do antepé. O pé plano pode ser classificado como fisiológico ou patológico pelo nível de flexibilidade ou presença de dor. O pé plano flexível pode estar presente em 15-20% da população e é considerado uma variação da normalidade, não necessitando de tratamento se for assintomático. Os pés planos rígidos ou pés planos flexíveis sintomáticos, devem seguir acompanhamento ortopédico. O uso de palmilhas pode ser indicado para controle dos sintomas, mas deve-se ressaltar para os pais e familiares que elas não mudam a história natural do pé plano e não promovem a correção do arco medial. Nos pés rígidos ou com dor refratária ao tratamento não cirúrgico, a intervenção cirúrgica pode ser necessária.[1]

DESVIOS ANGULARES

Conforme abordado na introdução do capítulo, durante a infância o eixo mecânico passa por algumas alterações que permitem que alguns desvios angulares sejam considerados como fisiológicos, conforme a idade do paciente. Entretanto, quando esses desvios são assimétricos ou contrariam o esperado para idade, deve haver uma investigação adicional baseada no perfil angular do paciente e na pesquisa de distúrbios metabólicos e/ou endócrinos.[1,4,5]

Desvios dos Joelhos em Varo

Desalinhamento caracterizado pelo afastamento dos joelhos, enquanto o segmento distal se aproxima da linha média (Fig. 27-7). Neste caso, há aumento da medida intercondilar femoral e redução da intermaleolar. No desenvolvimento normal do eixo mecânico dos membros inferiores na infância, o desvio em varo pode ser fisiológico até os 18-24 meses de vida, quando ocorre a neutralização seguido do surgimento do desvio em valgo. Apesar de incomum, existem algumas doenças associadas com o desenvolvimento patológico do desvio em varo como: doença de Blount, raquitismo nutricional, trauma e displasias ósseas.[1]

Dentre os desvios patológicos, uma das deformidades com pior prognóstico é a doença de Blount, definida pelo distúrbio de crescimento assimétrico da tíbia proximal. Pode surgir em duas fases da vida, sendo precoce na infância e tardia na adolescência.[7]

Diante da possibilidade de desvios patológicos, a anamnese completa e o exame físico correlacionado com a idade são essenciais para uma boa indicação de avaliação com o ortopedista pediátrico quando necessário.

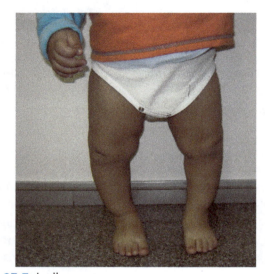

Fig. 27-7. Joelhos varos.

(Fonte: Acervo pessoal do Dr. Francesco Camara Blumetti.)

Desvios dos Joelhos em Valgo

Desalinhamento caracterizado pela aproximação dos joelhos, enquanto o segmento distal se afasta da linha média (Fig. 27-8). Neste caso, há redução da

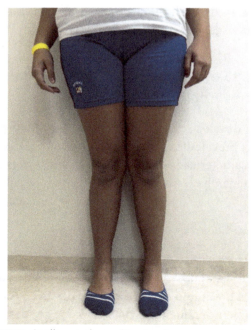

Fig. 27-8. Joelhos valgos. (Fonte: Acervo pessoal do Dr. Francesco Camara Blumetti.)

MAPA MENTAL

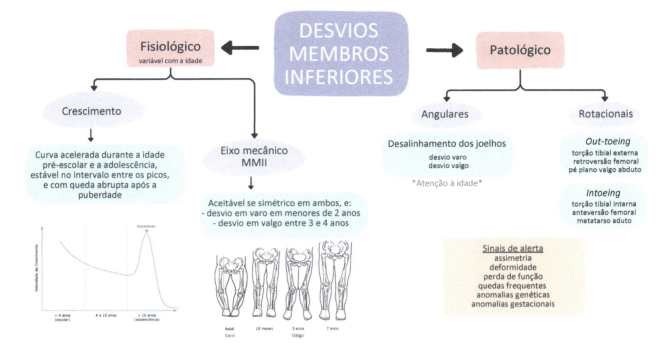

Fig. 27-9. Mapa mental para desvios dos membros inferiores.

medida intercondilar femoral e aumento da intermaleolar. Durante a infância, pode ser classificado como fisiológico ou patológico, sendo fisiológico entre os 2 e os 5 anos de vida, com simetria entre os membros e resolução espontânea. [1]

Por outro lado, as apresentações patológicas são caracterizadas por deformidades unilaterais e assimétricas, ou quando há persistência do desvio até a adolescência. Com isso, além da anamnese completa e exame físico com avaliação ortopédica, uma radiografia panorâmica dos membros inferiores pode ser indicada para a mensuração do desvio do eixo mecânico dos membros. Além disso, devem ser realizadas investigações de condições sistêmicas caso haja suspeita de distúrbios metabólicos e displasias ósseas. [4]

PONTOS-CHAVE

- É preciso conhecer as alterações ortopédicas fisiológicas da população pediátrica para otimizar o atendimento e evitar a exposição desnecessária à radiação.

- O pré-natal é essencial para reconhecer precocemente alterações patológicas de caráter posicional.

- Caso a queixa da criança e dos familiares seja unilateral, um sinal de alerta deve ser acionado no pediatra para encaminhar ao ortopedista.

- Na dúvida, antes de solicitar uma radiografia, encaminhe para o ortopedista para uma avaliação mais específica.

- Não se esqueçam que o atendimento é sistêmico, ou seja, se o paciente apresentar uma queixa ortopédica sempre investigue outros sintomas para exclusão de diagnósticos mais graves, como acometimento oncológico.

REFERÊNCIAS BIBLIOGRÁFICAS

1. Rerucha CM, Dickison C, Drew C, Baird DC, Lower Extremity Abnormalities in Children. American Academy of Family Physicians. 2017 Aug; 96(4):226-233.
2. Whitaker AT, Vuillermin C. Lower extremity growth and deformity. Curr Rev Musculoskelet Med. 2016 Dec; 9(4):454-461.
3. Chhina H, Klassen AF, Kopec JA, Oliffe J, Iobst C, Dahan-Oliel N, Aggarwal A, Nunn T, Cooper AP. What matters to children

with lower limb deformities: an international qualitative study guiding the development of a new patient-reported outcome measure. J Patient Rep Outcomes. 2021 Apr; 5(1):30.
4. Rosenfeld SB. Approach to the child with knock-knees. UpToDate, Post TW (Ed), UpToDate, Waltham, MA.
5. Rosenfeld SB. Approach to the child with bow-legs. UpToDate, Post TW (Ed), UpToDate, Waltham, MA.
6. McKee-Garrett TM, Lower extremity positional deformations. UpToDate, Post TW (Ed), UpToDate, Waltham, MA.
7. Janoyer M. Blount disease. Orthop Traumatol Surg Res. 2019 Feb;105(1S):S111-S121.

Acesse aqui as respostas das questões norteadoras deste capítulo:

CAPÍTULO 28

Dermatoses alérgicas da infância

Marina Abellan Van Moorsel | Laís Pereira Bueno Millan

❖ OBJETIVOS DE APRENDIZAGEM

1. Conhecer e diferenciar as principais manifestações cutâneas alérgicas da infância.
2. Formular hipóteses etiológicas para as principais causas e seu manejo.

CASO CLÍNICO

Menina, 10 anos, previamente hígida, apresenta febre alta (39ºC) há três dias, com aparecimento de manchas eritematosas evoluindo para bolhas e descolamento da pele em tronco e extremidades. A mãe relata início de uso de novo anticonvulsivante (lamotrigina) há duas semanas. Exames laboratoriais solicitados mostraram: leucócitos 14.000 10^9/L (neutrófilos 80%); TGP 150 U/L, TGO 140 U/L; creatinina 0,8 mg/dL, ureia 20 mg/dL.

Questões Norteadoras

1. Como é realizada a abordagem desta paciente?
2. Após a avaliação inicial e exame físico, qual(is) a(s) principal(is) hipótese(s) diagnóstica(s)?

INTRODUÇÃO

Neste capítulo, abordaremos as principais dermatoses alérgicas que ocorrem na infância: **dermatite atópica**, **dermatite de contato**, **farmacodermia** e **urticária (aguda e crônica)**.

DERMATITE ATÓPICA (DA)

A DA é uma doença inflamatória crônica da pele, caracterizada por prurido intenso e lesões eczematosas. É associada a condições como asma e rinite alérgica e manifesta-se de formas diferentes conforme a idade, alternando entre exacerbações e remissões. A prevalência global em crianças é de 15 a 20%, sendo mais comum em áreas urbanas de países industrializados. No Brasil, a prevalência varia entre 7,1 e 12,5% em adolescentes. A etiopatogenia inclui fatores genéticos (principalmente a mutação do gene da filagrina), fatores ambientais (como poluição e dieta), disfunção da barreira cutânea e desregulação imunológica, com uma resposta imune do tipo Th2. Fazem parte dos fatores desencadeantes: exposição a alérgenos/irritantes, condições climáticas adversas, uso de produtos químicos na pele e estresse.[1-3]

O quadro clínico varia conforme a idade: lactentes costumam apresentar lesões eritematosas e exsudativas nas bochechas (Fig. 28-1), regiões extensoras dos membros e couro cabeludo. Já, nas crianças maiores, a doença se manifesta com placas secas e liquenificadas nas regiões flexoras dos membros. Em todas as faixas etárias, o prurido está presente e ocorrem períodos de agudização.

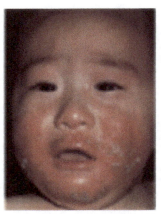

Fig. 28-1. Paciente de DA com eritema confluente, microvesiculação, pápulas, crosta e escamas.[11]

Disponível em: https://bestpractice.bmj.com/topics/pt-br/87/criteria. Acesso em 8 jun 2024.

O diagnóstico da DA é clínico, com base em características das lesões de pele. Existem diversos critérios propostos para auxílio diagnóstico, sendo o mais clássico aqueles estabelecidos por Hanifin e Rajka: é necessária a presença de **3 ou mais critérios maiores** (prurido, morfologia e distribuição típica das lesões, dermatite crônica e recidivante, história pessoal ou familiar de atopia), associados a **três ou mais dos 22 critérios menores** (xerose, ictiose/hiperlinearidade palmar/ceratose pilar, *prick test* positivo, aumento da IgE sérica, tendência a infecções da pele (*Staphylococcus aureus*/herpes), tendência à dermatite inespecífica de mãos e pés, queilite, eczema de mamilo, conjuntivite recorrente, prega infraorbitária de Dennie-Morgan, ceratocone, catarata subcapsular anterior, escurecimento periorbital, eritema ou palidez facial, pitiríase alba, prurido com transpiração, pregas anteriores no pescoço, intolerância à lã e solventes lipídicos, acentuação perifolicular, intolerância alimentar, curso influenciado por fatores ambientais e/ou emocionais, dermografismo branco.[4,5]

O principal tratamento da DA consiste na hidratação regular com emolientes. Nos períodos de exacerbação, o controle da inflamação é realizado com corticosteroides tópicos ou inibidores de calcineurina. Para controle do prurido, podem ser utilizados anti-histamínicos orais, gabapentina ou doxepina, além de imunossupressores e fototerapia com UVB. O dupilumabe é um imunobiológico, que vem sendo utilizado nos últimos anos para tratamento dos casos moderados a graves, com excelentes resultados.

As principais complicações são infecções bacterianas por *Staphylococcus aureus*, infecções virais e fúngicas, como as causadas por *Malassezia* spp., e impetigo. Além disso, os pacientes podem apresentar prejuízo importante na qualidade de vida.

DERMATITE DE CONTATO (DC)

A dermatite de contato é uma condição inflamatória da pele que resulta do contato com substâncias irritantes ou alergênicas. Afeta de 15 a 20% das crianças, com a prevalência variando geograficamente e aumentando no inverno, devido ao ressecamento da pele. A DC pode ser irritativa (DCI), na qual há dano direto dos queratinócitos por substâncias químicas irritantes, ou alérgica (DCA) em que ocorre reação de hipersensibilidade do tipo IV mediada por células T, em resposta a alérgenos específicos. Os fatores de risco são história familiar de atopia e contato com produtos químicos, metais (como níquel), fragrâncias, e plantas (como hera venenosa).[1,6]

O quadro clínico consiste em eritema, vesículas, descamação, prurido, edema e formação de crostas nas áreas afetadas da pele (Fig. 28-2). O diagnóstico é clínico, com base na história do paciente e na apresentação das lesões, sendo o teste de contato (*patch test*), o padrão-ouro.[1,6]

Os tratamentos principais incluem a eliminação do agente causador, hidratação para restaurar a barreira cutânea, corticosteroides tópicos, inibidores de calcineurina e anti-histamínicos orais. As principais complicações são infecções secundárias principalmente por *S. aureus*.[1,6]

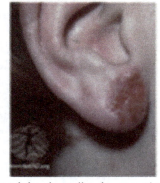

Fig. 28-2. DC no lobo da orelha de uma criança.[12]

Disponível em: https://dermnetnz.org/topics/allergic-contact-dermatitis in-children. Acesso em 7 jun 2024.

FARMACODERMIAS

As farmacodermias são reações patológicas a medicamentos que variam de *rash* leve a condições graves, como síndrome de Stevens-Johnson (SJS) e necrólise

Quadro 28.1. Principais reações cutâneas adversas a medicamentos[1,7,8]

Categoria	Clínica	Diagnóstico	Tratamento
Erupções exantemáticas	Erupções morbiliformes, geralmente leves	Clínico	Anti-histamínico de 2ª geração, corticoide tópico
Urticária e angioedema	Lesões urticariformes e edema	Clínico e testes alérgicos	Anti-histamínico de 2ª geração, corticoide sistêmico para casos graves
Síndrome de Stevens-Johnson (SJS)	Grave, bolhas e lesões erosivas em mucosas e pele (Fig. 28-3)	Clínico, biópsia de pele	Internação hospitalar, tratamento de suporte intensivo, corticosteroide sistêmico, imunossupressores, imunoglobulina
Necrólise Epidérmica Tóxica (NET)	Extremamente grave, desprendimento extenso da epiderme	Clínico, biópsia de pele	Internação em unidade de queimados ou UTI, tratamento de suporte intensivo, corticosteroide sistêmico, imunossupressores, imunoglobulina
DRESS (Drug Rash with Eosinophilia and Systemic Symptoms)	Exantema, febre, linfonodomegalia (Fig. 28-4)	Clínico, linfocitose, eosinofilia, plaquetopenia disfunção renal e/ou hepática	Corticoide sistêmico, monitoramento intensivo dos sinais vitais e funções orgânicas

epidérmica tóxica (NET), requerendo manejo cuidadoso por riscos de toxicidade sistêmica. Elas representam aproximadamente 25 a 30% das reações a medicamentos, sendo que SJS e NET são condições graves, mas de menor incidência.

A etiopatogenia das farmacodermias inclui reações imunológicas clássicas (Gell e Coombs) e reações não imunológicas, como intolerâncias e idiossincrasias. Os principais medicamentos envolvidos são os antibióticos (penicilinas e sulfonamidas), anti-inflamatórios não esteroidais e anticonvulsivantes.[1,7]

O quadro clínico é amplo, podendo variar desde erupções morbiliformes e urticária até, em casos graves, lesões bolhosas que podem levar a necrose cutânea extensa. O diagnóstico varia conforme a patologia; já o tratamento, inclui, em todos os casos, a descontinuação do medicamento causador, associado a tratamentos específicos. As principais categorias das reações cutâneas adversas a medicamentos, bem como o quadro clínico, diagnóstico e tratamento, estão resumidos no Quadro 28-1.

URTICÁRIA AGUDA E CRÔNICA

A urticária se manifesta por meio de erupções cutâneas eritematosas e edematosas (Fig. 28-5), nor-

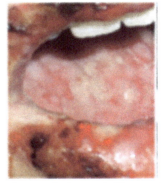

Fig. 28-3. Paciente com síndrome de Stevens-Johnson (SJS).[13]

Disponível em: https://bestpractice.bmj.com/topics/en gb/368?q=Common%20cutaneous%20drug%20reactions&c=suggest. Acesso em 8 jun 2024.

malmente pruriginosas, de surgimento abrupto e com cada lesão durando até 24 horas. A classificação da urticária depende da duração do episódio: urticária aguda se < 6 semanas; urticária crônica se > 6 semanas.

A forma aguda tem prevalência de 20% ao longo da vida, sendo mais comum em crianças e adolescentes. A etiopatogenia é predominantemente IgE mediada, envolvendo a liberação de mediadores vasoativos (como a histamina), por mastócitos e basófilos. A principal causa de urticária aguda na infância são quadros infecciosos. Frequentemente também de-

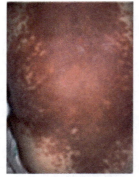

Fig. 28-4. Erupção cutânea difusa e confluente em paciente com DRESS.[14]

Disponível em: https://www.uptodate.com/contents/drug-reaction-with-eosinophilia-and-systemic-symptoms.dress?search=dress%20syndrome&source=search_result&selectedTitle=1%7E150&usage_type=default&display_rank=1. Acesso em 8 jun 2024.

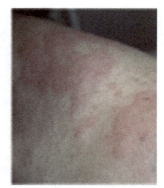

Fig. 28-5. Lesões típicas observadas nas urticárias aguda e crônica.[15]

Disponível em: https://bestpractice.bmj.com/topics/pt-br/844/images-and-videos. Acesso em 8 jun 2024.

sencadeada por alimentos, medicamentos, ferroadas de vespa, abelha ou formiga. O diagnóstico é iminentemente clínico. O tratamento inclui evitar gatilhos identificados e anti-histamínicos de 2ª geração; em casos graves, corticode sistêmico pode ser usado desde que por curto período.

Já a urticária crônica, pode ser classificada em espontânea (sem causa definida) ou induzida por fatores físicos (como frio, calor, pressão, esforço). Os fatores de risco envolvidos são condições autoimunes, história prévia de atopia, estresse crônico e exposição recorrente a estímulos físicos.[1,9,10] Para o diagnóstico, pode ser necessário um diário de sintomas para identificar gatilhos ocultos e testes de provocação física para urticária induzível. Exames laboratoriais podem ser indicados para a exclusão de doenças sistêmicas. O

MAPA MENTAL

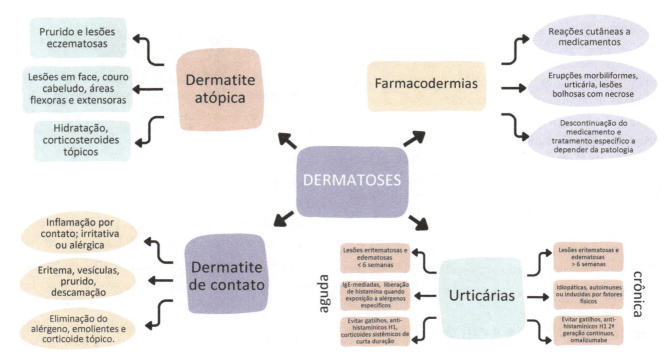

Fig. 28-6. Mapa mental para as dermatoses.

tratamento é feito com a suspensão de eventuais fatores desencadeantes, uso contínuo de anti-histamínicos de 2ª geração (em doses até quadruplicadas) e agentes imunomoduladores, como o omalizumabe.[1,9,10]

PONTOS-CHAVE

- A dermatite atópica (DA) é uma doença inflamatória crônica caracterizada por prurido intenso e lesões eczematosas, associada a condições alérgicas como asma e rinite. O principal tratamento consiste na hidratação da pele.
- A dermatite de contato (DC) resulta do contato com substâncias irritativas ou alergênicas, diagnosticada clinicamente e pelo teste de contato. O tratamento consiste na eliminação do agente causador e no uso de corticoide tópico.
- Farmacodermias são reações adversas a medicamentos, variando de erupções leves a condições graves como síndrome de Stevens-Johnson (SJS) e necrólise epidérmica tóxica (NET). A suspensão imediata de qualquer medicamento suspeito em casos de reações cutâneas graves é fundamental para prevenir complicações maiores.
- A urticária é uma erupção cutânea abrupta, classificada como aguda quando dura menos de seis semanas e crônica se persistir, com manejo focado na identificação e suspensão de gatilhos, além de anti-histamínicos de 2ª geração.

REFERÊNCIAS BIBLIOGRÁFICAS

1. Pastorino AC, Castro APBM, Carneiro-Sampaio M. Alergia e imunologia para o pediatra. 3. ed. São Paulo: Editora Manole; 2018.
2. Antunes AA, Solé D, et al. Guia prático de atualização em dermatite atópica - Parte I: etiopatogenia, clínica e diagnóstico. Posicionamento conjunto da Associação Brasileira de Alergia e Imunologia e da Sociedade Brasileira de Pediatria. Arquivos de Asma, Alergia e Imunologia [Internet]. 2017;1(2). Disponível em: https://www.sbp.com.br/fileadmin/user_upload/Consenso_-_Dermatite_Atopica_-_vol_1_n_2_a04__1_.pdf
3. Antunes AA, Solé D, et al. Guia prático de atualização em dermatite atópica - Parte II: abordagem terapêutica. Posicionamento conjunto da Associação Brasileira de Alergia e Imunologia e da Sociedade Brasileira de Pediatria. Arquivos de Asma, Alergia e Imunologia [Internet]. 2017;1(2). Disponível em: https://www.sbp.com.br/fileadmin/user_upload/Consenso_-_Dermatite_Atopica_-_vol_2_n_2_a04__1_.pdf
4. Prado E, Pastorino AC, et al. Dermatite atópica grave: guia prático de tratamento da Associação Brasileira de Alergia e Imunologia e Sociedade Brasileira de Pediatria. Arquivos de Asmas Alergia e Imunologia. 2022;6(4).
5. Severity Scoring of Atopic Dermatitis: The SCORAD Index. Dermatology. 1993;186(1):23-31.
6. Motta A, Aun M, et al. Dermatite de contato [Internet]. Rev. bras. alerg. imunopatol.; 2011. Disponível em: http://www.aaai-asbai.org.br/detalhe_artigo.asp?id=69. Acesso em 5 jun 2024.
7. Ensina LF, Rodrigues F, et al. Reações de hipersensibilidade a medicamentos. Rev Bras Alerg Imunolpatol. 2009;32(2).
8. Costa DL, Mutti D, Chiconini T, et al. Reação a drogas com eosinofilia e sintomas sistêmicos (DRESS): desafio no diagnóstico e tratamento. Arquivos de Asma, Alergia e Imunologia. 2023 Jan 1;7(2):163-70.
9. Zuberbier T, Abdul AH, et al. The international EAACI/GA2LEN/EuroGuiDerm/APAAACI guideline for the definition, classification, diagnosis, and management of urticaria. Allergy. 2021 Oct 20;77(3):734-66.
10. Fine LM, Bernstein JA. Guideline of Chronic Urticaria Beyond. Allergy, Asthma & Immunology Research. 2016;8(5):396.
11. Silverberg JI, Howe W. Atopic dermatitis (eczema): Pathogenesis, clinical manifestations, and diagnosis. [Internet]. UpToDate. 2024 [cited 2024 Jun 8]. Disponível em: https://bestpractice.bmj.com/topics/pt-br/87/criteria. Acesso em 8 jun 2024.
12. Tang GT, Nixon RL. Allergic contact dermatitis in children [Internet]. DermNet. 2020. Disponível em: https://dermnetnz.org/topics/allergic-contact-dermatitis-in-children. Acesso em 7 jun 2024.
13. Ardern-Jones M. Common cutaneous drug reactions. [Internet]. BMJ Best Practice. 2023. Disponível em: https://bestpractice.bmj.com/topics/en gb/368?q=Common%20cutaneous%20drug%20reactions&c=suggest. Acesso em 8 jun 2024.
14. Lee HY. Drug reaction with eosinophilia and systemic symptoms (DRESS) [Internet]. UpToDate. 2023 [cited 2024 Jun 8]. Disponível em: https://www.uptodate.com/contents/drug-reaction-with-eosinophilia-and-systemic-symptoms.dress?search=dress%20syndrome&source=search_result&selectedTitle=1%7E150&usage_type=default&display_rank=1. Acesso em 8 jun 2024.
15. Bernstein J. Urticária e angioedema [Internet]. BMJ Best Practice. 2023. Disponível em: https://bestpractice.bmj.com/topics/pt-br/844/images-and-videos. Acesso em 8 jun 2024.

Acesse aqui as respostas das questões norteadoras deste capítulo:

CAPÍTULO 29

Principais afecções dermatológicas na infância

Vivian Siqueira Martimiano | Selma Maria Furman Hélène

❖ OBJETIVOS DA APRENDIZAGEM

1. Organizar o raciocínio dermatológico a partir das características das lesões elementares.
2. Elaborar diagnósticos diferenciais com base na interpretação dos achados clínicos, topografias características e da prevalência das afecções dermatológicas na infância.

SEÇÃO 29.1 • IMPETIGO

CASO CLÍNICO

Paciente de 4 anos, sexo feminino, foi trazida ao pronto atendimento pelos pais com queixa de lesões cutâneas em rosto e extremidades (Fig. 29-1). Os pais relatam que a filha apresentou inicialmente uma lesão avermelhada no queixo há 1 semana, que progrediu para uma ferida de aspecto crostoso. As lesões começaram a progredir para regiões perioral e perinasal. Frequenta escola. Não houve febre, inapetência. Nega história de doenças crônicas ou episódios semelhantes.

- *Exame físico:* bom estado geral, anictérica, acianótica, afebril (temperatura axilar 36,8°C), eupneica.
- *Pele:* na região perioral e perinasal se observa presença de múltiplas lesões exulceradas recobertas por crosta de coloração amarelada, melicérica.
- Exame físico neurológico, cardiovascular, pulmonar e abdominal sem alterações relevantes.

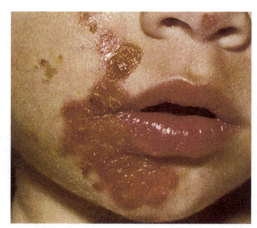

Fig. 29-1. Caso cínico.[1]

Disponível em: https://www.uptodate.com/contents/impetigo

Questões Norteadoras

1. Qual a principal hipótese?
2. Como ocorre a transmissão?
3. Como orientar a limpeza das lesões apresentadas? Quais outros cuidados são importantes?
4. É necessário antibiótico sistêmico ou quadro pode ser tratado com antibiótico tópico?

5. A criança pode retornar à escola enquanto estiver com as lesões?

INTRODUÇÃO

O impetigo é uma infecção bacteriana superficial da pele, contagiosa, que ocorre predominantemente em crianças de 2 a 5 anos, embora crianças de qualquer idade e adultos possam ser afetados.[2] É classificado como primário (invasão bacteriana direta de uma pele anteriormente normal) ou secundário (infecção em locais com trauma prévio: escoriações, picadas de inseto, eczema).[1] O impetigo é dividido entre bolhoso e não bolhoso.

IMPETIGO NÃO BOLHOSO

- É a forma mais comum de impetigo, responsável por 70% dos casos.[3]
- As lesões se iniciam como pápulas e progridem para vesículas circundadas por eritema, as vesículas se transformam em pústulas que se decompõem formando crostas espessas e aderentes de aspecto dourado, as chamadas "crostas melicéricas".[2-4] A evolução descrita das lesões costuma ocorrer em 1 semana.[3]
- As lesões costumam se localizar na face e nas extremidades. Lesões localizadas são mais comuns do que lesões múltiplas. Pode ocorrer linfadenopatia regional.[3]
- Causado por *Staphylococcus aureus* ou *Streptococcus pyogenes*, ou ambos.[3,5]

IMPETIGO BOLHOSO

- Apresenta bolhas grandes e flácidas com líquido amarelado claro que vai se tornando mais escuro e turvo. Quando se rompem, tais bolhas deixam uma crosta fina amarronzada ao redor da lesão central, chamado de "colarete" (Fig. 29-2).[3-5]
- Causado por cepas de *Staphylococcus aureus* que produzem uma toxina (toxina esfoliativa A) que causa perda de adesão celular na epiderme superficial.[3]

ECTIMA

Existe uma forma ulcerativa de impetigo chamada de ectima em que as lesões se estendem para epiderme e penetram profundamente na derme, tais úlceras perfuram e ficam cobertas por uma crosta amarelada circundada por margens violáceas elevadas (Fig. 29-3).[3,5]

DIAGNÓSTICO

- É um diagnóstico clínico. Culturas são geralmente desnecessárias, pode-se fazer coloração de Gram e cultura da secreção purulenta ou exsudato, para identificar se *Staphylococcus aureus* ou *Streptococcus pyogenes* é a causa, mas o tratamento pode ser iniciado sem esses exames em pacientes com apresentações clínicas típicas.[3,5]

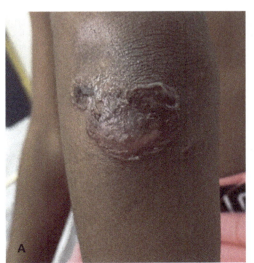 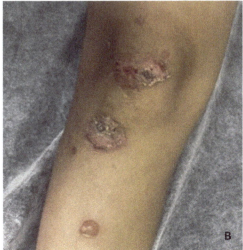

Fig. 29-2. (A,B) Impetigo bolhoso. (Fonte: Acervo pessoal dos autores.)

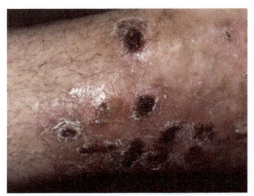

Fig. 29-3. Ectima: úlceras múltiplas com crostas aderentes.[1]
Disponível em: https://www.uptodate.com/contents/impetigo

TRATAMENTO

- O tratamento é feito com antibióticos tópicos ou sistêmicos, dependendo da extensão das lesões:[5]
- Terapia tópica:
  o Para lesões localizadas.
  o Benefícios da terapia tópica: menos efeitos colaterais e menos risco de resistência bacteriana em comparação à terapia sistêmica.
  o Mupirocina pomada é o agente de escolha, sendo recomendado aplicar 3 vezes ao dia durante 5-10 dias, outras opções incluem ácido fusídico e retapamulina.[1,5]

- Terapia sistêmica:
  o Para lesões numerosas ou extensas.
  o Cefalexina, via oral, por 7 dias.[5]
  o Em casos suspeitos ou confirmados de *Staphylococcus aureus* resistente à meticilina (MRSA), é recomendado também por 7 dias Doxiciclina, Clindamicina ou Sulfametoxazol/Trimetoprim.[1,5]

O retorno à escola pode ocorrer após 24 h da dose inicial de antibiótico, lesões com saída de secreção devem ser cobertas.[1]

- Outras medidas:
  o É importante realizar a limpeza e a remoção das crostas com água morna e sabão. A limpeza deve ser feita de 2 a 3 vezes por dia para prevenir a formação de novas crostas. A lavagem das mãos é importante para reduzir a propagação entre as crianças.[4]

GLOMERULONEFRITE PÓS-ESTREPTOCÓCICA

- Embora o impetigo seja geralmente uma condição leve e autolimitada, a conscientização e o

MAPA MENTAL

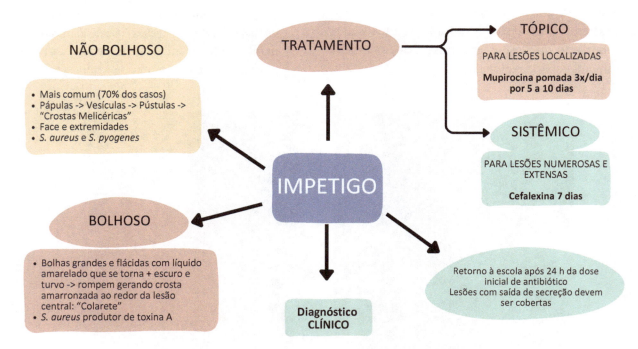

Fig. 29-4. Mapa mental para impetigo.

tratamento imediato são essenciais para prevenir essas complicações potencialmente graves, tais como a glomerulonefrite pós-estreptocócica – inflamação dos glomérulos renais que cursa com hematúria, edema e hipertensão. É uma das complicações mais graves, podendo ocorrer após infecção por *Streptococcus pyogenes*.[1,3]

SEÇÃO 29.2 • ESCABIOSE

CASO CLÍNICO

Um paciente, sexo masculino, 8 anos procura o pronto atendimento acompanhado pela mãe com queixa de prurido intenso há 2 semanas. A mãe refere que o filho começou inicialmente se queixando de prurido nas axilas, região interdigital das mãos, punhos e região inguinal, quando a mãe começou a notar pequenas lesões avermelhadas em sua pele (Fig. 29-5). Moram na casa o paciente, um irmão de 5 anos, a mãe e o pai, destes, apenas o irmão (com quem o paciente divide o quarto) apresenta sintomas de prurido e lesões de pele. As crianças frequentam a escola. Não há relato de febre ou de episódios prévios semelhantes.

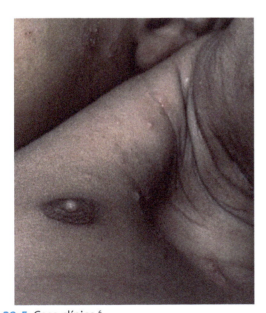

Fig. 29-5. Caso clínico.[6]

Disponível em: https://www.uptodate.com/contents/scabies-management. Acesso 15 maio 2024.

- *Exame físico:* bom estado geral, anictérico, acianótico, afebril (Temperatura axilar 36,6ºC), eupneico
- *Pele*: presença de múltiplas pápulas eritematosas recobertas por crostas hemáticas, algumas com aspecto tunelizado em punhos, região interdigital de mãos, axilas e região inguinal. Marcas de escoriação devido ao ato de coçar.
- Não há sinais de infecção secundária nas lesões.
- Exame físico neurológico, cardiovascular, pulmonar e abdominal sem alterações relevantes.

Questões Norteadoras

1. Qual a principal hipótese?
2. Como ocorre a transmissão? Quem da família deve ser tratado?
3. Quais outros cuidados são importantes?
4. Quais as opções de tratamento?
5. A criança pode retornar à escola enquanto estiver com as lesões?

INTRODUÇÃO

A escabiose, também conhecida como sarna humana, é uma infecção causada pelo ácaro *Sarcoptes scabiei*, transmitida por contato direto e caracterizada por prurido intenso, que geralmente é pior à noite, e erupções cutâneas.[7] As lesões são caracterizadas por pápulas eritematosas recobertas por crostas hemáticas com regiões de tunelização e vesículas. São encontradas predominantemente nos espaços interdigitais, punhos, região axilar, aréolas, abdome, nádegas e região genital.[4,7] Estudos mostram que a escabiose e o impetigo são problemas comuns em muitos países em desenvolvimento, afetando particularmente crianças e comunidades em áreas desfavorecidas e países tropicais.[8] Existe uma forma grave de escabiose chamada de sarna crostosa que ocorre em indivíduos imunocomprometidos e que pode-se apresentar com escamas espessas, crostas e fissuras.[4,7,9]

DIAGNÓSTICO

- O diagnóstico de escabiose é clínico,[4] mas pode-se apoiar na identificação dos ácaros e ovos no exame microscópico de raspados de pele. A hematoscopia também pode auxiliar na visualização dos ácaros e visualização dos trajetos que o ácaro faz na pele.[7]

TRATAMENTO

O tratamento de 1ª linha para escabiose inclui o creme tópico permetrina 5% ou ivermectina via oral:[7,9]

- *Permetrina creme 5%:* deve ser aplicada à noite da cabeça aos pés (evitando áreas de mucosas) deixando agir por 8 a 14 horas, por 3 a 4 dias seguidos, sendo lavada pela manhã. O processo deve ser repetido após 7 dias. O tratamento de escolha para crianças maiores de 2 meses e para grávidas.

Uma opção à permetrina para crianças menores de 2 meses inclui:

- *Enxofre precipitado (concentrações variam de 2 (lactentes) a 10%:* aplicado uma vez ao dia, no período noturno, durante 3 dias seguidos. Repete-se o processo após 7 dias.
- *Ivermectina via oral:* a dose é de 200 µg/kg e é administrada em 2 doses em 1 a 2 semanas. Não indicada para menores de 15 quilos e grávidas.

Para sarna crostosa utiliza-se uma combinação de terapia tópica com ivermectina oral. Os contatos próximos sintomáticos e assintomáticos também devem ser tratados para evitar a reinfestação.[9]

Outras Medidas

- *Tratamento do prurido:* o prurido pode persistir por até 4 semanas, seu tratamento deve ser feito com anti-histamínicos, geralmente anti-histamínicos não sedativos são preferidos durante o dia como loratadina, cetirizina e fexofenadina e à noite anti-histamínicos sedativos como hidroxizina e difenidramina.[7] Após a erradicação dos ácaros, corticosteroides tópicos de média ou alta potência podem ser utilizados para o controle

MAPA MENTAL

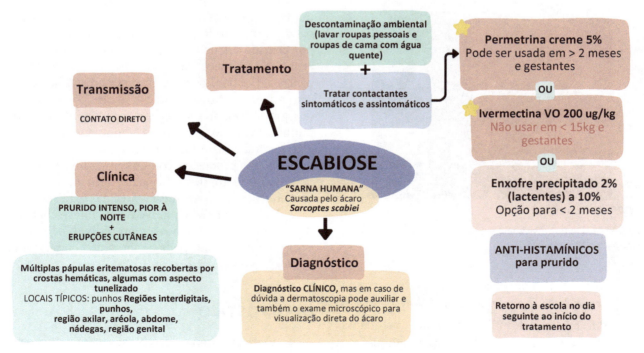

Fig. 29-6. Mapa mental para escabiose.

de prurido; glicocorticoides orais são reservados para casos graves e são prescritos geralmente por 1 a 2 semanas com redução gradual:[7]

- *Descontaminação ambiental:* é parte fundamental do tratamento e inclui a lavagem de roupas pessoais e roupas de cama com água quente e secagem com calor se possível.

COMPLICAÇÕES

São possíveis complicações da escabiose, as infecções secundárias estafilocócicas ou estreptocócicas como impetigo, ectima, paroníquia e furunculose.[7]

RESOLUÇÃO DO QUADRO

A cura clínica da escabiose ocorre quando o paciente deixa de apresentar prurido em 1 semana após o tratamento. Em caso de falha de tratamento, a opção ideal é verificar se todas as etapas foram seguidas e repetir o tratamento. A troca da droga por outra opção de 1ª linha pode ser cogitada, mas antes deve ser verificado se não houve falha nas etapas do tratamento da família e na descontaminação das roupas.

O retorno à escola pode ocorrer no dia seguinte ao início do tratamento. [7,10]

SEÇÃO 29.3 • OUTRAS AFECÇÕES DERMATOLÓGICAS MUITO FREQUENTES NA INFÂNCIA

PEDICULOSE

A pediculose, causada pela infestação por piolhos, apresenta prurido como sintoma mais comum. Os três tipos de pediculose são *pediculose capitis* (piolhos) (Fig. 29-7), *pediculose corporis* (piolhos corporais) e pediculose púbica: piolhos em região pubiana que podem atingir os pelos axilares, do tronco, das coxas e até das sobrancelhas e dos cílios.[4] A infestação por piolhos é diagnosticada pelo encontro de pelo menos um piolho vivo na inspeção visual.[11] Encontrar apenas lêndeas (ovos de piolhos que podem ou não ser viáveis) no exame não é suficiente para indicar a infestação atual, pois as lêndeas podem permanecer no cabelo durante meses após o tratamento, além disso, as lêndeas podem ser confundidas com caspa, restos de *spray* de cabelo ou partículas de sujeira.[11] Piolhos não podem pular nem voar,[12] a transmissão se dá por contato direto, a transmissão por fômite também pode ocorrer por meio de bonés, headphones e pentes compartilhados.

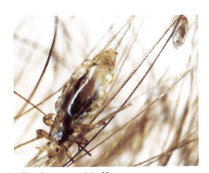

Fig. 29-7. Pediculose capitis.[13]

Disponível em: https://www.uptodate.com/contents/pediculosis-capitis. Acesso em 19 maio de 2024.

Considerações gerais e tratamento

- *Pediculose capitis (Pediculus humanus capitis):* as crianças com *pediculose capitis* após instituição do tratamento não precisam ser excluídas da escola. Os membros da família e os contatos próximos devem ser examinados quanto à infestação e devem receber tratamento caso sejam diagnosticados.[13] As opções de tratamento de primeira linha para *pediculose capitis* incluem xampu tópico de permetrina 1% e piretrina com butóxido de piperonila. Outras opções incluem malatião e ivermectina tópica.[11] Pentear o cabelo úmido é uma opção não farmacológica principalmente em crianças menores de 2 anos.[11]

- *Pediculose corporis (Pediculus humanus humanus):* ao contrário da pediculose capitis, o *Pediculus humanus humanus* vive nas roupas e põe ovos ao longo das costuras das roupas, em vez de residir no hospedeiro humano, utilizando-o apenas para se alimentar.[14] A pediculose corporis é mais prevalente em locais onde a pobreza, a aglomeração e o acesso limitado às necessidades de higiene pessoal favorecem a propagação e multiplicação do parasita.[11,14] O manejo envolve principalmente a melhoria da higiene pessoal e a lavagem de roupas e roupas de cama infestadas. A terapia tópica pode ser usada, mas a descontaminação ambiental é crucial.

- *Pediculose púbis (Phthirus pubis):* geralmente é transmitido durante o contato sexual, os indivíduos com pediculose púbica devem ser examinados para outras doenças sexualmente transmissíveis, embora a maioria das crianças com pediculose ciliar adquira a infestação por meio de contacto não sexual, a possibilidade de abuso sexual deve ser considerada.[15] Os pediculicidas tópicos são os principais tratamentos para a pediculose púbica. A ivermectina oral (250 μg/kg, repetida em 7-14 dias) é outra opção, especialmente em casos de resistência.[11]

MILIÁRIA

Trata-se de um distúrbio das glândulas sudoríparas écrinas, onde ocorre bloqueio do ducto sudoríparo écrino,[4] situação que ocorre em condições quentes e úmidas. É classificada em 3 tipos principais com base no nível de obstrução dos ductos sudoríparos:[16]

- *Miliária cristalina:* vesículas claras e não inflamatórias que se assemelham a gotas de orvalho na pele (Fig. 29-8A). É a forma mais branda e costuma afetar neonatos.
- *Miliária rubra:* é o tipo mais comum e se apresenta com pápulas e vesículas eritematosas acompanhadas de prurido (Fig. 29-8B).
- *Miliária profunda:* é menos comum e se apresenta com pápulas firmes da cor da pele que posem causar anidrose e intolerância ao calor (Fig. 29-8C).

Diagnóstico

É principalmente clínico, baseado no aspecto característico das lesões e na história de exposição do paciente ao calor e à umidade. Em casos ambíguos uma biópsia de pele pode confirmar o diagnóstico demonstrando obstrução dos ductos sudoríparos e alterações inflamatórias associadas.[16]

Tratamento

A miliária é geralmente autolimitada e os sintomas geralmente desaparecem com modificações ambientais.[4] Logo, o tratamento se concentra na redução da transpiração e no resfriamento da pele.

- *Medidas ambientais:* é aconselhado que os pacientes permaneçam em ambientes arejados e utilizem roupas largas e roupas que facilitem a transpiração.[4]
- *Terapias tópicas:* corticosteroides leves podem ser utilizados para reduzir a inflamação na miliária rubra.[4] Em casos de infecção secundária, antibióticos sistêmicos devem ser empregados, além disso, anti-histamínicos podem ajudar a aliviar o prurido.[16]

MOLUSCO CONTAGIOSO

O molusco contagioso é uma infecção viral benigna causada pelo vírus do molusco contagioso (MCV), um membro da família Poxviridae. Afeta principalmente crianças, adultos sexualmente ativos e indivíduos imunocomprometidos.[4,17]

É caracterizado por pápulas discretas, lisas, da cor da pele e em forma de cúpula, com umbilicação central (Fig. 29-9). Essas lesões geralmente são assintomáticas, mas ocasionalmente podem causar coceira, dor ou in-

 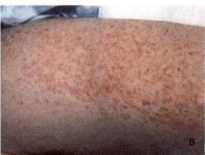 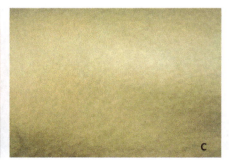

Fig. 29-8. (**A**) Miliária cristalina. (**B**) Miliária rubra. (**C**) Miliária profunda.[16]

Disponível em: https://www.uptodate.com/contents/miliaria. Acesso em 13 maio 2024.

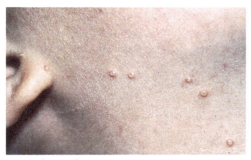

Fig. 29-9. Molusco.[17]

Disponível em: https://www.uptodate.com/contents/molluscum-contagiosum. Acesso em 13 maio 2024.

fecção bacteriana secundária. As lesões são comumente encontradas no tronco, face e extremidades em crianças, e na área genital em adultos sexualmente ativos. Em pacientes imunocomprometidos, as lesões podem ser mais extensas.[4] Como muitos vírus da família dos poxvírus, o MCV é transmitido por contato direto pele a pele e, portanto, pode ocorrer em qualquer parte do corpo, além disso o vírus pode ser transmitido por autoinoculação, coçando ou tocando uma lesão.[17]

Diagnóstico

- O diagnóstico é principalmente clínico, com base no aspecto característico das lesões. A dermatoscopia pode auxiliar no diagnóstico, revelando umbilicação central e núcleo branco. Em casos ambíguos, o exame histológico pode confirmar o diagnóstico clínico.[17]

Tratamento

- Embora seja uma infecção viral autolimitada, o tratamento pode ser realizado para prevenir a autoinoculação ou para reduzir a transmissão. A escolha do tratamento deve ser individualizada com base na idade do paciente, número e localização da lesão e preferência do paciente/pais. Existem diversas modalidades de tratamento:[4,17]
    - *Métodos mecânicos:* crioterapia, curetagem.
    - *Tratamentos químicos:* hidróxido de potássio, cantaridina.
    - *Agentes antivirais:* cidofovir – reservado para casos graves em pacientes imunocomprometidos.

VERRUGA VIRAL

As verrugas virais são proliferações epidérmicas benignas causadas pela infecção pelo papilomavírus humano (HPV). As manifestações clínicas mais comuns da infecção pelo HPV são as verrugas (verrugas).[18] Podem ocorrer em qualquer idade, mas são mais comuns em crianças e adolescentes. A transmissão é indireta ou direta, sobretudo pela exposição em recintos esportivos, piscinas, praias e outros locais; são autoinoculáveis.[4] As manifestações clínicas das verrugas virais incluem:[4]

- *Verrugas comuns* (verruca vulgaris): são as mais comuns. São pápulas ou nódulos de consistência firme, hiperqueratótica, com superfície dura. São observados com frequência pontos escuros que correspondem às alças capilares trombosadas (Fig. 29-10).
- *Verrugas plantares* (**verruca plantaris**): conhecidas popularmente como "olho de peixe", são encontradas nas solas dos pés e podem ser dolorosas pois, devido à pressão, a proliferação epitelial penetra na derme.
- *Verrugas planas* (**verruca plana**): são mais lisas e menores, ocorrendo frequentemente na face e nas extremidades.

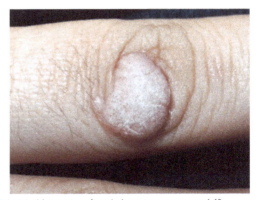

Fig. 29-10. *Verruca vulgaris* (verruga comum).[18]

Disponível em: https://www.uptodate.com/contents/cutaneous-warts-common-plantar-and-flat-warts. Acesso em 31 maio 2024.

Tratamento

Existem diversas modalidades de tratamento para verrugas cutâneas, que podem ser amplamente categorizadas em abordagens destrutivas, antimitóticas e imunoterapêuticas:[19,20]

- *Métodos destrutivos:* incluem a aplicação de ácido salicílico, crioterapia com nitrogênio líquido, terapia a *laser* e remoção cirúrgica. O ácido salicílico é frequentemente utilizado como tratamento de primeira linha devido à sua facilidade de uso e perfil de segurança, especialmente em crianças. A crioterapia é mais eficaz, mas está associada a maiores riscos de dor e formação de bolhas.

- *Agentes antimitóticos:* são usados com menos frequência devido aos seus potenciais efeitos colaterais – caso da podofilina, uma reação inflamatória intensa com formação de bolhas, que pode ser muito dolorosa – e no caso da bleomicina uma dor intensa no momento da injeção que pode se prolongar até 48h depois.
- *Imunoterapia:* a imunoterapia intralesional visa estimular a imunidade celular para aumentar o reconhecimento e eliminação do HPV. As taxas de aprovação variam entre as diferentes modalidades e muitos estudos têm um número pequeno de crianças.

PICADA DE INSETO

Os casos clínicos de picadas de insetos normalmente apresentam reações localizadas, que podem variar dependendo da espécie de inseto envolvida.[21,22] As manifestações clínicas comuns incluem pápulas rosadas pruriginosas, eritema e inchaço localizado. Insetos específicos podem causar padrões característicos: picadas de pulgas geralmente ocorrem nos tornozelos e picadas de mosquitos na pele exposta.[22]

Reações graves, como a "síndrome de Skeeter" causada por picadas de mosquito, podem apresentar febre, inchaço e eritema significativos, às vezes exigindo corticosteroides sistêmicos como a prednisona.[22] As reações sistêmicas, embora raras, podem incluir anafilaxia, particularmente com picadas de Hymenoptera (p. ex.: abelhas), a Academia Americana de Alergia, Asma e Imunologia (AAAAI), o Colégio Americano de Alergia, Asma e Imunologia (ACAAI) e o Conselho Conjunto de Alergia, Asma e Imunologia recomendam o tratamento de reações sistêmicas agudas com epinefrina injetável, terapia de suporte e transporte para um pronto-socorro.[23]

Tratamento

O tratamento para a maioria das picadas de insetos é sintomático. Os anti-histamínicos são comumente usados para controlar o prurido, e as compressas frias podem ajudar a reduzir a dor e o inchaço locais.[22] Em casos de grandes reações locais, um ciclo curto de corticosteroides orais pode ser benéfico.[23] Para prevenção, recomenda-se o uso de roupas de proteção e repelentes de insetos.

PONTOS-CHAVE

- O diagnóstico de afecções dermatológicas pediátricas requer uma abordagem sistemática e detalhada, considerando a história clínica, exame físico e, quando necessário, exames complementares.
- A coleta de uma história clínica abrangente é essencial. Isso inclui a duração e evolução das lesões, fatores desencadeantes, história familiar de doenças dermatológicas, e possíveis exposições a alérgenos ou irritantes
- A inspeção de todo o corpo é crucial para identificar padrões de distribuição e características específicas das lesões. O exame físico deve ser minucioso, utilizando terminologia adequada para descrever as lesões.
- A dermatoscopia pode ser uma ferramenta valiosa para avaliar lesões cutâneas em crianças, permitindo a visualização de estruturas morfológicas que não são visíveis a olho nu. Isso é particularmente útil em condições infecciosas e inflamatórias, como escabiose e molusco contagioso.
- Focar nas condições dermatológicas mais comuns pode reduzir encaminhamentos desnecessários. As condições mais frequentemente encontradas incluem impetigo, escabiose, molusco contagioso, verrugas virais e picada de inseto.
- Conhecer a epidemiologia das afecções dermatológicas pediátricas segue como guia de raciocínio clínico para elencar diagnósticos diferenciais e estabelecer o tratamento correto.
- Fazer a educação dos pais com as opções de tratamento e medidas preventivas é fundamental para o tratamento eficaz e para impedir a disseminação das afecções dermatológicas pediátricas.

REFERÊNCIAS BIBLIOGRÁFICAS

1. Larry M Baddour MFF. Impetigo - UpToDate. [cited 2024 May 14]; Disponível em: https://www.uptodate.com/contents/impetigo

2. Cole C, Gazewood J. Diagnosis and Treatment of Impetigo [Internet]. 2007. Disponível em: www.aafp.org/afp.
3. Hartman-Adams H, Banvard C, Juckett G. Impetigo: Diagnosis and Treatment [Internet]. Vol. 90. 2014. Disponível em: www.aafp.org/afp.
4. Rivitti EA. Manual de Dermatologia Clínica de Sampaio e Rivitti. 4. ed. Rivitti EA, editor. 2014.
5. Stevens DL, Bisno AL, Chambers HF, Dellinger EP, Goldstein EJC, Gorbach SL, et al. Practice guidelines for the diagnosis and management of skin and soft tissue infections: 2014 update by the infectious diseases society of America. Vol. 59, Clinical Infectious Diseases. Oxford University Press; 2014.
6. Beth G Goldstein, Adam O Goldstein. Scabies: Management - UpToDate [Internet]. 2024. Disponível em: https://www.uptodate.com/contents/scabies-management. Acesso 15 maio 2024.
7. Beth G Goldstein, Adam O Goldstein. Scabies: Epidemiology, clinical features, and diagnosis [Internet]. 2024. Disponível em: https://www.uptodate.com/contents/scabies-epidemiology-clinical-features-and-diagnosis. Acesso 14 maio 2024.
8. Romani L, Steer AC, Whitfeld MJ, Kaldor JM. Prevalence of scabies and impetigo worldwide: A systematic review. Vol. 15, The Lancet Infectious Diseases. Lancet Publishing Group; 2015. p. 960-7.
9. Salavastru CM, Chosidow O, Boffa MJ, Janier M, Tiplica GS. European guideline for the management of scabies. J Eur Academy Dermatol Venereol. 2017 Aug 1;31(8):1248-53.
10. About Scabies - CDC: Centers for Disease Control and Prevention [Internet]. Disponível em: https://www.cdc.gov/scabies/about/#cdc_disease_basics_prevention-prevention
11. Gunning K, Pippitt K, Kiraly B, Sayler M. Pediculosis and Scabies: A Treatment Update [Internet]. Vol. 86. 2012. Disponível em: www.aafp.org/afpAmericanFamilyPhysician535
12. Frankowski BL, Bocchini JA, Murray RD, Grant LM, Magalnick H, Roland MM, et al. Clinical report - Head lice. Vol. 126, Pediatrics. 2010. p. 392-403.
13. Adam O Goldstein, Beth G Goldstein. Pediculosis capitis [Internet]. 2024. Disponível em: https://www.uptodate.com/contents/pediculosis-capitis. Acesso em 19 maio de 2024.
14. Adam O Goldstein, Beth G Goldstein. Pediculosis corporis [Internet]. 2024. Disponível em: https://www.uptodate.com/contents/pediculosis-corporis. Acesso em 19 maio de 2024.
15. Adam O Goldstein, Beth G Goldstein. Pediculosis pubis and pediculosis ciliaris [Internet]. 2024 [cited 2024 May 29]. Disponível em: https://www.uptodate.com/contents/pediculosis-pubis-and-pediculosis-ciliaris. Acesso em 29 maio 2024.
16. Jami L Miller. Miliaria - UpToDate. Disponível em: https://www.uptodate.com/contents/miliaria. Acesso em 13 maio 2024.
17. Stuart N Isaacs. Molluscum contagiosum - UpToDate. Disponível em: https://www.uptodate.com/contents/molluscum-contagiosum. Acesso em 13 maio 2024.
18. Beth G Goldstein, Adam O Goldstein, Rachael Morris-Jones. Cutaneous warts (common, plantar, and flat warts) [Internet]. 2024. Disponível em: https://www.uptodate.com/contents/cutaneous-warts-common-plantar-and-flat-warts. Acesso em 31 maio 2024.
19. Sterling JC, Gibbs S, Haque Hussain SS, Mohd Mustapa MF, Handfield-Jones SE. British Association of Dermatologists' guidelines for the management of cutaneous warts 2014. Vol. 171, British Journal of Dermatology. Blackwell Publishing Ltd; 2014. p. 696-712.
20. Soenjoyo KR, Chua BWB, Wee LWY, Koh MJA, Ang S Bin. Treatment of cutaneous viral warts in children: A review. Vol. 33, Dermatologic Therapy. Blackwell Publishing Inc.; 2020.
21. Jerome Goddard, Patricia H Stewart. Insect and other arthropod bites [Internet]. 2024. Disponível em: https://www.uptodate.com/contents/insect-and-other-arthropod-bites. Acesso em 17 maio 2024.
22. Juckett G. Arthropod Bites [Internet]. Vol. 88. 2013. Disponível em: www.aafp.org/afpAmericanFamilyPhysician841
23. Golden DBK, Moffitt J, Nicklas RA, Freeman T, Graft DF, Reisman RE, et al. Stinging insect hypersensitivity: A practice parameter update 2011. J Allergy Clinical Immunol. 2011;127(4).

Acesse aqui as respostas das questões norteadoras deste capítulo:

CAPÍTULO 30

Diagnósticos diferenciais de púrpura na infância

Vivian Siqueira Martimiano | Selma Maria Furman Hélène

❖ OBJETIVOS DA APRENDIZAGEM

1. Organizar o raciocínio dermatológico a partir do padrão das lesões purpúricas.
2. Elaborar diagnósticos diferenciais das lesões purpúricas com base na interpretação dos achados de exame físico e laboratoriais.

CASO CLÍNICO

Paciente de 6 anos de idade, sexo masculino, dá entrada no pronto atendimento acompanhado pela mãe com queixa de aparecimento, há 1 semana, de erupções cutâneas avermelhadas nos membros inferiores (Fig. 30-1). Refere também quadro de dor e inchaço em ambos os tornozelos e dor abdominal em cólica que não cessa com analgésicos e anti-inflamatórios há 3 dias. Nega náuseas ou vômitos. Nega febre no período. Hábito intestinal preservado. Diurese sem alterações. Nega sangramento geniturinário ou gastrointestinal. Nega alteração de ingesta alimentar ou hídrica. Nega impossibilidade de deambular devido ao edema em tornozelos. Nega histórico de doenças crônicas ou episódios semelhantes.

- *Exame físico:* bom estado geral, anictérico, acianótico, afebril (temperatura axilar 36,8ºC), eupneico.

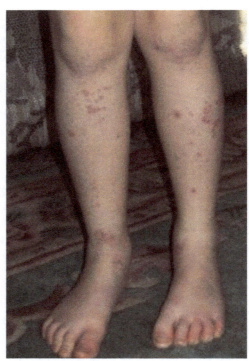

Fig. 30-1. Caso clínico.[1]

Disponível em: https://www.uptodate.com/contents/iga-vasculitis-henoch-schonlein-purpura-clinical-manifestations-and-diagnosis. Acesso em 14 maio de 2024.

- *Abdominal:* abdome flácido, ruídos hidroaéreos presentes, doloroso difusamente à palpação profunda, sem visceromegalias palpáveis, sem sinais de peritonite.

- *Pele:* acometimento simétrico de membros inferiores com petéquias e púrpura palpável, associadas a pápulas eritematosas.
- *Extremidades:* edema 1+/4+ bilateralmente em tornozelos. Sem sinais de trombose venosa profunda.
- Exame físico neurológico, cardiovascular e pulmonar sem alterações relevantes.
- *Exames complementares:* hemograma: Hb 12,5g/dL Ht 38%, leucócitos 11.5000/mm³ Plaquetas 350.000/mm³.
- *Urina I:* hematúria microscópica, sem proteinúria.
- *Função renal:* creatinina 0,6 mg/dL Ureia 28.
- *PCR:* 20 mg/L.
- *Ultrassom de abdome:* sem anormalidades.

Questões Norteadoras

1. Após anamnese inicial e exame físico, qual a principal hipótese diagnóstica?
2. Quais dados da história clínica não podem deixar de ser questionados e avaliados?
3. Cite 1 diagnóstico diferencial.
4. São necessários exames complementares iniciais? Se sim, quais?
5. Qual a conduta diante do caso descrito?

PÚRPURA DE HENOCH-SCHÖNLEIN – VASCULITE POR IgA

A vasculite por imunoglobulina A (IgA) também chamada de púrpura de Henoch-Schönlein é a vasculite mais comum na faixa etária pediátrica.[2,3] A preferência atual pelo nome vasculite por IgA decorre do fato de que os depósitos anormais de IgA na parede dos pequenos vasos (capilares, vênulas ou arteríolas) é a característica fisiopatológica da doença.[3] Apesar de ocorrer em qualquer idade, a incidência da vasculite por IgA é de 3 a 27 casos por 100.000 crianças,[4] com predomínio no sexo masculino[1,5] e aproximadamente 90% dos casos ocorrem em crianças entre 2 e 10 anos de idade, com pico de incidência entre 4 e 7 anos.[2]

Em crianças a doença é tipicamente autolimitada e existe uma predileção pelo envolvimento da pele e trato gastrodigestório, além da presença de artrite e acometimento renal. Estas manifestações clínicas podem-se desenvolver ao longo de dias a semanas, e variam na sua ordem de apresentação.[1] Embora fatores imunológicos, genéticos e ambientais desempenhem papel na doença, a fisiopatologia exata da vasculite por IgA permanece desconhecida, ocorrendo glicosilação anormal de IgA1, sendo um fenômeno definidor da doença.[3,4] Estudos também indicam que infecções do trato respiratório superior precedem a maioria dos casos da doença, o que explicaria o predomínio dos casos na infância.[2,4,6]

Os critérios mais recentes da vasculite por IgA foram desenvolvidos pela European League Against Rheumatism (EULAR) em conjunto com a Paediatric Rheumatology International Trials Organisation (PRINTO) e, posteriormente, validados em conjunto com a Paediatric Rheumatology European Society (PRES)[7] – (Quadro 30-1). De acordo com esses critérios, um paciente é classificado como portador de vasculite por IgA quando há a presença de púrpura (comumente palpável e em aglomerados) ou petéquias, com predomínio de membros inferiores sem trombocitopenia ou coagulopatia, acrescido de um dos 4 critérios a seguir: 1) dor abdominal (geralmente difusa e com início agudo); 2) histopatologia mostrando vasculite leucocitoclástica ou glomerulonefrite proliferativa, com deposição de IgA; 3) artrite ou artralgia (início agudo); 4) envolvimento renal (proteinúria, hematúria). Tais critérios apresentam 100% de sensibilidade e 87% de especificidade.[7]

A erupção cutânea é o achado principal[5] e costuma iniciar com petéquias ou púrpura palpável que começam quase exclusivamente nos membros inferiores e nos glúteos; embora a erupção possa acometer braços e, menos comumente, tronco.[2] Pápulas eritematosas também podem ocorrer, além de áreas de hematomas, geralmente entremeados com a púrpura, e mais raramente lesões necróticas ou bolhas.[2,4,6] As lesões cutâneas regridem em 10 a 14 dias e o prurido é mínimo ou ausente.[5]

Os sintomas articulares ocorrem em 60 a 84% dos pacientes[5] e, geralmente, se manifestam como uma poliartralgia migratória ou transitória, com envolvimento de grandes articulações, geralmente tornozelos e joelhos, mas mãos e pés também podem ser afetados.[1,2] Pode ocorrer edema e aumento da sensibilidade periarticular, com limitação de movimento (crianças mais novas podem ter dificuldade para deambular), sendo incomum derrame articular, eritema ou calor local que, em geral, desaparecem sem causar sequelas.[1,2,5]

Quadro 30.1. Critérios Classificatórios EULAR/PRINTO/PRES para vasculite por IgA [7]

Critério	Descrição	S (%)	E (%)
Púrpura (critério obrigatório)	Púrpura (comumente palpável e em aglomerados) ou petéquias, com predomínio em membros inferiores, sem relato de trombocitopenia	89	86
Dor abdominal	Dor em cólica abdominal difusa com início agudo avaliada pela história e exame físico. Pode incluir intussuscepção e sangramento gastrointestinal	61	64
Histopatologia	Vasculite tipicamente leucocitoclástica com depósito predominante de IgA ou glomerulonefrite proliferativa com depósito predominante de IgA	93	89
Artrite ou artralgia	Artrite de início agudo definida como inchaço ou dor nas articulações com limitação de movimento ou Artralgia de início agudo definida como dor articular sem inchaço articular ou limitação de movimento	78	42
Envolvimento renal	Proteinúria > 0,3 g/24 h ou > 30 mmol/mg de relação albumina/creatinina na urina em uma amostra matinal pontual. Hematúria ou cilindros de glóbulos vermelhos: > 5 glóbulos vermelhos/campo de grande aumento ou cilindros de glóbulos vermelhos no sedimento urinário ou ≥ 2+ na fita reagente	33	70
Critérios Classificatórios EULAR/PRINTO/PRES		100	87

EULAR/PRINTO/PRES: European League Against Rheumatism/Paediatric Rheumatology International Trials Organization/ Paediatric Rheumatology European Society. S: sensibilidade; E: especificidade.

O acometimento gastrointestinal ocorre em 35 a 85% dos casos[5] e os sintomas variam de leves como náuseas, vômitos, dor abdominal e íleo paralítico transitório a sintomas mais significativos como hemorragia gastrointestinal, isquemia e intussuscepção intestinal.[1,5] A dor gastrointestinal associada à IgAV é causada por hemorragia submucosa e edema.[1]

O acometimento renal ocorre em 20-55% dos pacientes,[2] sendo a hematúria com ou sem cilindros de glóbulos vermelhos a apresentação mais comum.[2,4] Proteinúria leve ou ausente também pode ocorrer, já proteinúria na faixa nefrótica, creatinina sérica elevada e/ou hipertensão estão presentes na minoria de pacientes.[1,2] Esses achados, bem como a coexistência de hematúria e proteinúria, estão associados a um risco aumentado de doença progressiva, que ocorre com maior frequência em adultos.[1]

Em relação aos exames complementares, hemograma completo, marcadores inflamatórios e urinálise são inespecíficos para a doença. Pode haver anemia normocrômica devido ao sangramento gastrointestinal (oculto ou evidente). A vasculite por IgA após infecções bacterianas, pode cursar com leucocitose e marcadores inflamatórios elevados. O coagulograma e as plaquetas são geralmente normais e o exame de urina inicial costuma ser normal, embora hematúria e, por vezes, proteinúria possam aparecer com o tempo. A ultrassonografia abdominal está indicada em pacientes com dor abdominal intensa. A importância se dá para excluir diagnósticos diferenciais, por exemplo, púrpuras que cursam com plaquetopenia e para acompanhar função renal. Neste último caso, a biópsia renal pode ser indicada.[1] O achado da biópsia que confirma diagnóstico é uma vasculite leucocitoclástica com predomínio de depósito de IgA.[2,5]

O tratamento da vasculite por IgA é com base em terapia de suporte[4,8] que inclui: hidratação adequada, repouso e alívio sintomático da dor, pois a maior parte dos pacientes se recuperará espontaneamente e pode ser tratado em regime ambulatorial.[8] Repouso e elevação da área afetada ajudam a aliviar o edema articular. Nos casos de dor articular/abdominal são utilizados analgésicos e anti-inflamatórios não esteroidais (AINEs).[4,8] É importante lembrar que os AINEs podem ser contraindicados em caso de sangramento gastrointestinal ativo ou glomerulonefrite, devido aos seus efeitos nas plaquetas e na perfusão renal.[8]

O uso de glicocorticoides está indicado em pacientes com sintomas como redução na ingestão, dificuldade de deambulação ou atividades diárias, acometimento de pele extenso[4] ou, que necessitem de hospitalização.

Para pacientes que toleram medicamento via oral é sugerido prednisona 1-2 mg/kg/dia, na dose máxima de 60-80mg/dia, e para os que não toleram medicamento via oral é indicado metilprednisolona endovenosa (0,8-1,6 mg/kg/dia, na dose máxima de 64 mg/dia).[8]

As indicações de hospitalização são: pacientes impossibilitados de manter hidratação oral, pacientes com sangramento gastrointestinal significativo, dor abdominal intensa, alterações do estado mental, envolvimento articular grave que limita a deambulação e/ou autocuidado, ou evidência de doença renal significativa (creatinina elevada, hipertensão ou proteinúria).[8)]

A vasculite por IgA apresenta bom prognóstico a curto e longo prazo. Na ausência de doença renal significativa, o episódio inicial costuma desaparecer dentro de um mês.[8]

BÔNUS: RELEMBRANDO AS LESÕES ELEMENTARES

As **lesões purpúricas** resultam do extravasamento de hemácias na derme, portanto não desaparecem à digitopressão ou vitropressão.[5,6] Por serem resultado da presença de hemoglobina na derme, sofrerão as modificações progressivas que este pigmento passa e, assumirão, inicialmente, coloração arroxeada e, posteriormente, verde-amarelada.[5] As lesões purpúricas podem ser classificadas de acordo com o tamanho,[5] sendo:

1. *Petéquias*: lesões purpúricas com até 1 cm de tamanho.
2. *Equimoses*: as maiores de 1 cm de tamanho, decorrentes de extravasamentos maiores de sangue.

Em alguns casos, a púrpura pode ser sensível ou dolorosa. As pápulas purpúricas também são chamadas de púrpura palpável.[9]

DIAGNÓSTICOS DIFERENCIAIS

Trauma

O trauma é a etiologia mais comum de púrpura (especialmente equimoses e petéquias) em crianças.[9] Suspeitar de abuso infantil se petéquias e hematomas forem generalizados ou encontrados em áreas do corpo normalmente não sujeitas a lesões,[6] ou seja, o mais importante é distinguir lesões causadas por trauma não intencional de abuso infantil. Os hematomas são a característica mais comum do abuso físico em crianças (Fig. 30-2). A seguir algumas características que ajudam a distinguir trauma não intencional de abuso:[9]

1. *Trauma não intencional:*
   - Faces extensoras das pernas, em proeminências ósseas, incluindo joelhos e cotovelos e na testa.
   - Petéquias associadas a trauma podem estar adjacentes a hematomas ou podem ocorrer isoladamente nos locais do trauma.
2. *Trauma intencional (abuso infantil):*
   - Qualquer hematoma em bebês com menos de 6 meses de idade.
   - Tronco, nádegas, orelha, pescoço, ângulo da mandíbula, pálpebra, bochecha.
   - Hemorragias subconjuntivais.
   - Marcas de cinto, mão, mordidas.

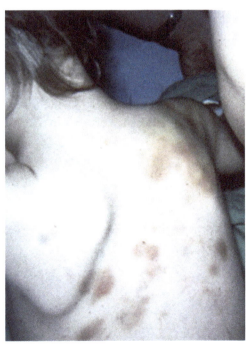

Fig. 30-2. Abuso infantil.[9]

Disponível em: https://www.uptodate.com/contents/purpuric-skin-lesions-petechiae-purpura-and-ecchymoses-in-children-causes. Acesso em 14 maio 2024.

Trombocitopenia Imune

A trombocitopenia imune, anteriormente conhecida como púrpura trombocitopênica idiopática/imunológica (PTI) é caracterizada por trombocitopenia isolada: plaquetas < 100.000/microL com contagem de leucócitos, hemoglobina e esfregaço de sangue normais, em uma criança que se apresenta com petéquias, hematomas e/ou sangramentos em bom estado geral (Fig. 30-3).[10]

Pode ser classificada em primária, quando ocorre na ausência de outras causas ou distúrbios que possam estar associados à trombocitopenia, ou secundária, quando há uma causa subjacente, ou seja, induzida por medicamentos ou associada a doença sistêmica, como doenças autoimunes, infecções e imunodeficiências.[11]

Na suspeita de PTI, é importante solicitar hemograma completo, esfregaço de sangue periférico, contagem de reticulócitos, tipagem sanguínea e coombs direto. A maior parte dos pacientes apresenta sangramento mucocutâneo nasal, oral, trato geniturinário e gastrointestinal mínimo (petéquias, púrpuras, equimoses). Raramente ocorrem sangramentos graves com desfecho fatal. Pacientes com contagem de plaquetas inferior a 10.000/mm³ possuem maior probabilidade de sangramento de mucosa e hemorragia intracraniana, menos de 1% dos pacientes.[11]

Apesar dos sintomas cutâneos e do sangramento, não há sintomas sistêmicos. Caso ocorram sintomas como febre, dor óssea e articular, anorexia e perda de peso, além de história familiar de sangramento ou estiverem presentes achados no exame físico como linfonodomegalia, esplenomegalia ou hepatomegalia, é necessário buscar diagnósticos diferenciais de trombocitopenia.[11]

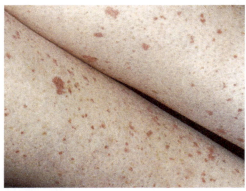

Fig. 30-3. PTI.[11]

Disponível em: https://www.uptodate.com/contents/immune-thrombocytopenia-itp-in-children-clinical-features-and-diagnosis. Acesso em 6 jun 2024.

Infecções

Na criança com febre e lesões purpúricas é imprescindível pensar em diagnósticos diferenciais infecciosos como meningococcemia (infecção por *Neisseria meningitidis*) – (Fig. 30-4) e infecções por *Streptococcus pneumoniae* e *Streptococcus do grupo A*.[9] Sepse e coagulação intravascular disseminada (CIVD) também entram nos diferenciais da criança gravemente enferma que se apresenta com púrpura. Reconhecer rapidamente esses diagnósticos permite instituir tratamento precoce e modificar desfechos desfavoráveis.

Infecções virais causadas por Parvovírus, Citomegalovírus, Epstein-Barr e Enterovírus podem apresentar púrpuras como parte de sua apresentação.[9]

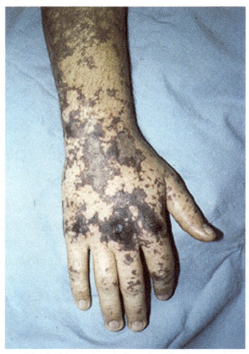

Fig. 30-4. Meningococcemia.[9]

Disponível em: https://www.uptodate.com/contents/purpuric-skin-lesions-petechiae-purpura-and-ecchymoses-in-children-causes. Acesso em 14 maio 2024.

Edema Hemorrágico Agudo da Infância

O edema hemorrágico agudo da infância é uma vasculite leucocitoclástica com deposição ocasional de IgA,[1] que também acomete pequenos vasos. Tipicamente, afeta crianças entre 4 meses e 2 anos, o que diferencia da vasculite por IgA que costuma acometer crianças mais velhas.[12] É uma doença autolimitada que se apresenta com febre, púrpura, equimoses e edema inflamatório dos membros (Fig. 30-5).[1] O acometimento sistêmico é raro e os sintomas costumam se restringir à pele com lesões cutâneas caracterizadas por placas numulares eritematosas ou purpúricas e envolvendo face, orelhas e membros, poupando tronco e mucosas.[12] As lesões geralmente desaparecem em 1 a 3 semanas sem tratamento. É importante excluir outras causas infecciosas e imunológicas de erupções purpúricas antes de considerar este diagnóstico. Não está claro se esta dermatose é realmente uma entidade separada da vasculite por IgA ou se realmente se sobrepõe a ela.[1]

Capítulo 30 • Diagnósticos diferenciais de púrpura na infância

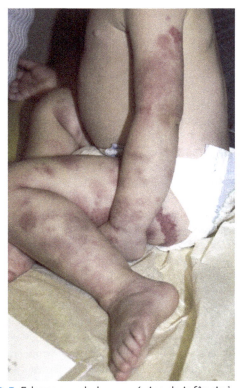

Fig. 30-5. Edema agudo hemorrágico da infância.[1]
Disponível em: https://www.uptodate.com/contents/iga-vasculitis-henoch-schonlein-purpura-clinical-manifestations-and-diagnosis. Acesso em 14 maio de 2024.

PONTOS-CHAVE

- A abordagem inicial do paciente que procura o serviço médico por queixa dermatológica necessita de uma anamnese completa, incluindo detalhes sobre a história da queixa cutânea (início, exposição relacionada, duração, evolução das lesões), sintomas associados, antecedentes pessoais e familiares e medicações de uso esporádico ou contínuo.
- É de fundamental importância o exame físico cutâneo do corpo inteiro, com inspeção visual e palpação das lesões. Tal exame deve ser feito sob boa iluminação e utilizando métodos complementares se disponíveis, como a dermatoscopia.
- O tipo, a localização e a extensão das lesões, juntamente com a aparência geral da criança, ajudarão a orientar a avaliação inicial e sugerir a causa subjacente.

MAPA MENTAL

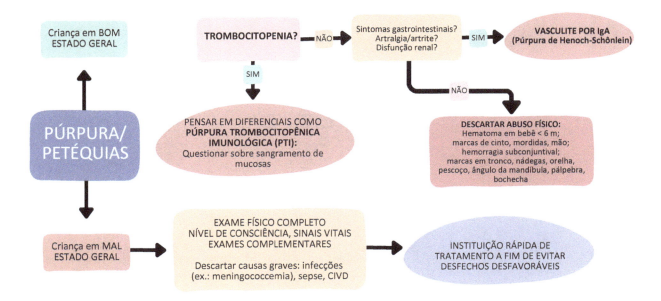

Fig. 30-6. Mapa mental para púrpuras e petéquias.
Adaptada por Gabriela Suzuki. Cianflone

- Na criança gravemente enferma que apresenta febre, queda do estado geral e lesões purpúricas, é fundamental excluir diferenciais de maior gravidade como meningococcemia, sepse e CIVD.
- Conhecer a epidemiologia das afecções dermatológicas pediátricas, bem como os acometimentos cutâneos de infecções sistêmicas, segue como guia de raciocínio clínico para elencar diagnósticos diferenciais.
- Em caso de lesões purpúricas, devemos ter em mente abuso físico levando em consideração idade, localização das lesões, dentre outros aspectos.

REFERÊNCIAS BIBLIOGRÁFICAS

1. Fatma Dedeoglu, Susan Kim, MMSc. IgA vasculitis (Henoch-Schönlein purpura): Clinical manifestations and diagnosis [Internet]. 2024. Disponível em: https://www.uptodate.com/contents/iga-vasculitis-henoch-schonlein-purpura-clinical-manifestations-and-diagnosis. Acesso em 14 maio de 2024.
2. He X, Yu C, Zhao P, Ding Y, Liang X, Zhao Y, et al. The genetics of Henoch-Schönlein purpura: A systematic review and meta-analysis. Vol. 33, Rheumatology International. 2013. p. 1387-95.
3. Jennette JC, Falk RJ, Bacon PA, Basu N, Cid MC, Ferrario F, et al. 2012 Revised International Chapel Hill consensus conference nomenclature of vasculitides. In: Arthritis and Rheumatism. 2013. p. 1-11.
4. Oni L, Sampath S. Childhood IgA vasculitis (Henoch Schonlein Purpura)-advances and knowledge gaps. Vol. 7, Frontiers in Pediatrics. Frontiers Media S.A.; 2019.
5. Rivitti EA. Manual de Dermatologia Clínica de Sampaio e Rivitti. 4. ed. Rivitti EA, editor. 2014.
6. Leung AK, Chan KW. Evaluating the child with purpura. Am Fam Physician. 2001 Aug 1;64(3):419-28.
7. Ozen S, Pistorio A, Iusan SM, Bakkaloglu A, Herlin T, Brik R, et al. EULAR/PRINTO/PRES criteria for Henoch-Schönlein purpura, childhood polyarteritis nodosa, childhood Wegener granulomatosis and childhood Takayasu arteritis: Ankara 2008. Part II: Final classification criteria. Ann Rheum Dis. 2010 May;69(5):798-806.
8. Fatma Dedeoglu, Susan Kim, MMSc. IgA vasculitis (Henoch-Schönlein purpura): Management [Internet]. 2024 [cited 2024 May 14]. Disponível em: https://www.uptodate.com/contents/iga-vasculitis-henoch-schonlein-purpura-management. Acesso em 14 maio 2024.
9. Leslie Raffini. Purpuric skin lesions (petechiae, purpura, and ecchymoses) in children: Causes. Disponível em: https://www.uptodate.com/contents/purpuric-skin-lesions-petechiae-purpura-and-ecchymoses-in-children-causes. Acesso em 14 maio 2024.
10. Rodeghiero F, Stasi R, Gernsheimer T, Michel M, Provan D, Arnold DM, et al. Standardization of terminology, definitions and outcome criteria in immune thrombocytopenic purpura of adults and children: Report from an international working group. Vol. 113, Blood. American Society of Hematology; 2009. p. 2386-93.
11. James B Bussel. Immune thrombocytopenia (ITP) in children: Clinical features and diagnosis - UpToDate. Disponível em: https://www.uptodate.com/contents/immune-thrombocytopenia-itp-in-children-clinical-features-and-diagnosis. Acesso em 6 jun 2024.
12. Pittet LF, Siebert JN, Lacroix LE. Striking but benign: acute haemorrhagic oedema of infancy. Vol. 399, The Lancet. Elsevier; 2022. p. e41.

Acesse aqui as respostas das questões norteadoras deste capítulo:

CAPÍTULO 31

Transição do período neonatal

Maria Beatriz Pádua Lima de Assumpção | Rita de Cássia Sanchez

❖ OBJETIVOS DE APRENDIZAGEM

1. Identificar particularidades dos sistemas fetais intrauterinos.
2. Identificar mudanças físicas e metabólicas que ocorrem no período perinatal que favorecem a adequada transição da vida intra para a extrauterina.
3. Identificar quais as possíveis causas de falhas nos mecanismos fisiológicos adaptativos.

CASO CLÍNICO

Recém-nascido do sexo feminino, nascido de cesariana com 41 semanas, devido a sofrimento fetal agudo, é admitido na unidade neonatal entubado devido a insuficiência respiratória grave. A progenitora era uma mulher de 32 anos, primigesta, sem antecedentes pessoais dignos de nota. Realizou o pré-natal adequadamente, teve uma gestação de baixo risco e sem complicações, mas o trabalho de parto foi complicado por uma apresentação fetal anormal e progressão lenta. O bebê nasceu com um peso de 3500 g, adequado para a idade gestacional e escala de APGAR de 4/6/8.

Ao nascer, o bebê estava cianótico e hipotônico. Realizado clampeamento de cordão umbilical imediato e levado ao berço aquecido. Após realização de medidas de reanimação neonatal, o bebê mantinha uma saturação de oxigênio de 70% em ar ambiente, com respiração rápida e superficial, além de apresentar sinais de desconforto respiratório com batimento de asa de nariz e retrações intercostais. A ausculta pulmonar revelou um sopro sistólico no foco pulmonar.

Questões Norteadoras

1. Quais as principais hipóteses diagnósticas para o caso apresentado?
2. Quais os exames subsidiários indicados para realizar a investigação?
3. Identifique quais os fatores de risco na história para o quadro apresentado pelo recém-nascido.
4. Quais achados de exame físico corroboram com a hipótese diagnóstica mais provável?
5. Qual o tratamento de escolha para hipertensão pulmonar persistente?

INTRODUÇÃO

A transição do meio intrauterino para o extrauterino é um momento crucial na vida de um recém-nascido, marcando a mudança do ambiente protegido do útero materno para o mundo externo. Essa transição é acompanhada por uma série de modificações fisiológicas, especialmente no sistema circulatório e respiratório, que são essenciais para garantir a sobrevivência e adaptação do bebê fora do útero.[1]

São fatores que influenciam esse período adaptativo: complicações gestacionais e durante o trabalho de parto, medicações utilizadas pela gestante, idade gestacional, asfixia perinatal, malformações congênitas e infecções perinatais. Aproximadamente 10% dos recém-nascidos necessita de assistência precoce devido a falhas neste processo.[1,2]

A compreensão da transição fetal-neonatal envolve o conhecimento da fisiologia do desenvolvimento dos sistemas respiratório e circulatório, das particularidades do meio intrauterino e das modificações sofridas pelo organismo do feto no período que precede o parto, a fim de prepará-lo para a vida extrauterina.

PARTICULARIDADES DO MEIO INTRAUTERINO

No útero, o feto recebe oxigênio e nutrientes da mãe através da placenta e do cordão umbilical. Como resultado, o sistema circulatório fetal possui características adaptadas a esse ambiente. Existe uma comunicação entre as duas câmaras superiores do coração fetal, conhecida como o **forame oval**, que permite que o sangue rico em oxigênio seja desviado diretamente do lado direito do coração para o lado esquerdo. Além disso, há uma conexão entre a artéria pulmonar e a aorta, chamada **ducto arterial**, que permite que a maior parte do sangue do ventrículo direito seja desviada da circulação pulmonar.[3]

A placenta consiste em um órgão com um ambiente vascular de baixa resistência. Nela, ocorrem as trocas gasosas com os vasos maternos oxigenados, que retornam para a circulação fetal pela veia umbilical. Uma porção desse sangue oxigenado flui diretamente para a veia cava inferior por meio do ducto venoso, com pressões elevadas. Isso, somado à existência do forame oval e a uma peculiaridade anatômica da válvula de Eustáquio, possibilita a passagem desse sangue oxigenado diretamente do átrio direito para o esquerdo, excluindo a circulação pulmonar.

Outra parte do sangue proveniente da veia umbilical é direcionada para o fígado, de onde entra na veia cava inferior pelas veias hepáticas, com pressões menores, fluindo assim para o ventrículo direito e para a artéria pulmonar. Contudo, a circulação pulmonar fetal é um ambiente de alta resistência devido à sua vasoconstrição, de modo que grande parte desse fluxo sanguíneo é desviado para a aorta pelo ducto arterioso, juntando-se ao restante do débito cardíaco. Apenas 8 a 10% do débito cardíaco fetal passa pela circulação pulmonar; no entanto, com o decorrer da gestação, há um aumento progressivo dessa porcentagem, chegando a até 60% entre a vigésima e a trigésima semana.[3,4]

Dessa forma, o sangue que flui para o restante do corpo, pela aorta, consiste em uma soma entre o sangue oxigenado pela placenta, que corresponde a aproximadamente 40% do débito cardíaco fetal, e o sangue desoxigenado desviado da circulação pulmonar pelo ducto arterioso. O meio intrauterino é um ambiente hipoxêmico, com uma saturação sistêmica de 55 a 60%; porém, apesar disso, o feto não sofre de hipóxia, recebendo a quantidade adequada de oxigênio nos tecidos.[1]

O desenvolvimento pulmonar fetal ocorre, inicialmente, pelo crescimento das estruturas e, posteriormente, pela maturação. O crescimento depende de fatores físicos, como o espaço intratorácico, volume de líquido amniótico, a presença de movimentos respiratórios fetais e o volume de fluido no interior das vias aéreas em potencial. Desde o momento da concepção até sétima semana de gestação, **estágio embrionário,** é caracterizado pela formação do broto pulmonar a partir da septação do intestino anterior e desenvolvimento até os segmentos broncopulmonares. Entre a oitava e a décima sexta semana, período correspondente ao **estágio pseudoglandular,** o pulmão apresenta aspecto glandular e há crescimento dos ductos nos segmentos broncopulmonares. O terceiro estágio do desenvolvimento pulmonar, denominado **estágio canalicular,** ocorre entre a décima sétima e vigésima sexta semanas de gestação, e é caracterizado pela formação da porção responsável pela troca gasosa, com o desenvolvimento dos bronquíolos respiratórios, ductos alveolares e o aumento da vascularização. Por fim, o último estágio antes do nascimento corresponde ao **estágio de saco terminal**, no qual os sacos alveolares se organizam nas extremidades dos bronquíolos respiratórios. Nesse período, fatores moleculares e hormonais, como o cortisol, estimulam a maior produção de surfactante pelos pneumócitos do tipo II.[2]

O surfactante é uma substância composta por porção lipídica e pelas proteínas lipofílicas SP-B e SP-CO, produzidas a partir da vigésima segunda semana de gestação, com aumento progressivo da produção até o termo. Sua função é reduzir a tensão superficial na luz alveolar, permitindo a insuflação pulmonar com ar sob baixas pressões no momento do nascimento.[1,4]

Os pulmões fetais no meio intrauterino são preenchidos por líquido secretado ativamente pelas células intersticiais pulmonares. A produção adequada desse líquido, que é rico em cloro e potássio, mas pobre em proteínas e bicarbonato, é essencial para o adequado desenvolvimento pulmonar. Ela aumenta gradativamente com o decorrer da gestação, atingindo aproximadamente 4 mL/kg/h em bebês a termo. Na ausência de surfactante, o líquido tem uma força de atração muito maior, fazendo com que os pulmões tenham a tendência de colabar.

ALTERAÇÕES ENDÓCRINO-METABÓLICAS

O cortisol é um hormônio que desempenha um papel fundamental na maturação do feto para o nascimento. A partir da trigésima semana gestacional, o nível sérico de cortisol aumenta progressivamente até o termo, com um pico ao final da gestação que perdura por horas após o trabalho de parto a termo. Dentre as contribuições do cortisol estão:

- Aumento da conversão dos hormônios tireoidianos.
- Aumento da secreção de catecolaminas pelas adrenais.
- Indução da maturação do sistema surfactante nos pulmões.
- Maturação das vias metabólicas da glicose no fígado.
- Ativação dos canais sódio-dependentes dos pulmões responsáveis pela reabsorção do líquido pulmonar.

ALTERAÇÕES CIRCULATÓRIAS

No ambiente intrauterino, a comunicação entre a placenta e o feto é realizada pelo cordão umbilical. O sangue desoxigenado fetal flui através das artérias umbilicais em direção a placenta, enquanto o sangue oxigenado placentário retorna para o feto por meio de uma veia umbilical que desemboca no ducto venoso. Após o nascimento e clampeamento do cordão umbilical, a placenta é excluída do sistema circulatório fetal e, por consequência, o ducto venoso também. A veia umbilical se transforma nos ligamentos umbilical e de teres, enquanto a atrofia do ducto venoso dá origem ao ligamento venoso.

Com a remoção da placenta, a oxigenação sanguínea passa a ser realizada nos pulmões e, portanto, é necessário o aumento do fluxo sanguíneo em leito pulmonar, bem como o consequente aumento de retorno venoso para o átrio esquerdo. Essa mudança de fluxo, somada ao aumento da resistência vascular periférica após a perda do leito de baixa resistência da placenta, favorece o aumento da pressão no átrio esquerdo em relação ao átrio direito, resultando no fechamento do forame oval.

Os pulmões são muito mais eficientes nas trocas gasosas do que a placenta, o que resulta em melhor oxigenação fetal e eliminação de dióxido de carbono sérico, elevando, assim, o pH sérico. Este ambiente de hiperóxia, em comparação com o anterior, estimula a liberação de óxido nítrico (NO) e prostaglandinas (PGI2) que atuam na diminuição da resistência vascular pulmonar.

O fechamento funcional do canal arterial geralmente ocorre após 3 a 4 dias do nascimento. Fatores que interferem nesse processo incluem as modificações de pressão entre os lados direito e esquerdo do coração, a elevação do pH sérico neonatal e, principalmente, a redução da produção de PGE2 pela placenta, prostaglandina cuja função era manter o canal arterial aberto. Com a vasoconstrição dessa estrutura, há a indução de um processo de inflamação local que leva à formação de fibrose e fechamento definitivo do canal entre os 7 e 10 dias de vida dando origem ao ligamento arterioso (Fig. 31-1).

ALTERAÇÕES PULMONARES

O clampeamento do cordão umbilical cessa a liberação de prostaglandinas e, associado ao estímulo tátil, ao frio e às alterações nas pressões parciais de oxigênio (pO_2) e dióxido de carbono (pCO_2), promove o estímulo central para o início da respiração. As primeiras respirações do bebê ocorrem às custas de grande esforço para vencer a resistência do fluido que ocupa o leito pulmonar. Já no período periparto, devido às catecolaminas liberadas, este líquido rico em proteínas passa a ser transportado ativamente para o interstício pulmonar através da bomba Na-K-ATPase, liberando os alvéolos para o seu adequado funcionamento.

Da mesma forma que as catecolaminas favorecem a remoção de líquido pulmonar, o estímulo dos be-

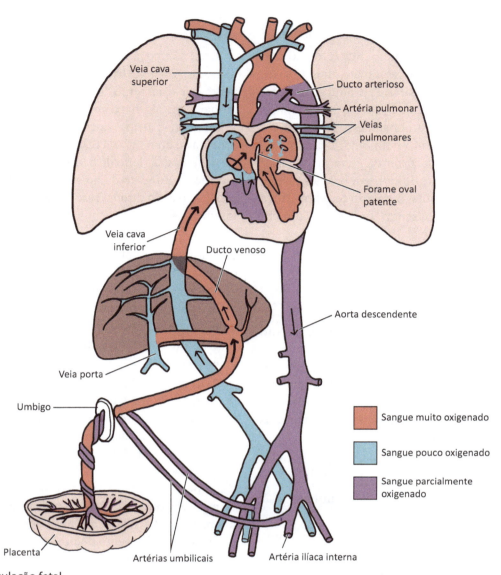

Fig. 31-1. Circulação fetal.

(Ilustração adaptada de Embriologia Clínica, Moore e Persaud, 8. ed.; 2008.) (Adaptada por Marcella Moura Ceratti)

tarreceptores promove aumento da concentração de surfactante no fluido pulmonar. O início da respiração promove a distensão alveolar e deformidade das células tipo II, estimulando a produção de surfactantes. O surfactante, uma molécula fosfolipídica-proteica que reduz a tensão superficial na parede do alvéolo, está mais abundante e madura nos recém-nascidos (RN) próximos ao termo, e, frequentemente, é insuficiente em recém-nascido pré-termo (RNPT).

Uma parte indispensável da adaptação pulmonar é a expansão pulmonar. É necessário que os movimentos respiratórios se estabeleçam o mais rápido possível. Nas primeiras respirações, a contração diafragmática é intensa e prolongada, o ar é progressivamente aprisionado e promove o recrutamento de novas áreas alveolares mais distais.[2] Como recém-nascidos pré-termos apresentam menor força muscular em relação aos a termo e possuem caixas torácicas mais instáveis, são mais vulneráveis a falhas neste processo adaptativo.

ALTERAÇÕES NA TRANSIÇÃO FETAL-NEONATAL

Dada a complexidade dos mecanismos envolvidos no processo de transição da vida intra para a extrauterina, uma parcela considerável dos recém-nascidos exige algum tipo de assistência relacionada à reanimação neonatal. Ao nascimento, 1 em cada 10 bebês necessita de ventilação com pressão positiva, 1 em cada 100 precisa de intubação orotraqueal e/ou massagem cardíaca e 1 em cada 1.000 neonatos requer de intubação, massagem cardíaca e medicações para a adequação dos sistemas respiratório e circulatório com o ambiente extrauterino.[5]

Entre as possíveis condições que podem cursar com dificuldades no processo de transição do período perinatal e apresentar repercussões clínicas estão a hipoplasia pulmonar, a deficiência de surfactante, cardiopatias congênitas, hipertensão pulmonar persistente e canal arterial patente. A rápida identificação dessas condições, associadas ao tratamento adequado, é um fator prognóstico importante.

A hipertensão pulmonar persistente neonatal (HPPN) é inclusive uma das principais causas de mortalidade entre os recém-nascidos submetidos à ventilação mecânica. Essa condição está relacionada à elevação da pressão relativa em leito de artéria pulmonar em relação à pressão sistêmica e ao *shunt* da direita para a esquerda pelo forame oval e/ou canal arterial. O quadro clínico característico inclui insuficiência respiratória progressiva nas primeiras horas de vida em bebês a termo ou pós-termo, acompanhada de cianose central mantida ou desencadeada por esforços, como o choro.

A etiologia da HPPN pode ser primária ou secundária a uma grande variedade de doenças cardiorrespiratórias. O mecanismo fisiopatológico tem três fatores principais:

- *Falha da remodelação vascular pulmonar:* aumento da camada muscular lisa das artérias pulmonares e muscularização anormal das artérias acinares, usualmente não muscularizadas, causando diminuição do lúmen intravascular e diminuição do fluxo sanguíneo.
- *Má-adaptação:* desequilíbrio entre substâncias vasoativas, com predomínio de vasoconstritores em relação aos vasodilatadores.
- *Mau desenvolvimento pulmonar:* hipoplasia vascular pulmonar devido a anomalia na formação e no desenvolvimento da vasculatura.

PONTOS-CHAVE

- O processo de transição do meio intra para extrauterino é complexo e pode sofrer influência de fatores maternos gestacionais, periparto e neonatais.

MAPA MENTAL

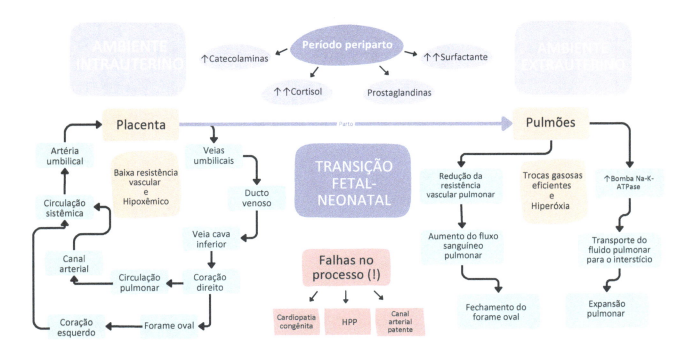

Fig. 31-2. Mapa mental para a transição fetal-neonatal.

- A placenta é um leito arteriovenoso de baixa resistência responsável pela oxigenação fetal.
- Estruturas como ducto venoso, forame oval e canal arterial são essenciais para o adequado funcionamento do sistema circulatório fetal e sofrem alterações significativas ao nascimento.
- O aumento da produção de cortisol e liberação de prostaglandinas são fatores que promovem a maturação e preparação dos sistemas para o momento do parto.
- Surfactante é uma molécula produzida pelas pneumócitos do tipo II que atua diretamente na redução da tensão superficial alveolar e evita o colabamento dos mesmos.
- O início da produção de surfactante se dá a partir da vigésima segunda semana de gestação com aumento significativo na sua secreção, a medida que se aproxima do termo.
- Recém-nascidos pré-termo têm chances maiores de apresentar dificuldades no processo de transição fetal-neonatal por características fisiológicas de imaturidade dos sistemas.
- A rápida suspeita e identificação de possíveis causas de falhas no mecanismo adaptativo é essencial para modificação do prognóstico do recém-nascido.

REFERÊNCIAS BIBLIOGRÁFICAS

1. Morais MB, Campos SO, Hilário MOE, editores. Pediatria: Diagnóstico e Tratamento. Barueri: Manole; 2018.
2. Murphy PJ. The Fetal Circulation. Boston: Butterworth-Heinemann; 2000.
3. Marcondes E, Vaz FAC, Lauro J, Araujo Ramos JL, Okay Y. Pediatria Básica - Tomo I: Pediatria Geral e Neonatal. São Paulo: Sarvier; 2005.
4. D'Agostini Deutsch A, Cardim de Oliveira CA, Schvarstman C, Daniel Filho DA, Troster EJ, Gonçalves Pires EMS, Santos É, Facchini Granato M, Gonçalves PA, Waksman R. Pediatria Essencial. 1 de abril de 2022.
5. Wyckoff MH, Wyllie J, Aziz K, et al. Neonatal Life Support: 2020 International Consensus on Cardiopulmonary Resuscitation and Emergency Cardiovascular Care Science With Treatment Recommendations. Circulation. 2020;142.
6. Mandell E, Kinsella JP, Abman SH. Persistent Pulmonary Hypertension of the Newborn. Pediatric Pulmonology. 2021.

Acesse aqui as respostas das questões norteadoras deste capítulo:

CAPÍTULO 32

Triagens neonatais (Pezinho, auditiva, reflexo vermelho, cardiopatias congênitas)

Fernando de Jesus Alonso | Romy Schmidt Brock Zacharias

❖ OBJETIVOS DE APRENDIZAGEM

1. Compreender os testes necessários na triagem neonatal.
2. Interpretar os resultados dos testes de triagem.
3. Prosseguir com a investigação para diagnóstico das doenças contidas nos testes de triagem.

CASO CLÍNICO

Em uma visita ao pediatra, você recebe Dona I., com seu filho de 7 dias de vida, para uma primeira consulta após alta da maternidade. Ao verificar a carteirinha do recém-nascido (RN), você observa os seguintes resultados nos exames de triagem: saturação de MSD (membro superior direito): 98%; saturação de MIE (membro inferior esquerdo): 96%, teste da orelhinha: sem alterações e coleta de teste do pezinho. Ao perceber a ausência do teste do reflexo vermelho, você questiona Dona I. sobre a realização do teste e ela diz que não foi feito por "falta de equipamento".

Ao verificar os resultados da triagem metabólica, você se depara com os resultados apresentados no Quadro 32-1.

Pela ausência de especificação, você decide realizar o teste do reflexo vermelho em consultório e se depara com o resultado apresentado na Figura 32-1.

Quadro 32.1. Resultados da triagem metabólica

Hipotireoidismo congênito	TSH = 15
Fenilcetonúria	Normal
Fibrose cística (FC)	IRT > 70 (Ref: < 70)
Hemoglobinopatias	Hb A e Hb F
Hiperplasia adrenal congênita	Normal
Biotinidase	Normal

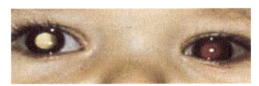

Fig. 32-1. Teste do reflexo vermelho.

Questões Norteadoras

1. Interprete os resultados das triagens realizadas.
2. Interprete o teste do reflexo vermelho e a conduta a ser tomada.
3. Interprete o teste do pezinho e as próximas condutas.
4. Oriente Dona I, sobre os resultados.

INTRODUÇÃO

Neste capítulo, serão abordadas as principais triagens neonatais realizadas em nosso país (teste do pezinho, cardiopatias congênitas, triagem auditiva neonatal e reflexo vermelho).

Tais exames e investigações foram selecionados visando realizar uma triagem para comorbidades que, quando diagnosticadas precocemente, podem evitar complicações graves ao recém-nascido, incluindo óbito. Estas doenças ou alterações morfológicas podem ser assintomáticas ao nascimento, mas requerem acompanhamento e cuidado próximos. Além disso, é necessário que os meios diagnósticos sejam acessíveis para a população e de baixo custo para o Estado.[1]

TRIAGEM AUDITIVA NEONATAL

Informações levantadas pela Organização Mundial da Saúde (OMS) revelam que, em 2005, 278 milhões de pessoas viviam com patologias que levam a alterações auditivas de moderada a grave, sendo que destas, 80% são habitantes de países em desenvolvimento. Aproximadamente metade desses casos poderiam ter uma qualidade de vida melhor caso fossem tratados e acompanhados precocemente.

Tal triagem tem como principal finalidade a detecção precoce da deficiência auditiva visando a

Quadro 32.2. Fatores de risco para deficiência auditiva[3,4] Preocupação parental com o desenvolvimento da criança (audição e linguagem)

Consanguinidade e antecedente familiar de surdez permanente
Internação em Unidade de Terapia Intensiva (UTI) por mais que 5 dias ou qualquer um dos seguintes fatores de risco: Necessidade de ventilação mecânica extracorpórea; - Exposição a drogas ototóxicas como antibióticos aminoglicosídeos e/ou diuréticos de alça; - Hiperbilirrubinemia; anoxia perinatal grave; - Apgar Neonatal de 0 a 4 no primeiro minuto, ou 0 a 6 no quinto minuto; - Peso ao nascer inferior a 1.500 gramas
Possibilidade de infecções congênitas (toxoplasmose, rubéola, citomegalovírus, herpes, sífilis e HIV)
Anomalias cranioencefálicas
Síndromes genéticas com apresentação de alteração auditiva (Waardenburg, Alport)
Distúrbios neurodegenerativos
Infecções pós-natais como meningite, sarampo, varicela
Traumatismo craniano
Quimioterapia

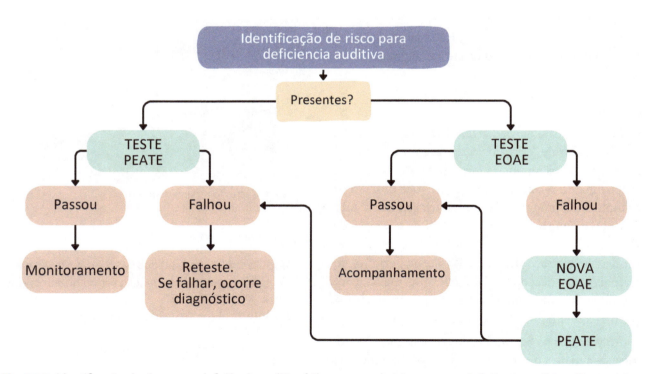

Fig. 32-2. Identificação do risco para deficiência auditiva.[2] Fluxograma de triagem para deficiência auditiva. (Fonte: Adaptada de Brasil. Ministério da Saúde. Secretaria de Atenção à Saúde. Departamento de Ações Programáticas Estratégicas; Diretrizes de Atenção da Triagem Auditiva Neonatal/Ministério da Saúde, Secretaria de Atenção à Saúde, Departamento de Ações Programáticas Estratégicas e Departamento de Atenção Especializada. Ministério da Saúde, 2012.) EOAE = emissões otoacústicas evocadas. PEATE = potencial evocado auditivo de tronco encefálico

intervenção o mais rápida possível para evitar ou reduzir danos, no que diz respeito à função auditiva, de linguagem, de fala e de desenvolvimento. Além disso, há como meta, a realização desse exame em pelo menos 95% dos recém-nascidos (RN) até 1 mês de vida ou 3 meses de idade gestacional corrigida para prematuros, com início de acompanhamento fonoaudiológico em 95% daqueles com diagnóstico.[2]

No Quadro 32-2 são listados os principais fatores de risco para presença de deficiência auditiva.[3,4]

A realização da triagem deve ocorrer entre 24 e 48 horas de vida, de preferência (Fig. 32-2). Percebe-se que nele será realizado tanto uma investigação apenas condutiva (emissões otoacústicas evocadas – EOA) quanto de integridade neural (potencial evocado auditivo de tronco encefálico – PEATE), quando indicado.[2]

TRIAGEM CARDIOLÓGICA OU DO CORAÇÃOZINHO

As cardiopatias congênitas são defeitos estruturais cardíacos presentes no RN, que podem apresentar repercussões variadas, desde formas leves, que necessitam apenas de acompanhamento clínico, até cardiopatias complexas mais graves, que podem levar a óbitos neonatais precoces. Essas comorbidades ocorrem em aproximadamente 9,4 casos para cada 1.000 nascidos vivos.[5]

O diagnóstico dessas alterações pode ser feito durante o período fetal, por meio de ultrassonografias e ecocardiogramas fetais. No entanto, em casos de cardiopatias congênitas não diagnosticadas no pré-natal, o exame clínico pós-natal e a realização do teste de oximetria de pulso podem auxiliar na triagem dessas patologias.[6]

As alterações cardíacas no período neonatal são de extrema importância, uma vez que atrasos nesses diagnósticos podem ocasionar aumento da mortalidade, principalmente porque algumas cardiopatias podem-se apresentar de forma assintomática nas primeiras 48 horas de vida. Se o teste não for realizado, o RN pode receber alta hospitalar sem diagnóstico.[7]

O rastreio deve ser feito em todos os recém-nascidos com idade gestacional maior ou igual a 35 semanas, que se encontrem estáveis no alojamento conjunto, entre 24 e 48 horas de vida. O procedimento deve ser

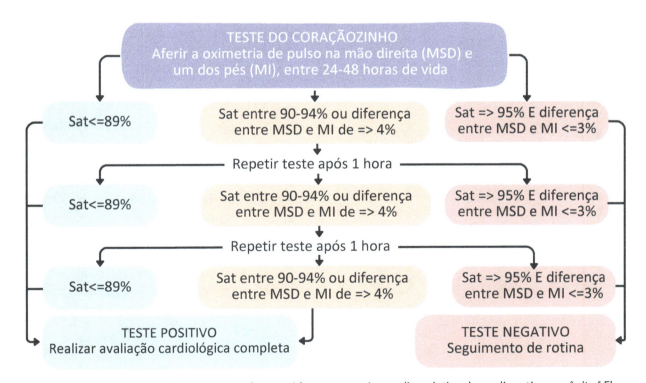

Fig. 32-3. Sistematização do atendimento ao recém-nascido com suspeita ou diagnóstico de cardiopatia congênita.[6] Fluxograma de triagem para Cardiopatias Congênitas.

Disponível em: https://www.sbp.com.br/fileadmin/user_upload/23544c-MO_Sistemat_atend_RN_cSuspeita_CardCongenita.pdf

realizado com dois oxímetros de pulso: um localizado na mão direita (pré-ductal) e outro nos membros inferiores (pós-ductal).[8]

A interpretação dos resultados obtidos no exame, bem como a conduta a ser adotada, estão representadas na **Figura 32-3**, conforme referência da Sociedade Brasileira de Pediatria.[6]

TRIAGEM OFTALMOLÓGICA (TESTE DO REFLEXO VERMELHO)

Trata-se de um exame de baixo custo, alta sensibilidade e rápida execução, realizado em RN com o objetivo de detectar, o mais precocemente possível, problemas oculares congênitos (cegueira, baixa visão ou ambliopia) que podem ocasionar deficiências visuais futuras. Esse exame deve ser feito antes da alta da maternidade e, ao menos, 2 a 3 vezes por ano nos primeiros 3 anos de vida.[9,10]

O exame deve ser realizado com um oftalmoscópio ajustado no zero, com incidência luminosa direta no globo ocular, em um ambiente com baixa luminosidade, evitando assim o uso de colírios midriáticos. A presença de reflexo vermelho indica que as estruturas oculares internas permitem a passagem da luz até a retina (Fig. 32-4). Caso haja opacidades, estas podem-se manifestar como leucocoria (pupila branca) (Fig. 32-4) ou como ausência de reflexo.[11]

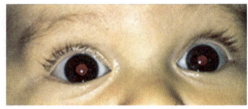

Fig. 32-4. Reflexo vermelho presente (simétricos) em ambos os olhos (sem alterações).[11]

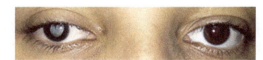

Fig. 32-5. Leucocoria no olho direito.[11]

Se a criança apresentar um resultado duvidoso ou ausência de reflexo em um ou ambos os olhos, ela deve ser encaminhada para uma avaliação oftalmológica completa (biomicroscopia, mapeamento da retina e retinoscopia) para uma melhor compreensão do quadro.[12]

As principais causas de alterações na triagem oftalmológica incluem: catarata congênita, glaucoma congênito, retinoblastoma, leucoma, inflamações intraoculares da retina e do vítreo, retinopatia da prematuridade no estágio 5, descolamento de retina, vascularização fetal persistente, hemorragia vítrea, luxação de cristalino e malformações.[11,12]

TRIAGEM BIOLÓGICA (TESTE DO PEZINHO)

A triagem neonatal biológica (TNB), que deve ser realizada preferencialmente entre o 3º e o 5º dia de vida, é uma forma de rastreio de doenças que, se diagnosticadas precocemente e de forma correta, podem evitar morte, deficiências e ainda podem melhorar a qualidade de vida dos RNs, alterando significativamente a história natural dessas doenças em uma parte significativa dessa população.[12,13] Dados levantados pelo Programa Nacional de Triagem Neonatal revelam que, entre 2016 e 2020, foi triada uma média de 82,22% dos recém-nascidos.

Os critérios para a inclusão dos testes pelo Ministério da Saúde seguem os requisitos da OMS, que incluem: história natural da doença bem-conhecida, possibilidade de identificação da doença antes da apresentação clínica, possibilidade de tratamento em estágio precoce com maiores benefícios do que o tratamento tardio, alta incidência na população, além da análise de custo-benefício da triagem e sua efetividade.

O teste é realizado pela da coleta de uma gota de sangue por punção na face lateral de um dos pés do bebê, que é fixada em papel filtro. De acordo com o protocolo do Ministério da Saúde, com última atualização em 2014, as comorbidades rastreadas pela triagem incluem: hipotireoidismo congênito, fenilcetonúria, hemoglobinopatias, fibrose cística, hiperplasia adrenal congênita e deficiência de biotinidase. Após a implementação da Lei nº 14.154, haverá um aumento progressivo das doenças testadas, totalizando 50 comorbidades nos próximos anos.

Hipotireoidismo Congênito (HC)

O hipotireoidismo congênito é um distúrbio metabólico caracterizado pela secreção insuficiente dos hormônios tiroxina (T4) e tri-iodotironina (T3), que estão relacionados ao funcionamento de diversos órgãos e sistemas, e desempenham um papel fundamental na maturação do sistema nervoso central (SNC).[14]

É o distúrbio endócrino metabólico mais frequente, com incidência variando entre 1:1500 e 1:4000 nascidos vivos, acometendo duas vezes mais mulheres do que homens. É também a causa mais comum de deficiência mental passível de prevenção, além de resultar em atraso de crescimento. Portanto, o diagnóstico precoce e o tratamento adequado são essenciais para a prevenção dessas sequelas, principalmente o retardo mental.[15]

No recém-nascido, o HC pode ser clinicamente assintomático ou manifestar-se de forma atípica e de instalação lenta, dificultando o diagnóstico. Alguns sinais inespecíficos podem chamar a atenção e orientar a investigação, como icterícia prolongada, hipotermia transitória, dificuldades de sucção, hipotonia, constipação e hérnia umbilical. Dessa forma, a triagem neonatal desempenha um papel importante na detecção precoce dessas comorbidades, permitindo a instalação de um tratamento adequado e o desenvolvimento normal da criança.[16]

O hipotireoidismo congênito primário pode ser permanente ou transitório. Cerca de 85% dos casos permanentes são decorrentes de disgenesia tireoidiana (DT), ou seja, defeitos na formação da glândula durante a embriogênese, como hemiagenesia, tecido tireoidiano ectópico e hipoplasia tireoidiana. A disgenesia ocorre na maioria das vezes de forma esporádica, sugerindo mutações genéticas. Defeitos hereditários na síntese hormonal (dis-hormogênese) ocorrem em cerca de 10% dos casos, enquanto os 5% restantes são devidos à transferência de anticorpos maternos para o bebê.[15,16]

O HC também pode apresentar-se de forma transitória, quando ocorre o uso materno de medicamentos antitireoidianos que atravessam a placenta e afetam o eixo tireoidiano neonatal.[17]

A triagem dessa comorbidade é realizada em todo o Brasil por meio do "Teste do Pezinho", com a dosagem de TSH (hormônio estimulante da tireoide), desde 2001. O exame deve ser coletado entre o 3º e o 5º dia de vida. Em casos especiais, como recém-nascidos com menos de 37 semanas, baixo peso ao nascimento, gêmeos, uso de dopamina ou amiodarona, exposição ao iodo ou cardiopatia congênita, uma segunda amostra deve ser coletada no final do 1º mês de vida. O valor de corte utilizado é 10 mUI/L; todas as crianças com valores acima deste são convocadas para avaliação e confirmação do diagnóstico por meio da dosagem de TSH e T4 ou T4 livre (T4L).[15-17]

Após a primeira alteração, um novo teste deve ser realizado entre a primeira e a segunda semana de vida do recém-nascido. Caso o TSH seja superior a 10 mUI/L ou o T4 esteja baixo, o diagnóstico de hipotireoidismo congênito é confirmado, e o tratamento com levotiroxina (LT4), na dose de 10 a 15 mcg/kg/dia, deve ser iniciado o mais cedo possível para evitar sequelas.[18-19]

Fenilcetonúria

A fenilcetonúria é um erro inato do metabolismo, com padrão de herança autossômica recessiva, causado por uma deficiência da enzima hepática fenilalanina hidroxilase, que resulta no acúmulo de fenilalanina (FAL) no sangue. Clinicamente, a doença se manifesta por atraso global do desenvolvimento neuropsicomotor (DNPM), deficiência mental, comportamento agitado ou autista, convulsões e odor característico na urina.[13]

O diagnóstico precoce é feito por meio da triagem neonatal, com a dosagem de FAL após 48 horas de vida. É fundamental que o recém-nascido tenha ingerido leite materno ou, em casos específicos, recebido dieta parenteral rica em aminoácidos essenciais, uma vez que essas proteínas são necessárias para autenticar o teste.[20]

O tratamento consiste em uma dieta especial com baixo teor de FAL por toda vida, com o monitoramento dos níveis adequados deste aminoácido para permitir o desenvolvimento adequado da pessoa.[13]

Fibrose Cística (FC)

A FC é uma doença genética autossômica recessiva com um amplo espectro clínico, que afeta órgãos como pulmões, pâncreas, pele, entre outros. A doença possui alta morbidade e mortalidade se não for diagnosticada e tratada precocemente.[21]

O diagnóstico é realizado também por meio da triagem neonatal, pela dosagem de tripsinogênio imunorreativo (IRT). Quando o resultado é alterado, deve-se realizar o exame confirmatório de dosagem de cloretos no suor ("teste do suor"), pois, devido à disfunção pancreática e pulmonar, há um aumento anormal da secreção de sal pelo corpo.[22]

O tratamento dos pacientes com FC envolve acompanhamento médico regular, suporte dietético, uso de enzima pancreática, suplementação adequada e fisioterapia respiratória garantindo nutrição adequada evitando a ocorrência de infecções respiratórias.[22]

Hemoglobinopatias (Doença Falciforme)

As hemoglobinopatias, que também são rastreadas pela triagem neonatal, são causadas por mutações nos genes que codificam as cadeias globínicas alfa (a) e beta (b), seguindo um padrão autossômico recessivo, afetando quase 7% da população mundial.[13]

Existem mais de 1200 mutações nos genes dessas cadeias, sendo as variantes estruturais mais significativas a hemoglobina S (Hb S) e a hemoglobina C (Hb C). Recém-nascidos geralmente possuem predominância de hemoglobina fetal (Hb F) e hemoglobina A (Hb A). No caso da anemia falciforme, há a presença de Hb S, devido a uma mutação na posição 6 do gene da globina beta, que substitui o ácido glutâmico por valina, causando a alteração morfológica das hemácias, que assumem a forma de foice.[23]

Outra alteração possível é a presença de Hb C, causada por uma mutação na posição 6 do gene da globina beta, substituindo o ácido glutâmico por lisina, resultando na hemoglobinopatia C que, em casos homozigóticos (Hb CC), leva à desidratação eritrocitária e anemia hemolítica leve a moderada.[24,25]

O tratamento varia de acordo com o tipo de anemia e o comprometimento clínico dos pacientes.

Hiperplasia Adrenal Congênita (HAC)

A hiperplasia adrenal congênita (HAC) é uma doença autossômica recessiva que, antes da triagem neonatal, era subdiagnosticada e apresentava elevada morbimortalidade, devido à deficiência da enzima 21-hidroxilase, responsável pela síntese de cortisol nas adrenais. Com o teste do pezinho, tornou-se possível o diagnóstico precoce e a implementação do tratamento adequado, mudando esse cenário.[24]

A HAC apresenta várias manifestações clínicas, dependendo do grau da deficiência enzimática (glicocorticoides, mineralocorticoides ou andrógenos), sendo dividida em duas formas principais: a forma clássica, subdividida em virilizante simples (VS) e perdedora de sal (PS), e a forma não clássica, que se manifesta de forma mais tardia e com complicações menos graves.[26]

Na forma VS, a atividade funcional da 21-hidroxilase é de apenas 3-7%, resultando em grave comprometimento enzimático. A virilização pré-natal da genitália externa é uma característica, variando de clitoromegalia à aparência semelhante a uma genitália masculina em meninas, enquanto em meninos observa-se aumento do pênis. Com o passar do tempo, outros sinais incluem o surgimento precoce de pelos pubianos, aumento da massa muscular, acne, engrossamento da voz, crescimento acelerado e avanço da idade óssea.[27]

Já a forma PS, que corresponde a 70-75% dos casos clássicos, envolve comprometimento total da síntese de glicocorticoides e mineralocorticoides, levando à ausência de produção de aldosterona. Clinicamente, manifesta-se por perda de peso, desidratação, hiponatremia, hipercalemia, hipoglicemia e até choque hipovolêmico nas primeiras duas semanas de vida.[28]

O rastreio da HAC é feito por meio da dosagem de 17-OH-progesterona, que aparece elevada nos casos positivos (acima de 50 ng/mL). O tratamento consiste em reposição de corticoides e/ou de mineralocorticoides de forma contínua, com acompanhamento médico adequado e regular.[27,29]

Deficiência de Biotinidase (DB)

A deficiência de biotinidase (DB) é uma doença metabólica hereditária de padrão autossômico recessivo, na qual a enzima biotinidase encontra-se insuficiente levando a um defeito no metabolismo da biotina, gerando sua depleção. As manifestações clínicas ocorrem normalmente após a sétima semana de vida, e apresentam-se com distúrbios neurológicos, cutâneos, microcefalia, crises epiléticas, alopecia, dermatites eczematoide e, em casos mais tardios, distúrbios visuais, auditivos e atraso motor e de linguagem.[29]

O diagnóstico pode ser feito pela triagem neonatal por meio da detecção enzimática qualitativa no soro dos pacientes e confirmado pela dosagem quantitativa da enzima para classificação em deficiência profunda (atividade enzimática menor do que 10%), ou parcial, (atividade enzimática entre 10% a 30%).[30,31]

O tratamento, de forma geral, baseia-se na reposição oral de biotina, na dose de 10-20 mg/dia.

PONTOS-CHAVE

- As triagens existem como principal objetivo de diagnosticar as doenças precocemente e, assim, evitar complicações graves nos RNs, incluindo óbitos.

- A **triagem auditiva** deve ocorrer em todos recém-nascidos entre 24-48 horas e, caso ocorra alterações em EOA ou paciente com fatores de risco, devemos prosseguir a investigação com PEATE. Caso venha alterado, fechamos o diagnóstico de alterações otorrinológicas/auditivas.

- O **teste do coraçãozinho** é um exame que busca a identificação de cardiopatias congênitas, recebendo o diagnóstico antes da alta hospitalar. O exame deve ser realizado entre 24-48 horas de vida, com a mensuração da saturação em mão direita e outra nos membros inferiores (pré e pós-ductal, respectivamente). Considerado normal aquele resultado com Sat ≥ 95% em mão direita E diferença entre membros ≤ 3%.

- A **triagem oftalmológica** possui o objetivo de detectar problemas oculares congênitos. O exame deve ser feito antes da alta hospitalar e realizado, ao menos, de 2 a 3 vezes por ano nos primeiros 3 anos de vida.

- O **teste do pezinho** deve ser realizado entre o 3º e 5º dia de vida, com intuito de diagnosticar doenças que podem ocasionar morte precoce e aumento da morbidade infantil. O teste é coletado por meio de uma gota de sangue com a identificação das seguintes patologias:

  o *HC*: distúrbio metabólico caracterizado pela redução de T4 e diagnosticada pelo aumento de TSH, sendo este o mais frequente em incidência dentre as rastreadas neste núcleo de distúrbios. A apresentação clínica é branda, variando de assintomáticos até atrasos no desenvolvimento neuropsicomotor.

  o *Fenilcetonúria*: erro inato do metabolismo, do tipo autossômica recessiva, causada pela deficiência da enzima fenilalanina hidroxi-

MAPA MENTAL

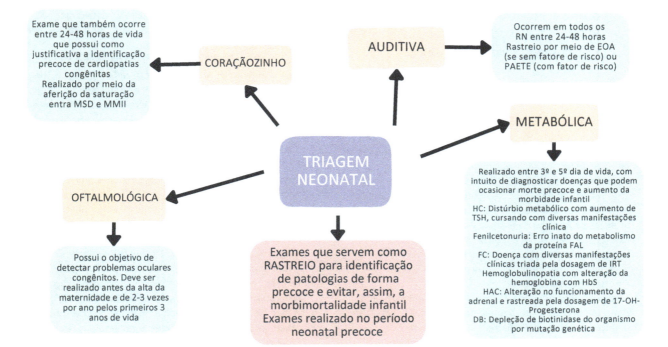

Fig. 32-4. Mapa mental para triagem neonatal.

lase e diagnosticada por meio da dosagem de FAL (fenilalanina) após 48 horas de vida. Apresenta como clínica atraso global do desenvolvimento neuropsicomotor (DNPM), deficiência mental, comportamento agitado ou autista.

- o *FC*: doença autossômica recessiva de amplo espectro clínico com rastreio por meio da dosagem de tripsinogênio imunorreativo (IRT) e teste confirmatório pelo teste do suor.
- o *Doença falciforme*: hemoglobinopatia com presença de Hb S em análise de variações estruturais da cadeia hemoglobina, com diversas manifestações clínicas e tratamento para cada complicação associada.
- o *HAC*: trata-se de uma doença autossômica recessiva com uma manifestação clínica variável a depender do grau de deficiência enzimática (glicocorticoides, mineralocorticoides ou andrógenos). Seu rastreio é feito por meio da dosagem de 17-OH-progesterona.
- o *DB*: doença metabólica hereditária de padrão autossômica recessiva, com um defeito no metabolismo da biotina, gerando sua depleção. As manifestações clínicas ocorrem normalmente após a sétima semana de vida, e apresentam-se com distúrbios neurológicos, cutâneos, microcefalia. O diagnóstico ocorre por meio da detecção enzimática qualitativa no soro dos pacientes e confirmado pela dosagem quantitativa desta.

REFERÊNCIAS BIBLIOGRÁFICAS

1. American Academy of Pediatrics AAP Section on Endocrinology and Committee on Genetics, and American Thyroid Association Committee on Public Health: Newborn screening for congenital hypothyroidism: recommended guidelines. Pediatrics. 1993 Jun;91(6):1203-9.
2. Brasil. Ministério da Saúde. Secretaria de Atenção à Saúde. Departamento de Ações Programáticas Estratégicas. Diretrizes de Atenção da Triagem Auditiva Neonatal / Ministério da Saúde, Secretaria de Atenção à Saúde, Departamento de Ações Programáticas Estratégicas e Departamento de Atenção Especializada. – Brasília: Ministério da Saúde, 2012.
3. Lewis DR. Multiprofessional committee on auditory health: COMUSA. Brazilian J Otorhinolaryngol. 2010;76(1):121-128.
4. American Academy of Pediatrics, Joint Committee on Infant Hearing. Year 2007 position statement: Principles and guidelines for early hearing detection and intervention programs. Pediatrics. 2007 Oct;120(4):898-921.
5. Liu Y, Chen S, Zuhlke L, Black GC, Choy M, Li N, et al. Global birth prevalence of congenital heart defects 1970–2017: updated systematic review and meta-analysis of 260 studies. Inter J Epidemiol. 2019; 58(21):455-463.
6. Sociedade Brasileira de Pediatria. Sistematização do atendimento ao recém-nascido com suspeita ou diagnóstico de cardiopatia congênita. Departamento Científico de Cardiologia e Neonatologia. Brasil. [nº 4 11 de agosto de 2022]. Páginas 1-3. Disponível em: https://www.sbp.com.br/fileadmin/user_upload/23544c-MO_Sistemat_atend_RN_cSuspeita_CardCongenita.pdf
7. Peterson C, Ailes E, Riehle-Colarusso T, Oster ME, Olney RS, Cassell CH, et al. Late detection of critical congenital heart disease among US infants: Estimation of the potential impact of proposed universal screening using pulse oximetry. JAMA Pediatr. 2014;168(4):361-70.
8. Sociedade Brasileira de Pediatria. Sistematização do atendimento ao recém-nascido com suspeita ou diagnóstico de cardiopatia congênita. Departamento Científico de Cardiologia e Neonatologia. Brasil. [nº 4 11 de agosto de 2022]. Páginas 6-8. Disponível em: https://www.sbp.com.br/fileadmin/user_upload/23544c-MO_Sistemat_atend_RN_cSuspeita_CardCongenita.pdf
9. American Academy of Pediatrics, American Association of Pediatric Ophthalmology and Strabismus, and the American Academy of Ophthalmology. Eye examination in infants, children and young adults by pediatricians. Pediatrics 2003;111:902-7.
10. Sociedade Brasileira de Pediatria. Tratado de pediatria: 4. ed. Barueri: Manole; 2017. seção 18.12.
11. Diretrizes de Atenção à Saúde Ocular na Infância: Detecção e Intervenção Precoce para a Prevenção de Deficiências Visuais. Ministério da Saúde, 2013. Disponível em http://bvsms.saude.gov.br/bvs/ publicacoes/diretrizes_atencao_saude_ocular_ infancia.pdf acessado em janeiro de 2018.
12. Teste do Olhinho. Conselho Brasileiro de Oftalmologia. Disponível em http://www.cbo.com.br/novo/publico_ geral/criancas/teste_do_olhinho. Acesso em fev 2018.
13. Brasil. Ministério da Saúde. Secretaria de Atenção à Saúde. Departamento de Atenção Especializada e Temática. Triagem neonatal biológica: manual técnico / Ministério da Saúde, Secretaria de Atenção à Saúde, Departamento de Atenção Especializada e Temática. – Brasília: Ministério da Saúde, 2016.
14. American Academy of Pediatrics AAP Section on Endocrinology and Committee on Genetics, and American Thyroid Association and the Public Health Committee and Lawson Wilkins Pediatric Endocrine Society. Update of Newborn screening and therapy for congenital hypothyroidism. Pediatrics. 2006;117:2290-303.
15. Maciel LMZ, Kimura ET, Nogueira CR, Mazeto GMFS, Magalhães PKR, Nascimento ML, et al. Congenital hypothyroidism: recommendations of the Thyroid Department of the Brazilian Society of Endocrinology and Metabolism. Arq Bras Endocrinol Metabol. 2013;57(3):184-92.
16. Fisher DA. Disorders of the thyroid in the newborn and infant. In: Sperling MA. Pediatric Endocrinology. 4nd ed. Philadelphia: Elsevier Saunders; 2014. p. 186-208.
17. Neto Coelho JR, Nascimento ML, Guerra-Júnior G: Doenças da tireoide. In: Burns DAR, Campos Junior D, Silva LR, Borges

WG (org.). Tratado de Pediatria. 4. ed. São Paulo: Sociedade Brasileira de Pediatria. 2017, v. 1, p. 675-80.
18. Ford G, LaFranchi SH. Screening for congenital hypothyroidism: a worldwide view of strategies. Best Pract Res Clin Endocrinol Metab. 2014;28(2):175-87.
19. LaFranchi SH. Approach to the diagnosis and treatment of neonatal hypothyroidism. J Clin Endocrinol Metab. 2011;96(10):2959-67.
20. Waisbren SE, Noel K, Fahrbach K, Cella C, Frame D, Dorenbaum A, Levy H. Phenylalanine blood levels and clinical outcomes in phenylketonuria: A systematic literature review and meta-analysis. Molecular Genetics and Metabolism. 2007;92:63-70.
21. Cardoso AL, Gurmini J, Spolidoro JVN, et al. Nutrição e fibrose cística. Rev Bras Nutr Clin. 2007;22(2):146-54.
22. Langton Hewer SC, Smyth AR. Antibiotic strategies for eradicating Pseudomonas aeruginosa in people with cystic fibrosis. Cochrane Database Syst Rev. 2017 Apr
23. Patrinos GP, Giardine B, Riemer C, Miller W, Chui DHK, Anagnou NP, et al. Improvements in the HbVar database of human hemoglobin variants and thalassemia mutations for population and sequence variation studies. Nucleic Acids Res 2004; 32 (Database issue):D537-41.
24. Naoum PC. Hemoglobinopatias e talassemias. São Paulo: Editora Sarvier; 1999.
25. Clarke GM, Higgins TN. Laboratory investigation of hemoglobinopathies and thalassemias: review and update. Clin Chem 2000; 46:1284-90.
26. Speiser PW, Azziz R, Baskin LS, Ghizzoni L, Hensle TW, Merke DP, et al. Congenital adrenal hyperplasia due to steroid 21-hydroxylase deficiency: an Endocrine Society clinical practice guideline. J Clin Endocrinol Metab. 2010;95(9):4133-60.
27. New MI. An update of congenital adrenal hyperplasia. Ann N Y Acad Sci. 2004;1038:14-43.
28. WHITE PC, BACHEGA TA. Congenital adrenal hyperplasia due to 21 hydroxylase deficiency: from birth to adulthood. Semin Reprod Med. 2012;30(5):400-9.
29. Kopacek C, Prado MJ, DA Silva CMD, DE Castro SM, Beltrão LA, Vargas PR, et al. Clinical and molecular profile of newborns with confirmed or suspicious congenital adrenal hyperplasia detected after a public screening program implementation. J Pediatr (RioJ).2019;95: 282-90
30. Wolf B. Clinical issues and frequent questions about biotinidase deficiency. Molecular Genetics and Metabolism; 2010;100(1):6-13.
31. Pindolia K, Jordan M, Wolf B. Analysis of mutations causing biotinidase deficiency. Human Mutation. 2010;31(9): 983-991.

Acesse aqui as respostas das questões norteadoras deste capítulo:

CAPÍTULO 33

Cardiopatias congênitas

Isabella Sforzin | Arlindo Almeida Riso

❖ OBJETIVOS DE APRENDIZAGEM

1. Fornecer uma visão geral das cardiopatias congênitas mais prevalentes e seus respectivos tratamentos.
2. Compreender a importância do rastreamento pré-natal por meio de fatores de risco e exames.
3. Identificar e interpretar achados clínicos e de imagem sugestivos de cardiopatias congênitas.

CASO CLÍNICO

Gestante de 38 semanas chega ao hospital para realização de cesárea eletiva (indicada por história de duas cesáreas prévias). Realizou acompanhamento pré-natal e, ao exame de ecocardiografia (ECO) fetal, foi visualizada discordância ventriculoarterial. Nasce neonato do sexo masculino, peso de 3.380 g, altura de 49cm, Apgar 7/8 e encaminhado para UTI. Ao exame físico: paciente em bom estado geral, com choro forte, cianose ++/4, pulsos periféricos presentes e simétricos, FC 140 bpm, ritmo regular, FR 65 ipm, murmúrios vesiculares presentes bilateralmente, taquidispneia leve. Restante do exame físico sem alterações. No 1º dia de vida, o ECO transtorácico confirma a suspeição diagnóstica e acrescenta detalhes anatômicos.

Questões Norteadoras

1. Considerando os achados dos exames de imagem realizados, qual o diagnóstico?
2. Tendo em vista o diagnóstico, quais os detalhes anatômicos necessitam ser esclarecidos para o planejamento terapêutico?
3. Tendo em vista este diagnóstico, qual mecanismo explica a cianose no RN?
4. Quais as medidas iniciais a serem tomadas para garantir a estabilidade do RN?
5. Qual o tratamento definitivo a ser realizado?

INCIDÊNCIA DAS CARDIOPATIAS CONGÊNITAS (CC)

Cerca de 6% dos recém-nascidos (RN) vivos apresentam alguma anomalia congênita. Entre elas, as alterações do sistema cardiovascular são as mais frequentes e apresentam a maior taxa de mortalidade por defeitos congênitos.[1] Apesar da imprecisão nos informes dos países menos desenvolvidos, não há evidências de que a distribuição das diferentes anomalias congênitas seja diferente do observado em países industrializados. As variações na incidência entre as populações ocorrem por diferenças em metodologias de estudo e subnotificação aos órgãos governamentais.[1,2] Diferentemente da incidência mundial, as CC no Brasil são a segunda malformação mais frequente entre as anomalias congênitas. Esta diferença se deve, provavelmente, pela subnotificação de casos no país (Fig. 33-1).[3]

RASTREAMENTO E TRIAGEM PRÉ-NATAL

O diagnóstico pré-natal busca minimizar os riscos materno e fetal, definir o prognóstico e as opções de tratamento, auxiliar no planejamento do período perinatal, organizar a gestão em saúde, além de aconselhar e oferecer apoio ao bem-estar da família. O rastreamento obstétrico para a detecção de cardiopatias congênitas deve ser realizado entre a 18ª a 22ª semana de gestação, pela ultrassonografia (USG), pelo ecocardiograma (ECO) fetal e pela identificação de fatores de risco (Quadro 33-1). A USG obstétrica com Doppler permite a visualização das quatro câmaras cardíacas do coração, bem como das conexões venoatriais, atrioventriculares e ventriculoarteriais.[4]

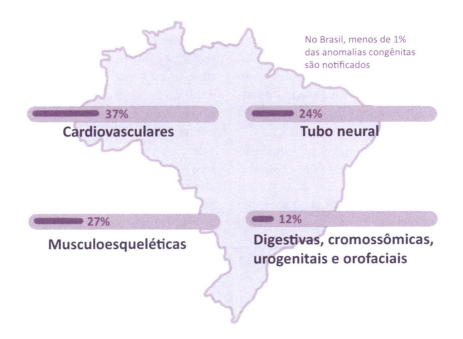

Fig. 33-1. Incidência das anomalias congênitas e seus subtipos.[1,2,3]

(Adaptada por Gabriela Suzuki Cianflone)

Quadro 33.1. Fatores de risco na avaliação obstétrica

Fatores de risco fetais	Fatores maternos	Fatores familiares
Suspeição de doença cardíaca fetal em exame obstétrico	Uso de anti-inflamatórios não esteroidais e anticonvulsivantes	História de CC em parente de 1º grau
Síndromes cromossômicas, entre elas Trissomias 13, 18 e 21, Monossomia XO (Turner)	*Status* de anticorpos maternos (anti-Ro ou anti-la positivos), doença de tecido conjuntivo e infecções (rubéola, parvovirose)	
TN do 1º trimestre > p99 ou p > 95*	Doenças metabólicas (*diabetes mellitus* e fenilcetonúria)	
Hidropsia fetal e gravidez monocoriônica, anemia, arritmias cardíacas, tumores, ausência de ducto venoso	Idade > 35 anos, abortos prévios e gestações múltiplas, concepção assistida	

*Os valores de TN têm sido pouco utilizados. Estudos de metanálise demonstram que menos de 50% dos fetos cromossomicamente normais e com doença cardíaca apresentaram TN > p95 e apenas 20%, TN > p99.[4]

CARDIOPATIAS CONGÊNITAS CIANOGÊNICAS

Tetralogia de Fallot (TOF)

É a anomalia cianótica mais frequente, e se caracteriza por 4 defeitos intracardíacos: comunicação interventricular (CIV), estenose da artéria pulmonar (AP), dextroposição da aorta (Ao) e hipertrofia de ventrículo direito (VD) (Fig. 33-2). Esses defeitos resultam no desvio ("*shunt*") de sangue do VD para o ventrículo esquerdo (VE) e para a Ao, o que explica a cianose encontrada nos RNs e lactentes. A hipótese diagnóstica de TOF é levantada nas primeiras semanas de vida devido à presença de sopro precordial e cianose progressiva, decorrente do fechamento do canal arterial (CA).[5,6] A confirmação diagnóstica é feita por meio do ECO, com a identificação dos 4 defeitos. Como a obstrução ao fluxo pulmonar impede o envio adequado de sangue aos pulmões, a oxigenioterapia suplementar não melhora a cianose.[6]

O tratamento após o parto visa à estabilização do neonato, por meio da infusão de PGE1 (prostaglandina) para manter a permeabilidade do CA. Para garantir uma oxigenação mais segura até a correção cirúrgica, as opções são: cirurgia de Blalock-Taussig modificada (interposição de prótese tubular entre a artéria subclávia e a artéria pulmonar) ou implante percutâneo de *stent* no CA. A correção cirúrgica é realizada por volta dos seis meses de idade e consiste no fechamento da CIV (direcionando o VE para a Ao) e na ampliação da estenose pulmonar (ressecção do infundíbulo e ampliação da via de saída do VD).[5,6] A sobrevida hospitalar no primeiro ano de vida é superior a 95%, e a sobrevida até a terceira década de vida é de 86%.[7]

Truncus Arteriosus Communis (TAC)

É uma anomalia rara resultante de uma falha no processo embriológico da separação da Ao e AP, o que leva à formação de um tronco arterial único com uma única valva. Por esse tronco, fluem os sangues sistêmico, pulmonar e coronariano, configurando uma doença de hiperfluxo pulmonar. O TAC é classificado em três tipos: tipo I, em que a AP se origina do tronco arterial; tipo II, a AP direita (APD) e a esquerda (APE) se originam do tronco arterial em um único orifício comum; e Tipo III, APD e APE se originam de orifícios separados.[8] Os sintomas clínicos estão relacionados à insuficiência cardíaca congestiva (ICC) devido ao

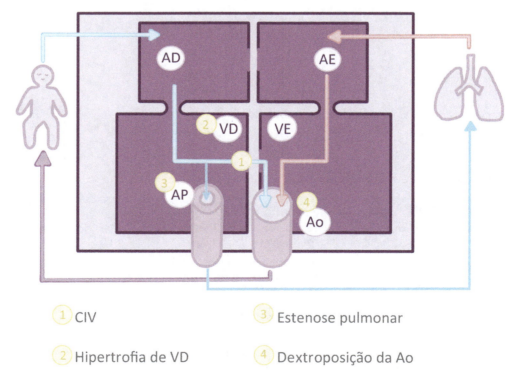

Fig. 33-2. Tetralogia de Fallot.[5,6]

(Adaptada por Gabriela Suzuki Cianflone)

hiperfluxo pulmonar, manifestando-se com taquipneia, taquicardia, irritabilidade, sudorese, dificuldades alimentares, ganho de peso insuficiente e infecções respiratórias frequentes. Com a queda progressiva da resistência pulmonar após o nascimento, os sintomas tornam-se mais evidentes. A cianose, geralmente leve ou ausente, pode ocorrer em pacientes com doença vascular pulmonar.[8,9] O diagnóstico é feito pelo ECO e pela tomografia computadorizada (TC) pode ser um exame complementar.[10] A abordagem cirúrgica neonatal previne sequelas do hiperfluxo e da ICC.[8] Ela consiste no fechamento da CIV, desconexão das APs do tronco arterial e reconstrução da VSVD pelos de tubos sintéticos ou biológicos.[8,9] A taxa de mortalidade hospitalar na correção do TAC varia entre 3 e 20%, dependendo da condição clínica pré-operatória e da presença de anomalias concomitantes. Cerca de 60% dos pacientes necessitam de, pelo menos, uma reoperação na VSVD ao longo da vida.[11]

Transposição de Grandes Artérias (TGA)

A TGA é caracterizada pela discordância ventriculoarterial, em que o VD se conecta à Ao e o VE à AP. Assim, as circulações pulmonar e sistêmica deixam de ser "em série" para se tornarem "em paralelo". O sangue nas veias sistêmicas (desoxigenado) retorna ao AD, enquanto o sangue das veias pulmonares (oxigenado) retorna ao AE. Após o nascimento, a sobrevivência do RN depende da existência de uma conexão entre os dois circuitos, seja a nível atrial (CIA), ventricular (CIV) ou arterial (CA) (Fig. 33-3). A TGA é a segunda anomalia cianótica mais frequente e é mais comum no sexo masculino, sendo a cianose a manifestação clínica mais comum. O diagnóstico definitivo é feito por ECO (fetal ou pós-natal), no qual se observam a discordância ventriculoarterial e os defeitos associados.[12] O tratamento inicial da TGA visa a manutenção da conexão entre as circulações pulmonar e sistêmica, utilizando infusão de PGE1 e abertura da CIA por meio de "septostomia atrial por balão" (procedimento de Rashkind).[13] A correção cirúrgica eletiva (operação de Jatene ou *arterial switch operation* – ASO)é realizada nos primeiros 7 a 10 dias de vida e consiste na troca dos grandes vasos acima do plano valvar e na transferência dos óstios coronarianos. Apesar de ser uma cirurgia de grande porte, os resultados a longo prazo são excelentes.[14]

Atresia Tricúspide (AT)

A AT é uma condição caracterizada pela ausência de conexão atrioventricular direita e por um VD subdesenvolvido, fazendo parte do grupo de cardiopatias com fisiologia univentricular. Essa anatomia exige a presença de CIA (Fig. 33-4). A classificação da AT baseia-se no tipo de conexão ventriculoarterial, dividindo-se em: "tipo I" – conexão concordante (VE-Ao) e "tipo II" – conexão discordante (VE-AP).[15] Cada tipo é subdividido em: tipo "A", com atresia pulmonar (hi-

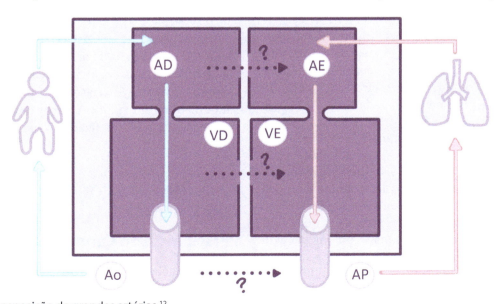

Fig. 33-3. Transposição de grandes artérias.[12]

(Adaptada por Gabriela Suzuki Cianflone)

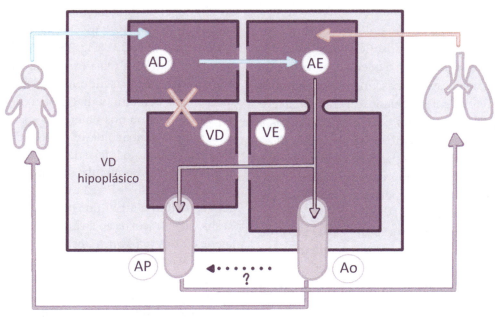

Fig. 33-4. Atresia tricúspide.[15]

(Adaptada por Gabriela Suzuki Cianflone)

pofluxo pulmonar); tipo "B", com estenose pulmonar (fluxo pulmonar moderado); e tipo "C", sem obstrução ao fluxo pulmonar.[16]

As manifestações clínicas variam conforme os tipos e subtipos da AT. Nos casos de hipofluxo pulmonar, predomina a cianose, enquanto nos casos de hiperfluxo, os sinais de ICC são mais evidentes. Em pacientes com AT tipo II e CIV pequena, predominam os sinais de baixo débito sistêmico, como hipotensão, palidez e extremidades frias. O ECO Doppler é essencial para o diagnóstico e para a definição dos tipos e subtipos de AT e dos defeitos associados.[17] Em recém-nascidos com hipofluxo pulmonar, a infusão de PGE1 garante um fluxo sanguíneo adequado. O tratamento cirúrgico em estágios visa separar as circulações sistêmica e pulmonar, deixando o VE como ventrículo sistêmico (circulação de Fontan). O primeiro estágio (na fase neonatal) consiste na cirurgia de Blalock-Taussig modificada nos casos de hipofluxo pulmonar ou na bandagem da AP, nos casos de hiperfluxo pulmonar. O segundo estágio (entre 3 e 6 meses) envolve a conexão da veia cava superior (VCS) à AP direita (Glenn bidirecional) e o bloqueio do fluxo anterógrado da AP. O estágio final (entre 3 e 5 anos) consiste na interposição de uma prótese tubular entre a veia cava inferior (VCI) e a APD.[17-19] As complicações mais comuns incluem derrames pleurais e pericárdicos (4 a 24%); e a mortalidade hospitalar no terceiro estágio varia de 0% a 5%. Embora a sobrevida tenha melhorado, ainda há mortalidade entre os estágios, o que aumenta a indicação de transplante cardíaco.[19]

SÍNDROME DO CORAÇÃO ESQUERDO HIPOPLÁSICO (SCEH)

É uma malformação grave caracterizada por um VE subdesenvolvido, hipoplasia ou atresia da valva aórtica e/ou mitral e hipoplasia da aorta ascendente e do arco aórtico (Fig. 33-5). Essa condição é incompatível com a vida sem tratamento imediato após o parto.[20] O diagnóstico é feito por ECO fetal, e os pais devem ser informados sobre a gravidade da malformação, os riscos do tratamento e o prognóstico.[20,21] O primeiro passo no manejo é manter a permeabilidade do CA por infusão de PGE1, garantindo a manutenção das circulações sistêmica e coronariana.[21] A operação de Norwood é uma cirurgia paliativa que visa (1) a criação de uma conexão aortopulmonar, (2) reconstrução do arco aórtico e (3) criação de uma fonte de fluxo sanguíneo pulmonar.[20,21] A partir daí, seguem-se as etapas do tratamento estagiado do coração de fisiologia univentricular.[20]

CARDIOPATIAS CONGÊNITAS NÃO CIANOGÊNICAS

Persistência do Canal Arterial (PCA)

Ocorre pela não oclusão do CA após o nascimento. Esta é uma estrutura que conecta a AP à Ao durante a vida intrauterina e desvia o sangue da circulação pulmonar para a sistêmica, devido à alta resistência

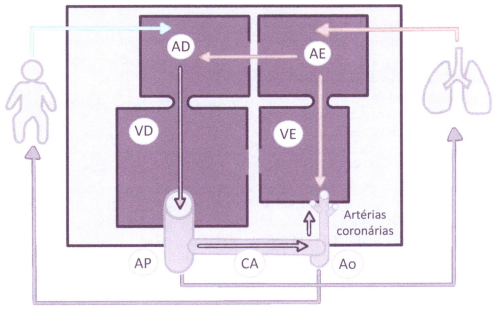

Fig. 33-5. Síndrome do coração esquerdo hipoplásico.[20,21]

(Adaptada por Gabriela Suzuki Cianflone)

vascular dos pulmões colapsados. Seu fechamento espontâneo ocorre até 24 horas após o parto, pelo aumento da oxigenação arterial, que inibe a síntese de PGE.1[22] O quadro clínico em prematuros ou neonatos pode variar, manifestando-se com sinais de insuficiência cardíaca congestiva (ICC), dificuldade no desmame ventilatório ou baixo débito cardíaco.[23] Os RNs podem apresentar taquipneia, cansaço durante as mamadas, infecções pulmonares e baixo ganho de peso.[24] Em RNs, a associação entre o quadro clínico e os achados na radiografia (aumento da área cardíaca e sinais de congestão pulmonar) aumenta a suspeita diagnóstica de PCA. O ECO transtorácico é o padrão para definir o tamanho e a significância hemodinâmica do *shunt*. As abordagens terapêuticas são variadas. O fechamento farmacológico do canal em prematuros é feito com indometacina ou ibuprofeno, que inibem a produção de PGE1.[25] Em caso de falhas ou complicações, o fechamento percutâneo do canal arterial em prematuros tem se mostrado seguro e eficaz. O fechamento cirúrgico (ligadura ou clipagem) é reservado para casos de falha ou impossibilidade do fechamento percutâneo.[27]

Comunicação Interatrial (CIA)

A CIA ocorre devido a defeitos no septo atrial, resultando em um *shunt* do AE para AD. Esse desvio de sangue, somado ao volume proveniente das veias cavas, aumenta o fluxo total de sangue na circulação pulmonar, que, posteriormente, retorna ao AE, fechando o circuito.[28] O tipo mais comum é o *ostium secundum*, que, como defeito isolado, é o mais prevalente entre todas as anomalias cardíacas. A maioria dos pacientes permanece assintomática durante grande parte da infância,[29] mas, dependendo da idade e do volume do *shunt*, a criança pode apresentar cansaço durante as mamadas, dispneia leve e ganho de peso lento. Além disso, pacientes não diagnosticados precocemente podem desenvolver arritmias e, raramente, disfunção ventricular direita e hipertensão pulmonar.[30] O diagnóstico muitas vezes é feito durante investigação de um sopro cardíaco ou após a identificação de cardiomegalia na radiografia de tórax. O ECO transtorácico é o método diagnóstico de escolha para definir a presença, localização e características hemodinâmicas da CIA. O fechamento cirúrgico da CIA é realizado por sutura direta ou com *patch* (retalho) de pericárdio ou material sintético. As abordagens mais comuns são esternotomia mediana pequena, incisão submamária direita ou toracotomia lateral direita, além da técnica minimamente invasiva assistida por vídeo em adultos. O fechamento percutâneo por dispositivos intracardíacos é hoje uma opção segura para defeitos menores que 36-40 mm.[31]

Comunicação Interventricular (CIV)

É a anomalia cardíaca congênita acianótica mais comum. Suas causas são multifatoriais, incluindo o uso de álcool e drogas ilícitas, e pode ocorrer isoladamente ou em associação com outras malformações cardíacas. As CIVs são classificadas conforme sua localização no septo interventricular.[32] As manifestações clínicas dependem da localização e do tamanho do defeito. Portadores de CIVs pequenas podem ser assintomáticos ou apresentar apenas um sopro holossistólico ao exame físico. As comunicações maiores, com grande *shunt* esquerda-direita, podem causar infecções pulmonares frequentes e sintomas de ICC.[32] O exame do coração pelo USG obstétrico e o ECO fetal são importantes para o rastreamento das CIVs, e o diagnóstico depende da experiência do avaliador, idade gestacional e posição do feto.[32,33] O fechamento cirúrgico da CIV é indicado em crianças abaixo de 6 meses. Até lá, o paciente é acompanhado pela curva de crescimento e com tratamento medicamentoso para controle de sintomas de ICC (inibidores da ECA, diuréticos e digoxina). Pacientes de alto risco podem requerer intervenção cirúrgica precoce de bandagem de AP (diminuição da circunferência da AP) como tratamento paliativo.[32] O fechamento percutâneo com prótese intracardíaca é reservado para CIVs pequenas, que não estejam próximas às valvas intracardíacas. O fechamento cirúrgico da CIV é realizado com retalho de tecido biológico ou sintético, via átrio direito (AD). As complicações mais comuns incluem bloqueio atrioventricular total (BAVT), que pode requerer implante de marcapasso.[32,33]

Coartação de Aorta (CoA)

CoA é um estreitamento congênito da aorta descendente, localizado logo após a emergência da artéria subclávia esquerda. Esse defeito pode ocorrer de forma isolada ou associado a outras anomalias cardíacas, com uma incidência de 0,2 a 0,6 por 1.000 nascimentos vivos.[34] A apresentação clínica da CoA isolada varia desde o colapso cardiovascular após o fechamento do CA no RN, até a hipertensão arterial do adulto. Em crianças menores de 1 ano, predomina o quadro de ICC. Crianças maiores geralmente são assintomáticas ou apresentam sintomas vagos, como tontura, zumbido, cefaleia e epistaxe (devido à hipertensão em membros superiores) ou claudicação intermitente e dores musculares nos membros inferiores (devido à hipotensão nesses territórios).[35] O recém-nascido com coarctação crítica e CA fechado pode apresentar sinais de choque. O sinal mais indicativo da CoA é a ausência

MAPA MENTAL

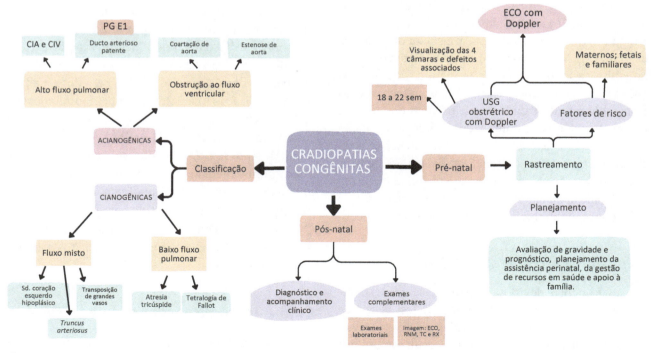

Fig. 33-6. Mapa mental para cardiopatias congênitas.

ou diminuição dos pulsos nos membros inferiores.[36] O ECO detalha a anatomia da CoA e detecta a ausência de fluxo pulsátil da Ao descendente. A TC é reservada para casos em que há dúvidas quanto à anatomia do arco aórtico.[36] Crianças mais velhas frequentemente são assintomáticas, mas podem apresentar hipertensão nos membros superiores, além da ausência ou diminuição dos pulsos nos membros inferiores. O sinal radiológico característico da CoA em pacientes acima de 5 anos é a "corrosão" das bordas inferiores das costelas (sinal de Roesler), causada pela circulação colateral dos vasos intercostais.[35] Nos últimos 20 anos, em casos de CoA isolada em neonatos, lactentes e crianças, tem sido empregada preferencialmente a técnica de ressecção e anastomose da aorta descendente ao arco aórtico distal. O tratamento percutâneo é uma estratégia usada como ponte para a cirurgia em neonatos de alto risco. A angioplastia com balão e o implante de *stents* são utilizados nos casos de recoarctação. A mortalidade do tratamento cirúrgico em crianças menores de 1 ano varia entre 0% e 6%, enquanto a incidência de recoarctação varia entre 2% e 4%.[36-38] Complicações neurológicas relacionadas à isquemia medular variam entre 0,4% e 1,5%. A incidência de aneurisma após a correção cirúrgica está relacionada às técnicas de ampliação ou interposição de prótese tubular.[39]

PONTOS-CHAVE

- TOF é caracterizada pela tétrade: CIV, hipertrofia de VD, obstrução da VSVD e dextroposição da Ao.
- No TAC, intervenções percutâneas ou cirúrgicas, são frequentes na VSVD.
- A TGA caracteriza-se pela discordância ventriculoarterial e pela dependência da CA e da CIA.
- A AT é uma cardiopatia de fisiologia univentricular. Sua correção é realizada em três etapas, com risco de complicações e mortalidade entre elas e, a longo prazo, o transplante cardíaco pode ser necessário.
- A SCEH é incompatível com a vida de um RN. A mortalidade na operação Norwood I é alta, assim como entre os demais estágios subsequentes. O transplante cardíaco é uma opção entre os estágios.
- Doenças dependentes de CA têm como tratamento inicial o uso de PGE1.
- Cardiopatias com hiperfluxo pulmonar (CIA, CIV e PCA) são, preferencialmente, corrigidas nos lactentes.
- A maioria dos neonatos portadores de CoA necessita de tratamento cirúrgico neonatal. O tratamento percutâneo está reservado às recoartações.
- Conclusão: (1) o rastreamento das cardiopatias congênitas é feito pela avaliação de risco materno-fetal, pelo USG obstétrico e pelo de ECO fetal. (2) Portadores de cardiopatias tratados devem ser acompanhados ao longo de toda sua vida.

REFERÊNCIAS BIBLIOGRÁFICAS

1. Kang L, Cao G, Jing W, Liu J, Liu M. Global, regional, and national incidence and mortality of congenital birth defects from 1990 to 2019. Eur J Pediatr. 2023 Feb 13;182(4).
2. Hoffman, JIE. Incidence of congenital heart disease: I. Postnatal incidence. Pediatr Cardiol. 1995;16(3):103-13.
3. Secretaria de Vigilância em Saúde e Ambiente. Análise da situação epidemiológica das anomalias congênitas no Brasil, 2010 a 2021. Brasília/DF: Ministério da Saúde; 2023 Feb p. 1-26.
4. Hunter LE, Simpson JM. Prenatal screening for structural congenital heart disease. Nat Rev Cardiol. 2014 Mar 25;11(6):323-34.
5. Apitz C, Webb GD, Redington AN. Tetralogy of Fallot. The Lancet. 2009 Oct;374(9699):1462-71.
6. Wise-Faberowski L, Asija R, McElhinney DB. Tetralogy of Fallot: Everything you wanted to know but were afraid to ask. Arnold P, editor. Pediatr Anesth. 2019 Apr 15;29(5):475-82.
7. Murphy JG, Gersh BJ, Mair DD, Fuster V, McGoon MD, Ilstrup DM, et al. Long-Term Outcome in Patients Undergoing Surgical Repair of TOF. New Eng J Med. 1993 Aug 26;329(9):593-9.
8. Abel JS, Berg C, Geipel A, Gembruch U, Herberg U, Breuer J, et al. Prenatal diagnosis, associated findings, and postnatal outcome of fetuses with TAC. 2021 Dec 1;304(6):1455-66.
9. Peirone AR, Benson LN, Freedom RM. Clinical findings in common arterial trunk. Progress in pediatric cardiology. 2002 Jun 1;15(1):23-31.
10. Sharma A, Priya S, Jagia P. Persistent truncus arteriosus on dual-source CT. Japanese J Radiol. 2016 Jun 4;34(7):486-93.
11. Naimo SP; Konstantinov I. Surgery for Truncus Arteriosus: Contemporary Practice. Ann Thorac Surg 2021;111:1442-50
12. Martins P., Castela E. Transposition of the Great Arteries. Orphanet Journal of Rare Diseases [Internet]. 2008 Oct 13;3(1).
13. Rashkind WJ, Miller WW. Criation of an atrial septal defect without thoracotomy: a palliative approach to complete transposition of the great arteries. JAMA.1966;196:991
14. Jatene AD, Fontes VF, Paulista PP et al. Successful anatomic correction of transposition of t e great vessels: a preliminary report. Arq Bras Cardiol. 1975;28:461

15. Kühne M. Über zwei fälle kongenitaler atresie des ostium venosum dextrum. Jahrbuch für Kinderheilkunde und Physiche Erziehung. 1906;63:235-249
16. Edwards JE, Burchell HB. Congenital Tricuspid Atresia: A Classification. Med Clin North Am. 1949;33(4):1177-1196.
17. Cavalcanti CV, Miura N, Hazin SM. Atresia tricúspide. In: Croti UA, Mattos SS, Pinto Jr VC, Aiello VD, Moreira VM. Cardiologia e cirurgia cardiovascular pediátrica. 2. ed. São Paulo: Rocca; 2012. p.711-724.
18. Chauvaud S. Atrésie tricuspide. Intervention de Fontan et dérivations cavopulmonaires. Encyclopédie Medico-Chirurgicale 2004. 42-820. 2010 Elsevier Masson SAS.
19. Jacobs ML. The functionally univentricular heart and Fontan's operation. In Pediatric Cardiac Surgery, 4th ed. Mavroudis C, Backer CL. 2013 Blackwell Publishing Ltd.
20. Jacobs JP. Hypoplastic Left Heart Syndrome: Definition, Morphology, and Classification. World Journal for Pediatric and Congenital Heart Surgery. 2022 Sep;13(5):559-64.
21. Metcalf MK, Rychik J. Outcomes in Hypoplastic Left Heart Syndrome. Pediatric Clin North Am. 2020 Oct 1;67(5):945-62.
22. Thébaud B, Michelakis ED, Wu XC. Et al. Oxygen-sensitive Kv channel gene transfer confers oxygen responsiveness to preterm rabbit and remodeled human ductus arteriosus: implications for infants with patent ductus arteriosus. Circulation. 2004 Sep 14;110(11):1372-9.
23. Knight DB. The treatment of patent ductus arteriosus in preterm infants. A review and overview of randomized trials. Semin Neonatol. 2001 Feb;6(1):63-73.
24. Silva LPRG, Bembom MC, Silva MFAG, Silva PAG. Persistência do canal arterial. In Croti UA, Mattos SS, Pinto Jr VC, Aiello VD, Moreira VM. Cardiologia e Cirurgia Cardiovasculares. Pediátricas. 2. ed.. SP: Rocca; 2012. p. 661-672.
25. Hammerman C, Kaplan M. Patent ductus arteriousus in the premature neonate: current concepts in pharmacological management. Paediatr Drugs. 1999 Apr-Jun;1(2):81-92.
26. Manica JLL, Neves JR, Raul Arrieta R, et al. Percutaneous Closure of Ductus Arteriosus in Preterm Babies: The Initial Brazilian Experience. Arq Bras Cardiol. 2022 Sep;119(3):460-467.
27. Mumtaz MA, Qureshi A, Mavroudis C, Backer CL. Patent ductus arteriosus. In Pediatric Cardiac Surgery 4th ed. by Mavroudis C, Backer CL. 2013 Blackwell Publishing Ltd.
28. Costa AG, Duarte ML, Kraychete NC. Comunicação interatrial. In Croti UA, Mattos SS, Pinto Jr VC, Aiello VD, Moreira VN. Cardiologia e cirurgia cardiovascular pediátrica. 2a ed. São Paulo: Rocca 2012. p.361-90.
29. Geva T, Martins JD, M Wald RM. Atrial septal defect. Lancet. 2014;383:1921-32.
30. Backer CL, Mavroudi C. Atrial septal defect, partial anomalous pulmonary venous connection, and scimitar syndrome. In Pediatric Cardiac Surgery. Mavroudis C, Backer CL. 2013 Blackwell Publishing Ltd.
31. Pineda AM, Mihos CG, Singla S, Santana O, Rhodes J, Sommer RJ, et al. Percutaneous Closure of Intracardiac Defects in Adults: State of the Art. J Invasive Cardiol. 2015 Dec 1;27(12):561-72.
32. Adan A, Eleyan L, Zaidi M, Ashry A, Dhannapuneni R, Harky A. Ventricular septal defect: diagnosis and treatments in the neonates: a systematic review. Cardiology in the Young. 2020 Dec 17;31(5):756-61.
33. Nayak S, Patel A, Haddad L, Kanakriyeh M, Varadarajan P. Echocardiographic evaluation of ventricular septal defects. Echocardiography. 2020 Dec;37(12):2185-93.
34. Hoffman JI. The challenge in diagnosing coarctation of the aorta. Cardiovascular J Africa. 2018 Sep 13;29(4):252-5.
35. Batista G, Mendonça JT, Pavione MA et al. Coartação da aorta. In: Croti UA, Matos SS, Pinto Jr VC, Aiello VD, Moreira VM. Cardiologia e cirurgia cardíaca pediátrica. 2. ed. São Paulo: Rocca; 2012. p.603-620.
36. Backer CL, Kaushal S, Mavroudis C. Coarctation of the aorta. Northwestern Scholars. 2013. p. 256-82.
37. Wright GE, Nowak CA, Goldberg CS, Ohye RG, Bove EL, Rocchini AP. Extended Resection and End-to-End Anastomosis for Aortic Coarctation in Infants: Results of a Tailored Surgical Approach. Ann Thoracic Surg. 2005 Oct 1;80(4):1453-9.
38. Thomson JDR. Outcome after extended arch repair for aortic coarctation. Heart. 2006 Jan 1;92(1):90-4.
39. Arasu T, Kumar R, Khajuria U, Komal T. Delayed Paraparesis: An Unusual Complication Following Coarctation of Aorta Repair. Ann Cardiac Anaesth. 2024 Jan 1;27(1):82-4.

Acesse aqui as respostas das questões norteadoras deste capítulo:

CAPÍTULO 34

Alterações metabólicas mais comuns em RN (Distúrbios de Cálcio e Hipoglicemia)

Antonio Phelipe Junior | Carlos Augusto Cardim de Oliveira

❖ OBJETIVOS DE APRENDIZAGEM

1. Conhecer duas das principais alterações metabólicas dos recém-nascidos.
2. Entender a fisiopatologia destas alterações no período neonatal.
3. Reconhecer o quadro clínico associado a estas alterações metabólicas e quando propor tratamento.

CASO CLÍNICO

Você assume o plantão e te chamam para avaliar um recém-nascido, pois a mãe acredita que ele esteja com frio. Trata-se de um recém-nascido a termo (RNT), grande para a idade gestacional (GIG), de 38 + 5 semanas, nascido de parto vaginal e do sexo feminino. Apgar 8/9. No momento da avaliação, a paciente apresenta duas horas de vida.

Ao chegar ao leito, você observa tremores das extremidades em ambos os membros superiores e inferiores, bilateralmente, sem outras alterações no exame físico.

Questões Norteadoras

1. Qual sua principal hipótese diagnóstica?
2. Cite 2 diagnósticos diferenciais.
3. Quais exames são essenciais na investigação de um quadro clínico como o apresentado?

Continuação do Caso

Enquanto você aguarda os resultados dos exames laboratoriais colhidos em regime de urgência, a equipe de enfermagem comunica o resultado da glicemia capilar: 32 mg/dL.

4. Qual seria a sua conduta no momento?

DISTÚRBIOS DE CÁLCIO

Introdução

O cálcio desempenha papel importante em vários mecanismos fisiológicos significativos para o corpo, além da formação dos ossos. Dentre as suas atribuições, destacam-se as ações na transmissão do impulso neural, cascata de coagulação do sangue, contração muscular, transporte transmembranas, atividade de enzimas, sinalização intracelular e tem sido implicado no controle metabólico e na função mitocondrial.[1]

No período gestacional, as trocas de cálcio (Ca^{2+}) entre gestante e bebê ocorrem principalmente no terceiro semestre da gestação, por meio da bomba transplacentária de Ca^{2+} ajustada pelo peptídeo relacionado ao paratormônio (PTHrP).[2] Na criança, metade da concentração de cálcio se encontra na forma ionizada no plasma, 10% ligados a fosfato, bicarbonato, sulfato ou citrato e 40% em complexos com proteínas, especialmente a albumina. Após o nascimento, o influxo de cálcio cessa e os níveis plasmáticos caem devido à ativação da reabsorção óssea de Ca^{2+}, até que o RN consiga obter cálcio pela dieta. Entre 24 e 48 horas de vida, os níveis de cálcio se estabilizam e, eventualmente, com a introdução da alimentação enteral, elevam-se até o final da primeira semana atingindo os níveis normais da infância.[3]

Devido às múltiplas funcionalidades do cálcio no organismo, os distúrbios que o envolvem podem acarretar aos RNs não só alterações na formação dos ossos, mas também alterações metabólicas.

Uma vez que os distúrbios de Ca^{2+} se mostram um assunto relevante no âmbito da pediatria, a primeira parte deste capítulo tem por finalidade servir como um guia na investigação e no tratamento das alterações de cálcio nos RNs.

Fisiologia do Metabolismo de Cálcio

Os níveis de cálcio são regulados por 3 principais elementos: o paratormônio, a vitamina D e os receptores sensíveis a cálcio (CaSR) nos rins e nas paratireoides. Em vigência de distúrbios de cálcio no organismo, o PTH atua aumentando a reabsorção de Ca^{2+} pelos rins, aumentando a reabsorção óssea e estimulando a produção de 1,25(OH)$_2$ vitamina D (calcitriol), forma ativa da vitamina, que aumenta a absorção enteral de Ca^{2+}. Vale ressaltar que quadros de hipomagnesemia grave interferem no metabolismo do Ca^{2+} mediados pelos CaSR, diminuindo, eventualmente, a secreção de PTH nos quadros de hipocalcemia.[1]

Hipocalcemia Neonatal

Definição

Os parâmetros utilizados para se definir hipocalcemia neonatal são o peso de nascimento e a idade gestacional:

- *RNs prematuros < 1500 g:* a hipocalcemia ocorre quando os níveis de cálcio iônico são inferiores a 4 mg/dL (1 mmol/L) e os de cálcio plasmático inferiores a 7 mg/dL.[3]
- *RNs a termo ou prematuros > 1500 g:* a hipocalcemia ocorre quando os níveis de cálcio iônico são inferiores a 4,4 mg/dL (1,1 mmol/L) e de cálcio plasmático inferiores a 8 mg/dL.[3]

Etiologia

A hipocalcemia é classificada em dois tipos de acordo com o tempo até o desenvolvimento do quadro.
- *Hipocalcemia precoce:* é o mais comum e se estabelece nos primeiros três dias de vida. Ocorre devido à queda anormal dos níveis de cálcio após o nascimento. As principais causas são: prematuridade, asfixia perinatal, restrição de crescimento fetal, hipoparatireoidismo, hipomagnesemia, filhos de gestantes com diabetes e hiperparatireoidismo na gestação.
- *Hipocalcemia tardia*: após o terceiro dia de vida, mais comumente ao final da primeira semana.[2] É desencadeada principalmente por uma dieta com alto teor de fosfato, que dificulta a absorção enteral de cálcio. A hipocalcemia tardia, entretanto, pode ser causada também por depleção de vitamina D, nefropatias, hipoparatireoidismo e uso de furosemida, levando a calciúria.[3]

Quadro Clínico

A hipocalcemia precoce é, na grande maioria das vezes, assintomática. RNs com início tardio do quadro podem apresentar sintomas como irritabilidade neuromuscular grave, crises tônico-clônicas focais e, em situações mais raras, estridor inspiratório devido a crises de laringoespasmo ou sibilância pulmonar devido a broncoespasmo.[2] Os sintomas, quando presentes, devem-se ao fato de que a hipocalcemia aumenta a permeabilidade das células ao sódio e à maior excitabilidade das membranas celulares.[4]

Diagnóstico

Para diagnóstico da hipocalcemia neonatal, preconiza-se a medida dos valores de Ca iônico em vez do Ca total. Isso se deve ao fato de que os valores totais de cálcio podem ser alterados a depender de outros quadros clínicos concomitantes ao da hipocalcemia. Na vigência de distúrbios ácido-base, por exemplo, a ligação do Ca à albumina se intensifica quando há aumento do pH extracelular, diminuindo as concentrações de Ca ionizado no plasma. Da mesma forma, quando há diminuição do pH extracelular, a ligação do Ca à albumina é menos intensa, aumentando os níveis de Ca ionizado plasmáticos. Em quadros de hipoalbuminemia, a concentração de Ca total estará diminuída, sem tantos prejuízos à concentração de Ca ionizado.[3]

Vale lembrar que, os sintomas da hipocalcemia, quando presentes, podem-se assemelhar aos da hipoglicemia. Por esse motivo, recomenda-se, na suspeita de hipocalcemia, a avaliação da glicemia à beira do leito.[3]

Manejo (Quadro 34-1)

Quando 34.1. Manejo da hipocalcemia neonatal

RNs assintomáticos	Nos casos de hipocalcemia assintomática, o aporte nutricional apenas é suficiente para corrigir o quadro. Se a nutrição parenteral for necessária: recomenda-se o uso da solução de Gluconato de Cálcio a 10%, 500 mg/kg (50 mg/kg de Ca elementar)[2]
RNs sintomáticos — Ataque	Solução de Gluconato de Cálcio a 10% intravenosa, 100 mg/kg (2,5 mmol/kg) ou 1 mL/kg infundida durante 10 minutos, com monitoramento do local da punção e da frequência cardíaca, uma vez que o eventual extravasamento da solução poderá acarretar necrose tecidual e elevações repentinas dos níveis de cálcio podem levar a bradiarritmias OU Cloreto de Cálcio 10% intravenoso, 20 mg/kg ou 0,2 mL/kg[2] Caso não haja resposta, as doses podem ser repetidas em 10 minutos.
RNs sintomáticos — Manutenção	Solução de Gluconato de Cálcio a 10% intravenosa, 75 mg/kg (1,87 mmol/kg) OU Solução de Gluconato de Cálcio a 1% via oral, 500 mg/kg, dividida em 6 períodos ao longo do dia, se o RN suportar esse volume adicional[2,3]

Fontes: UpToDate e Ministério da Saúde.[2,3]

É importante ressaltar que, para que o tratamento seja bem-sucedido, as causas relacionadas ao quadro de hipocalcemia, como hiperfosfatemia, hipomagnesemia e deficiência de vitamina D, sejam corrigidas.[2,3]

Hipercalcemia Neonatal

Definição

Define-se hipercalcemia como Ca iônico > 5,6 mg/dL ou Ca sérico > 10,5 mg/dL, podendo ser classificada como leve, moderada ou grave (Quadro 34-2).[5]

Quaro 34.2. Classificação da hipercalcemia neonatal

Hipercalcemia	Níveis
Leve	Ca sérico < 12 mg/dL (< 3 mmol/L)
Moderada	Ca iônico > 8 (> 2 mmo/L) ou Ca sérico de 12 a 14 mg/dL (3 a 3,5 mmol/L)
Grave (crise hipercalcêmica)	Ca iônico ≥ 10 (≥ 2,5 mmol/L) ou Ca sérico de > 14 mg/dL (> 3,5 mmol/L)

Fonte: UpToDate.[5]

Etiologia

Algumas das causas da hipercalcemia são:[6] aumento da oferta de Ca, necrose da gordura subcutânea, hipercalcemia hipercalciúrica familiar, hiperparatireoidismo, hipervitaminose D, insuficiência renal aguda, síndrome de Williams.

Quadro Clínico

RNs com hipercalcemia podem não apresentar sintomas. Quando presentes, os sinais e sintomas podem ser: fraqueza, vômito, constipação, irritabilidade, hipotonia, retardo do crescimento, encefalopatia e poliúria com desidratação, podendo evoluir para insuficiência renal.[7]

Diagnóstico

Juntamente às mensurações dos níveis de cálcio, recomenda-se verificar os níveis de fosfato, uma vez que, nos casos em que ocorre aumento do PTH, os níveis de fosfato diminuem e nos casos com secreção excessiva de vitamina D, os níveis de fosfato aumentam. As medidas do fosfato, portanto, auxiliam no diagnóstico diferencial entre distúrbios de PTH e de vitamina D.[7]

Manejo

Pacientes com hipercalcemia leve ou moderada não necessitam de tratamento imediato, devendo apenas evitar os fatores que possam agravar o quadro, como redução da volemia, uso de diuréticos tiazídicos e ingestão elevada de vitamina D ou de cálcio na dieta.[7]

Já nos pacientes com hipercalcemia grave, é necessário o manejo imediato do quadro. O primeiro passo consiste no aumento da oferta hídrica com o intuito de restaurar a volemia. Juntamente com as expansões hídricas, deve-se promover a excreção renal do cálcio em excesso com o uso de furosemida. Em alguns casos, são necessários medicamentos que inibem a reabsorção óssea, como os bifosfonatos (Pamidronato; Zolendronato) e a calcitonina. Quando o quadro é refratário à hidratação e ao uso dos medicamentos, ou quando as expansões volêmicas não são seguras, pode-se lançar mão, ainda, de terapias de substituição renal (hemodiálise e diálise peritoneal).[8,9]

HIPOGLICEMIA NEONATAL

Introdução

Dentre os processos fisiológicos fundamentais ao organismo, encontra-se a regulação dos níveis de glicose sanguínea, que se dá tanto pela via autonômica, por meio das catecolaminas, quanto pela via hormonal, por meio da insulina, glucagon, hormônio do crescimento e cortisol.[10]

Em relação aos distúrbios metabólicos característicos do período neonatal, as alterações nos níveis de glicose estão entre os mais comuns,[3] seja pela maior demanda de glicose por parte do sistema nervoso central, seja por estarem as vias enzimáticas e hormonais ainda não totalmente desenvolvidas. As alterações glicêmicas são influenciadas pela idade gestacional, peso ao nascimento e tempo de vida após o parto[4] e costumam se normalizar com o passar do tempo na grande maioria das vezes. Um RN a termo e saudável, por exemplo, apresenta, nas duas primeiras horas de vida, uma queda dos níveis de glicose no sangue, que se normalizam em cerca de 4 a 6 horas.[4,11]

Quando os quadros de hipoglicemia se tornam persistentes, entretanto, intervenções são necessárias devido aos riscos de sequelas neurológicas.

Devido à relevância deste tema, os itens a seguir têm por objetivo auxiliar a prática médica no diagnóstico e tratamento inicial da hipoglicemia neonatal.

Definição

A hipoglicemia neonatal é resultado de um desbalanço entre as reservas e a utilização da glicose. Porém, devido à variabilidade dos níveis de glicose e das respostas dos RNs a esses níveis nos primeiros dias, além da falta de dados cientificamente relevantes para estabelecimento de valores para o ponto de corte para os quadros de hipoglicemia, ainda não se chegou a um número exato para a duração do quadro ou para os valores de glicemia que possam ser associados a danos neurológicos.[4,11]

Como medida de segurança, adota-se o valor da glicemia de 50 mg/dL, acima do qual os níveis devem ser mantidos.[4]

Etiologia

As causas de hipoglicemia neonatal podem ser classificadas como demonstrado no Quadro 34-3.[3,11]

Quadro 34.3. Etiologias da hipoglicemia neonatal

Causas	Fatores associados
Diminuição do suprimento de glicose	- Reservas de glicogênio inadequadas - Distúrbios na produção de glicose
Aumento da utilização da glicose	- Hiperinsulinismo (filho de mãe diabética; grande para a Idade gestacional (GIG); síndrome de Beckwith-Wiedemann) - Restrição de crescimento fetal assimétrica, com tamanho da cabeça/cérebro maior do que o esperado para o peso de nascimento
Causas mistas	- Policitemia - Hipotermia - Situações de estresse (p. ex.: hipotermia, asfixia, sepse) - Alterações no metabolismo de carboidratos e de aminoácidos

Fontes: Ministério da Saúde e UpToDate.[3,11]

Quadro Clínico

Ainda que, na maioria dos casos, a hipoglicemia apresente-se assintomática, em algumas situações podem estar presentes taquipneia, palidez, irritabilidade, alterações no nível de consciência, tremores, hiperreflexia, convulsões, apneia e cianose.[11]

Diagnóstico

Apesar dos desafios para se definir precisamente o quadro de hipoglicemia neonatal, utiliza-se, para fins de diagnóstico, os parâmetros estabelecidos pelo relatório clínico de 2011 da Academia Americana de Pediatria (AAP) e *guidelines* da Pediatric Endocrine Society (PES) – (Quadro 34-4).[11]

Quadro 34.4. Diagnóstico da hipoglicemia neonatal

Pacientes sintomáticos	< 48 horas de vida com nível plasmático de glicose < 50 mg/dL (2,8 mmol/L)
	> 48 horas de vida com nível plasmático de glicose < 60 mg/dL (3,3 mmol/L)
Pacientes assintomáticos com risco de hipoglicemia OU Pacientes cujos baixos níveis de glicose foram encontrados acidentalmente	< 4 horas de vida com nível plasmático de glicose < 25 mg/dL (1,4 mmol/L)
	Entre 4 e 24 horas de vida com nível plasmático de glicose < 35 mg/dL (1,9 mmol/L)
	Entre 24 e 48 horas de vida com nível plasmático de glicose < 50 mg/dL (2,8 mmol/L)
	> 48 horas de vida com nível plasmático de glicose < 60 mg/dL (3,3 mmol/L)

Fonte: UpToDate.[11]

Manejo

O Protocolo Institucional do Hospital Israelita Albert Einstein descreve como manejo da hipoglicemia neonatal o descrito no Quadro 34-5.[12]

Quadro 34.5. Manejo da hipoglicemia neonatal

RNs assintomáticos	1. Oferecer leite materno, podendo ser administrado gel de dextrose a 40% caso o aleitamento não seja possível. Realizar controle capilar após 1 hora
	2. Se mantida a hipoglicemia: solução glicosada com VIG de 4 mg/kg/min até 12 mg/kg/min até que o controle glicêmico seja maior que 60 mg/dL. A cada mudança na VIG, realizar controle capilar após 1 hora
	3. Se mantida a hipoglicemia: glicose 10% EV 2 mL/kg em 2 minutos e, após, infusão contínua de solução glicosada com VGI de 4 mg/kg/min até 12 mg/kg/min até que o controle glicêmico seja maior que 60 mg/dL. A cada mudança na VIG, realizar controle capilar após 1 hora.
RNs Sintomáticos	Glicose 10% EV 2 mL/kg em 2 minutos e, após, infusão contínua de solução glicosada com VIG de 4 mg/kg/min até 12 mg/kg/min até que o controle glicêmico seja maior que 60 mg/dL. A cada mudança na VIG, realizar controle capilar após 1 hora.

RN: recém-nascido; VGI: velocidade de infusão de glicose; EV: endovenoso.

Fonte: Protocolo institucional do Hospital Israelita Albert Einstein.[12]

MAPA MENTAL

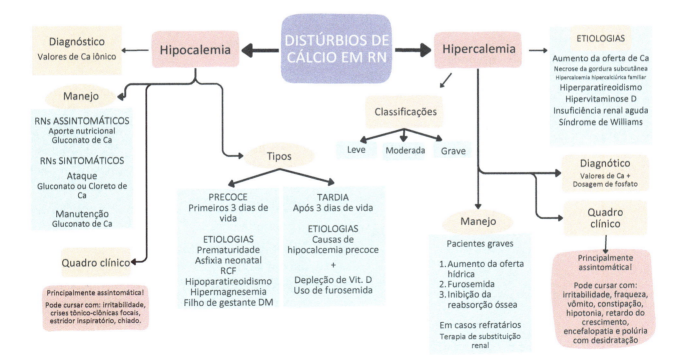

Fig. 34-1. Mapa mental para os distúrbios de cálcio em RNs.

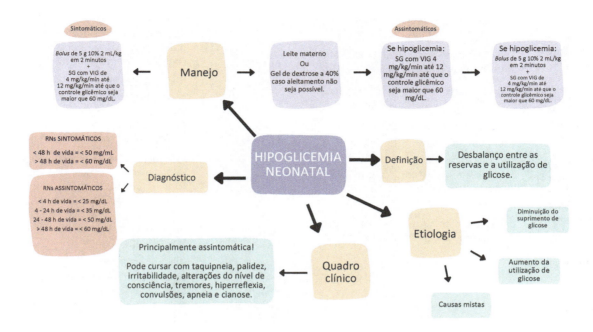

Fig. 34-2. Mapa mental para hipoglicemia neonatal.

PONTOS-CHAVE

Hipocalcemia

- A hipocalcemia precoce, na grande maioria das vezes, é assintomática.
- Sintomas de hipocalcemia podem-se assemelhar a sintomas de hipoglicemia. Por isso, na suspeita de diminuição dos níveis de Ca, recomenda-se a dosagem da glicemia.
- Para o diagnóstico, é indicada a medida de valores de Ca iônico em vez de Ca total.
- Nos casos de hipocalcemia associada a alguma causa conhecida, como hipomagnesemia, hipofosfatemia ou deficiência de vitamina D, o sucesso do tratamento depende, também, da resolução das causas associadas.

Hipercalcemia

- RNs podem não apresentar sintomas.
- No diagnóstico, é recomendada, juntamente com o cálcio, a avaliação dos níveis de fosfato, uma vez que estas medidas auxiliam no diagnóstico diferencial entre distúrbios de PTH e de vitamina D.
- Pacientes com hipercalcemia leve ou moderada não necessitam de tratamento imediato, devendo apenas evitar fatores agravantes do quadro.

Hipoglicemia

- Em casos de hipoglicemia persistente, sequelas neurológicas consistem na principal preocupação.
- Ainda não se chegou a um número exato para a duração do quadro ou para os valores de glicemia que possam ser associados a danos neurológicos.
- Na maioria dos casos, a hipoglicemia é assintomática.
- Em RNs assintomáticos, o tratamento se inicia com a otimização da oferta de leite materno e pode progredir até glicose EV a depender da persistência do quadro. Em RNs sintomáticos, o tratamento já parte de glicose EV.

REFERÊNCIAS BIBLIOGRÁFICAS

1. Sociedade Brasileira de Pediatria. Hipocalcemia Neonatal: como investigar e tratar?. 2023. Disponível em: https://www.sbp.com.br/

2. Abrams S. Neonatal hypocalcemia. UpToDate. Disponível em: https://www.uptodate.com/contents/neonatal-hypocalcemia?search=hipocalcemia%20neonatal&source=search_result&selectedTitle=1%7E26&usage_type=default&display_rank=1
3. Ministério do Saúde. Atenção à Saúde do Recém-Nascido Guia para os Profissionais de Saúde. Disponível em: https://bvsms.saude.gov.br/bvs/publicacoes/atencao_saude_recem_nascido_v3.pdf
4. D'Agostini Deutsch A, Cardim de Oliveira CA, Schvarstman C, Anibal Daniel Filho D, Juan Troster E, Stafuzza Gonçalves Pires EM, et al. Pediatria Essencial. Editora Atheneu; 2022.
5. Hunt R. Subcutaneous fat necrosis of the newborn. UpToDate. Disponível em: https://www.uptodate.com/contents/subcutaneous-fat-necrosis-of-the-newborn?search=hipercalcemia%20neonatal&topicRef=6125&source=see_link#H2643303243
6. Shane E. Etiology of hypercalcemia. UpToDate. Disponível em: https://www.uptodate.com/contents/etiology-of-hypercalcemia?search=hipercalcemia%20pediatria&source=search_result&selectedTitle=1%7E150&usage_type=default&display_rank=1#H1
7. Schvartsman C, Costa Lima Farhat S, Gorete Reis A, Bittencourt Couto T. Pronto-Socorro. 4. ed. Manole; 2023.
8. Shane E, Berenson J. Treatment of hypercalcemia. UpToDate. Disponível em: https://www.uptodate.com/contents/treatment-of-hypercalcemia?search=hipercalcemia%20tratamento&source=search_result&selectedTitle=1%7E150&usage_type=default&display_rank=1#H1
9. Bousso A, Clara A, Terra, Nasu D. Guia Prático de Terapia Intensiva Pediátrica. Editora dos Editores; 2023.
10. Sociedade Brasileira de Pediatria. Hipoglicemia Neonatal. 2022. Disponível em: https://www.sbp.com.br/10.
11. Rozance P. Pathogenesis, screening, and diagnosis of neonatal hypoglycemia. UpToDate. Disponível em: https://www.uptodate.com/contents/pathogenesis-screening-and-diagnosis-of-neonatal-hypoglycemia?search=hipoglicemia%20neonatal&source=search_result&selectedTitle=1%7E69&usage_type=default&display_rank=1#H15
12. Sociedade Beneficente Israelita Brasileira. Hipoglicemia Neonatal. Disponível em: https://medicalsuite.einstein.br/pratica-medica/Pathways/Hipoglicemia-Neonatal.pdf

Acesse aqui as respostas das questões norteadoras deste capítulo:

CAPÍTULO 35

Icterícia neonatal

Bruna Comolatti | Luisa Zagne Braz

❖ OBJETIVOS DE APRENDIZAGEM

1. Saber diferenciar causas fisiológicas e patológicas de icterícia neonatal.
2. Saber como prosseguir a investigação clínica.
3. Orientar tratamento e seguimento ambulatorial para os pais.

CASO CLÍNICO

Paciente, de 28 anos, secundigesta, deu à luz seu segundo filho, um bebê do sexo masculino, a termo, com 39 semanas, pesando 3200 g e com Apgar de 9 e 10. Em seu cartão de pré-natal, consta sua tipagem sanguínea como O negativo. Paciente não sabe informar a tipagem sanguínea de seu primeiro filho ou se foi imunizada com a vacina Anti-D.

Com 12 horas de vida, a enfermeira observou que o recém-nascido apresentava coloração amarelada e notificou o neonatologista. Ao exame, o médico constatou icterícia zona III e palidez, indicando fototerapia imediata, coleta de exames laboratoriais e internação na UTI neonatal.

Questões Norteadoras

1. É uma icterícia fisiológica ou patológica?
2. Principais sinais de alerta para conduta do neonatologista?
3. Quais exames solicitar?
4. Qual conduta?
5. Quais os riscos que devem ser explicados aos pais?
6. Alguma orientação pós-alta deve ser oferecida aos pais?

INTRODUÇÃO E DEFINIÇÃO

A icterícia neonatal é o aumento dos níveis séricos de bilirrubina, que ocorre nos primeiros 28 dias de vida, e se manifesta como coloração amarelada na pele e nas mucosas dos bebês, acometendo diferentes regiões corporais. Considera-se hiperbilirrubinemia quando os níveis de bilirrubina indireta ≥ 2 mg/dL ou direta > 1 mg/dL. [1]

Cerca de 60% de neonatos a termo e 80% de pré-termos apresentam icterícia na primeira semana do período neonatal. O excesso de bilirrubina pode-se acumular em diferentes tecidos, com preferência pelos adiposos.

O aumento dos níveis de bilirrubina pode ser devido a um mecanismo de adaptação do recém-nascido, considerado fisiológico. É considerado como patológico quando tem causas secundárias e/ou quando altos níveis séricos podem ter repercussões sistêmicas graves e potencialmente fatais.

Devido a isso, é importante identificar o quadro e tratar precocemente, tanto a icterícia quanto suas possíveis etiologias.

Metabolismo da Bilirrubina

O grupo heme das células vermelhas é convertido em biliverdina pela enzima heme oxigenase, liberando ferro e monóxido de carbono (CO). A biliverdina é convertida, pela enzima biliverdina redutase, em bilirrubina. Esta é ligada à albumina e transportada até o fígado. No fígado, a bilirrubina indireta (BI) entra por difusão pela membrana celular do hepatócito. Depois, se liga às ligandinas para ser transportada até o retículo endoplasmático. Nele, a BI é conjugada em bilirrubina direta (BD) pela enzima uridina difosfato-glucuronil-transferase (UGT). A BD é secretada nos canais biliares até o trato gastrointestinal. Uma pequena parcela é excretada na urina e nas fezes, na forma de urobilinogênio e estercobilina. E a maior parte é reabsorvida no intestino (circulação entero-hepática), após a conversão de BD em BI pela enzima beta-glicuronidase (Fig. 35-1).

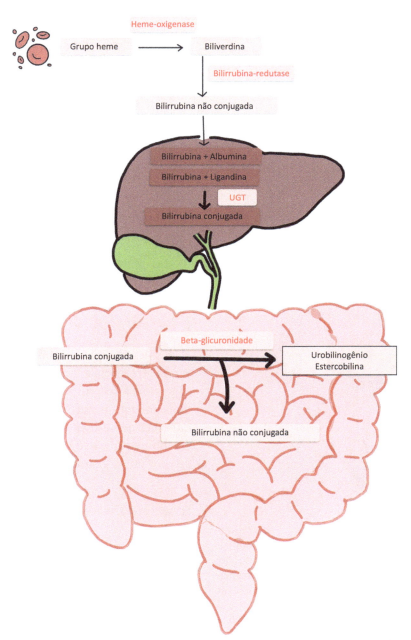

Fig. 35-1. Fisiologia enzimática e metabolismo da bilirrubina. (Adaptada de Rev Med Minas Gerais 2012;22(2):216-220.)[2]
(Adaptada por Marcella Moura Ceratti)

ABORDAGEM INICIAL

Coletar uma anamnese completa é o primeiro passo na investigação de icterícia neonatal. A avaliação da história da mãe, dos antecedentes gestacional e perinatal do recém-nascido são de extrema importância para começar a diferenciar as principais etiologias da hiperbilirrubinemia.

O exame físico completo é fundamental. No caso de icterícia, é possível observar coloração amarelada de mucosas e pele, além de hepatoesplenomegalia em alguns casos.

Para a avaliação de recém-nascidos a termo, é utilizada a classificação das zonas de Kramer (Fig. 35-2), que relaciona a área do corpo acometida com a quantidade de bilirrubina indireta impregnada nos tecidos. A progressão da icterícia é craniocaudal. É considerada icterícia alta a partir da zona 3 de Kramer.

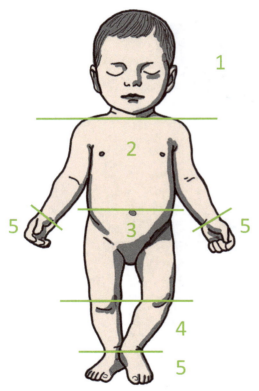

Fig. 35-2. Zonas de Kramer. Relação entre área corporal acometida e quantidade de bilirrubina indireta. Zona 1. Icterícia de cabeça e pescoço (BT aproximada 6 mg/dL); zona 2. icterícia até umbigo (BT aproximada 9 mg/dL); zona 3. icterícia até joelhos (BT aproximada 12 mg/dL); zona 4. icterícia até tornozelos/antebraço (BT aproximada 15 mg/dL); zona 5. icterícia até palmas e plantas (BT maior ou igual 18 mg/dL).

(Adaptada de Brazilian Journal of Health Review, Curitiba, v. 5, n.5, p.18695-18705, sep./oct., 2022.)[3]
(Adaptada por Marcella Moura Ceratti)

DIAGNÓSTICO

Bilirrubina Transcutânea (BTc)

Método de triagem não invasivo usado na prática clínica, que estima os valores de bilirrubina total. O aparelho emite feixes de luz e mede sua reflexão. Caso o resultado da BTc esteja alterado, de acordo com os valores de referência de faixa etária e condições clínicas, seguimos com a investigação.[1]

Cuidados a serem tomados: [1]

1. A medição deve ser preferencialmente no esterno do paciente – a luz promove fotoisomerização, sendo assim, a medição em áreas mais expostas à luz pode apresentar resultados menos fidedignos.
2. Não pode ser utilizada em pacientes submetidos a fototerapia nas últimas 24 horas, pois o resultado pode ser subestimado.
3. O resultado pode sofrer influência da coloração da pele – peles negras podem ter resultado subestimado.
4. Em recém-nascidos com altos níveis de BT sérica, podem ter os valores na BTc subestimados.

É necessário garantir a segurança e calibração do aparelho para a acurácia do método.

Bilirrubina Sérica

É coletado o valor de bilirrubina total e suas frações, sendo elas direta e indireta. No geral, é o exame realizado após a bilirrubina transcutânea e possui valores mais fidedignos. Recém-nascidos com icterícia acima da zona 2 de Kramer devem realizar este exame a partir do momento que o bebê é colocado em fototerapia; este é o único exame que pode ser feito.[1]

Icterícia Fisiológica

A icterícia fisiológica é um mecanismo de adaptação natural que ocorre em recém-nascidos, ajudando-os a se ajustar à transição da vida intrauterina para o período neonatal. Esse processo é causado pela destruição dos glóbulos vermelhos e pela imaturidade do fígado do recém-nascido, que ainda não consegue metabolizar adequadamente a bilirrubina produzida. Isso resulta em um aumento dos níveis de bilirrubina indireta no sangue. A icterícia fisiológica envolve alterações em diferentes etapas do metabolismo do grupo heme, desde a formação da bilirrubina indireta até sua eliminação do organismo.[1]

Os níveis de bilirrubina indireta sérica aumentam a partir das primeiras 24 horas de vida, com pico entre 72 e 96 horas. O nível máximo de bilirrubina total deve ser inferior a 12 mg/dL.[1]

Os mecanismos de icterícia fisiológica são:

1) Aumento da produção de BI:
   a) Recém-nascidos apresentam maior número de eritrócitos do que adultos, com meia-vida menor (60 a 90 dias, em comparação com hemácias dos adultos, que têm meia-vida de cerca de 120 dias). Isso aumenta sua taxa de degradação e facilita o acúmulo de bilirrubina.[4]
2) Imaturidade do fígado:
   a) O fígado dos recém-nascidos é imaturo e muitas vezes não consegue metabolizar eficientemente a bilirrubina.
3) Alterações na conjugação de bilirrubina.
4) Aumento da circulação entero-hepática de bilirrubina.
   a) Maiores níveis de beta-glicuronidase intestinal, que converte BD em BI no intestino.

Icterícia Patológica

A icterícia patológica caracteriza-se pela presença de icterícia precoce, ou seja, que surge antes das primeiras 24 horas de vida, hiperbilirrubinemia às custas de bilirrubina direta ou BT ≥ 12 mg/dL. Esses sinais indicam a necessidade de investigação imediata e mais aprofundada para identificar e tratar possíveis condições subjacentes, como hemólise, infecções, doenças metabólicas, ou outras doenças hepáticas. Além disso, eles podem estar associados a outros sinais clínicos como letargia, instabilidade térmica e dificuldade na amamentação que também são sinais de alarme, indicando que o recém-nascido merece maior atenção. As principais doenças associadas a essas manifestações serão abordadas posteriormente.[1]

Importante: A icterícia patológica pode ocorrer tanto pelo aumento da bilirrubina indireta quanto da direta. Quando ocorre às custas de direta, classifica-se sempre como sendo patológico.

ETIOLOGIA

Hiperbilirrubinemia às Custas de Bilirrubina Indireta (Não Conjugada)

Incompatibilidade Materno Fetal Rh[5]

- A isoimunização Rh ocorre devido à transferência de imunoglobulina anti-D materna via placentária para o feto Rh positivo. Essa imunoglobulina adere-se às hemácias fetais, levando a um processo de hemólise e acúmulo de bilirrubina.
- Em casos de incompatibilidade de Rh, a mãe deve ser imunizada com imunoglobulina Anti-D na gestação subsequente para prevenir a eritroblastose fetal ou doença hemolítica do recém-nascido.[1]
- A gravidade aumenta nas gestações subsequentes.
- É mais comum e mais grave do que outras formas de incompatibilidade materno fetal.
- Normalmente os sintomas manifestam-se nas primeiras 48 horas de vida.
- A mãe deve ser Rh negativa e o feto Rh positivo, obrigatoriamente, para que a condição ocorra.
- O diagnóstico é feito por meio do teste de Coombs direto (pesquisa de anticorpos no sangue do recém-nascido) e Coombs indireto (pesquisa de anticorpos no sangue materno).

Incompatibilidade Materno Fetal ABO[5]

- É geralmente menos comum e menos grave do que Incompatibilidade Rh.
- Ocorre quando a mãe é do tipo sanguíneo O e feto é A, B ou AB, obrigatoriamente.
- Os sintomas também costumam surgir nas primeiras 48 horas de vida.

Icterícia do Leite Materno[5]

- Relacionada a substâncias presentes no leite materno, que prejudicam a conjugação da bilirrubina.
- O aumento da atividade da enzima beta-glicuronidase no leite materno, e aumento da reabsorção de bilirrubina indireta no intestino.

- Aparece por volta do 3º ao 5º dia de vida e pode persistir por várias semanas.

Icterícia por Aleitamento Materno Inadequado[5]

- Relacionada à baixa ingesta de leite, o que aumenta a circulação entero-hepática e a reabsorção de bilirrubina indireta.
- Pode estar associada a perda de peso e desidratação.

Hiperbilirrubinemia às Custas de Bilirrubina Direta (Conjugada)

O aumento da bilirrubina conjugada (direta) é sempre considerado patológico. A condição é caracterizada por bilirrubina direta superior a 1 mg/dL se a bilirrubina total for inferior a 5 mg/dL, ou por um aumento superior a 20% da bilirrubina total quando esta for superior a 5 mg/dL.[6]

Colestase[5]

a) Quando a colestase é intra-hepática, a principal hipótese diagnóstica é hepatite neonatal idiopática.
b) Quando é extra-hepática, a principal hipótese é atresia de vias biliares.
c) O quadro clínico consiste em icterícia colestática, acolia, colúria, hepato/esplenomegalia e coagulopatia.
d) Os principais exames complementares incluem:
   - Bilirrubina total e frações (sérica).
   - Marcadores de lesão hepática e de ductos biliares: TGO, TGP e Gama GT.
   - Marcadores de função hepática: albumina, coagulograma.
   - Glicemia.
   - Sorologias para hepatites.
   - USG de abdome total para verifica estrutura hepática, presença de ascite e barro biliar.
   - E em alguns casos, pode ser necessário realizar uma biópsia hepática percutânea.

OBS.: As Sociedades Norte-Americana e Europeia de Gastroenterologia, Hepatologia e Nutrição recomendam que qualquer recém-nascido com icterícia persistente por duas semanas ou mais após o nascimento seja avaliado para colestase. Nesse caso, é necessário coletar bilirrubina sérica total e direta. Se a bilirrubina direta (BD) for superior a 1,0 mg/dL, o recém-nascido deve ser encaminhado urgentemente a um gastroenterologista ou hepatologista para avaliação.[7]

Infecções Congênitas[5]

Toxoplasmose, rubéola, citomegalovírus (CMV), herpes e sífilis são as principais infecções transmitidas da mãe para o bebê durante a gestação. Estas doenças podem causar hepatopatias e, por conseguinte, hiperbilirrubinemia direta. O risco de sepse neonatal também aumenta com essas infecções.[5]

Desordens Metabólicas[5]

Galactosemia, disfunções de armazenamento de glicogênio e de ferro, tirosinemia são as principais desordens do metabolismo que cursam com aumento de bilirrubina conjugada.[5]

FATORES DE RISCO

O departamento de Neonatologia da Sociedade Brasileira de Pediatria (SBP) destacou os principais fatores de risco epidemiológicos, clínicos e laboratoriais de hiperbilirrubinemia indireta. O estudo analisou recém-nascidos com idade gestacional superior a 35 semanas e peso ao nascimento ≥ 2 kg, após as primeiras 48 horas de vida. Os níveis séricos de bilirrubina total dos recém-nascidos analisados eram superiores a 17 mg/dL.[1,8]

Principais fatores de risco:

- Icterícia no primeiro ao terceiro dia de vida.
- Incompatibilidade materno-fetal Rh (antígeno D – Mãe negativo e RN positivo), ABO (mãe O e RN A ou B) ou antígenos irregulares (c, e, E, Kell, outros).
- Idade gestacional de 35 e 36 semanas (independentemente do peso ao nascer).
- Dificuldade no aleitamento materno exclusivo ou perda de peso > 7% em relação ao peso de nascimento.

- Irmão com icterícia neonatal tratado com fototerapia.
- Tocotraumatismos, como presença de céfalo-hematoma ou equimoses.
- Descendência asiática.
- Mãe diabética.
- Deficiência de glicose-6-fosfato desidrogenase.
- Bilirrubina total (sérica ou transcutânea) na zona de alto risco (> percentil 95) ou intermediária superior (percentis 75 a 95) antes da alta hospitalar.

QUADRO CLÍNICO

A icterícia neonatal costuma se manifestar clinicamente quando os níveis de bilirrubina indireta atingem o valor aproximado de 5 mg/dL.

A principal complicação da hiperbilirrubinemia é a encefalopatia bilirrubínica, que ocorre quando níveis muito elevados de bilirrubina não conjugada atravessam a barreira hematoencefálica e se acumulam no tecido cerebral, especificamente nos gânglios da base. Este acúmulo provoca uma coloração amarelada visível em exames anatomopatológicos, conhecida como kernicterus.[1]

Nas fases iniciais, o paciente pode apresentar letargia, dificuldade para se alimentar, choro agudo e hipotonia. Em casos avançados, podem surgir hipertonia, crises epilépticas, nistagmo e arqueamento do corpo para trás. As sequelas a longo prazo incluem paralisia cerebral, atraso no desenvolvimento neuropsicomotor, perda auditiva e diminuição da acuidade visual.[9,10]

Além do kernicterus, o paciente pode desenvolver encefalopatia subclínica. Embora esta condição não apresente sinais e sintomas marcantes, pode impactar o desenvolvimento neuropsicomotor ao longo do tempo. Podem ocorrer déficits de atenção e memória, incoordenação motora e alterações comportamentais.[9,10]

EXAMES COMPLEMENTARES[7]

- Coleta de tipagem sanguínea, teste de Coombs direto e indireto, anti-A e anti-B.
- Após 6 horas do início da fototerapia: coleta de bilirrubina sérica total e frações, hemograma e reticulócitos, especialmente em recém-nascidos com icterícia diagnosticada antes de 24 horas de vida, suspeita de doença hemolítica ou bilirrubina acima do percentil 95 da curva de Bhutani.
- Entre 12 e 24 horas do início da fototerapia: coleta de bilirrubina sérica total e frações como forma de monitorar a eficácia do tratamento.

TRATAMENTO

Fototerapia[1]

A indicação é preconizada em recém-nascidos > 35 semanas seguindo o nomograma de Bhutani com BT sérica acima do percentil 95 da curva.

O *Nomograma de Bhutani*[11] é usado para verificar os casos que fogem da normalidade. Baseia-se na idade pós-natal e no valor de bilirrubina total → Pode ser obtido tanto pela mensuração sérica quanto pela transcutânea, mas o valor de corte muda. Com base na zona de risco definimos a conduta: Se medida sérica > P 95 OU transcutânea > P 75 → Tratamento com fototerapia (Fig. 35-3 e Quadro 35-1).

A técnica que se baseia em irradiância – quantidade de energia transmitida pela luz sob uma superfície. O comprimento de onda varia conforme o tipo de aparelho.

- Mecanismos:
  1. Fotoisomerização: converte bilirrubina em lumirrubina, mais solúvel em água e facilmente excretada na bile e na urina sem a necessidade de ser conjugada.
  2. Isomerização estrutural: alteração estrutural que produz isômeros, reversíveis e mais facilmente eliminados pelo organismo
  3. Foto-oxidação: converte bilirrubina em diversos produtos, que serão excretados pela urina.

Os tipos de fototerapia são: convencional, halógena dicróica (Bill Spot), Bilitron, Bilitron Bed, Bilitron Sky.

O objetivo principal é evitar a encefalopatia bilirrubínica. Deve ser realizada somente para casos de hiperbilirrubinemia às custas de bilirrubina indireta, caso contrário piora ainda mais o quadro.

É importante que a superfície corporal esteja completamente exposta à luz, apenas com proteção ocular

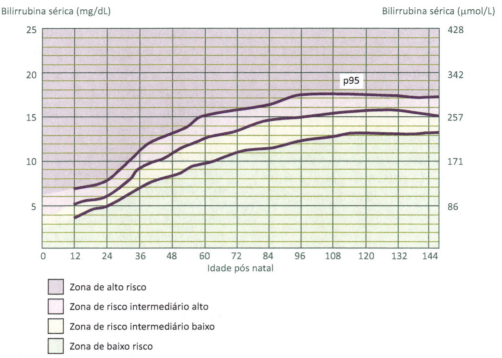

Fig. 35-3. Nomograma de Bhutani.
(Adaptada de Bhutani et al. Pediatrics 1999;103:6-14.33.)[9]
(Adaptada por Marcella Moura Ceratti)

e de regiões íntimas, pois a eficácia do tratamento depende da técnica correta.

A suspensão depende de fatores clínicos, como melhora visual da icterícia e estabilidade da saúde do recém-nascido; e laboratoriais, quando BT cai para abaixo do tratamento preconizado por Bhutani, ou quando atinge valores abaixo do limiar de risco.

- *Hidratação adequada:* para facilitar a eliminação do excesso de bilirrubina nas fezes e na urina.
- *Exsanguíneo transfusão (EXT):*[1] é definida como a substituição do sangue do recém-nascido, por meio de retirada manual de múltiplas alíquotas pela mesma quantidade de sangue de um doador homólogo.
- A indicação preconizada é hemólise por incompatibilidade sanguínea. Outras indicações são:
  o Bilirrubina de cordão > 4,5 mg/dL e hemoglobina de cordão abaixo de 12 g/dL, nível de bilirrubina com subida > 0,5 mg/dL/hora, apesar da fototerapia intensiva; valor de bilirrubina > 20 mg/dL.
  o RN críticos que nascem aloimunizados. Estes já nascem ictéricos ou anêmicos.

- O processo consiste em retirar os anticorpos que se aderem às hemácias. Os principais objetivos são:
  o Corrigir a anemia.
  o Reduzir o título dos anticorpos maternos circulantes no sangue do bebê.
  o Remover hemácias sensibilizadas, que estão no processo de pré-hemólise, e substituí-las por hemácias não sensibilizadas, provenientes do sangue doado.
  o Remover a bilirrubina não conjugada antes da sua difusão para os tecidos, principalmente para o sistema nervoso central (SNC) de modo a evitar encefalopatia bilirrubínica.

SEGUIMENTO[1]

Após o tratamento, é necessário seguir com o acompanhamento destes recém-nascidos para evitar recidivas de hiperbilirrubinemia.

Para os bebês ≥ 35 semanas, é dever dos profissionais da saúde:

- Prover suporte, assistência e monitoramento contínuo ao aleitamento materno desde o

Quadro 35.1. Nomograma de Bhutani. (Adaptado de Bhutani et al. Pediatrics Vol 103 de 1 de 1999.)[11]

Horas de vida	P 40	P 75	P 95	Horas de vida	P 40	P 75	P 95	Horas de vida	P 40	P 75	P 95
18	4,5	5,6	6,9	69	1,8	13,2	15,7	120	13,2	15,8	17,6
19	4,6	5,7	7,2	70	10,9	13,3	15,8	121	13,2	15,8	17,6
20	4,7	5,8	7,4	71	11,1	13,3	15,9	122	13,2	15,8	17,6
21	4,8	6	7,5	72	11,2	13,4	15,9	123	13,2	15,7	17,6
22	4,9	6,1	0,6	73	11,2	13,5	15,9	124	13,2	15,7	17,5
23	4,9	6,3	7,7	74	11,3	13,6	16	125	13,2	15,7	17,5
24	5	6,4	7,8	75	11,3	13,7	16,1	126	13,2	15,7	17,5
25	5,2	6,6	8,1	76	11,3	13,8	16,1	127	13,2	15,7	17,5
26	5,3	6,7	8,4	77	11,4	13,9	16,2	128	13,2	15,6	17,5
27	5,5	6,9	8,6	78	11,4	14	16,3	129	13,2	15,6	17,5
28	5,6	7	8,9	79	11,4	14,1	16,3	130	13,2	15,6	17,5
29	5,8	7,2	9,2	80	11,5	14,2	16,4	131	13,2	15,6	17,4
30	6	7,5	9,4	81	11,5	14,3	16,5	132	13,2	15,6	17,4
31	6,1	7,7	9,7	82	11,5	14,4	16,5	133	13,2	15,5	17,4
32	6,3	8	10	83	11,6	14,5	16,6	134	13,2	15,5	17,4
33	6,5	8,2	10,3	84	11,6	14,6	16,6	135	13,2	15,5	17,4
34	6,7	8,5	10,5	85	11,7	14,7	16,7	136	13,2	15,5	17,4
35	6,9	8,7	10,8	86	11,7	14,7	16,8	137	13,2	15,5	17,4
36	7	8,9	11,1	87	11,8	14,8	16,8	138	13,2	15,4	17,4
37	7,2	9,2	11,4	88	11,9	14,8	16,9	139	13,2	15,4	17,3
38	7,4	9,4	11,6	89	11,9	14,9	16,9	140	13,2	15,4	17,3
39	7,6	9,7	11,9	90	12	14,9	17	141	13,2	15,4	17,3
40	7,8	9,9	12,2	91	12,1	15	17,1	142	13,2	15,3	17,3
41	7,9	10	12,3	92	12,1	15	17,1	143	13,2	15,3	17,3
42	7,9	10,1	12,3	93	12,2	15,1	17,2	144	13,2	15,3	17,3
43	8	10,1	12,4	94	12,3	15,1	17,2	145	13,2	15,3	17,3
44	8,1	10,2	12,5	95	12,3	15,2	17,3	146	13,2	15,3	17,3
45	8,2	10,4	12,7	96	12,4	15,2	17,3	147	13,2	15,3	17,4
46	8,4	10,5	12,8	97	12,4	15,2	17,4	148	13,2	15,3	17,4
47	8,5	10,7	13	98	12,5	15,3	17,4	149	13,3	15,3	17,5
48	8,6	10,8	13,2	99	12,5	15,3	17,4	150	13,3	15,3	17,5
49	8,7	11	13,3	100	12,5	15,3	17,4	151	13,3	15,3	17,5
50	8,8	11,1	13,5	101	12,6	15,3	17,4	152	13,3	15,3	17,6
51	8,9	11,3	13,7	102	12,6	15,4	17,5	153	13,3	15,3	17,6
52	8,9	11,4	13,8	103	12,7	15,4	17,5	154	13,3	15,3	17,6
53	9	11,6	14	104	12,7	15,4	17,5	155	13,3	15,4	17,7
54	9,1	11,7	14,2	105	12,7	15,4	17,5	156	13,3	15,4	17,7
55	9,2	11,9	14,3	106	12,8	15,5	17,5	157	13,3	15,4	17,7
56	9,3	12	14,5	107	12,8	15,5	17,5	158	13,3	15,4	17,8
57	9,4	12,2	14,7	108	12,8	15,5	17,5	159	13,4	15,4	17,8
58	9,4	12,3	14,8	109	12,9	15,5	17,5	160	13,4	15,4	17,9
59	9,5	12,5	15	110	12,9	15,6	17,5	161	13,4	15,4	17,9
60	9,6	12,6	15,2	111	12,9	15,6	17,5	162	13,4	15,4	17,9
61	9,7	12,7	15,2	112	13	15,6	17,5	163	13,4	15,4	18
62	9,9	12,7	15,3	113	13	15,7	17,5	164	13,4	15,4	18,
63	10	12,8	15,4	114	13	15,7	17,6	165	13,4	15,4	18,
64	10,1	12,9	15,4	115	13,1	15,7	17,6	166	13,4	15,4	18,1
65	10,3	12,9	15,5	116	13,1	15,7	17,6	167	13,4	15,4	18,1
66	10,4	13	15,5	117	13,1	15,7	17,6	168	13,4	15,4	18,2
67	10,5	13,1	15,6	118	13,2	15,8	17,6				
68	10,7	13,1	15,7	119	13,2	15,8	17,6				

nascimento, durante a internação e após a alta hospitalar no primeiro mês de vida.

- Orientar pais e profissionais de saúde sobre o manejo da icterícia neonatal.
- Realizar a alta hospitalar somente após 48 horas de vida e programar o retorno ambulatorial dentro de 48-72 horas para acompanhamento da icterícia, aleitamento materno e outras possíveis intercorrências, conforme as diretrizes da Sociedade Brasileira de Pediatria.[10]

MAPA MENTAL

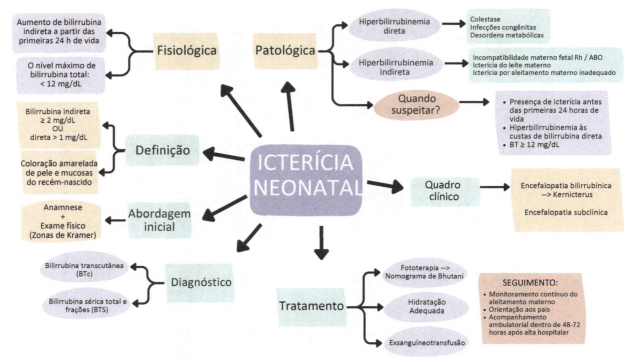

Fig. 35-4. Mapa mental para icterícia neonatal.

PONTOS-CHAVE

- O diagnóstico precoce de icterícia neonatal é fundamental para evitar complicações da hiperbilirrubinemia e para tratar as causas secundárias.
- A avaliação inicial consiste na coleta de uma história clínica completa e exame físico detalhado, utilizando a classificação das zonas de Kramer para avaliar a extensão da icterícia.
- Os métodos diagnósticos são: bilirrubina transcutânea (BTc) para triagem inicial e bilirrubina sérica para confirmação e monitoramento durante a fototerapia.
- Icterícia patológica pode ser devido ao aumento de bilirrubina indireta ou direta. Quando às custas de direta, é sempre patológico.
- Bandeiras vermelhas para pensar em icterícia patológica: icterícia antes das primeiras 24 horas de vida, hiperbilirrubinemia às custas de bilirrubina direta, ou BT ≥ 12 mg/dL.
- O tratamento é com base em fototerapia (considerar nomograma de Bhutani) com técnica adequada, hidratação do recém-nascido e exsanguineotransfusão para casos mais graves.
- Após o tratamento, o recém-nascido deve receber seguimento clínico: monitoramento contínuo do aleitamento materno, orientação aos pais, e acompanhamento ambulatorial dentro de 48-72 horas após alta hospitalar.

REFERÊNCIAS BIBLIOGRÁFICAS

1. Branco de Almeida M, Draque, C. Sociedade Brasileira de Pediatria Departamento de Neonatologia Documento Científico (Elaborado Em 11/11/2012) Icterícia no recém-nascido com idade gestacional > 35 semanas Relatoras.
2. Martelli A. Síntese e metabolismo da bilirrubina e fisiopatologia da hiperbilirrubinemia associados à Síndrome de Gilbert: revisão de literatura. Rev Med Minas Gerais 2012; 22(2): 216-220
3. Brazilian Journal of Health Review, Curitiba, v. 5, n.5, p.18695-18705, sep./oct., 2022.
4. Kates EH, Kates JS. Anemia and Polycythemia in the Newborn. Pediatr Rev. 2007;28(1):33-34.
5. Gottesman LE, Del Vecchio MT, ARONOFF SC. Etiologies of conjugated hyperbilirubinemia in infancy: a systematic review of 1692 subjects. BMC Pediatrics. 2015;15(1).
6. American Academy of Pediatrics Subcommittee on Hyperbilirubinemia. "Management of Hyperbilirubinemia

in the Newborn Infant 35 or More Weeks of Gestation." Pediatrics. 2004;114(1):297-316.

7. Fawaz R, Baumann U, Ekong U, Fischler B, Hadzic N, Mack CL, et al. Guideline for the evaluation of cholestatic jaundice in infants: joint recommendations of the North American Society for Pediatric Gastroenterology, Hepatology, and Nutrition and the European Society for Pediatric Gastroenterology, Hepatology, and Nutrition. J Pediatr Gastroenterol Nutr. 2017;64:154-68.

8. Ministério da Saúde. Atenção à Saúde do Recém-Nascido Guia para os Profissionais de Saúde Volume Intervenções comuns, icterícia e infecções. [s.l: s.n.]. Disponível em: <https://bvsms.saude.gov.br/bvs/publicacoes/atencao_saude_recem_nascido_v2.pdf>.

9. Colloca BM, Garcia, CTS. Alterações motoras de paciente com icterícia neonatal não tratada: kernicterus: relato de caso. Repositório UniToledo; 2018.

10. Porto P, et al. Encefalopatia bilirrubínica em recém-nascidos - abordagem do kernicterus. 2021;2(1):24-27.

11. Bhutani VK; Committee on Fetus and Newborn; American Academy of Pediatrics. Phototherapy to prevent severe neonatal hyperbilirubinemia in the newborn infant 35 or more weeks of gestation. Pediatrics. 2011;128:e1046-52.

12. Sociedade Brasileira de Pediatria.Recomendações para alta hospitalar do recém-nascido potencialmente saudável. Acesso em 4 jul 2021.

Acesse aqui as respostas das questões norteadoras deste capítulo:

CAPÍTULO 36

Infecções congênitas

Luiza Hermanny de Sampaio Campos | Nathalie Fonseca Thurler

❖ OBJETIVOS DE APRENDIZAGEM

1. Compreender as principais infecções congênitas (TORCHS) e suas características.
2. Reconhecer os quadros clínicos típicos de cada uma das principais infecções congênitas.
3. Identificar os quadros clínicos nos quais deve-se suspeitar de infecção congênita.
4. Recomendar exames laboratoriais e de imagem para o diagnóstico inicial e investigação, compreendendo as limitações diagnósticas existentes.
5. Indicar o tratamento inicial adequado com base no diagnóstico de cada infecção congênita e reconhecer a importância do tratamento precoce e adequado.

CASO CLÍNICO

Paciente M.H.C sexo feminino, vem ao pronto-socorro com queixa de diarreia (10 evacuações por dia) há 6 dias, 3 meses e febre (temperatura máx. 40ºc) há 3 dias. Mãe informa que filha apresentou redução de volume urinário nos últimos 2 dias com pior aceitação das mamadas. Veio ao hospital por recomendação de um serviço de saúde particular após realizar exames de sangue que evidenciaram plaquetopenia e anemia importante (Hb 7,0 | Ht 20,0 | Leuco 6650 | Plaquetas 34.000 | COVID e Dengue: não reagentes). Nega outras queixas. Vacinação está em dia. Epidemiologia: paciente mora em fazenda, nega contato com animais e ocasionalmente mãe oferta água do poço para a criança.

Antecedentes pessoais IG: 39 semanas + 2 dias. Peso de nascimento = 3.200g. Parto vaginal, recebeu alta com a mãe. Refere pré-natal incompleto, não tem caderneta de gestante nem sorologias pós-parto. Desconhece diagnósticos de infecções sexualmente transmissíveis. Quando perguntada sobre a situação vacinal, refere ter tomado as vacinas da gestação. Nega intercorrências durante a gestação.

Ao exame físico: REG, descorada 2+, desidratada 2 + (fontanelas deprimidas + choro sem lágrimas), anictérica, acianótica, eupneica em ar ambiente. Exame abdominal, cardíaco e pulmonar sem alterações. Exantema maculopapular em MMII e MMSS, descamativo, que acomete palmas e plantas dos pés, mas poupa a região do tronco (Fig. 36-1, 36-2 e 36-3).

Na internação, foram coletados PCR, teste rápido de fezes (positivo para rotavírus e adenovírus), exames laboratoriais para avaliar função renal e hepática e provas de hemólise – todos sem alteração – e novo hemograma (Hb 6,5 | Ht 20,0 | Leuco 6650 (neutrófilos: 30%) | Plaquetas 20.000). Paciente é internada para terapia de reidratação oral (TRO) e antibioticoterapia. Tem melhora do quadro diarreico, mas exantema, anemia e plaquetopenia persistem nos primeiros 4 dias de internação.

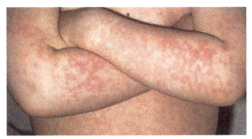

Fig. 36-1.

Fonte: NINKOV, Tatiana; CADOGAN, Mike. Fifth disease. LITFL, 2022. Disponível em: https://litfl.com/fifth-disease/.

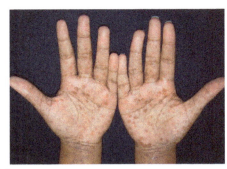

Fig. 36-2.

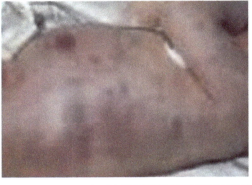

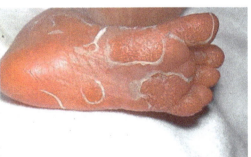

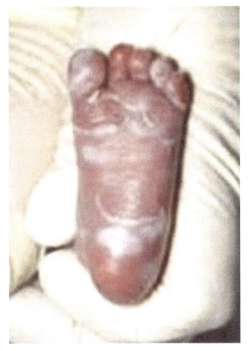

Fig. 36-3.

Questões Norteadoras

1. Quais as principais hipóteses diagnósticas, dado a melhora do quadro diarréico e persistência de exantema e bicitopenia?
2. Existem elementos na história, exame físico e exames laboratoriais iniciais que levam à suspeita de uma infecção congênita? Quais?
3. Com base nessa suspeita, quais exames laboratoriais você solicitaria?
4. Após o diagnóstico de uma TORCHS, quais exames você solicitaria para a investigação?
5. Dado a sua hipótese diagnóstica, qual seria o tratamento de escolha?

VISÃO GERAL

Definição: infecções congênitas são doenças adquiridas pela mãe durante a gravidez e transmitidas para o feto por disseminação hematogênica via transplacentária. Já as infecções perinatais são aquelas transmitidas no momento do parto, ao passar pelo canal vaginal.

As infecções congênitas acometem cerca de 0,5% a 25% de todos os neonatos, sendo responsáveis por grande morbidade e mortalidade no período.[1] Neste capítulo abordaremos: **TO**xoplasmose, **R**ubéola, **C**itomegalovírus, **H**erpes *simplex*, **S**ífilis congênita (TORCHS) e varicela.

O período gestacional em que ocorre a infecção materna influencia significativamente a chance de transmissão e a gravidade das manifestações da doença no recém-nascido. Por isso, é fundamental a prevenção, a triagem pré-natal e o tratamento precoce, quando disponíveis (assuntos que serão abordados ao longo do capítulo).

De modo geral, infecções adquiridas no primeiro trimestre de gestação apresentam menor chance de transmissão, se tratadas adequadamente. Durante esse período, a placenta ainda está em formação, e o fluxo de trocas materno-fetais é reduzido. Entretanto, o quadro neonatal tende a ser mais grave, pois a infecção ocorre durante a organogênese, o que pode resultar em sequelas, especialmente no sistema nervoso central. No terceiro trimestre, o risco de transmissão para o feto é maior, mas a gravidade do quadro é menor, uma vez que há maior passagem de anticorpos pela placenta.[2,3]

Em todos os recém-nascidos com suspeita de infecção congênita, deve-se realizar uma triagem completa para diagnóstico e avaliação de lesões orgânicas, especialmente porque muitas dessas infecções são inicialmente assintomáticas. Assim, a investigação de um recém-nascido com suspeita de infecção congênita deve seguir o seguinte roteiro:

- Colher uma boa anamnese e realizar exame físico completo, incluindo exame neurológico.
- Coletar sorologias para a investigação etiológica.
- Exames laboratoriais incluindo hemograma, enzimas hepáticas e função renal.
- Exame oftalmológico com fundoscopia.
- Exame de imagem cerebral.[1]

Além disso, é importante ressaltar que consequências comuns das infecções congênitas incluem prematuridade, restrição de crescimento uterino e baixo peso ao nascer. Ao longo do capítulo, exploraremos em mais detalhes as particularidades da investigação de cada uma dessas infecções.

TOXOPLASMOSE CONGÊNITA

A toxoplasmose congênita ocorre devido à transmissão transplacentária do protozoário *Toxoplasma gondii* e, mais raramente, pela transmissão perinatal intraparto. A infecção pode resultar de uma infecção primária, reinfecção ou reativação de infecção latente, principalmente em mulheres imunossuprimidas. O *Toxoplasma gondii* é transmitido pela ingestão de cistos presentes em carnes cruas ou mal passadas, além de frutas e legumes inadequadamente higienizados. A manipulação de fezes de gatos sem a devida higienização das mãos também pode levar à contaminação por oocistos. O risco de transmissão aumenta ao longo da gestação, sendo aproximadamente 25% no primeiro trimestre, 54% no segundo trimestre e 65% no terceiro trimestre.[2,3] Isso evidencia a importância dos hábitos alimentares e higiênicos na prevenção da toxoplasmose congênita. A prevalência estimada de toxoplasmose congênita é de 1 a 10 casos por 10.000 nascidos vivos em todo o mundo[1] e em 2013 foi estimado um *burden of disease* de 1,2 milhões de DALYs[2] pela toxoplasmose congênita.

Quadro Clínico

A apresentação clínica e a gravidade do comprometimento fetal variam muito de acordo com a idade gestacional em que a mãe foi infectada e se a infecção foi tratada ou não. Estima-se que, em infecções ocorridas no primeiro trimestre, 6% a 14% dos fetos terão comprometimento grave pela toxoplasmose, podendo haver óbito fetal ou neonatal. Em infecções no segundo trimestre, 29% a 40% dos nascidos vivos apresentam manifestações subclínicas, e, nos infectados no terceiro trimestre, 59% a 72% nascem assintomáticos, raramente apresentando sintomas de parasitemia, como febre, sudorese e diarreia.[1] A gravidade da manifestação clínica da toxoplasmose congênita é inversamente proporcional à idade gestacional da infecção fetal.

A maioria dos recém-nascidos (70% a 75%) é assintomática ou apresenta apenas sintomas sistêmicos inespecíficos, como febre, sudorese, *rash*, vômitos e diarreia. No entanto, estudos mostram que, mesmo em bebês assintomáticos, muitos podem desenvolver cicatrizes de coriorretinite e apresentar alguma anormalidade neurológica nos primeiros anos de vida.[1] Aproximadamente 10% dos nascidos vivos apresenta quadros graves,[4] com acometimento do sistema nervoso central e comprometimento ocular, principalmente. As apresentações clínicas mais clássicas incluem hidrocefalia, meningoencefalite, coriorretinite, calcificações cranianas difusas e convulsões. Os recém-nascidos com acometimento sistêmico podem apresentar hepatoesplenomegalia, miocardite, icterícia, anemia e linfadenopatia, além das manifestações oculares e neurológicas já citadas.[1,3,4] O aumento das proteínas no líquor é muito comum, visto que pode ocorrer em qualquer forma de comprometimento do SNC (Fig. 36-4).

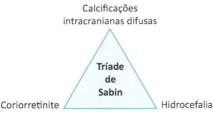

Fig. 36-4. Tríade clássica da toxoplasmose.

Diagnóstico e Investigação

O diagnóstico da toxoplasmose congênita é feito por meio da sorologia materna, que pode confirmar, excluir ou levantar suspeitas da infecção durante a gestação. Para a interpretação adequada das sorologias, deve-se considerar a avidez do IgG: baixa avidez indica infecção recente (menos de 12 semanas), e alta avidez indica infecção antiga (mais de 12 semanas). Nos casos em que a sorologia materna confirma toxoplasmose ou há suspeita clínica, deve-se proceder à elucidação diagnóstica e investigação de comprometimento fetal. Quando a sorologia materna exclui a infecção por toxoplasmose, não é necessário realizar exames adicionais (Quadro 36-1).[1]

Quadro 36.1. Sorologia materna e probabilidade de toxoplasmose congênita

Soroconversão durante a gestação (IgG - → IgG+)	Toxoplasmose congênita confirmada
PCR+ no líquido amniótico	Toxoplasmose congênita confirmada
IgG + (baixa avidez < 30%) IgM+	Toxoplasmose congênita muito provável
Aumento progressivo nos títulos e IgG e IgM ao longo da gestação	Toxoplasmose congênita muito provável
IgG + (alta avidez > 30%) IgM + colhido antes de 12 semanas	Toxoplasmose congênita improvável
IgG + e IgM – durante toda a gestação (gestante imune)	Toxoplasmose congênita ausente
IgG - IgM- durante toda a gestação (gestante susceptível)	Toxoplasmose congênita ausente

Modificado de: Santiago M, Secretária R, Santos L, Sadeck R, Científico C, Lopes Miralha A, et al. Toxoplasmose congênita Documento Científico [Internet]. 2020 Jul. Disponível em:: https://www.sbp.com.br/fileadmin/user_upload/22620c-DC_-_Toxoplasmose_congenita.pdf

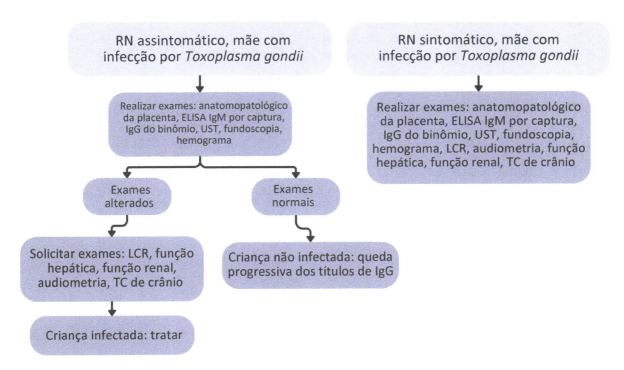

Fig. 36-5. Fluxograma de etapas para o diagnóstico de toxoplasmose.

(Inspirado em: Santiago M, Secretária R, Santos L, Sadeck R, Científico C, Lopes Miralha A, et al. Toxoplasmose congênita Documento Científico [Internet]. 2020 Jul. Disponível em: https://www.sbp.com.br/fileadmin/user_upload/22620c-DC_-_Toxoplasmose_congenita.pdf)

O diagnóstico no recém-nascido também é feito por meio de sorologias. A presença de IgM fetal indica contaminação por toxoplasmose, visto que o IgM não atravessa a barreira placentária; portanto, sua presença indica produção fetal após contato com o patógeno. Entretanto, a sorologia fetal pode apresentar resultados falso-negativos ou falso-positivos, no caso de contaminação com sangue materno. Nesses casos, são necessários outros testes para confirmar a toxoplasmose congênita, incluindo: dosagem de IgA (de maior sensibilidade para recém-nascidos), presença de IgG em títulos superiores a quatro vezes os títulos maternos, e dosagem seriada de IgG fetal e materno. O padrão-ouro é a realização da sorologia por aglutinação, que possui maior sensibilidade; contudo, quando esse método não está disponível, utiliza-se o método ELISA. O PCR no líquor ou sangue também deve ser realizado, embora seja menos acessível (Fig. 36-5).[1]

Tratamento

O tratamento da toxoplasmose gestacional deve ser realizado com o objetivo de reduzir a transmissão materno-fetal e minimizar a gravidade da infecção fetal. O tratamento da gestante inclui a espiramicina, que deve ser iniciada até as três primeiras semanas após a detecção da infecção, sendo mantida até o final da gestação, caso não haja indícios de acometimento fetal, como PCR positivo do líquido amniótico ou alterações ultrassonográficas. Nos casos em que há confirmação ou forte suspeita de infecção fetal, com base em testes como PCR ou achados de ultrassom, deve-se iniciar a sulfadiazina, pirimetamina e ácido folínico a partir de 18 semanas de gestação, devido ao risco de teratogênese antes desse período (Quadro 36-2).[1]

Quadro 36.2. Tratamento na gestação

Tempo de infecção	Medicamento	Duração
Primeiras 18 semanas	Espiramicina	Do diagnóstico ao final da gestação, se concepto não infectado
Fim do 2º trimestre ou 3º trimestre com infecção fetal confirmada\altamente suspeita	Sulfadiazina Primetramina Ácido Folínico	Do diagnóstico ao final da gestação

Modificado de: Santiago M, Secretária R, Santos L, Sadeck R, Científico C, Lopes Miralha A, et al. Toxoplasmose congênita Documento Científico [Internet]. 2020 Jul. Disponível em: https://www.sbp.com.br/fileadmin/user_upload/22620c-DC_-_Toxoplasmose_congenita.pdf

O tratamento do RN deve ser inciado na primeira semana de vida, sempre que possível, e consiste em: sulfadiazina 100 mg/kg/dia via oral, a cada 12 horas; pirimetamina 2 mg/kg/dia via oral nos primeiros dois dias e 1 mg/kg/dia até o final do tratamento; ácido folínico 5 a 10 mg, três vezes por semana. Esse esquema deve ser mantido por vários meses, com acompanhamento por hemogramas semanais no primeiro mês e, posteriormente, a cada 30 dias. Nos seis meses seguintes, a sulfadiazina é usada diariamente e a pirimetamina três vezes por semana, junto com o ácido folínico, totalizando 12 meses de tratamento. (Quadro 36-3).[1]

Quadro 36.3. Medicamentos utilizados no tratamento de toxoplasmose e posologia

Medicamentos	Posologia
Sulfadiazina (comp 500 mg)	100 mg kg/dia em 2 doses diárias
Pirimetamina (comp 25 mg)	1 mg/kg/dia em 1 dose por 6 meses 1 mg/kg/dia 3x por semana até completar 1 ano de tratamento
Ácido folínico (comp. 15 mg)	10 mg 3x por semana Se neutropenia, < 1000 neutrófilos mm³ – 20 mg\dia Se < 500 neutrófilos mm³ – suspender pirimetamina até recuperação Manter medicação por mais 1 semana após término do uso de pirimetamina
Prednisona\prednisolona	1 mg\kg\dia em 2 doses se retinocoroidite em atividade ou proteinorraquia > 100 mg/dL Retirada gradual após estabilização do processo inflamatório
Efeitos adversos	Neutropenia, anemia, trombocitopenia, hiperbilirrubinemia, reações de hipersensibilidade, intolerância gastrointestinal, cristalúria, erupção cutânea

Modificado de: Atenção à Saúde do Recém-Nascido Guia para os Profissionais de Saúde Volume INTERVENÇÕES COMUNS, ICTERÍCIA E INFECÇÕES [Internet]. Disponível em:: https://bvsms.saude.gov.br/bvs/publicacoes/atencao_saude_recem_nascido_v2.pdf

Quando há comprometimento do sistema nervoso central (proteínas > 1 g/dL) e/ou ocular, associa-se ao tratamento a prednisona: 0,5 mg/kg/dose a cada 12 horas, via oral, até a redução do processo inflamatório, geralmente por quatro semanas, tanto nos olhos quanto no sistema nervoso central.

- Seguimento:
  - Hemograma com contagem de plaquetas: hemograma: coleta semanal no primeiro

mês, e posteriormente controle mensal. O paciente deverá ter acompanhamento multiprofissional, sobretudo durante o tratamento no primeiro ano de vida, com o pediatra coordenando todo o processo.

o Tempo de protrombina (TP): colher com 72 horas, na primeira e segunda semana de tratamento, juntamente com testes de função hepática e renal.

RUBÉOLA

A rubéola congênita ocorre devido à transmissão vertical do vírus, quando uma gestante suscetível adquire rubéola durante a gestação; a reinfecção pelo vírus da rubéola é rara. Essa é uma infecção que pode ser facilmente prevenível, uma vez que a vacinação confere imunidade contra a doença. Vale salientar que a vacina da rubéola não pode ser administrada durante a gestação, pois é uma vacina de vírus vivo. Graças ao sucesso das campanhas de vacinação, a síndrome da rubéola congênita é atualmente extremamente rara.

A taxa de transmissão materno-fetal é de 90% nas primeiras 12 semanas de gestação, diminuindo entre 12 e 28 semanas, mas aumentando novamente no final do 3º trimestre, quando pode atingir até 100% dos fetos. Estima-se que 85% das malformações ocorrem em casos de infecção nas primeiras 12 semanas.[5] A notificação da doença é compulsória.

Quadro Clínico

A rubéola congênita pode resultar em aborto, óbito fetal e óbito neonatal.

O vírus da rubéola tem tropismo por tecidos derivados do ectoderma embrionário, o que pode levar a diversas alterações no sistema nervoso central. É comum que os recém-nascidos sejam assintomáticos e desenvolvam sintomas entre 14 e 21 dias de vida; entre os mais comuns estão exantema maculopapular, conjuntivite, febre e poliartrite.[6]

No quadro clínico da síndrome da rubéola congênita, os recém-nascidos podem apresentar deficiência auditiva, cardiopatias congênitas, catarata ou glaucoma congênito, meningoencefalite, miocardite, retinopatia em "sal e pimenta" e atrasos no desenvolvimento neuropsicomotor. Também podem ocorrer manifestações reversíveis, como icterícia, anemia e hepatoesplenomegalia. As alterações mais comumente associadas à doença incluem retinopatia em "sal e pimenta", catarata uni ou bilateral, persistência do canal arterial, estenose da artéria pulmonar e deficiência auditiva.[4,7,8]

A surdez neurossensorial é uma característica marcante da rubéola congênita, presente em até 50% dos recém-nascidos infectados, podendo ser um sintoma precoce ou se desenvolver ao longo da infância. Além disso, a perda auditiva progressiva em uma criança previamente saudável pode ser um sinal de infecção por rubéola não diagnosticada no período neonatal.[5]

Diagnóstico e Investigação

O diagnóstico fetal da rubéola congênita pode ser realizado intraútero, por meio do PCR do líquido amniótico após quatro semanas da infecção materna, ou por cordocentese a partir da 22ª semana de gestação. O diagnóstico deve ser presumido após o nascimento em qualquer caso de mãe com suspeita de rubéola ou infecção confirmada. A investigação deve começar com sorologias do sangue do cordão umbilical e do recém-nascido, com detecção de IgM, aumento progressivo dos títulos de IgG nos primeiros seis meses de vida, ou títulos quatro vezes superiores aos maternos. O vírus também pode ser isolado por meio de secreções da orofaringe e urina, e o PCR pode ser realizado.[4,8]

A presença de IgM no sangue do recém-nascido confirma a suspeita de rubéola congênita, uma vez que esses anticorpos não atravessam a barreira placentária e, portanto, indicam infecção fetal. 100% das crianças com síndrome da rubéola congênita (SRC) apresentam anticorpos IgM até o quinto mês, cerca de 60% entre seis e 12 meses, e raramente são detectados após o 18º mês. Não há como diferenciar o IgG materno do IgG fetal; por isso, é possível que recém-nascidos não infectados de mães imunes à rubéola apresentem títulos de IgG. No entanto, a quantidade de IgG materno diminui e desaparece aproximadamente no sexto mês de vida; a persistência de níveis elevados de IgG nesse período é altamente sugestiva de infecção intrauterina.[4]

A avaliação do *status* vacinal materno é fundamental durante o pré-natal, visto que a rubéola é uma infecção prevenível por vacinação. Como a vacina é de vírus vivo, ela é contraindicada durante a gestação. Portanto, quando possível, o *status* vacinal deve ser avaliado em mulheres que procuram serviços de saúde para planejamento familiar. Se o *status* vacinal for negativo ou desconhecido, as mulheres devem ser testadas e vacinadas antes da gravidez.

Tratamento

Não existe tratamento medicamentoso para a rubéola congênita, tanto durante a gestação quanto após o nascimento. O tratamento consiste no acompanhamento seriado do desenvolvimento neuropsicomotor, avaliação da função cardíaca, exames oftalmológicos e auditivos. Todas as avaliações devem ser realizadas por especialistas e acompanhadas regularmente, evidenciando a importância do cuidado integral e interdisciplinar. Além disso, crianças com rubéola congênita devem ser consideradas infectantes durante os primeiros 12 meses de vida, a menos que haja confirmação de múltiplas culturas negativas de urina ou secreção faríngea, ressaltando a necessidade de isolamento nesses casos.[6]

CITOMEGALOVÍRUS (CMV)

A infecção por CMV tem aproximadamente 90% de prevalência em países em desenvolvimento e 50% de prevalência em países desenvolvidos, sendo a principal causa de infecção congênita viral no mundo.[8] Estudos brasileiros demonstram que a prevalência de anticorpos IgG para CMV em gestantes varia de 65,5% a 92%.[9]

Segue abaixo os modos de transmissão:

- *Vertical:* a taxa de transmissão é de aproximadamente 30%-40% na primoinfecção e de 2% a 3% na reativação e/ou reinfecção materna.
- *Sangue:* a transmissão pode ocorrer em bancos de sangue, mas a taxa diminui com o uso de filtros leucocitários e na deleucotização dos hemoderivados.
- *Leite materno:* o vírus é isolado por PCR em mais 70% dos casos, com pico de excreção entre 4 e 8 semanas pós-natal, desaparecendo após 12 semanas. A taxa de transmissão pode ser de até 59%, dependendo da carga viral materna. Para a prevenção da transmissão, especialmente em prematuros (peso < 1500 g ou idade gestacional < 32 semanas), os bancos de leite recomendam a pasteurização quando a mãe é imune.
- *Nosocomial:* apenas 5% a 10% dos recém-nascidos eliminam CMV na urina. É recomendado apenas medidas de contato-padrão.

No Brasil, a triagem pré-natal de rotina para CMV não é realizada. No entanto, a sorologia pode ser colhida pelo SUS se houver alguma alteração ultrassonográfica sugestiva da infecção.[5]

Quadro Clínico

Aproximadamente 90% dos RNs com CMV congênito são assintomáticos ao nascimento, entretanto até 13% evoluem com perda auditiva progressiva até os 5 anos de vida. Além disso, alguns sintomas comuns às infecções TORCHS, prevalentes no CMV, incluem prematuridade, restrição de crescimento uterino, baixo peso ao nascer, icterícia, lesão hepática e hepatoesplenomegalia. Os sintomas clássicos do CMV incluem:[10]

- Perda auditiva neurossensorial progressiva, presente em 30%-50% dos RNs.
- Coriorretinite, presente em 10%-15% dos RNs (raramente progressiva), outras manifestações de comprometimento oftalmológico.
- Convulsões.
- Acometimento do sistema nervoso central, presente em 50% dos RNs sintomáticos, dos quais 4% evoluem para óbito.
- Microcefalia, ventriculomegalia, calcificações periventriculares, alterações de migração neuronal.

A forma adquirida do CMV ocorre em RNs prematuros, principalmente menores de 32 semanas, após exposição pelo leite materno, em ambientes hospitalares ou por transfusão sanguínea. O quadro clínico é semelhante ao de sepse e pode cursar com pneumonite, hepatite, meningite asséptica, linfadenopatia e plaquetopenia. Nos casos graves, com acometimento de múltiplos órgãos, 30% dos RNs evoluem para óbito (Fig. 36-6).[9]

Diagnóstico + Investigação

O rastreio para CMV não é realizado no SUS durante a gestação, exceto em casos de pré-natal de alto risco. A infecção materna é, na maioria das vezes, assintomática e, em alguns casos, apresenta-se como uma síndrome mononucleose-*like*, sendo rara a suspeita diagnóstica. Nos casos em que a sorologia é solicitada, a soroconversão materna ao longo da gravidez, títulos de IgM elevados e IgG de baixa avidez indicam infecção primária aguda. Vale ressaltar que o IgM pode perma-

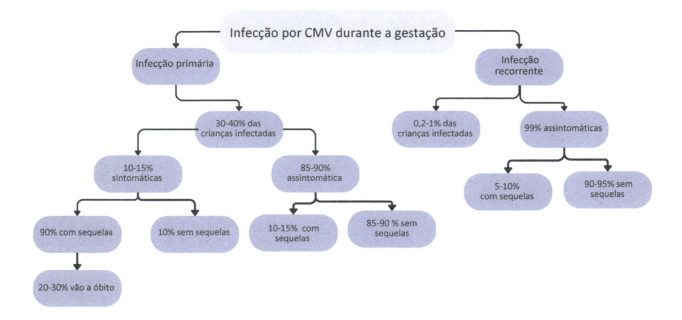

Fig. 36-6. Fluxograma da infecção para CMV na gestação. (Inspirado em: Marques de Deus F. Guia do Episódio de Cuidado - Citomegalovírus congênito [Internet]. 2021 Apr. Disponível em: https://medicalsuite.einstein.br/pratica-medica/Pathways/citomegalovirus-congenito.pdf)

necer positivo por 2 a 8 meses após a infecção, sendo importante a pesquisa de avidez do IgG.[7]

O diagnóstico fetal é realizado após suspeita clínica de infecção materna ou achados ultrassonográficos sugestivos de CMV. Pode ser feito por meio do PCR do líquido amniótico, após 6 a 8 semanas da infecção materna, e com no mínimo 21 semanas de gestação, para garantir a presença de urina fetal no líquido amniótico. O diagnóstico pode ser realizado também após o nascimento, preferencialmente nas primeiras 3 semanas de vida, por meio de PCR de urina ou saliva e sorologias do recém-nascido (Quadro 36-4).[7]

Tratamento

- *CMV congênito:* para RNs com acometimento de sistema nervoso central recomenda-se ganciclovir 6 mg/kg/dose IV a cada 12 horas por 6 semanas OU valganciclovir 16 mg/kg/dose VO a cada 12 horas por 6 meses. Alguns estudos mostram uma redução na perda auditiva neurossensorial progressiva com o tratamento.
- *CMV adquirido:* para RNs prematuros e sintomáticos, o tratamento com ganciclovir 6 mg/kg/dose IV a cada 12 horas por pelo menos 2 semanas. O tratamento pode ser interrompido em caso de melhora clínica após 2 semanas, ou prolongado por mais 1-2 semanas.[10]

Devido aos efeitos colaterais graves, ainda não há consenso sobre o tratamento do CMV congênito sem acometimento neurológico evidente em lactentes menores de 1 mês. Estudos não mostraram evidências de benefício no tratamento iniciado após o primeiro mês de vida.[11]

O tratamento deve ser acompanhado com hemogramas completos, além da avaliação da função renal e hepática, pelo menos semanalmente.[10] Em algumas circunstâncias, pode ser interrompido o tratamento (Quadro 36-5).

HERPES SIMPLEX

O *herpes simplex* é transmitido pelo vírus HSV-1 e HSV-2, DNA vírus (Quadro 36-6).

O HSV-1 está mais comumente associado a infecções da mucosa oral, enquanto o HSV-2 a infecções da mucosa vaginal. Ambos têm períodos de latência em

Quadro 36.4. Investigação na CMV congênita e adquirida em RNs pré-termo

Infecção congênita por CMV	Infecção adquirida em RNs pré-termo
Exame físico e neurológico	Exame físico
Hemograma completo, coagulograma, TGO, TGP, bilirrubinas total e frações	Hemograma completo, coagulograma, TGO, TGP, bilirrubinas total e frações
Sorologia CMV + PCR CMV no sangue	Sorologia CMV + PCR CMV no sangue
PCR CMV na urina	PCR CMV na urina
LCR (quimiocitológico e PCR)	LCR (quimiocitológico e PCR)
Fundo de olho	Fundo de olho
Potencial evocado auditivo (PEATE) e BERA	Potencial evocado auditivo (PEATE) e BERA
US cérebro	Rx de tórax (se sintomático)
RNM crânio (se alterações de SNC)	US de abdome (se sintomático)
Eletroencefalograma (se alteração SNC)	

Modificado de: Marques de Deus F. Guia do Episódio de Cuidado - Citomegalovírus congênito [Internet]. 2021Apr. Disponível em: https://medicalsuite.einstein.br/pratica-medica/Pathways/citomegalovirus-congenito.pdf

Quadro 36.5. Alteração laboratorial e alteração de tratamento em CMV congênita

Alteração laboratorial	Tratamento
Neutropenia < 500 neutrófilos mm³	Interromper tratamento OU reduzir dose por mais da metade (depende da instituição)
Neutropenia 500-1000 neutrófilos mm³	Reduzir dose pela metade
Neutropenia 1000-1500 neutrófilos mm³	Manter dose e reavaliar em 3-4 dias
Creatinina > 2.0	Reduzir dose pela metade
Plaquetopenia < 50.000 mm³	Reduzir dose pela metade

Inspirado em: Marques de Deus F. Guia do Episódio de Cuidado - Citomegalovírus congênito [Internet]. 2021Apr. Disponível em: https://medicalsuite.einstein.br/pratica-medica/Pathways/citomegalovirus-congenito.pdf

Quadro 36.6. Formas de transmissão do *herpes simplex*

Formas de transmissão
Via transplacentária ascendente (5%), ou seja, após a rotura das membranas ovulares, especialmente quando o trabalho de parto for prolongado
Intraparto (85%) durante a passagem pelo canal vaginal
Pós-parto por contato com pessoas infectadas (10%)[12,15]

gânglios sensitivos até que algum estímulo propicie a sua reativação. O período de incubação desses vírus pode variar de 2 a 26 dias, e as recidivas tendem a se manifestar de forma muito menos graves do que a primoinfecção.[7]

O risco de infecção neonatal é consideravelmente maior quando em casos de infecção primária ou no primeiro episódio de infecção genital durante a gravidez, em comparação com pacientes com infecção genital recorrente.[6] A infecção intrauterina é rara, ocorrendo em aproximadamente 5% dos casos, a maioria das infecções neonatais provém da transmissão intraparto, durante a passagem do feto pelo canal vaginal ou após o rompimento das membranas ovulares, especialmente nos casos de HSV com lesões genitais ativas.[12] A transmissão perinatal de HSV é 15 vezes maior em mulheres com herpes genital por HSV-1.[13]

O parto vaginal não é recomendado para mulheres com infecção ativa por herpes genital e deve ser considerada com cautela em mulheres com história pregressa de herpes genital e sintomas prodrômicos no momento do parto.[6] Embora a cesariana não impeça completamente a transmissão intraparto de HSV, ela reduz significativamente o risco de infecção e deve ser recomendada para gestantes com lesões ativas devido ao alto risco de transmissão.

Quadro Clínico

Cerca de 5% dos casos de HSV neonatal evolue com quadros graves da doença, podendo levar a óbito fetal ou malformações como microftalmia, displasia de retina, corioretinite, microcefalia, hidrocefalia e calcificação intracranianas, que, muitas vezes, não são compatíveis com a vida.[13]

Nos casos de infecção perinatal, ocorrida durante o trabalho de parto, o HSV neonatal pode-se apresentar de 3 formas:[13]

- *Doença mucocutânea:* afeta exclusivamente os tecidos mucocutâneos e corresponde a aproximadamente 50% dos casos de herpes neonatal. Os recém-nascidos podem apresentar lesões vesiculares na pele e boca, que podem surgir nas primeiras 48 horas de vida. Geralmente, essa forma é benigna. Vale destacar que até 20%

dos recém-nascidos com HSV mucocutâneo congênito pode não apresentar lesões visíveis no exame físico, tornando essencial a triagem diagnóstica em casos de suspeita de infecção materna.

- *Doença do sistema nervoso central (SNC):* acomete cerca de 33% dos recém-nascidos infectados, com manifestações de pele, boca e olhos em até 70% dos casos. Os sintomas incluem sonolência excessiva, irritabilidade aumentada, convulsões, edema cerebral e encefalite, podendo resultar em sequelas permanentes ou retardo do desenvolvimento neuropsicomotor em até 50% dos casos. Nos casos de acometimento do SNC sem lesões cutâneas, é difícil diferenciar a infecção por HSV de outras infecções virais ou da sepse neonatal bacteriana.
- *Doença disseminada:* Ocorre em aproximadamente 25% dos casos, especialmente quando a forma mucocutânea não é diagnosticada ou tratada adequadamente, resultando na disseminação da infecção para múltiplos órgãos. O envolvimento grave do SNC, como a encefalite herpética, está presente em até 70% dos recém-nascidos com a forma disseminada. Outros sintomas incluem disfunção hepática, icterícia, pneumonite, acometimento da medula óssea, coagulopatia intravascular disseminada (CIVD) e outras complicações.

Diagnóstico e Investigação

O quadro clínico do HSV neonatal pode ser inicialmente assintomático ou confundido com outras infecções congênitas e neonatais, especialmente no início dos sintomas. Portanto, o diagnóstico laboratorial é essencial para prevenir a progressão da doença para formas mais graves, como a doença do SNC ou disseminada, que podem ocorrer quando o tratamento é atrasado devido à falta de diagnóstico.

A sorologia deve ser sempre solicitada, mas tem valor diagnóstico limitado devido à presença de IgG materno e à demora na detecção de IgM fetal após a infecção. O padrão-ouro para o diagnóstico é a cultura de lesões de pele, boca, conjuntiva, além de culturas de liquor, sangue, urina e fezes. O PCR no liquor é especialmente útil para o diagnóstico de HSV no sistema nervoso central, com alta sensibilidade e especificidade. As culturas devem ser colhidas entre 24 e 48 horas após o nascimento, pois, quando colhidas antes desse período, podem resultar em falso-positivos devido à colonização transitória pós-exposição intraparto. O PCR de sangue e secreções de lesões mucocutâneas também pode ser realizado.[5]

Tratamento

O tratamento com antivirais mudou drasticamente o prognóstico do HSV neonatal. Antes da disponibilidade desses medicamentos, as formas mucocutâneas frequentemente evoluíam para formas disseminadas e o acometimento do SNC era mais comum. Além disso, 85% dos pacientes com a forma disseminada e 50% daqueles com a forma de acometimento do SNC morriam antes do primeiro ano de vida, na ausência de tratamento antiviral.[13]

Atualmente, a droga de escolha para o tratamento do HSV congênito com quadro clínico evidente ou diagnóstico laboratorial é o aciclovir, 20 mg/kg/dose IV a cada 8 horas por 14 dias nos casos de doença localizada na pele, boca e olhos, e por 21 dias nos casos de acometimento do SNC ou doença disseminada. Quando há envolvimento ocular, recomenda-se a associação de colírio de vidarabina, idoxuridina ou aciclovir (1 gota/olho a cada 2 horas, com máximo de 9 gotas/dia/olho até a epitelização da córnea). Após a melhora, deve-se aplicar 1 gota/olho a cada 4 horas por 7 dias. O isolamento de contato também é necessário.[5]

Quando a mãe tem o diagnóstico de HSV, o tratamento do RN deve ser iniciado ou não a depender da via de parto e da apresentação clínica materna no momento do parto. As indicações estão resumidas no Quadro 36-7.[5]

VARICELA

O vírus varicela-zóster é altamente contagioso e causa uma infecção aguda e geralmente benigna em adultos. Devido à alta taxa de exposição durante a infância e à existência da vacina contra varicela, disponível no SUS, a grande maioria das pessoas está imunizada no momento da gestação, o que resulta em um menor risco de infecção congênita. O risco de transmissão transplacentária, em gestantes infectadas por varicela durante o 1º e 2º trimestre é de aproximadamente 24%, resultando em acometimento fetal em 5% dos casos.[8] Quando contraída antes das 20 semanas de gestação, a infecção congênita apresenta maior risco

Quadro 36.7. Tratamento do RN com herpes congênito de acordo com via de parto e lesão materna

Via de parto e quadro clínico materno	Tratamento
Parto vaginal + lesões recorrentes	Não iniciar tratamento imediato. Observar RN e colher culturas em 24-48 hrs. Se cultura positiva iniciar tratamento
Parto vaginal + lesões primárias OU sem possibilidade de determinar o quadro	Colher culturas em 24-48 horas de vida, iniciar tratamento antes do resultado. Se cultura positiva ou quadro clínico compatível, terminar tratamento. Se cultura negativa e sem quadro clínico, suspender tratamento
Parto cesáreo + lesões primárias ou recorrentes	Observar RN e colher culturas em 24-48 horas. Se culturas positivas ou quadro clínico compatível, iniciar tratamento
Parto normal ou cesáreo + ausência de lesões porém história de HSV recorrente	Observar RN e colher culturas em 24-48 horas. Se culturas positivas ou quadro clínico compatível, iniciar tratamento.

Modificado de: atenção à saúde da criança recem-nascido de risco caderno de atenção à saúde da criança recém-nascido de risco [Internet]. Disponível em: https://www.saude.pr.gov.br/sites/default/arquivos_restritos/files/documento/2020-07/pdf1.pdf

de abortamento. O maior risco de transmissão fetal ocorre quando a infecção materna manifesta-se entre 2 dias antes e 5 dias após o parto. Nesses casos, o risco de infecção neonatal varia de 17% a 31%.[5]

Quadro Clínico

Quando a infecção materna ocorre nas primeiras 20 semanas de gestação, a síndrome da varicela congênita pode ocorrer, podendo resultar em lesões ósseas com hipoplasia e atrofia muscular, lesões cicatriciais de pele com distribuição seguindo dermátomos, restrição de crescimento intrauterino, além de atrofia e contratura de membros devido à infecção e destruição dos gânglios nervosos fetais. O sistema nervoso central também pode ser acometido, com microcefalia, atrofia cortical, encefalite, síndrome de Horner e convulsões ao nascimento. Os olhos podem ser afetados, resultando em catarata, coriorretinite, microftalmia e nistagmo. O tropismo do vírus pelo sistema nervoso se evidencia pelo acometimento dos gânglios autonômicos, resultando em bexiga neurogênica, hidroureteronefrose, dilatação esofágica e jejunal, refluxo gastroesofágico, além de atrofia e contratura de membros. A pneumonia por aspiração pode ser um problema frequente devido ao refluxo gastroesofágico, o que aumenta a necessidade de internações e a morbimortalidade.[14]

Em RNs com infecção mais tardia, após as 20 semanas gestacionais, o quadro clínico é geralmente mais brando e pode ser assintomático. Entretanto, nos casos em que a infecção materna ocorre entre 2 dias antes e 5 dias depois do parto, de 25% a 50% dos RNs infectados podem desenvolver quadros graves[13] caracterizados por febre, exantema maculopapular, lesões cutâneas vesiculares e/ou ulceradas distribuídas de acordo com os dermátomos, icterícia e pneumonia, que podem aparecer até 10 dias após o nascimento. É importante destacar que mesmo recém-nascidos assintomáticos podem apresentar herpes-zóster posteriormente na infância.

Diagnóstico e Investigação

O padrão-ouro para o diagnóstico de varicela em recém-nascidos é o PCR em amostras de líquido das lesões vesiculares, sangue e liquor. O teste de anticorpo fluorescente direto também pode ser feito nas lesões, se disponível, oferecendo um diagnóstico imediato. No entanto, esse teste não exclui a necessidade de PCR, que apresenta maior sensibilidade e especificidade. O diagnóstico sorológico também pode ser feito quando os títulos de IgG do RN são mais de quatro vezes superiores aos maternos e se permanecem elevados até os 6 meses de vida.[8]

Tratamento

O tratamento da varicela congênita é feito com aciclovir, 10 mg/kg/dose intravenosa a cada 8 horas, por 14 dias.[5] No caso da varicela-zóster, o tratamento da gestante pode ser considerado uma medida preventiva para evitar a infecção congênita. Gestantes sem infecção prévia e que foram expostas a pessoas infectadas devem receber imunoglobulina específica para varicela-zóster (VZIG) em até 72 horas após a exposição.

RNs cujas mães desenvolveram infecção por varicela entre 5 dias antes e 2 dias após o parto também devem receber VZIG, na dose de 125 UI intramuscular, ou, na ausência de VZIG, 0,5-1 mL/kg de imunoglobulina humana normal. Esses recém-nascidos devem ser isolados da mãe e de outros contactantes infectados.[5,8]

Considerando a alta taxa de transmissibilidade, quando há exposição a pessoas infectadas com varicela na unidade neonatal (seja uma mãe, funcionário ou RN), algumas medidas devem ser adotadas:[5]

1. VZIG deve ser administrada para todos os RNs expostos com idade gestacional < 28 semanas ou peso < 1000 g, independente da história materna.
2. VZIG deve ser administrado para todos os RNs com mãe sem história de infecção prévia ou soronegativas.
3. Todos os RNs que receberam VZIG devem ser isolados por 28 dias. Os RNs que não receberam VZIG (filhos de mães imunizadas e com idade gestacional > 28 semanas e peso > 1000 g) devem ser isolados por 21 dias.
4. Vacinar todas as pessoas (adultos e crianças) expostas, sem história prévia e sem vacinação, em até 72 horas após exposição.
5. Afastar funcionários suscetíveis e administrar VZIG para grupos de risco.

Mães que tiveram varicela na gestação, com início de sintomas 5 dias antes do parto e sem lesões ativas, não precisam ser isoladas do RN, porém o RN deve ser isolado de outras crianças.[5]

SÍFILIS

A sífilis é uma doença sexualmente transmissível causada pelo *Treponema pallidum*, cuja incidência tem aumentado significativamente nos últimos anos, tornando-se um importante problema de saúde pública no Brasil. A forma congênita ocorre por transmissão vertical do *Treponema pallidum* de mãe infectada para o feto e pode ser extremamente grave se não tratada. A infecção congênita pode ser tratada intraútero ou até mesmo prevenida com o tratamento adequado quando o diagnóstico é realizado durante a gestação. A sorologia deve ser feita em todas as gestantes na primeira consulta de pré-natal, no terceiro trimestre e no momento do parto.

A infecção congênita ocorre quase sempre por via transplacentária, sendo raros os casos em que a transmissão perinatal ocorre por contato com lesão genital durante o parto vaginal. O risco de infecção congênita varia entre 70% e 100% em gestantes com sífilis primária ou secundária, e cai para 30% em gestantes com sífilis latente tardia e terciária, considerando falha no tratamento ou ausência de tratamento durante a gestação.[15]

Quadro Clínico

A sífilis congênita é classificada em sífilis congênita precoce, que se manifesta até os 2 anos de vida, e sífilis congênita tardia, que ocorre após os 2 anos. Mesmo nos casos de sífilis precoce, aproximadamente 50% dos recém-nascidos são assintomáticos e os sintomas, quando presentes, geralmente surgem nos primeiros 3 meses de vida, evidenciando a importância da avaliação do *status* sorológico materno ao nascimento.[15]

RNs sintomáticos com sífilis congênita precoce podem apresentar hepatomegalia, icterícia, anemia, linfadenopatia generalizada, hemorragias na forma de petéquias, púrpuras, hidropisia fetal, pneumonite e síndrome nefrítica. As lesões clássicas da doença incluem: **lesões cutaneomucosas como pênfigo palmoplantar, condiloma plano, periostite e osteocondrite e pseudoparalisia de Parrot.** O acometimento de sistema nervoso central também é característico, por meio, principalmente, da meningite.[8,15]

A sífilis congênita tardia caracteriza-se pela tíbia em lâmina de sabre, fronte olímpica, nariz em sela, dentes de Hutchinson, arco palatino elevado, surdez neurossensorial, ceratite intersticial e dificuldade no desenvolvimento neuropsicomotor e aprendizado.[8,15]

Diagnóstico e Investigação

A sorologia para sífilis é o teste de escolha para o diagnóstico da sífilis congênita, tanto precoce quanto tardia. O diagnóstico é feito a partir de um teste treponêmico (TPHA, FTA-Abs, ELISA), sendo o FTA-Abs o exame mais comumente solicitado, e um teste não treponêmico (VDRL, RPR), sendo o VDRL o exame mais disponível. O teste treponêmico detecta anticorpos específicos para o *Treponema pallidum*, e uma vez positivo, permanecerá positivo. Por isso, é necessário também a solicitação do VDRL, que detecta anticorpos não exclusivamente contra *T. pallidum* e cuja titulação varia de acordo com a carga bacteriana. Esses testes são úteis para detectar doença ativa, resposta ao tratamento e cicatriz sorológica.

No caso de recém-nascidos, os testes não treponêmicos podem ser falseados pela passagem de IgG materno para o feto. Portanto, é importante comparar a sorologia materna e fetal e observar a titulação do VDRL ao longo do tempo. Em casos de sífilis congênita, os títulos fetais normalmente são maiores do que os maternos e tendem a se manter ou aumentar, enquanto na ausência da doença os títulos declinam.

Vale destacar que, tanto os testes treponêmicos quanto os não treponêmicos podem dar resultados falso-negativos (por conta do efeito prozonal ou da janela imunológica do RN) ou falso-positivos (em caso de doenças autoimunes e outras doenças). Portanto, em casos onde há confirmação de sífilis materno ou suspeita clínica ou epidemiológica muito evidente, deve-se repetir os testes para confirmar/descartar sífilis congênita (Fig. 36-7).

Tratamento

O tratamento da sífilis congênita depende da sorologia materna, da sorologia do recém-nascido e da presença ou ausência de sinais clínicos da doença, especialmente no que diz respeito ao acometimento neurológico e ao VDRL no liquor. O Ministério da Saúde preconiza os regimes de tratamento explicitados no Quadro 36-8.

Tratamento da sífilis congênita – recém-nascido com idade maior que 4 semanas:

- *Penicilina G Cristalina (EV):* 50.000 UI/kg/dose, a cada 4 horas, por 10 dias.
- *Penicilina G Procaína (IM):* 50.000 UI/kg/dose, a cada 12 horas, por 10 dias.
- Penicilina G Benzatina (IM): 50.000 UI/kg/dose, dose única.

O acompanhamento de crianças diagnosticadas com sífilis congênita deve ser realizado ambulatorialmente por especialistas, conforme o grau de acometimento e os órgãos ou sistemas envolvidos. As consultas ambulatoriais devem ocorrer mensalmente até o 6º mês de vida e a cada 15 dias do 6º ao 12º mês, com ênfase na avaliação do desenvolvimento neuropsicomotor. O VDRL deve ser repetido aos 1, 3, 6, 12 e 18 meses, quando se espera a negativação do exame. O FTA-Abs deve ser realizado aos 18 meses para confirmar a infecção congênita após a negativação do VDRL. Em casos de alterações no liquor, o liquor deve ser coletado e testado a cada 6 meses até a sua normalização. É recomendado acompanhamento com oftalmologista, neurologista e otorrinolaringologista a cada 6 meses até os 2 anos de vida.[15]

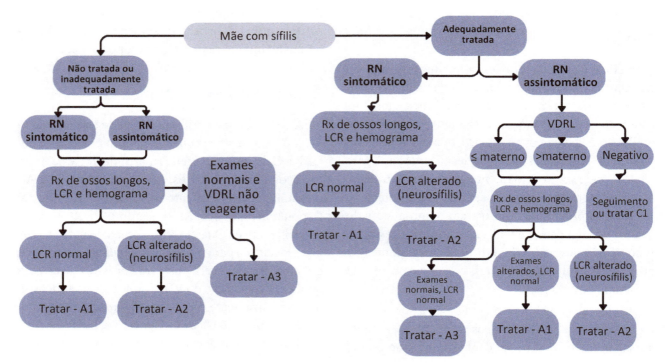

Fig. 36-7. Fluxograma para o diagnóstico da sífilis. (Adaptada de Ministério da Saúde Secretária de Ciência, Tecnologia, Inovação e Insumos Estratégicos Em Saúde Portaria sctie/ms nº 12, de 19 de abril de 2021 [Internet]. LCR = líquido cefalorraquidiano.

Disponível em:h ttps://www.gov.br/conitec/pt-br/midias/protocolos/ 20210429_pcdt-ist_588.pdf)

Quadro 36.8. Tratamento da sífilis congênita no RN (menor que 28 dias)

Situação materna	Exames\sintomas	Tratamento
Mãe não tratada ou inadequadamente tratada	Alteração clínica, ou sorologia, ou hematológica ou radiológica, SEM alteração liquórica	Penicilina G cristalina 50.000 UI/kg/dose EV 12/12 horas (nos primeiros 7 dias de vida) e 8/8 horas (após 7 dias de vida), durante 10 dias. OU penicilina G procaína 50.000 UI/kg\dose IM, 1x dia durante 10 dias
	Alteração liquórica	Penicilina G cristalina 50.000 UI/kg/dose EV 12/12 horas (nos primeiros 7 dias de vida) e 8/8 horas (após 7 dias de vida), durante 10 dias
	Sorologias negativas e sem alterações liquóricas, radiográficas e hematológicas	Penicilina G benzatina 50.000 UI/kg, IM, dose única
Mãe adequadamente tratada	Alteração clínica, ou sorologia, ou hematológica ou radiológica, SEM alteração liquórica	Penicilina G cristalina 50.000 UI/kg/dose EV 12/12 horas (nos primeiros 7 dias de vida) e 8/8 horas (após 7 dias de vida), durante 10 dias. OU penicilina G procaína 50.000 UI/kg\dose IM, 1x dia durante 10 dias
	Alteração liquórica	Penicilina G cristalina 50.000 UI/kg/dose EV 12/12 horas (nos primeiros 7 dias de vida) e 8/8 horas (após 7 dias de vida), durante 10 dias
	Assintomático + VDRL negativo	Seguimento clinicolaboratorial. Na impossibilidade de garantir o seguimento: penicilina G benzatina 50.000 UI/kg, IM, dose única
	Assintomático + VDRL reagente com títulos menores ou iguais aos maternos	Na impossibilidade do seguimento clínico, investigar e tratar de acordo com resultado de LCR (LCR reagente = penicilina cristalina, LCR não reagente = penicilina cristalina ou procaína)

Adaptado de De Bolso M. Diretrizes para o Controle da Sífilis Congênita [Internet]. 2006. Disponível em: https://bvsms.saude.gov.br/bvs/publicacoes/manual_sifilis_bolso.pdf

MAPA MENTAL

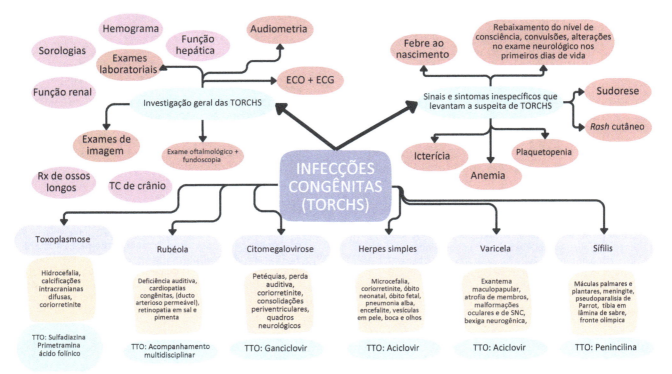

Fig. 36-8. Mapa mental para infecções congênitas.

PONTOS-CHAVE

- Infecções congênitas são aquelas adquiridas pela mãe durante a gravidez e transmitidas para o feto por disseminação hematogênica, por via transplacentária.
- Infecções perinatais são aquelas transmitidas no momento do parto, ao passar pelo canal vaginal.
- Entre as infecções congênitas, destacam-se as TORCHS: toxoplasmose, rubéola, CMV, *herpes simplex*, sífilis e varicela.
- A gravidade das infecções congênitas depende do momento da infecção materna e da transmissão fetal, sendo mais grave no primeiro trimestre, devido ao período de organogênese, e do tratamento adequado durante a gestação, especialmente no caso de sífilis e toxoplasmose.
- O pré-natal adequado é essencial para o rastreio e a prevenção das TORCHS. Além disso, em casos de infecção congênita confirmada, o diagnóstico precoce durante o pré-natal pode ajudar a preparar a família e o sistema de saúde para o cuidado do recém-nascido pós-parto.
- Para o diagnóstico de infecção congênita, é necessário o diagnóstico tanto materno quanto fetal ou do recém-nascido. Ainda hoje, o diagnóstico pode ser difícil, mas as pesquisas de PCR e sorologias são fundamentais para o diagnóstico precoce.
- O quadro clínico pode variar muito de acordo com a doença e a gravidade, podendo haver recém-nascidos assintomáticos, com quadros brandos ou com acometimento grave de diferentes órgãos.
- O tratamento adequado e precoce é essencial no manejo dos recém-nascidos com infecções congênitas, pois mesmo as formas leves podem evoluir para formas graves, com sequelas permanentes e até mesmo óbito se não tratadas.

REFERÊNCIAS BIBLIOGRÁFICAS

1. Santiago M, Secretária R, Santos L, Sadeck R, Científico C, Lopes Miralha A, et al. Toxoplasmose congênita Documento Científico [Internet]. 2020 Jul. Disponível em: https://www.sbp.com.br/fileadmin/user_upload/22620c-DC_-_Toxoplasmose_congenita.pdf
2. Torgerson PR, Mastroiacovo P. The global burden of congenital toxoplasmosis: a systematic review. Bulletin of the World Health Organization. 2013 May 3;91(7):501-8.
3. McAuley JB. Congenital Toxoplasmosis. Journal of the Pediatric Infectious Diseases Society [Internet]. 2014 Sep 1;3(suppl_1):S30-5. Disponível em: https://academic.oup.com/jpids/article/3/suppl_1/S30/905901
4. Alves F, Valença A, Angela Pessôa Brandão, Paes A, Bárbara Vieira Carneiro, Lima D, et al. Síndrome da Rubeóla Congênita: revisão de literatura. Revista de Medicina e Saúde de Brasília [Internet]. 2013;2(1). Disponível em: https://portalrevistas.ucb.br/index.php/rmsbr/article/view/3895
5. Atenção à saúde da criança recem-nascido de risco caderno de atenção à saúde da criança recém-nascido de risco [Internet]. Disponível em: https://www.saude.pr.gov.br/sites/default/arquivos_restritos/files/documento/2020-07/pdf1.pdf
6. Sandro Rolland Souza A, Marques Souza Lima M. Medicina Fetal - Instituto de Medicina Integral Prof. Fernando Figueira - IMP. 2. ed. Rio de Janeiro: Medbook - Editora Cient]ifica Ltda; 2021.
7. Eduardo Borges da Fonseca, Moreira de Sá RA. Medicina Fetal. 2. ed. ElsevierEditora Ltda; 2017.
8. Andrello Gonçalves pereira de Melo AM. Neonatologia. 2. ed. G. Soares Shvartsman B, Taufi Maluf Jr. P, Carneiro Sampaio M, editors. Pediatria do Instituto da criança do HCFMUSP: Manole; 2020.
9. Batista Palhares D, Niz Xavier PC. CITOMEGALOVIROSE NEONATAL [Internet]. 2011 Dec. A Disponível em: https://www.sbp.com.br/fileadmin/user_upload/pdfs/Citomegalovirose_neonatal_2011.pdf. Acesso em 4 ago 2024.
10. Marques de Deus F. Guia do Episódio de Cuidado - Citomegalovírus congênito [Internet]. 2021 Apr. Disponível em: https://medicalsuite.einstein.br/pratica-medica/Pathways/citomegalovirus-congenito.pdf
11. Leruez-Ville M, Christos Chatzakis, Lilleri D, Blazquez-Gamero D, Alarcon A, Bourgon N, et al. Consensus recommendation for prenatal, neonatal and postnatal management of congenital cytomegalovirus infection from the European congenital infection initiative (ECCI). The Lancet regional health Europe. 2024 May 1;40:100892-2.
12. Mendes Moroni R, Gomes Tristão E, Urbanetz A. Infecção por vírus herpes simples na gestação: aspectos epidemiológicos, diagnósticos e profiláticos [Internet]. 2011 Jul. Disponível em: http://files.bvs.br/upload/S/0100-7254/2011/v39n7/a2690.pdf.
13. Kimberlin DW. Neonatal Herpes Simplex Infection. Clinical Microbiology Reviews [Internet]. 2004 Jan 1;17(1):1-13. Disponível em: https://www.ncbi.nlm.nih.gov/pmc/articles/PMC321459/
14. Smith CK, Arvin AM. Varicella in the fetus and newborn. Seminars in Fetal and Neonatal Medicine. 2009 Aug 1;14(4):209-17.
15. De Bolso M. Diretrizes para o Controle da Sífilis Congênita [Internet]. 2006. Disponível em: https://bvsms.saude.gov.br/bvs/publicacoes/manual_sifilis_bolso.pdf

BIBLIOGRAFIA

Carvalho AL de, Anchieta LM, Romanelli RM de C. Infecções congênitas por herpes-vírus. rmmgorg [Internet]. 24(2):223-32. Disponível em: http://rmmg.org/artigo/detalhes/1603

Ministério da Saúde Secretária de Ciência, Tecnologia, Inovação e Insumos Estratégicos em Saúde Portaria Sctie/Ms N° 12, de 19 de Abril de 2021 [Internet]. 2021. Disponível em: https://www.gov.br/conitec/pt-br/midias/protocolos/20210429_pcdt_ist_588.pdf

Acesse aqui as respostas das questões norteadoras deste capítulo:

CAPÍTULO 37

Atresia de vias biliares

Mariah Pires Possebon e Silvas | Bianca Hallage | Emily Mie Arai | Graziela de Araujo Costa | Maria Lúcia de Pinho Apezzato

❖ OBJETIVOS DE APRENDIZAGEM

1. Identificar quadro clínico compatível com atresia de vias biliares.
2. Solicitar e interpretar exames complementares, identificando resultados compatíveis com a suspeita inicial.
3. Avaliar necessidade de encaminhamento do paciente para especialista.
4. Manejo do paciente com atresia de vias biliares após tratamento cirúrgico.

CASO CLÍNICO

Lactente do sexo feminino, 8 semanas de vida, trazida pela mãe em consulta de rotina na UBS. Nega intercorrências desde a última consulta, porém acha que a filha está com a pele amarelada. Refere também urina mais escura na fralda e fezes mais claras (parece massa de vidraceiro). Nega intercorrências durante a gestação. Recém-nascido (RN) a termo (38 semanas), parto vaginal, adequado para idade gestacional, APGAR 8/9, recebeu alta hospitalar com a mãe no 3º dia de vida, sem necessidade de fototerapia. Tipagem sanguínea: mãe O positivo (O+), RN O negativo (O-). Triagens neonatais normais, teste do pezinho normal. Em aleitamento materno exclusivo, com boa aceitação das mamadas. Vacinação em dia. Desenvolvimento neuropsicomotor (DNPM) adequado. Exame físico evidenciando icterícia 2+/4+, abdome globoso com fígado palpável em hipocôndrio direito e toque retal com fezes brancas, restante, dentro da normalidade.

Questões Norteadoras

1. Após a avaliação inicial e o exame físico, podemos classificar a síndrome da paciente?
2. Quais as principais hipóteses diagnósticas? Cite pelo menos duas.
3. Há necessidade de exames complementares? Se sim, quais?
4. Quais são as alterações laboratoriais esperadas?
5. Para qual especialidade este paciente deve ser encaminhado?
6. Qual a medida terapêutica inicial?

INTRODUÇÃO

A atresia de vias biliares é uma doença de apresentação neonatal, que consiste na ausência ou obliteração dos ductos biliares extra-hepáticos.[1] Pode ser de causa embrionária (20%) ou perinatal (80%). É uma condição rara, com incidência estimada de 1 a cada 10.000 nascidos vivos, variando de acordo com a região.[2]

A etiologia é mal definida, com várias teorias plausíveis para sua ocorrência. No entanto, há um certo consenso de que seja uma combinação de fatores externos e predisposição genética da criança afetada.[3] Acredita-se, ainda, que seja uma síndrome, com vários possíveis fatores causadores, que culmina em um desfecho fenotípico comum.[1]

Mesmo sendo uma doença rara, é essencial que o diagnóstico seja realizado precocemente. A história natural da doença é de mau prognóstico, com baixas taxas de sobrevida após os 2 anos de idade devido à disfunção hepática progressiva.[2] É a causa mais comum de icterícia neonatal em que o tratamento indicado é cirúrgico e a principal indicação de transplante hepático em crianças.[1]

Dado que existem tratamentos disponíveis e que seu sucesso depende da idade do paciente,[4] devemos ter um alto nível de suspeita quando houver quadro clínico compatível.

TIPOS DE ATRESIA BILIAR

Podemos agrupar os neonatos com atresia biliar (AB) em três categorias, a qual consideramos a classificação clínica:[5]

- Atresia de vias biliares sem outras anomalias ou malformações.
- Atresia de vias biliares associada a malformações laterais (síndrome BASM).
- Atresia de vias biliares associada a outras malformações congênitas.

Também pode ser classificada de acordo com sua morfologia, a depender da localização anatômica da atresia, dependendo da localização anatômica da obstrução:[3]

- *Tipo 1:* vias biliares patentes ao nível do ducto biliar comum.
- *Tipo 2:* vias biliares patentes ao nível do ducto hepático comum.
- *Tipo 3:* ductos hepáticos direito e esquerdo acometidos, no nível da porta hepática.

As mais frequentes formas encontradas são de atresia sem outras anomalias associadas (70-85%)[1] e do tipo 3 (90%).[3]

Outras alterações associadas à condição incluem poliesplenia, *situs inversus*, má rotação intestinal, malformações cardíacas, porta pré-duodenal e agenesia de veia cava inferior.[2]

PATOGÊNESE

A causa da AB é desconhecida. Acredita-se que diversos fatores e mecanismos estejam implicados no seu desenvolvimento. Entre eles destaca-se as seguintes possíveis etiologias:[3]

- Viral, contemplando CMV, reovírus e rotavírus do grupo C.
- Tóxica ambiental, como ingestão de isoflavonoides.
- Genética, principalmente nos casos associados a malformações laterais.
- Imunomediada, com desregulação imune.

APRESENTAÇÃO CLÍNICA

A apresentação inicial é de icterícia persistente, acolia e colúria em recém-nascidos.[1-3] A maioria das crianças com atresia de vias biliares não apresenta esses sintomas nos primeiros dias de vida, portanto a condição não necessariamente será reconhecida nas primeiras avaliações do bebê.[2] Em crianças mais velhas é possível observar sinais e sintomas sugestivos de cirrose, como ascite e hepatomegalia.[3]

A maioria dos neonatos com atresia de vias biliares nasce a termo, com peso adequado para idade gestacional e, inicialmente, desenvolvem-se sem intercorrências, dado que a maioria dos casos a doença se manifesta no período perinatal. Portanto, normalmente não são observadas alterações na avaliação pré-natal.

Em outras situações, quando o desenvolvimento é embrionário, geralmente observam-se neonatos com baixo peso ao nascer, icterícia precoce e outras malformações associadas.

Importante: quando suspeitar de um quadro de atresia de vias biliares?

Icterícia persistente no RN com mais de 2 semanas de vida, especialmente se acompanhada de acolia e/ou colúria.

ABORDAGEM INICIAL

Quando houver uma criança com quadro clínico compatível com atresia de vias biliares, este deve ser o primeiro diagnóstico a ser confirmado ou descartado, devido à janela de oportunidade para a realização da hepatoportoenterostomia (cirurgia de Kasai), caso seja necessária. E, em um segundo momento, outras possíveis causas devem ser investigadas.

EXAMES COMPLEMENTARES

A investigação inicial deve ser feita para confirmar a colestase e avaliar a presença de disfunção/lesão hepática. Deve-se solicitar dosagem de bilirrubinas total e frações, aminotransferases e enzimas canaliculares. Espera-se hiperbilirrubinemia às custas de bilirrubina conjugada, elevação moderada de AST/ALT e dos níveis de fosfatase alcalina e GGT, com destaque para o último. Estes achados, apesar de sugerirem atresia de vias biliares, também podem ser vistos em outros diagnósticos diferenciais, e não são suficientes para determinar o local da obstrução.[2]

Assim, além dos exames laboratoriais, um exame de imagem complementa a investigação. A primeira e principal escolha é a ultrassonografia abdominal, tanto para excluir cisto do colédoco, quanto anomalias intra-abdominais. O sinal do cordão triangular no sistema porta hepático sugere AVB.[2]

Outras modalidades de imagem podem ser utilizadas, como cintilografia HIDA, CPRE e colangiorressonância, que evidenciam ausência de excreção biliar intestinal e, novamente, está presente na AVB, mas não a diferencia de outros diagnósticos.[2,3]

Outros exames que devem ser solicitados incluem aqueles para afastar outras possíveis causas, como sorologias e marcadores metabólicos.[3]

O diagnóstico definitivo é feito por meio de exploração cirúrgica com colangiografia intraoperatória e biópsia do tecido hepático.[3]

Independentemente da classificação da AB, em todos os casos o padrão histológico hepático encontrado é o mesmo: sinais de inflamação, fibrose portal, colestase e proliferação de ductos biliares. O colangiograma também é comum aos diferentes tipos, com perda de patência das vias biliares extra-hepáticas.[5]

DIAGNÓSTICOS DIFERENCIAIS

Além da atresia de vias biliares, deve-se pensar em outros diagnósticos frente a um quadro de hiperbilirrubinemia conjugada neonatal. Dentre eles:

- Hepatite neonatal idiopática.
- Hepatite infecciosa (p. ex.: CMV).
- Associado à nutrição parenteral.
- Doença metabólica (p. ex.: galactosemia, tirosinemia).
- Deficiência de alfa-1-antitripsina.
- Síndrome de Alagille.
- Colestase familiar intra-hepática progressiva.

TRATAMENTO

A cirurgia de Kasai (hepatoportoenterostomia) é o procedimento de escolha para a atresia de vias biliares. Cerca de 2% dos pacientes terão o transplante como conduta inicial, devido ao grau de progressão da doença.[5] Sem correção cirúrgica ou transplante, crianças com atresia biliar geralmente desenvolvem cirrose, insuficiência hepática e morrem entre 18 e 24 meses.[2]

O procedimento consiste na realização de um Y de Roux jejunal com anastomose no hilo hepático, na tentativa de restabelecer a drenagem biliar.[6] O intuito não é curativo, mas sim, servir como ponte para o transplante hepático, como ocorre em 70% dos casos, em que a doença hepática progride. Sendo que, aproximadamente 80% dos pacientes vivem 10 anos após a cirurgia de Kasai antes de necessitar do transplante.[3]

Esse procedimento deve ser realizado em centros especializados o mais cedo possível, idealmente antes dos 45 dias de vida. O transplante de fígado é recomendado precocemente para pacientes que não podem realizar o procedimento de Kasai, ou que não apresentam melhora após o procedimento.[2]

Tratamentos de suporte incluem suplementação vitamínica, adequação da ingestão calórica, controle de infecções com antibióticos, correção de sangramentos com vitamina K e tratamento de ascite com restrição de sódio e espironolactona. Coleréticos e alguns ligadores de ácidos biliares têm pouca utilidade, e o valor do uso do ácido ursadesoxicólico (UDCA) na tentativa de melhorar o fluxo biliar é incerto.[7] A profilaxia com antibióticos reduz a recorrência da colangite, e o uso de corticosteroides após o procedimento de Kasai ainda é controverso (Fig. 37-1).[2,7]

PROGNÓSTICO

A taxa de sobrevida após o transplante é de 80% a 90% em 3 a 5 anos. Quando o fluxo biliar é mantido após a hepatoportoenterostomia (bilirrubina sérica total < 2 mg/dL aos três meses), a taxa de sobrevida de 10 anos sem transplante de fígado pode chegar a 35%. A mortalidade geralmente é causada por insuficiência hepática, sepse, hemorragia de varizes intratável ou insuficiência respiratória secundária à ascite intratável. Hemorragia por varizes gastroesofágicas ocorre em 40% dos pacientes, embora a hemorragia terminal seja rara. Sobreviventes de longo prazo podem desenvolver síndrome hepatopulmonar ou hipertensão portopulmonar. O transplante hepático melhorou significativamente o prognóstico desses pacientes.[2,3]

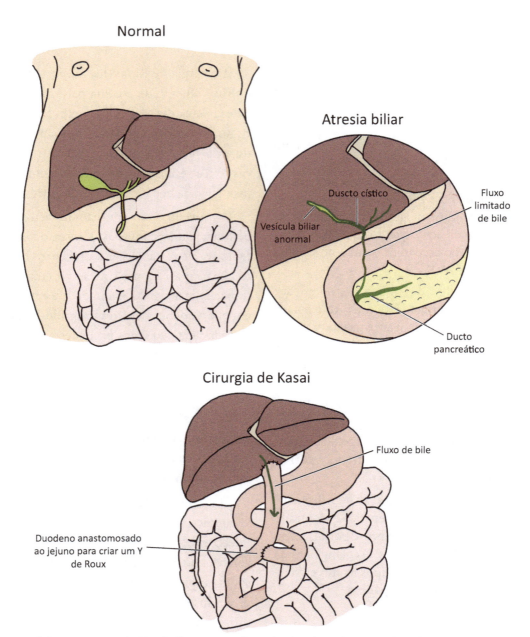

Fig. 37-1. Atresia biliar e cirurgia de Kasai. (Ilustração adaptada de Biliary Atresia - Kasai hepatoportoenterostomy, 2024 UpToDate.)[5]

(Adaptada por Marcella Moura Ceratti)

MAPA MENTAL

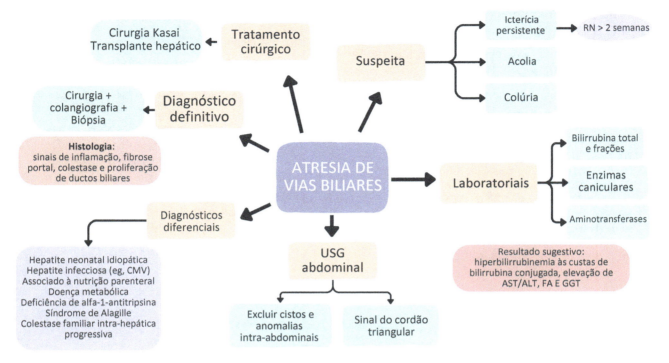

Fig. 37-2. Mapa mental para atresias de vias biliares.

PONTOS-CHAVE

- A atresia de vias biliares é uma doença exclusivamente neonatal caracterizada pela ausência ou obliteração dos ductos biliares extra-hepáticos.
- É uma patologia rara, com incidência em torno de 1 a cada 10.000 nascidos vivos.
- A etiologia é incerta, com vários possíveis causadores, que culminam num fenótipo comum.
- Diagnóstico precoce é crucial devido ao mau prognóstico da doença.
- Principal indicação de transplante hepático em crianças.
- Pode estar associada ou não a outras malformações.
- Apresentação: icterícia persistente, acolia e colúria em recém-nascidos geralmente a termo com peso adequado para idade gestacional e desenvolvimento inicial sem intercorrências.
- Diagnóstico de AB deve ser prioridade devido à janela de oportunidade para hepatoportoenterostomia.
- Investigação para outras patologias deve ser feita, mas é secundária.
- Confirmar colestase e avaliar disfunção hepática: dosagem de bilirrubinas, aminotransferases, enzimas canaliculares.
- Ultrassonografia abdominal para excluir cisto do colédoco e anomalias intra-abdominais.
- Outras modalidades de imagem: cintilografia HIDA, CPRE, colangioressonância.
- Padrão-ouro: exploração cirúrgica com colangiografia intraoperatória e biópsia hepática.
- Cirurgia de Kasai (hepatoportoenterostomia) é o procedimento de escolha, idealmente antes dos 45 dias de vida.
- Sem correção cirúrgica ou transplante, desenvolvimento de cirrose, insuficiência hepática e morte entre 18 e 24 meses.
- Tratamentos de suporte: suplementação vitamínica, avaliação de ingesta calórica, controle de infecções com antibióticos, correção de sangramentos com vitamina K, tratamento da ascite.

- Causas de mortalidade: insuficiência hepática, sepse, hemorragia de varizes intratáveis, insuficiência respiratória.
- Sobreviventes a longo prazo podem desenvolver síndrome hepatopulmonar ou hipertensão portopulmonar.

REFERÊNCIAS BIBLIOGRÁFICAS

1. Haber BA, Russo P. Biliary Atresia. Gastroenterol Clin North A. 2003 Sep;32(3):891-911.
2. Hay Jr. WW, Levin MJ, Deterding RR, Abzug MJ. Current Pediatria. 22nd ed. McGraw Hill Brasil; 2016.
3. Townsend CM, Beauchamp RD, Evers BM, Mattox KL. Sabiston textbook of surgery: the biological basis of modern surgical practice. 20th ed. Philadelphia, Pa: Elsevier; 2017.
4. Serinet MO, Wildhaber BE, Broué P, Lachaux A, Sarles J, Jacquemin E, et al. Impact of Age at Kasai Operation on Its Results in Late Childhood and Adolescence: A Rational Basis for Biliary Atresia Screening. Pediatrics. 2009 May 1;123(5):1280-6.
5. UpToDate [Internet]. www.uptodate.com. 2024. Disponível em: https://www.uptodate.com/contents/biliary-atresia?source=history_widget#H19842378. Acesso em 3 jun 2024.
6. Davenport M, Ure B, Petersen C, Kobayashi H. Surgery for Biliary Atresia - Is There a European Consensus? European Journal of Pediatric Surgery. 2007 Jun;17(3):180-3.
7. Bezerra JA, Spino C, Magee JC, Shneider BL, Rosenthal P, Wang KS, et al. Use of Corticosteroids After Hepatoportoenterostomy for Bile Drainage in Infants With Biliary Atresia. JAMA. 2014 May 7;311(17):1750.

Acesse aqui as respostas das questões norteadoras deste capítulo:

CAPÍTULO 38

Sepse neonatal

Beatriz Scatolini Carrascoza | Claudio Reingenheim

❖ OBJETIVOS DE APRENDIZAGEM

1. Compreender a relevância da sepse neonatal na morbimortalidade peri e neonatal.
2. Conhecer a fisiopatologia e principais agentes etiológicos responsáveis pela sepse neonatal.
3. Conhecer fatores de risco e indicações para antibioticoterapia profilática e empírica.
4. Conhecer manifestações clínicas e interpretação de exames diagnósticos.
5. Conhecer medidas de prevenção para a sepse neonatal.

CASO CLÍNICO

Recém-nascido, feminino, pré-termo tardio (idade gestacional 35 semanas e 2 dias), adequado para a idade gestacional (percentil 74), com peso de nascimento 2.700 gramas. Nascida de parto vaginal com rotura de membranas ovulares espontânea com tempo de rotura de 20 horas, líquido amniótico claro sem grumos.

Pré-natal com 7 consultas, gestação sem intercorrências, mãe sem comorbidades e sem necessidade de nenhum tratamento durante a gestação. Sorologias do 1º trimestre não reagentes para HIV, sífilis, hepatites B e C e imune para toxoplasmose. Sorologias do 3º trimestre e da maternidade não reagentes para HIV e sífilis. Não foi realizado rastreio para *Streptococcus* do grupo B (GBS).

- *Exame físico no alojamento conjunto com 6 horas de vida:* bom estado geral, corada, hidratada, acianótica, anictérica, afebril, eupneica, glicemia capilar 75 mg/dL. Murmúrios vesiculares presentes bilateralmente, sem ruídos adventícios e confortável em ar ambiente. FR 44 ipm. SatO2 97% em ar ambiente. Bulhas rítmicas normofonéticas, em 2 tempos e sem sopros audíveis. Pulsos presentes e simétricos. TEC < 3 segundos. FC 135 bpm. Abdome semigloboso, flácido, RHA presentes e sem visceromegalias ou massas palpáveis. Fontanelas normotensas, pupilas isofotorreagentes, ativas e reativas. Pele sem lesões, extremidades quentes e bem perfundidas.

Questões Norteadoras

1. Quais os principais fatores de risco para sepse neonatal identificados na história clínica da paciente?
2. Quais os principais agentes etiológicos envolvidos, considerando o potencial diagnóstico de sepse neonatal?
3. Qual sua conduta frente ao caso clínico apresentado?
4. Qual o tratamento apropriado se confirmada a principal hipótese diagnóstica?
5. Cite 2 diagnósticos diferenciais de sepse neonatal.

INTRODUÇÃO

A incidência da sepse neonatal é de 2 a 38 para cada 1000 nascidos vivos, e apesar do estabelecimento da antibioticoterapia empírica e qualidade do suporte neonatal, a taxa de mortalidade é muito elevada, variando de 1 a 69%, dependendo do centro de saúde. Dos pacientes que são diagnosticados, 20 a 25% apresentam meningite. Por este motivo, é de extrema importância o conhecimento da patologia pelos profissionais de saúde, alto grau de suspeita e sistematização do manejo.[1]

DEFINIÇÃO

A sepse neonatal é uma condição clínica oriunda de infecção sistêmica de origem bacteriana, fúngica ou viral associada a alterações hemodinâmicas e outras manifestações clínicas em pacientes com menos de 28 dias de vida.[2,3]

A sepse neonatal precoce se dá quando o início dos sintomas ocorre antes das primeiras 72 horas de vida.[4] Apresenta alta taxa de mortalidade, variando entre 15 a 50%.[1]

A sepse neonatal tardia se dá quando o início dos sintomas ocorre após as primeiras 72 horas de vida.[4] Geralmente, acomete pacientes em regime de internação prolongada desde o nascimento, como é o caso dos prematuros. Há também uma menor parcela, que acomete pacientes provenientes da comunidade. A taxa de mortalidade é de aproximadamente 20%.[1]

FISIOPATOLOGIA

Na sepse neonatal precoce, a fisiopatologia consiste na transmissão vertical da flora genitourinária e/ou gastrointestinal materna durante a passagem pelo canal de parto, pela ascensão por meio do líquido amniótico ou mais raramente, por disseminação hematogênica por meio da placenta.[5,6]

No caso de pré-termos, a infecção intra-amniótica pode acontecer antes do trabalho de parto, o que está associado com a rotura de membranas e trabalho de parto prematuro, devido ao processo inflamatório causado pelos patógenos e resposta inflamatória fetal.[2]

A sepse neonatal tardia, por sua vez, se estabelece principalmente por meio da transmissão horizontal em ambiente de terapia intensiva, por meio de contato com profissionais de saúde e da quebra das barreiras de proteção naturais graças ao uso de dispositivos invasivos como: cateteres vasculares centrais, sondas, ventilação pulmonar invasiva, entre outros. Mais raramente, pode-se estabelecer a partir da transmissão vertical que se desenvolve como infecção posteriormente.[1]

ETIOLOGIA

Os principais microrganismos responsáveis pela patologia em sua forma precoce são germes que contaminam o trato genitourinário materno, como *Streptococcus* do grupo B (GBS) ou *Streptococcus agalactiae* e gram-negativos como *Escherichia coli*.[1,7]

Com relação a forma tardia, apesar de depender da flora bacteriana de cada serviço hospitalar, é mais comum a identificação de *Staphylococcus coagulase* negativa (ECN), seguido pelo *Staphylococcus aureus*. São encontradas também bactérias gram-negativas como *Escherichia coli*, *Klebsiella* sp., *Pseudomonas* sp., *Enterobacter* e *Serratia*, que são relacionados com maior mortalidade. Fungos acometem prematuros extremos em até 18% dos casos, sendo a *Candida albicans* a mais prevalente e com maior taxa de mortalidade.[2]

Outros agentes bacterianos e não bacterianos menos comuns estão listados no Quadro 38-1.[1,2]

Quadro 38.1. Outros agentes etiológicos da sepse neonatal[1,2]

Bacterianos	Não bacterianos
Listeria monocytogenes	Herpes simples vírus
Staphylococcus aureus	Enterovírus
Enterococcus	Parechovirus
Klebsiella	Candida
Pseudomonas aeruginosa	

FATORES DE RISCO

Os fatores de risco mais relevantes envolvidos estão descritos no Quadro 38-2.[1-3,5]

Outro fator de risco de grande importância envolvido no desenvolvimento da sepse neonatal é a colonização materna pelo GBS, que é o principal agente etiológico em sua forma precoce. Cerca de 30% das mulheres são colonizadas, e aproximadamente 50% delas o transmitem verticalmente para a criança. Dessas, 1 a 2% desenvolvem a infecção se profilaxia inadequada.[3]

Quadro 38.2. Fatores de risco para sepse neonatal[1-3,5]

- Corioamnionite (febre materna, útero amolecido, taquicardia fetal e/ou materna, fisiometria)
- Febre materna intraparto ou nas últimas 48 h
- Trabalho de parto prematuro
- Tempo de rotura de membranas ovulares > 18 h
- Procedimentos invasivos fetais;
- Infecção do trato urinário materno sem tratamento ou em tratamento < 72 h

PROFILAXIA GBS

Devido ao fato da colonização materna, pelo GBS ser um fator de risco relevante para o desenvolvimento da sepse neonatal, é recomendado o rastreamento universal em gestantes de 35 a 37 semanas de gestação, e a realização de profilaxia intraparto, quando indicado.

A profilaxia é realizada com infusão Penicilina ou Ampicilina endovenosa iniciada antes de 4 h do parto. Cefazolina é considerada uma opção de 2ª linha, usada em casos de alergia leve à Penicilina.[8]

As indicações para profilaxia intraparto estão listadas no Quadro 38-3.[2]

Quadro 38.3. Indicações para profilaxia intraparto[2]

- Filho de gestação anterior com doença invasiva por GBS
- Triagem positiva para colonização por GBS na gestação atual
- Bacteriúria assintomática ou infecção urinária por GBS durante a gestação
- Cultura para GBS desconhecida ou não realizada com pelo menos um dos seguintes:
  o Idade gestacional < 37 semanas
  o Rotura de membranas > 18 horas
  o Temperatura materna > 38ºC
  o Cultura positiva para GBS em gestação anterior
  o NAAT (teste de amplificação de ácido nucleico) positivo para GBS intraparto

NAAT negativo para GBS intraparto com presença de fatores de risco.

QUADRO CLÍNICO

O quadro clínico é muito inespecífico, variável e multissistêmico e pode manifestar-se desde sintomas sutis até choque séptico. É essencial a pesquisa de fatores de risco maternos e neonatais para que o diagnóstico seja considerado e investigado, também em casos de pacientes assintomáticos. A maioria dos pacientes evoluirá com sintomas entre 12 e 24 horas de vida.[1,2]

Os sintomas mais comumente observados em recém-nascidos a termo são hipertermia, desconforto respiratório e taquicardia. Por ser uma manifestação clínica comum, é recomendado pela Academia Americana de Pediatria, que pacientes com desconforto respiratório leve a moderado, imediatamente após o nascimento, devem ser observados sem estabelecimento de terapia empírica, exceto, se os sintomas persistirem ou piorarem por mais de 6 h.[2,4]

Os possíveis sintomas estão listados no Quadro 38-4.[1,2,9]

Quadro 38.4. Possíveis sintomas da sepse neonatal[1,2,9]

- Letargia, irritabilidade, convulsões, hipotonia, abaulamento de fontanelas
- Má aceitação alimentar, vômitos, distensão abdominal
- Apneia, desconforto respiratório
- Bradicardia, hipotensão, má perfusão periférica, cianose, palidez
- Icterícia, hepatomegalia
- Hipertermia ou hipotermia (principalmente em prematuros)
- Hiperglicemia

DIAGNÓSTICO

O diagnóstico é predominantemente clínico, e o padrão-ouro para confirmação é com base no isolamento do agente na hemocultura, na cultura do líquido cefalorraquidiano ou na urocultura. Deve-se coletar a hemocultura antes do estabelecimento da antibioticoterapia empírica, idealmente com pelo menos 1 mL de amostra, para aumentar a sensibilidade da análise. Recomenda-se também solicitar um antibiograma.[1,2]

O diagnóstico é, também, corroborado pelos dados fornecidos pelo hemograma completo e pelas provas inflamatórias. O hemograma é um exame muito utilizado em triagens infecciosas, apesar de não ser tão específico. Pode apresentar muitas variações a depender da idade gestacional e horas de vida do recém-nascido. A leucopenia, neutropenia e aumento do índice neutrofílico são achados comuns e condizentes com sepse neonatal. O escore hematológico de Rodwell ajuda na exclusão da sepse, devido seu alto valor preditivo negativo (Quadro 38-5).[10]

Quadro 38.5. Escore de Rodwell[10]

Leucocitose > 25000/mm³ ao nascimento, > 30000/mm³ entre 12 e 24 horas de vida ou > 21000/mm³ se > 48 horas de vida ou leucopenia < 5000/mm³
Neutrofilia ou neutropenia
Elevação de neutrófilos imaturos
Índice neutrofílico aumentado
Razão de neutrófilos imaturos sobre os segmentados > 0,3
Alterações degenerativas dos neutrófilos com granulações tóxicas e vacuolizações Plaquetopenia < 150.000x10⁶/L.

Fonte: adaptado de C. Rodwell et al. (1988).

A dosagem de proteína C reativa (PCR) também é muito utilizada, mas seu valor é traduzido principalmente na exclusão da infecção se persistentemente negativa em dosagens seriadas e no controle de cura.[2] A procalcitonina deve ser utilizada de forma cautelosa, por elevar-se fisiologicamente nos primeiros dias de vida do recém-nascido, além de sofrer influência de eventos perinatais não infecciosos, como hemorragia intracraniana, asfixia perinatal e pré-eclâmpsia materna.[1]

Pacientes assintomáticos que tenham fatores de risco para desenvolvimento de sepse neonatal devem ser submetidos a triagem infecciosa, com coleta de hemocultura, hemograma completo e dosagem de PCR. Em caso de alteração significativa nos exames de triagem, deve ser estabelecido tratamento empírico e mantida rigorosa vigilância clínica e hemodinâmica. Para pacientes prematuros com menos de 34 semanas de idade gestacional e com risco infeccioso, o tratamento empírico deve ser introduzido logo após a coleta de exames.[1,5]

Em pacientes sintomáticos, é imperativo realizar a investigação com hemocultura e coleta de liquor por meio da punção lombar (com análise de citologia, proteínas, glicose, coloração de Gram, cultura), urocultura nos casos de sepse neonatal tardia, radiografia de tórax, se sintomas respiratórios.[1,9]

O diagnóstico de meningite bacteriana é confirmado quando há crescimento bacteriano na cultura do líquido cefalorraquidiano e é suspeito quando há contagem de leucócitos > 20 células por mm³, proteínas > 100 mg/dL e glicose < 70 a 80% da glicemia no momento da coleta.[1]

Em casos em que a apresentação clínica é sugestiva de infecção sistêmica e, a hemocultura vier negativa, deve-se manter a terapia antimicrobiana e investigar possíveis diagnósticos diferenciais.[11]

DIAGNÓSTICOS DIFERENCIAIS

Por ter uma apresentação com sintomas inespecíficos, muitas vezes é desafiador diferenciar a sepse neonatal de outras condições clínicas infecciosas ou patologias não infecciosas que se apresentam com instabilidade de temperatura, apresentações respiratórias ou cardíacas ou sintomas neurológicos.[1,2]

Os possíveis diagnósticos diferenciais estão listados no Quadro 38-6.[9]

Quadro 38.6. Diagnósticos diferenciais de sepse neonatal[9]

Infecciosos	Não infecciosos
Infecção por enterovírus Infecção por CMV ou toxoplasmose Infecção por herpes simples vírus Infecção por *Influenza* ou COVID-19 Sífilis Candidíase	Desidratação Hipoglicemia Distúrbios hidroeletrolíticos Hipotireoidismo congênito Hiperplasia adrenal congênita Afecções respiratórias do recém-nascido; Alterações cardíacas congênitas

TRATAMENTO

Devem ser estabelecidas medidas gerais de suporte, como controle de temperatura com incubadoras, manutenção do balanço hídrico, oxigenação se necessário, suporte nutricional adequado, correção glicêmica e de distúrbios hidroeletrolíticos, suporte hemodinâmico e respiratório.[1]

O tratamento antimicrobiano empírico de amplo espectro deve ser iniciado em casos de suspeita de sepse neonatal, após a coleta de material das culturas e em até 1 hora da suspeita de sepse, seja em pacientes sintomáticos ou assintomáticos com presença de fatores de riscos infecciosos.

Nos casos de sepse neonatal precoce sem meningite, o tratamento de escolha é a combinação de Ampicilina ou Penicilina G associads a Gentamicina ou Amicacina, via endovenosa, o que traz uma boa cobertura para GBS, outros *Streptococcus*, *Escherichia coli* e *Listeria monocytogenes*.[1,2]

Nos casos de sepse neonatal tardia sem meningite, a opção é o tratamento com Oxacilina associado a Amicacina, devido a possibilidade de infecção por *Staphylococcus*. No caso de infecções intra-hospitalares, considera-se a introdução de Vancomicina, a depender da flora bacteriana do hospital em questão.

Nos casos de sepse com meningite, a opção para o tratamento inicial consiste na Ampicilina ou Penicilina cristalina (em casos com alta suspeita de infecção por GBS) associado a Cefalosporina de 3ª geração, como Cefotaxima.

Geralmente, o tratamento tem duração de 10 a 14 dias e, no caso de meningite e infecções estafilocócicas, estende-se por 21 dias.[1]

O esquema deve ser suspenso em 36 a 48 horas, quando o diagnóstico for descartado por critérios de evolução clínica e exames da triagem infecciosa. É importante ser criterioso quanto ao uso prolongado de antibioticoterapia devido a maior chance de desenvolvimento de sepse neonatal tardia, enterocolite necrosante e morte.

A antibioticoterapia específica deve ser realizada sempre que possível com espectro estreito e direcionado ao agente causal acusado pelos resultados das culturas e padrão de sensibilidade dos antibióticos.[2]

Podem ser repetidas as culturas em 72 horas e semanalmente a depender do quadro clínico. Considera-se critério de cura a melhora clínica, culturas negativas e hemograma e PCR normal (Fig. 38-1).[1]

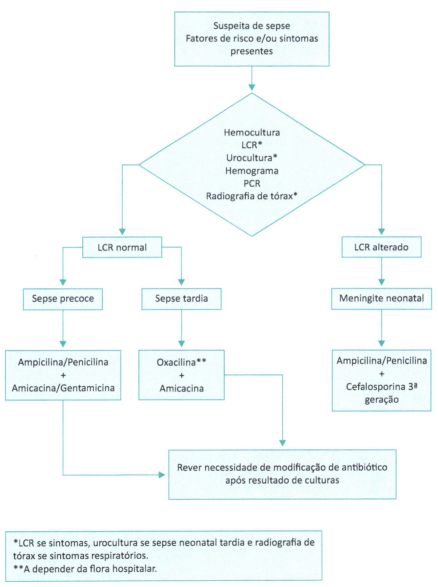

Fig. 38-1. Tratamento da sepse neonatal.

Fonte: Adaptada de Neonatologia - Pediatria do Instituto da Criança do HC-FMUSP.)[1]

MAPA MENTAL

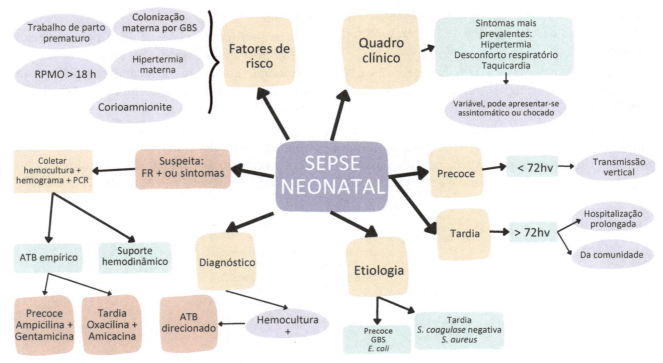

Fig. 38-2. Mapa mental para sepse neonatal.

PREVENÇÃO

- Pré-natal completo e orientações sobre como evitar o trabalho de parto prematuro.
- Rastreio universal para GBS por cultura vaginal e retal coletada entre 35 e 37 semanas completas de gestação.[2]
- Antibioticoterapia intraparto, se indicado.
- Higiene das mãos e cuidados no manuseio dos recém-nascidos e dispositivos em terapia intensiva.

PONTOS-CHAVE

- Devido sua alta morbimortalidade, deve existir, por parte da equipe médica, um alto nível de suspeita para sepse neonatal.
- A sepse neonatal precoce (< 72 horas de vida) ocorre principalmente por transmissão vertical, e os principais agentes envolvidos são *Streptococcus* do grupo B *(GBS) ou agalactiae* e *Escherichia coli*.
- A sepse neonatal tardia (> 72 horas de vida) ocorre principalmente em unidades de terapia intensiva onde os pacientes ficam internados por períodos prolongados, e os principais agentes envolvidos são *Staphylococcus* coagulase negativo (ECN) e *Staphylococcus aureus*.
- Os principais fatores de risco envolvidos na sepse neonatal são: corioamnionite, tempo de rotura de membranas ovulares > 18 horas, trabalho de parto prematuro e colonização materna por GBS sem a profilaxia adequada.
- O quadro clínico é inespecífico e engloba uma ampla gama de sintomas, sendo que os principais e mais comuns são hipertermia, desconforto respiratório e taquicardia.
- O diagnóstico é predominantemente clínico e o padrão-ouro para confirmação é por meio da hemocultura positiva. Na triagem, são também importantes, o hemograma completo e as provas inflamatórias (PCR e procalcitonina).
- Pacientes assintomáticos que tenham fatores de risco para sepse neonatal devem ser triados e tratados caso haja alguma alteração laboratorial condizente com infecção.
- O tratamento da sepse neonatal precoce é feito com Ampicilina + Gentamicina e da sepse neonatal tardia é feito com Oxacilina + Amicacina ou de acordo com a flora hospitalar.

REFERÊNCIAS BILBIOGRÁFICAS

1. Neonatologia/Ana Maria Andrello Gonçalves Pereira de Melo... [et al.]; editores da coleção Benita G. Soares Schvartsman, Paulo Taufi Maluf Jr., Magda Carneiro-Sampaio; coordenação Werther Brunow de Carvalho... [et al.]. – 2. ed., rev. e atual. – Barueri [SP]: Manole, 2020. 23 cm. (Pediatria do Instituto da Criança do HC-FMUSP; 16).
2. Tratado de Pediatria/organização Sociedade Brasileira de Pediatria. 5. ed. Barueri [SP]: Manole; 2022. v. 2.
3. Attia Hussein Mahmoud H, Parekh R, Dhandibhotla S, Sai T, Pradhan A, Alugula S, Cevallos-Cueva M, Hayes BK, Athanti S, Abdin Z, K B. Insight Into Neonatal Sepsis: An Overview. Cureus. 2023 Sep 19;15(9):e45530.
4. American Academy of Pediatrics. Group B streptococcal infections. In: Red Book: 2021 Report of the Committee on Infectious Diseases, 32nd ed, Kimberlin DW, Barnett ED, Lynfield R, Sawyer MH (Eds), American Academy of Pediatrics, 2021. p.707.
5. Puopolo KM, Benitz WE, Zaoutis TE, et al. Management of Neonates Born at ≥35 0/7 Weeks' Gestation With Suspected or Proven Early-Onset Bacterial Sepsis. Pediatrics. 2018;142.
6. Alexander JM, McIntire DM, Leveno KJ. Chorioamnionitis and the prognosis for term infants. Obstet Gynecol. 1999;94:274.
7. Schrag SJ, Farley MM, Petit S, et al. Epidemiology of Invasive Early-Onset Neonatal Sepsis, 2005 to 2014. Pediatrics. 2016;138.
8. Prevention of Group B Streptococcal Early-Onset Disease in Newborns: ACOG Committee Opinion, Number 797. Obstet Gynecol. 2020;135:e51.
9. Nizet V, Klein JO. Bacterial sepsis and meningitis. In: Infectious diseases of the Fetus and Newborn Infant, 8th ed, Remington JS, et al (Eds). Philadelphia: Elsevier Saunders; 2016. p.217.
10. Rodwell RL, Leslie AL, Tudehope DI. Early diagnosis of neonatal sepsis using a hematologic scoring system. J Pediatr. 1988;112(5):761-7.
11. Cantey JB, Prusakov P. A Proposed Framework for the Clinical Management of Neonatal "Culture-Negative" Sepsis. J Pediatr. 2022; 244:203.

Acesse aqui as respostas das questões norteadoras deste capítulo:

CAPÍTULO 39

Reanimação neonatal

Jéssica da Silva Mella | Nathalie Fonseca Thurler

❖ OBJETIVOS DE APRENDIZAGEM

1. Compreender os fatores de risco (pré-natais e relacionados ao parto) associados à necessidade de reanimação.
2. Entender a importância do pediatra na sala de parto.
3. Entender o momento ideal do clampeamento do cordão.
4. Compreender o protocolo de reanimação para ≥ 34 semanas e para < 34 semanas.
5. Técnica correta da ventilação com pressão positiva (VPP) e sua importância.

Seção 39.1 • REANIMAÇÃO NEONATAL ≥ 34 SEMANAS

CASOS CLÍNICOS

Caso 1:

RN de 35 semanas, com pré-natal completo, nasce de parto cesárea. Está ativo, chorando e com bom tônus, não apresentou intercorrências durante o parto. Quais são os próximos passos na sala de parto?

Caso 2:

RN de 35 semanas, com pré-natal completo, nasce de parto cesárea de mãe com 14 anos de idade. Nasce hipoativo, sem respirar e a mãe apresenta grande sangramento durante o parto. Quais são os próximos passos na sala de parto?

Questões Norteadoras

1. A sala de parto está preparada para reanimação? Quais os fatores de risco do parto?
2. É necessário algum procedimento de reanimação? Quais sinais vitais precisam ser avaliados?
3. Quando clampear o cordão?
4. Quais são os cuidados iniciais?
5. Como assegurar a VPP adequada?

INTRODUÇÃO

A asfixia perinatal é uma das principais causas de morte de recém-nascidos (RN) no mundo. No Brasil, ela está entre as três principais causas de morte de menores de 5 anos, acompanhada da prematuridade e de anomalias congênitas. Algumas intervenções foram pensadas para reduzir a morbidade e a mortalidade neonatal, são elas: assegurar um pré-natal de qualidade, disponibilizar recursos humanos para atendimento do parto e suas complicações, **realizar reanimação neonatal imediata** e tratar as complicações da asfixia. Os protocolos de assistência são formulados e sistematizados pela Sociedade Brasileira de Pediatria (SBP), sendo este material a base da discussão deste capítulo.

SISTEMATIZANDO A ASSISTÊNCIA

O primeiro passo para uma reanimação neonatal de qualidade é ter uma equipe apta a realizá-la, sendo recomendada pela SBP a presença de um pediatra capaz de intubar, realizar massagem cardíaca e administrar medicações em toda sala de parto. Nesse contexto, a primeira ação da equipe assistencial é planejar o atendimento neonatal, ou seja, realizar a anamnese materna, preparar sala de parto e os materiais necessários, além de dividir cada membro da equipe em sua respectiva função, deixando claros os papéis de liderança. No Quadro 39-1 são identificados os fatores de risco associados à necessidade de reanimação.

Além disso, é fundamental conferir os materiais necessários para reanimação. A SBP fornece um *checklist* para verificação que inclui: materiais para avaliação do paciente, manutenção da temperatura corporal, aspiração de vias aéreas, ventilação e administração de medicação. Após garantir que os materiais estão adequados e a equipe preparada, podemos partir para condução da assistência.

RN ≥ 34 SEMANAS COM BOA VITALIDADE

O RN com boa vitalidade é aquele que nasce respirando ou chorando e com bom tônus, independente do aspecto do líquido meconial. Nesse cenário, o **clampeamento do cordão** pode ser realizado após um minuto da extração do RN ou até a cessação da sua pulsação. Esse procedimento facilita a transição cardiorrespiratória após o parto, é benéfico para a con-

Quadro 39.1. Fatores de Risco

Fatores antenatais	Fatores relacionados ao parto
Idade < 16 anos ou > 35 anos	Parto cesáreo
Diabetes	Uso de fórcipe ou extração a vácuo
Síndromes hipertensivas	Apresentação não cefálica
Doenças maternas	Trabalho de parto prematuro
Infecção materna	Parto taquitócico
Aloimunização ou anemia fetal	Corioamnionite
Uso de medicações	Rotura de membranas > 18 horas
Uso de drogas ilícitas	Trabalho de parto > 24 horas
Óbito fetal ou neonatal anterior	Segundo estágio do parto > 2 horas
Ausência de cuidado pré-natal	Padrão anormal de frequência cardíaca fetal
Idade gestacional < 39 ou > 41 semanas	Anestesia geral
Gestação múltipla	Hipertonia uterina
Rotura prematura das membranas	Líquido amniótico meconial
Polidrâmnio ou oligoidrâmnio	Prolapso ou rotura ou nó verdadeiro de cordão
Diminuição da atividade fetal	Terapia materna com sulfato de magnésio
Sangramento no 2º ou 3º trimestre	Uso de opioides 4 horas anteriores ao parto
Discrepância de idade gestacional e peso	Descolamento prematuro da placenta
Hidropsia fetal	Placenta prévia
Malformação fetal	Sangramento intraparto significante

Fonte: Diretrizes de Reanimação Neonatal - Sociedade Brasileira de Pediatria.

centração de hemoglobina nas primeiras 24 h, reduz a policitemia nos primeiros 3 a 6 meses, diminuindo o risco de anemia do lactente. Além disso, segundo os estudos, o clampeamento tardio diminui a chance de enterocolite necrosante, hemorragia intracraniana e sepse.

Após o clampeamento tardio do cordão, o RN ≥ 34 semanas com boa vitalidade pode ser colocado em contato pele a pele com a mãe, encorajando a amamentação durante pelo menos uma hora (*golden hour*), conforme o Passo 4 da Iniciativa Hospital Amigo da Criança. Essa ação está associada a um maior índice de aleitamento, melhor interação mãe-bebê e menores taxas de hemorragia materna.

RN ≥ 34 SEMANAS QUE NÃO APRESENTAM BOA VITALIDADE

O RN que nasce com hipotonia, ou com respiração irregular ou apneia, não apresenta boa vitalidade, independente do aspecto do líquido meconial. Não existem evidências do benefício do clampeamento tardio nessa situação. Sugere-se, antes do clampeamento imediato do cordão, fazer o estímulo tátil no dorso, de modo delicado e no máximo duas vezes, e, a seguir, levar o RN à mesa de reanimação para que os passos iniciais da reanimação não sejam atrasados.

- *Manutenção da Normotermia:*
  - Para diminuir a perda de calor do RN, é importante pré-aquecer a sala de parto a uma temperatura ambiente de 23 ºC-25ºC. O RN deve ser levado a mesa de reanimação envolto por campos aquecidos e posicionado sob uma fonte de calor radiante. O objetivo é a manutenção da temperatura corporal entre 36,5ºC-37,5ºC.
- *Secar:*
  - Em seguida, os campos úmidos devem ser desprezados e o RN deve ser delicadamente secado sob a fonte de calor radiante, com a cabeça voltada para o profissional de saúde.
- *Assegurar vias aéreas pérvias:*
  - Com o RN em decúbito dorsal na mesa de reanimação e sob uma fonte de calor radiante, devemos manter o pescoço em leve extensão para assegurar a via aérea. Um coxim pode ser colocado sob os ombros. A aspiração de oro e nasofaringe não é recomendada de rotina para RN ≥ 34 semanas, independente do aspecto do líquido amniótico, esse procedimento é reservado para RN com suspeita de obstrução de via aérea por secreção.
- *Avaliação da frequência cardíaca durante a reanimação:*
  - A frequência cardíaca (FC) é o principal determinante para as manobras de reanimação. O método mais acurado para detecção da FC é o monitor cardíaco, sendo o método recomendado pela SBP. Considera-se uma FC adequada se ela for maior ou igual a 100 bpm, a bradicardia é definida como menor que 100 bpm. A melhora da FC é o indicador mais sensível para eficácia dos procedimentos de reanimação.
- *Avaliação da respiração:*
  - A respiração é avaliada pela expansibilidade do tórax ou presença de choro. Ela é considerada adequada se os movimentos regulares forem o suficiente para manter FC > 100 bpm e inadequada se os movimentos forem irregulares, ou se o paciente apresentar *gasping*. A oximetria de pulso, para acompanhar a saturação, auxilia na tomada de decisões quanto ao manejo respiratório e uso criterioso do O_2 suplementar.

A AVALIAÇÃO NA PRÁTICA

Logo após os passos iniciais, realiza-se a avaliação da frequência cardíaca por meio da ausculta com o estetoscópio. Nesse momento, a FC adequada é > 100bpm. Caso o RN apresente FC > 100 bpm e respiração espontânea regular, devemos avaliar as condições clínicas e, se possível, colocá-lo no contato pele a pele com a mãe. Se a FC for <100bpm **ou** RN não apresentar movimentos respiratórios, devemos iniciar a VPP nos primeiros 60 segundos ("minuto de ouro") após o nascimento, acompanhar a FC pelo monitor e a saturação pelo oxímetro.

Seção 39.2 • Reanimação Neonatal < 34 semanas

CASO CLÍNICO

RN de 32 semanas, com pré-natal completo, nasce de parto cesárea. Está ativo, chorando e com bom tônus, não apresentou intercorrências durante o parto. Quais são os próximos passos na sala de parto?

Questões Norteadoras

1. A sala de parto está preparada para reanimação? Quais os fatores de risco do parto?
2. É necessário algum procedimento de reanimação? Quais sinais vitais precisam ser avaliados?
3. Quando clampear o cordão?

4. Quais são os cuidados iniciais?
5. Como assegurar a VPP adequada?

CLAMPEAMENTO DO CORDÃO PARA RN < 34 SEMANAS

O clampeamento do cordão é variável de acordo com a vitalidade do RN. Se, após o nascimento, o bebê estiver com respiração regular e ativo, o consideramos com boa vitalidade, sendo assim, podemos aguardar no mínimo 30 segundos para clampear o cordão, enquanto isso, ele pode ser posicionado no tórax materno, tomando cuidado para evitar perda de calor corporal. Se, após o nascimento, o RN apresentar hipotonia e não respirar, consideramos que ele não apresenta boa vitalidade, e o clampeamento deve ser imediato para não atrasar os procedimentos de reanimação.

REANIMAÇÃO

Todo RN < 34 semanas deve ser conduzido à reanimação logo após o clampeamento do cordão, para a realização dos seguintes passos.

- *Manutenção da normotermia:*
    - o Para diminuir a perda de calor do RN, é importante pré-aquecer a sala de parto com temperatura ambiente de 23ºC-25ºC. O RN deve ser levado à mesa de reanimação, envolto por campos aquecidos, posicionado sob uma fonte de calor radiante e envolto por um saco plástico transparente, além da touca dupla. O objetivo é manter a temperatura corporal entre 36,5 ºC-37,5 ºC.
- *Assegurar vias aéreas pérvias:*
    - o A aspiração de orofaringe e nasofaringe não é recomendada de rotina para RN < 34 semanas, independente do aspecto do líquido amniótico; esse procedimento é reservado para RN com suspeita de obstrução de via aérea por secreção.
- *Avaliação da FC durante a reanimação:*
    - o A frequência cardíaca é o principal determinante para as manobras de reanimação. O método mais preciso para a detecção da FC é o monitor cardíaco, sendo este o recomendado pela SBP. Considera-se uma FC adequada se ela for maior ou igual a 100 bpm; a bradicardia é definida como menor que 100 bpm. A melhora da FC é o indicador mais sensível para a eficácia dos procedimentos de reanimação.
- *Avaliação da respiração:*
    - o A respiração é avaliada pela expansibilidade do tórax ou pela presença de choro. Ela estará adequada se os movimentos regulares forem suficientes para manter a FC > 100 bpm e inadequada se os movimentos forem irregulares ou se o paciente apresentar *gasping*. A oximetria de pulso, para acompanhar a saturação, auxilia na tomada de decisões quanto ao manejo respiratório e ao uso criterioso do O_2 suplementar.

Seção 39.3 • Ventilação com Pressão Positiva

VENTILAÇÃO COM PRESSÃO POSITIVA

A ventilação com pressão positiva (VPP) é considerada a chave para uma boa reanimação. O risco de morte aumenta 16% a cada 30 segundos de atraso no início da VPP, independentemente das condições do RN ou do parto.

Equipamentos para a VPP

Balão Autoinflável

Esse equipamento deve estar disponível em qualquer lugar de atendimento neonatal, ele tem baixo custo e não necessita de eletricidade. O balão fornece concentração de O_2 de 21% (ar ambiente) quando não conectado à fonte de O_2.

Ventilador Mecânico mmManual (VMM) com Peça T

É um dispositivo controlado a fluxo e limitado a pressão, permanece ligado a uma fonte de gás comprimido. Os estudos mostram que ele fornece um volume corrente, pressão inspiratória mais consistente e tem menos capacidade de gerar barotrauma quando comparado ao balão autoinflável. Além de possibilitar a realização de CPAP na sala de parto que, apesar de não ser um dos passos da reanimação neonatal, é de extrema importância para a assistência dos recém-nascidos com desconforto respiratório precoce.

Interface para VPP

Máscara Facial

Tem disponibilidade quase universal, sendo assim o dispositivo mais utilizado. Contudo, algumas dificuldades em relação ao seu uso incluem: a dificuldade em manter o volume corrente regular, o escape de 50-70% da mistura gasosa pela região perioral e a presença de apneia durante a aplicação. O emprego correto da máscara envolve cobrir a ponta do queixo, a boca e o nariz para que se tenha um bom ajuste com a técnica do "C" e do "E". Dessa forma, é importante contar com a máscara de tamanho correto.

Máscara Laríngea

Esse é um dispositivo supraglótico com menor tamanho indicado para RN ≥ 34 semanas e peso ≥ 2000 g. Os estudos mostram benefício desse equipamento em relação a máscara facial, uma vez que ele tem sucesso superior na reanimação neonatal por diminuir o tempo do procedimento e diminuir a indicação de intubação traqueal. Sendo assim, a máscara laríngea é recomendada como a interface para VPP para RN ≥ 34 semanas antes da intubação orotraqueal. Contudo, essa decisão varia de acordo com a disponibilidade do material e a capacitação técnica dos profissionais para realizá-la. Lembrar que não é uma via aérea definitiva.

Cânula Traqueal

Este é o equipamento usado na reanimação avançada na sala de parto. O sucesso do procedimento depende da habilidade do médico que o realiza. Os estudos apontam que há sucesso em apenas 40-50% das tentativas na sala de parto, com diferença significativa de acordo com a experiência do médico. A tentativa de intubação na sala de parto deve ser limitada a 30 segundos, sem retardar a VPP em casos de insucesso.

VPP – Indicação e Técnica

Indicação de VPP com Máscara Facial

A VPP está indicada se a FC < 100bpm e/ou apneia ou respiração irregular após medidas iniciais. Devemos manter o pescoço do RN em extensão, aplicar a máscara no sentido do queixo para o nariz e envolver a borda da máscara com o polegar e o indicador, formando um "C". Os dedos médio, anelar e mínimo formam o "E". O ajuste da máscara é essencial para o sucesso do procedimento. Devemos aplicar a regra prática do "aperta/solta/solta" quando usamos o balão autoinflável. A ventilação ocorrerá na frequência de 40-60 movimentos por minuto, sendo a pressão individualizada para cada RN. O indicador mais importante de que a VPP está sendo efetiva é a FC. Normalmente essa variável se ajusta nos primeiros 15 segundos do procedimento.

Para os RN ≥ 34 semanas, a VPP deve ser iniciada com ar ambiente (O_2 a 21%). Além disso, é importante monitorizar a saturação para decidir quando iniciar a suplementação com O_2, lembrando que os valores de saturação alvo variam de acordo com os minutos de vida (Quadro 39-2). É contraindicado iniciar a VPP com O_2 100% para RN ≥ 34 semanas.

Quadro 39.2. Alvos de saturação

Minutos de vida	Saturação-alvo
Até 5 minutos	70-80 %
5-10 minutos	80-90 %
> 10 minutos	85-95 %

Fonte: Diretrizes de Reanimação Neonatal da Sociedade Brasileira de Pediatria.

Se o RN não atingir o alvo de saturação e/ou FC <100 bpm, apesar da VPP com ar ambiente, é importante corrigir a técnica antes de iniciar a suplementação com O_2. Ofertar uma maior quantidade de O_2 com a técnica errada de VPP, não leva à melhora do RN, podendo até retardar o início da ventilação espontânea. Se, após 30 segundos do procedimento, o paciente apresentar FC > 100 bpm e respiração espontânea regular, podemos suspendê-lo.

Quando optar pela suplementação de O_2 devido à saturação fora do alvo, a indicação é aumentar a concentração de O_2 para 40% e aguardar 30 segundos. Se não houver melhora na saturação, devemos aumentar a concentração de O_2 para 60%, aguardando 30 segundos e assim sucessivamente, acompanhando sempre a saturação. Quando a saturação atingir o alvo necessário, devemos diminuir a concentração de O$_2$ em 20% até atingir a concentração do ar ambiente. É importante reduzir a concentração de O$_2$ suplementar no RN o mais rápido possível devido à associação com mortalidade hospitalar.

Para os RN < 34 semanas, a VPP deve ser iniciada com uma concentração de O$_2$ de 30%, devendo essa ser ajustada de acordo com o alvo de saturação. Se o RN não atingir saturação-alvo e/ou FC < 100 bpm, é importante corrigir a técnica antes de aumentar a suplementação de O$_2$. Caso a saturação continue abaixo do alvo, mesmo com correção da técnica, é indicado aumentar a concentração para 40% e esperar 30 segundos e, assim, sucessivamente, de 20% em 20% até a melhora.

Se o paciente não melhorar após a técnica de ventilação, podemos optar pela mudança de interface, ou seja, máscara laríngea ou cânula traqueal.

Indicação de VPP com Máscara Laríngea

A máscara laríngea é indicada a partir do momento em que a VPP com máscara facial não está sendo efetiva, apesar das ações corretivas. Devemos lembrar que essa interface é indicada para RN ≥ 34 semanas e peso ≥ 2000 g. O RN deve estar bem-posicionado com o pescoço em extensão para realização do procedimento e, após inserção, devemos observar o movimento do tórax com ausculta bilateral da entrada do ar nos pulmões. A ventilação efetiva com Máscara Laríngea deve aumentar a FC e provocar movimentos torácicos.

Se, após 30 segundos de procedimento com a interface, o paciente apresentar FC > 100 bpm e respiração espontânea, podemos retirar o dispositivo supraglótico. Se, após 30 segundos de procedimento, o paciente permanecer com FC < 100 bpm e/ou ausência de movimento torácico, indica-se VPP com cânula traqueal. A máscara laríngea deve ser usada apenas para ventilação, não sendo permitida a administração de medicamentos através dela.

Indicação de VPP com Cânula Traqueal

A cânula traqueal é indicada a partir do momento que a máscara facial ou laríngea não for mais efetiva, ou seja, se o RN permanecer com FC < 100 bpm, com VPP prolongada com máscara ou início da massagem cardíaca. O procedimento de intubação deve ser realizado por uma equipe habilitada. O melhor indicador de que a cânula está na traqueia é o aumento da FC. Além disso, costuma-se auscultar a região pulmonar e gástrica, mas o método mais preciso e rápido para avaliar se a cânula está na traqueia é a detecção do CO$_2$ exalado, através do dispositivo posicionado entre a cânula e o balão autoinflável ou ventilador.

Em caso de falha na intubação, o procedimento deve ser interrompido e a VPP com máscara facial deve ser reiniciada até a estabilização do paciente. Cada tentativa de intubação deve durar, no máximo, 30 segundos. A não melhora ou piora do RN com VPP por cânula traqueal pode ocorrer pelas seguintes razões: deslocamento ou obstrução da cânula, mau funcionamento do balão ou do VM (ventilação mecânica) com peça T, desconexão do dispositivo de ventilação ou intercorrências clínicas, como pneumotórax.

Se o RN em VPP com cânula traqueal, após todos os procedimentos e correções, ainda permanecer com FC < 60 bpm, indica-se a massagem cardíaca coordenada com ventilação.

Seção 39.4 • Massagem Cardíaca

A massagem cardíaca é indicada quando, após 30 segundos de realização da VPP com cânula traqueal e técnica adequada, o RN apresenta FC < 60 bpm. As compressões diminuem a efetividade da VPP. Sendo assim, elas só devem ser iniciadas quando a ventilação e a expansão pulmonares estiverem bem estabelecidas.

A compressão é realizada no terço inferior do esterno com a técnica dos polegares ou dos dois dedos. A primeira é descrita como mais efetiva, pois promove um maior pico de pressão sistólica e pressão de pulso. O profissional que realizará a compressão deve ficar posicionado atrás da cabeça do RN, enquanto o que realizará a ventilação pode-se posicionar em um dos lados. A ventilação e a massagem cardíaca são realizadas de maneira sincrônica, numa proporção de 3:1. Elas devem ser realizadas por 60 segundos antes da reavaliação da FC. Considera-se melhora quando, após VPP acompanhada de massagem cardíaca por 60 segundos, o RN apresenta FC > 60 bpm. O procedimento é considerado falho quando, após 60 segundos de VPP com cânula traqueal e O$_2$ a 100%, a FC permanecer < 60 bpm. Nesse caso, é necessário corrigir a técnica da VPP e da massagem, além de verificar o posicionamento da cânula. Se, após correção da técnica, a FC ainda permanecer abaixo do esperado, devemos iniciar a administração de adrenalina.

Seção 39.5 • Medicações

A adrenalina é a medicação de escolha quando chegamos a esse ponto da reanimação. Ela pode ser administrada, preferencialmente, pela via endovenosa, através do catéter umbilical. Enquanto a passagem do catéter umbilical está sendo realizada, uma única dose (apenas 1) pode ser administrada pela via intratraqueal, através da cânula. Nos casos em que o cateterismo umbilical não é possível ou não há profissionais aptos para realizá-lo, a via opcional é a intraóssea. Quando não há reversão da bradicardia com a adrenalina endovenosa, deve-se assegurar que a VPP e a massagem cardíaca estão adequadas e repetir a administração de adrenalina a cada 3-5 minutos por via endovenosa.

A expansão de volume com soro fisiológico a 0,9% é necessária quando há suspeita de choque hipovolêmico ou quando não há resposta aos procedimentos

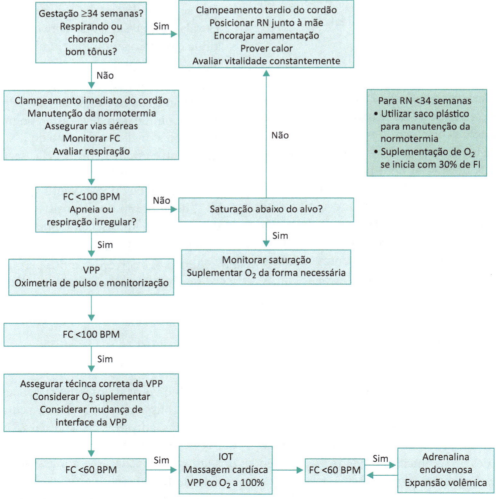

Fig. 39-1. Fluxograma.

(Adaptada de Reanimação do recém-nascido ≥34 semanas em sala de parto: diretrizes 2022 da Sociedade Brasileira de Pediatria. Sociedade Brasileira de Pediatria; 2022.)[1]

MAPA MENTAL

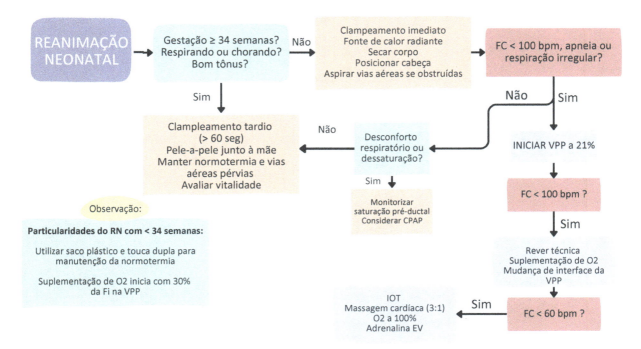

Fig. 39-2. Mapa mental para reanimação neonatal.

anteriores. Ela deve ser feita lentamente, ao longo de cinco a dez minutos, podendo ser repetida se houver sinais clínicos de má perfusão, palidez ou pulsos fracos (Quadro 39-3).

Quadro 39.3. Medicações para reanimação na sala de parto

	Adrenalina endovenosa ou intraóssea	Expansor de volume
Diluição	1 mL da ampola de adrenalina 1 mg/mL em 9 mL de SF	Soro fisiológico 0,9%
Preparo	1 mL	2 seringas de 20 mL
Dose	0,2 mL/kg	10 mL/kg EV

Fonte: Diretrizes de Reanimação Neonatal - Sociedade Brasileira de Pediatria

FLUXOGRAMA

Na Figura 39-1 há um fluxograma da reanimação neonatal do RN ≥34 semanas do Programa de Reanimação Neonatal da Sociedade Brasileira de Pediatria = (2022).[1]

PONTOS-CHAVE

- É fundamental ter uma equipe treinada, garantindo que todos conheçam o fluxograma e estejam seguros para a realização dos procedimentos.
- Checar todas as salas de parto e disponibilidade dos equipamentos antes de cada nascimento.
- A realização da VPP de forma correta é a chave de sucesso na reanimação neonatal. Conhecer os equipamentos e saber a técnica é essencial. Mais uma vez, todas as equipes devem ser treinadas.
- Identificar quais recém-nascidos que necessitam de clampeamento de cordão e avaliação.
- A reanimação neonatal (> 34 semanas) pode ser iniciada por um profissional de saúde treinado e a VPP não deve ser postergada.

REFERÊNCIAS BIBLIOGRÁFICAS

1. Almeida M, Guinsburg R. Reanimação do recém-nascido ≥34 semanas em sala de parto: diretrizes 2022 da Sociedade Brasileira de Pediatria. Sociedade Brasileira de Pediatria; 2022.
2. Guinsburg R, Almeida M. Reanimação do recém-nascido <34 semanas em sala de parto: diretrizes 2022 da Sociedade Brasileira de Pediatria. Sociedade Brasileira de Pediatria; 2022.

Acesse aqui as respostas das questões norteadoras deste capítulo:

CAPÍTULO 40

Sepse

Bianca Hallage | Graziela de Araujo Costa

❖ OBJETIVOS DE APRENDIZAGEM

1. Interpretar os sinais e sintomas para suspeita de sepse pediátrica.
2. Interpretar os achados da anamnese, exame físico e exames laboratoriais.
3. Recomendar o tratamento inicial.

CASO CLÍNICO

Paciente 3 anos de idade, sexo masculino, 18 kg, deu entrada no pronto atendimento durante seu plantão. Mãe relata história de febre de 39°C há 1 dia e prostração importante hoje. Acompanhante negou alterações respiratórias, geniturinárias e gastrointestinais.

- *Indicativo de ir a questão 1-*

Tríade da avaliação primária: Prostrado; Taquipneico, sem sinais de desconforto respiratório; pálido → encaminhado para sala vermelha:

- Exame físico emergência: (A, B, C, D e E)

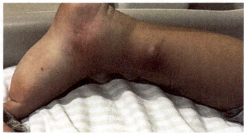

Fig. 40-1. Pústula com hiperemia em região inferior da perna.
Fonte: Arquivo pessoal da Dra Graziela de Araujo Costa

A: Via aérea pérvia, chorando.
B: Murmúrios vesiculares presentes bilateralmente sem ruídos adventícios, FR 55, sem desconforto respiratório, saturação 94% em aa.
C: Extremidades frias, TEC 5 seg, pulso periférico fino, pulso central cheio, PA 90 x 50, BRNF 2T sem sopros, ritmo sinusal, FC 170, fígado não palpável, diurese ausente
D: Glasgow 14, pupilas isocóricas, RFM+, dextro 100.
E: T = 38°C, edema, hiperemia, calor e dor em tornozelo E, pústula com hiperemia em região inferior da perna (Fig. 40-1).
S: Febre há um dia.
A: Picada de inseto.
M: Vitaminas.
P: Hígido.
L: Café da manhã.
E: Viagem para a praia há 4 dias.

Questões Norteadoras

1. Como é realizada a abordagem deste paciente? Como fazer uma história mais direcionada na emergência?
2. Após a avaliação inicial e exame físico, qual(is) a(s) principal(is) hipótese(s) diagnóstica(s)?

3. Cite ao menos 2 diagnósticos diferenciais.
4. Com base na(s) HD(s), qual(is) o(s) principais agentes?
5. Diante do que foi exposto, qual seria sua conduta inicial no pronto atendimento?
6. Considerando que o paciente estabilizou, faça a prescrição completa de internação.

INTRODUÇÃO

No ano de 2017, cerca de 25 milhões de crianças foram diagnosticadas com sepse, 3 milhões de óbitos (12%),[1] por ser um tema de alta prevalência e relevância clínica, o reconhecimento precoce é essencial, visando a garantia de melhores desfechos.

É importante ressaltar que a sepse, em pacientes pediátricos, tem diferenças significantes em relação aos adultos. Podemos destacar, dentre essas diferenças: a variedade dos valores de referência dos sinais vitais, de acordo com a idade e o sistema imunológico, ainda em desenvolvimento, a depender da idade e do estado vacinal.[2,3]

ABORDAGEM INICIAL

Diante de um cenário de pronto atendimento é imprescindível a realização de uma anamnese e de um exame físico bem estruturados. Para todos os pacientes que dão entrada no consultório médico, é importante realizarmos a **tríade da avaliação primária**. Nela, avaliamos a aparência, a respiração e a "cor" de nossos pacientes (neurológico, respiratório e circulatório), a fim de determinar, prontamente, a gravidade e/ou a urgência do quadro. Com isso, é possível distinguir os pacientes que poderão ser atendidos em consultório dos que necessitam de sala de emergência. Para estes, é necessário "MOV": monitorização (eletrocardiograma, oxímetro, pressão arterial), oxigenoterapia se saturação de oxigênio inferior à 92% (preferência para máscara não reinalante que fornece FiO_2 perto de 100%) e acesso vascular (endovenoso ou intraósseo).[4] A partir do "MOV", conseguimos estabelecer as medidas iniciais de suporte.

É importante ressaltar que o exame físico, em contexto de emergência, segue o mnemônico ABCDE (*airway, breathing, circulation, disability, exposure* – via aérea, respiração, circulação, avaliação neurológica, exposição) – (Quadro 40-1).[4] O principal diferencial deste tipo de avaliação em emergência consiste no fato de não progredir para a próxima etapa ("letra") antes de solucionar as instabilidades encontradas. Desse modo, as condutas são mais direcionadas, minimizando as chances de erros ou de esquecimentos no processo de atendimento.

Quadro 40.1. Mnemônico ABCDE

A	Permeabilidade da via aérea	Secreção; corpo estranho
B	Respiração	Expansibilidade; ausculta; frequência respiratória; desconforto (tiragens); saturação de oxigênio
C	Circulação	Temperatura das extremidades, perfusão periférica (tempo de enchimento capilar), pulsos periféricos e centrais, pressão arterial, frequência cardíaca, ritmo, ausculta, palpação de fígado; presença de diurese
D	Neurológico	Escala de coma de Glasgow; avaliação das pupilas; glicemia capilar
E	Exposição	Temperatura axilar; exposição da pele

Fonte: PALS 2020.[4]

Como citado anteriormente, tal sistematização impede a progressão do exame físico caso haja alguma alteração. Portanto, ao longo desta avaliação já há a implantação de medidas como suporte ventilatório; expansão volêmica; correção de glicemia; entre outros, a depender do caso. Após a avaliação primária e instituição de medidas necessárias, os protocolos de emergência pediátrica recomendam a realização de uma história direcionada por meio do mnemônico SAMPLE (Quadro 40-2).[5]

DEFINIÇÃO E DIAGNÓSTICO

Até 2024, utilizava-se, para a definição de sepse, sepse grave e choque séptico o International Pediatric Sepsis Consensus Conference: Definitions for sepsis and organ dysfunction in pediatrics, de 2005. Este baseava-se nos critérios de síndrome da resposta inflamatória sistêmica (SIRS) e infecção suspeita ou confirmada para o diagnóstico da sepse. Em janeiro de 2024, foi publicada uma redefinição da Sepse na Pediatria. O "International Consensus Criteria for Pediatric Sepsis and Septic Shock"[7] utilizou, para a elaboração dos critérios, a avaliação de quatro sistemas: cardio-

Quadro 40.2. Mnemônico SAMPLE

S	Sinais e sintomas	Dificuldade para respirar; alteração do nível de consciência; febre; diarreia; vômitos; sangramentos; redução da ingesta por via oral; tempo de evolução dos sintomas
A	Alergias	Medicações; alimentos; látex
M	Medicamentos	Uso de medicações (última dose e horário)
P	Passado médico	Condições de nascimento e antecedentes; cirurgias prévias; imunizações
L	Última refeição	Horário e natureza do último sólido ou líquido ingerido
E	Evento	Eventos que levaram à doença ou lesão atual; perigos no local; tratamento durante o intervalo desde o início da doença/lesão até o momento; tempo estimado de chegada

Fonte: Protocolo de emergências pediátricas: avaliação pediátrica HCUS-P-RP, 2020.[5]

vascular, respiratório, neurológico e de coagulação. Embora estes quatro sistemas sejam os mais comumente acometidos no cenário séptico, é importante avaliar outras possíveis disfunções orgânicas para melhor manejo clínico.[8]

A sepse em crianças foi definida para aquelas que completarem dois ou mais pontos no *Phoenix Sepsis Score* (Quadro 40-3). Essa somatória de pontos, de acordo com o consenso internacional, indicaria uma disfunção orgânica potencialmente fatal em crianças menores de 18 anos, com infecção suspeita e/ou confirmada. Sendo assim, o uso de tal critério tem o potencial de melhorar os cuidados clínicos, além de estudos epidemiológicos. Recém-nascidos prematuros (idade gestacional inferior a 37 semanas) ou aqueles que permaneceram hospitalizados logo após o nascimento, foram excluídos devido às singularidades das infecções do período perinatal.[9] Logo, os critérios de Phoenix não se aplicam a estes pacientes.

Como principal mudança, portanto, não devemos mais utilizar os critérios de SIRS para a definição de sepse. Além disso, foi retirado o termo "sepse grave", pela redundância, uma vez que todo quadro séptico já é considerado grave (Fig. 40-2).

CHOQUE SÉPTICO

Segundo a nova definição citada acima, o diagnóstico de choque séptico necessita de acometimento no sistema cardiovascular. Portanto, é definido com pontuação de dois ou mais no *Phoenix Sepsis Score* sendo que uma das pontuações ocorre no sistema cardiovascular. Este acometimento, segundo os novos critérios, seria avaliado por meio da necessidade de droga vasoativa; da pressão arterial média e do nível sérico de lactato. A principal diferença, após a identificação do choque, são as medidas para combatê-lo.[10]

FATORES DE RISCO PARA CHOQUE SÉPTICO

Dentre os principais fatores de risco,[11,12] podemos destacar:

- *Condição médica debilitante crônica:*
    - Neuropatias (déficits motores e pneumonias frequentes por broncoaspiração).
    - Doença cardíaca congênita não corrigida.
    - Malformações do trato gastrointestinal.
- *A idade inferior a um mês de vida (imaturidade do sistema imune).*
- *Imunodeficiência ou imunossupressão, independentemente da idade:*
    - Infecção por HIV.
    - Desnutrição.
    - Imunodeficiência congênita.
    - Uso de quimioterápicos.
- *A presença de dispositivos invasivos, em ambiente hospitalar ou em cuidados domiciliares:*
    - Sondas.
    - Tubo endotraqueal.
    - Drenos.
    - Cateteres.
- *Crianças vítimas de lesões graves como:*
    - Queimaduras extensas.
    - Politrauma.
    - Lesões penetrantes.
- *Pacientes com malformações geniturinárias com infecções do trato urinário de repetição, completam este grupo.*

Quadro 40.3. Escore de Phoenix

Variáveis	0 Pontos	1 Ponto	2 Pontos	3 Pontos
	Respiratório (0-3 pontos)				
	PaO$_2$:FiO$_2$ ≥ 400 ou SpO$_2$:FiO$_2$ ≥ 292 [b]	PaO$_2$:FiO$_2$ < 400 em qualquer suporte respiratório ou SpO$_2$:FiO$_2$ < 292 em qualquer suporte respiratório [b,c]	PaO$_2$:FiO$_2$ 100-200 com VMI ou SpO$_2$:FiO$_2$ 148-220 com VMI [b]	PaO$_2$:FiO$_2$ < 100 com VMI ou SpO$_2$:FiO$_2$ < 148 com VMI [b]
	Cardiovascular (0-6 pontos)				
		1 ponto cada (até 3)	2 pontos cada (até 6)	
	Sem drogas vasoativas [d]	1 droga vasoativa	≥ 2 drogas vasoativas	
	Lactato < 5 mmol/L	Lactato 5-10.9 mmol/L [e]	Lactato ≥ 11 mmol/L [e]	
Por idade:	Pressão arterial média (mmHg) [g]			
< 1 mês	> 30	17-30	< 17	
1 a 11 meses	> 38	25-38	< 25	
1 até < 2 anos	> 43	31-43	< 31	
2 a < 5 anos	> 44	32-44	< 32	
5 a < 12 anos	> 48	36-48	< 36	
12 a 17 anos	> 51	38-51	< 38	
	Coagulação (0-2 pontos)				
		1 ponto cada (até 2 pontos)		
	Plaquetas ≥ 100 x 10³/μL	Plaquetas < 100 x 10³/μL		
	INR ≤ 1,3	INR > 1,3		
	D-dímero ≤ 2 mg/L FEU	D-dímero > 2 mg/L FEU		
	Fibrinogênio ≥ 100 mg/dL	Fibrinogênio < 100 mg/dL		
	Neurológico (0-2 pontos)				
	Escala de Coma de Glasgow > 10; pupilas reativas	Escala de Coma de Glasgow ≤ 10 [j]	Pupilas fixas bilateralmente	
Critérios de sepse Phoenix				
Sepse	Infecção suspeita e escore de sepse de Phoenix ≥ 2 pontos			
Choque séptico	Sepse com ≥ 1 ponto(s) cardiovasculares			

FEU: unidades equivalentes de fibrinogênio; VMI: ventilação mecânica invasiva; INR: razão normalizada internacional do tempo de protrombina; PAM: pressão arterial média; PaO2:FIO2: relação entre pressão parcial arterial de oxigênio e fração inspirada de oxigênio; SpO2: saturação de oxigênio medida por oximetria de pulso (apenas SpO2 de 97%).

Fator de conversão SI: Para converter lactato de mmol/L para mg/dL, divida por 0,111.

Fonte: Adaptado de Shlapback LJ et al. (2024).

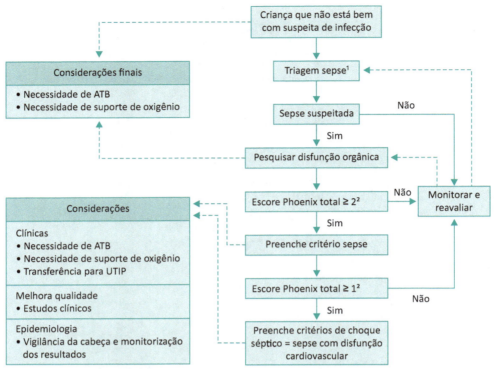

Fig. 40-2. Diagnóstico de caracterização de pacientes utilizando os novos critérios de sepse e de choque séptico em crianças. 1: Incluir triagem para identificar deterioração do paciente com infecção. Há necessidade de instrumentos baseados em dados para crianças sob risco de desenvolver sepse, as quais precisam ser rigorosamente avaliadas em diferentes contextos. O escore de Phoenix não é proposto para triagem ou reconhecimento de possível sepse e tratamento antes das disfunções orgânicas. 2: Escore de Phoenix. ATB: antibióticos; UTIP: unidade de terapia intensiva.

(Fonte: adaptado de Shlapback LJ et al., 2024.)

ETIOLOGIA

A sepse pode ser causada por infecções bacterianas, virais, fúngicas e parasitárias. Vale destacar que as bactérias e os vírus são os patógenos mais frequentemente identificados nesses cenários. A etiologia do quadro séptico é muito variável de acordo com a faixa etária pediátrica. Além disso, a situação vacinal, região de moradia e o contexto social impactam diretamente nos agentes patológicos. No Quadro 40-4 temos os principais agentes virais e bacterianos encontrados na pediatria.[13]

Quadro 40.4. Agentes virais e bacterianos

Bactérias	Vírus
Staphylococcus aureus	Respiratórios; Sars-Cov 2; *In-*
Streptococcus pyogenes	*fluenza*, adenovírus; parain-
Streptococcus pneumoniae	fluenza; vírus sincicial respirató-
Pseudomonas aeruginosa	rio; rinovírus/enterovírus
Escherichia coli	Dengue
Klebsiella species	Herpes vírus simples

Os agentes fúngicos (principalmente as espécies de *candida*) são reportados em aproximadamente 10% dos casos de sepse e de choque séptico. Sendo mais comum encontrar este tipo de infecção em crianças com alguns fatores de risco específico, como: imunossupressão, neoplasias, uso de cateter por tempo prolongado e uso recente de antibiótico de amplo espectro.[14]

QUADRO CLÍNICO

Sinais clínicos gerais são aqueles sugestivos de um quadro infeccioso: febre (Tax > 37,8ºC), prostração, adinamia, extremidades frias ou quentes, pulsos periféricos finos, entre outros. Os sinais mais localizatórios do sítio infeccioso podem ou não aparecer na história, por exemplo: alteração respiratória importante (sugerindo quadro pulmonar); um quadro de diarreia e vômitos (sugerindo etiologia do trato gastrointestinal); lesão de pele (sugerindo infecção cutânea); alteração na escala de coma de Glasgow (sugerindo origem central), são alguns exemplos que podem aparecer na avaliação dos pacientes.

É importante ressaltar que, na pediatria, os valores de corte dependem da idade. E, nos sinais vitais, crianças infectadas podem apresentar tanto bradicardia, quanto taquicardia, além de taquipneia. Na evolução para o choque, entretanto, os sinais de má perfusão periférica são os mais evidentes. Vale salientar que a hipotensão é um sinal tardio de choque e não deve ser usada como parâmetro para iniciar o tratamento.

Importante: quando suspeitar de um quadro de sepse/choque séptico?

Sinais de infecção/ sinais de infecção com sinais de hipoperfusão tecidual (alteração do tempo de enchimento capilar (> 2 segundos ou muito rápida em *flush*); pulsos periféricos finos; agitação, irritabilidade ou rebaixamento do nível de consciência; oligúria).

EXAMES COMPLEMENTARES

Diante da suspeita diagnóstica da sepse, deve-se prontamente realizar a abertura institucional do protocolo sepse. Tal protocolo consiste na coleta de exames de laboratório e/ou de imagem para guiar as condutas médicas e confirmar ou excluir a hipótese diagnóstica.

Protocolo Sepse

- Hemograma completo.
- Gasometria, lactato.
- Glicemia capilar.
- Eletrólitos (Na, K, Ca).
- Ureia, creatinina.
- Urina tipo 1.
- Coagulograma.
- Enzimas hepáticas e bilirrubinas.
- Radiografia de tórax (se suspeita de foco infeccioso neste sítio),
- Hemocultura,
- Urocultura e liquor (se suspeita de foco infeccioso nestes sítios),

A coleta de culturas deve ser realizada preferencialmente antes do início do antibiótico, mas não deve postergar seu início.

RESULTADO DE EXAMES

Como vimos acima, de acordo com o novo critério, o diagnóstico da sepse só é confirmada após os resultados dos exames. Ou seja, o diagnóstico será confirmado ou excluído posteriormente. Para ilustrar melhor, vamos pensar em dois cenários distintos.

Cenário 1

O paciente do caso citado está saturando 99%, em ar ambiente. Paciente comunicativo, estável hemodinamicamente, sem necessidade de uso de drogas vasoativas. Nos exames laboratoriais temos: Hb 15,3; Ht 33; leucócitos 15 mil, sem desvio; plaquetas 200 mil; PCR 30 (VR < 6); lactato 2 mmol/L; restante dos exames dentro dos parâmetros da normalidade. Com estes resultados, ao colocar no escore de Phoenix, não pontuamos o necessário para o diagnóstico. Sendo assim, a conduta é internação hospitalar, manter antibioticoterapia para o foco infeccioso, mas o paciente não fecha critérios para o diagnóstico de sepse.

Cenário 2

Criança de 4 anos com saturação de 95% em uso da máscara de Venturi 35%, sem sinais de desconforto respiratório. Criança sonolenta (Glasgow 14), responsiva ao chamado, sem uso de droga vasoativa. Resultados dos exames: Hb 13,8; Ht 35; leucócitos 28 mil (3% de mielócitos, 4% de metamielócitos, 5% de bastões e 70% de segmentados); plaquetas 150 mil; PCR 128 (VR < 6); INR 1,7; lactato 3 mmol/L, restante dentro dos parâmetros da normalidade. Ao relacionar tais resultados aos novos critérios, é possível afirmar que se trata de uma sepse, pois paciente tem 2 pontos no Escore de Phoenix (1 ponto no respiratório pois a relação Sat/FiO$_2$ = 271 e outro ponto na coagulação pois o INR > 1,3).

Cenário 3

Paciente de 3 anos com saturação de 93% em máscara não reinalante. Pressão arterial 60 x 30 mmHg (PAM: 40), sem uso de droga vasoativa. Laboratoriais: Hb: 14,1; Ht 37; leucócitos 35 mil (4% de mielócitos, 5% de metamielócitos, 3% de bastões e 72% de segmentados); Plaquetas 200 mil; PCR 204 (VR < 6); lactato 10 mmol/L, restante dentro da normalidade. Este paciente será classificado com diagnóstico de choque séptico, pois tem 2 pontos no escore de Phoenix sendo um dos pontos na disfunção (respiratório com SatO2/FiO$_2$ = 93 e cardiovascular com PAM = 40).

Observação: Cálculo de pressão arterial média (PAM): Pressão arterial sistólica (PAS) + 2X Pressão arterial diastólica (PAD)/3

DIAGNÓSTICO DIFERENCIAL

Os diagnósticos diferenciais da sepse dependem tanto da idade do paciente, quanto da clínica apresentada. Podemos destacar, dentre eles:

- Miocardite.
- Hipoglicemia.
- Cardiopatia congênita.
- Gastroenterite com desidratação.
- Hiperplasia adrenal congênita.
- Epilepsia/Convulsões.
- Erros inatos do metabolismo.
- Doença de Kawasaki.
- Síndrome serotoninérgica.
- Enterocolite necrosante.
- Intussuscepção.

TRATAMENTO

As condutas iniciam-se ainda na sala de emergência, com a oxigenioterapia e a expansão volêmica, quando necessárias. Todavia, o tratamento definitivo da sepse consiste na antibioticoterapia para resolução do quadro infeccioso. Por esse motivo, o antibiótico deve ser iniciado o mais rapidamente, de maneira empírica, em até 1 hora da suspeita diagnóstica. Ao longo do manejo clínico, dos resultados dos exames e da confirmação (ou da exclusão) do foco infeccioso, é possível escalonar, descalonar, modificar ou suspender a medicação.

- Observação: Fluidoterapia
    - Paciente instável, com sinais de choque: realizar *bolus* de 10-20 mL/kg de cristaloides (preferencialmente com cristaloides balanceados como Ringer Lactato ou Plasma-lyte®) (até 40-60 mL/kg). Reavaliar a criança pelo protocolo ABCDE após cada bolus de fluido.
- Drogas vasoativas:
    - Caso não resolva com 40 mL/kg de expansão → iniciar droga vasoativa.
    - Choque frio (mais comum na pediatria) → epinefrina endovenosa contínua.
    - Choque quente (pacientes oncológicos, hepatopatas e adolescentes) → norepinefrina endovenosa contínua.
- Recomendações para uso de corticóide no choque séptico:
    - Uso crônico de corticoide.
    - Choque refratário a catecolamina.
    - Deficiência do eixo hipotálamo-hipófise-adrenal.
    - Síndrome de Waterhouse Friderichsen ou púrpura *fulminans*.

METAS TERAPÊUTICAS

- Combate à infecção.
- Restabelecimento das funções vitais:
    - Nível de consciência (ECG 15).
    - Normotermia.
    - FC normal para a idade.
    - Pressão arterial normal para a idade.
    - Pulsos cheios e simétricos e tempo de enchimento capilar inferior a 2 segundos.
    - Diurese maior que 1ml/kg/h.

PONTOS-CHAVE

- É essencial implementar uma estratégia de triagem sistemática para o reconhecimento da sepse.
- Em contexto de emergência sempre realizar "MOV": monitorizar o paciente, fornecer oxigênio e obter o acesso mais rápido (endovenoso ou intraósseo).
- Abrir o protocolo sepse assim que levantar tal hipótese diagnóstica (infecção suspeita ou confirmada + sinal de hipoperfusão tecidual).
- Coleta de exames: gasometria, lactato, hemograma completo, creatinina, bilirrubina, coagulograma, hemoculturas e culturas de sítios suspeitos.
- Iniciar antibioticoterapia empírica em até 1 hora após suspeita diagnóstica.
- Corrigir distúrbios metabólicos e de eletrólitos para níveis fisiológicos – atenção para hipoglicemia e hipocalcemia.

MAPA MENTAL

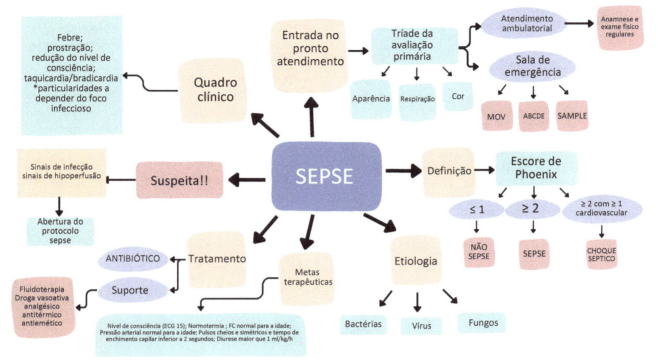

Fig. 40-3. Mapa mental para sepse.

- O termo SIRS não deve mais ser utilizado para o diagnóstico de sepse. Agora o critério de Phoenix deve ser aplicado mundialmente, porém ele não se destina à triagem precoce ou reconhecimento da sepse.
- Os critérios de Phoenix são para uso pediátrico, ou seja, para menores de 18 anos. Importante ressaltar que não estão incluídos recém-nascidos pré-termos (idade gestacional inferior a 37 semanas) ou recém-nascidos hospitalizados logo após o nascimento.
- O novo critério é com base em quatro disfunções: cardiovascular, respiratório, neurológico e coagulação.
- O diagnóstico definitivo de sepse de 2024 é confirmado ou excluído, posteriormente, somente após os resultados dos exames. Sepse = suspeita de infecção + phoenix score > ou igual a 2 pontos e choque séptico = sepse com pelo menos 1 ponto cardiovascular.

REFERÊNCIAS BIBLIOGRÁFICAS

1. Rudd KE, Johnson SC, Agesa KM, et al. Global, regional, and national sepsis incidence and mortality, 1990-2017: analysis for the Global Burden of Disease Study. Lancet. 2020;395(10219):200-211.
2. Watson RS, Carcillo JA, Linde-Zwirble WT, Clermont G, Lidicker J, Angus DC. The epidemiology of severe sepsis in children in the United States. Am J Respir Crit Care Med. 2003;167(5):695-701.
3. DeSouza DC, Gonçalves Martin J, Soares Lanziotti V, et al; SPREAD PED Investigators and the Instituto Latino Americano de Sepsis Network. The epidemiology of sepsis in paediatric intensive care units in Brazil (the Sepsis PREvalence Assessment Database in Pediatric population, SPREAD PED): an observational study. Lancet Child Adolesc Health. 2021;5(12):873-881.
4. American Heart Association. PALS – Pediatric Advanced Life Support – Provider Manual, 2020.
5. Faculdade de Medicina de Ribeirão Preto. Emergências Pediátricas: Avaliação Pediátrica. [s.l: s.n.]. Disponível em: <https://protocolos.hcrp.usp.br/exportar-pdf.php?idVersao=1047>.
6. Weiss SL, Peters MJ, Alhazzani W, et al. Executive Summary: Surviving Sepsis Campaign International Guidelines for the

Management of Septic Shock and Sepsis-Associated Organ Dysfunction in Children. Pediatr Crit Care Med. 2020; 21:186.
7. Luregn J. Schlapbach, MD, PhD; R. Scott Watson, MD, MPH; Lauren R. Sorce, PhD "International Consensus Criteria for Pediatric Sepsis and Septic Shock" 2024
8. Starr MC, Banks R, Reeder RW, et al; LifeAfter Pediatric Sepsis Evaluation (LAPSE) Investigators. Severe acute kidney injury is associated with increased risk of death and new morbidity after pediatric septic shock. Pediatr Crit Care Med. 2020; 21(9):e686-e695.
9. Molloy EJ, Wynn JL, Bliss J, Koenig JM, Keij FM, McGovern M, et al; on behalf of the Infection, Inflammation, Immunology and Immunisation (I4) section of the ESPR. Neonatal sepsis: need for consensus definition, collaboration and core outcomes. Pediatr Res. 2020;88(1):2-4.
10. Pomerantz WJ. Pathophysiology and classification of shock in children. UpToDate, dez. 2023. Disponível em: https://www.uptodate.com/contents/pathophysiology-and-classification-of-shock-in-children
11. Butt W. Septic shock. Pediatr Clin North Am. 2001;48:601.
12. Gaines NN, Patel B, Williams EA, Cruz AT. Etiologies of septic shock in a pediatric emergency department population. Pediatr Infect Dis J. 2012; 31:1203.
13. Wendy J Pomerantz, MD, MSScott L Weiss, MD Sepsis in children: Definitions, epidemiology, clinical manifestations, and diagnosis, may 25, 2020. Disponivel em: https://www.uptodate.com/contents/sepsis-in-children-definitions-epidemiology-clinical-manifestations-and-diagnosis
14. Zaoutis TE, Prasad PA, Localio AR, et al. Risk factors and predictors for candidemia in pediatric intensive care unit patients: implications for prevention. Clin Infect Dis. 2010; 51:e38.

Acesse aqui as respostas das questões norteadoras deste capítulo:

CAPÍTULO 41

Insuficiência respiratória aguda - Neonatologia

Gustavo Oliveira Mendes | Eduardo Juan Troster

❖ OBJETIVOS DE APRENDIZAGEM

1. Reconhecimento dos sinais clínicos da insuficiência respiratória aguda.
2. Saber os diagnósticos diferenciais das afecções respiratórias neonatais.
3. Conhecer a abordagem terapêutica.

CASO CLÍNICO

RN M.G.P., pré-termo moderado de IG 30 + 6, peso 1150 g, nascido de parto cesárea, apresentou taquipneia e tiragens subdiafragmática e intercostal ainda na sala de parto. Foi realizado o suporte ventilatório imediato, com melhora do desconforto. Apgar 9/9. Durante o transporte para UTIN, apresentou apneia, com nova melhora rápida. Na UTIN, iniciou com gemidos audíveis, juntamente com as tiragens, necessitando de suporte ventilatório prolongado.

- *Gasometria arterial Inicial:* pH 7,30, pO2 52 mmHg, pCO2 45 mmHg, HCO3 22 mEq/L, SatO2 90,1%
- *Valores de referência:* pH 7,35-7,45, pO2 80-100 mmHg, pCO2 35-45 mmHg, HCO3 22-26 mEq/L, SatO2 > 90%

Questões Norteadoras

1. Quais são os sinais mais relevantes para diagnosticar a insuficiência respiratória aguda?
2. Como é feito o suporte respiratório no primeiro momento do atendimento?
3. Quais são as hipóteses diagnósticas?
4. Como é feita a abordagem terapêutica do paciente?

INTRODUÇÃO

O desconforto respiratório está muito presente na neonatologia. Aproximadamente 10% dos neonatos precisam de algum auxílio para iniciar sua respiração ao nascimento, com até em 1% dos casos sendo necessária a ressuscitação.[1] Além disso, 15% de RNs a termo e 29% dos pré-termos tardios são admitidos em UTIs neonatais devido a sintomas respiratórios, sendo que essas taxas se tornam cada vez maiores à medida que a prematuridade destes pacientes aumenta.[2]

Nesse sentido, entender o funcionamento do sistema respiratório, como a insuficiência respiratória aguda o acomete e a necessidade de se conhecer como é feito o suporte ventilatório em neonatos se torna de extrema relevância para a prática clínica, já que identificar rapidamente sinais de insuficiência respiratória impacta no prognóstico do caso a partir da oportunidade de se oferecer um rápido e adequado suporte terapêutico.

DEFINIÇÃO, SINAIS E SINTOMAS

Para discutir e definir como é o funcionamento da insuficiência respiratória aguda na neonatologia e como ela afeta a população pediátrica, deve-se inicialmente entender quais são as diferenças anatômicas e fisiológicas do sistema respiratório infantil em relação ao sistema respiratório adulto. Para tanto, essas diferenças serão divididas de forma a se comparar cada alteração separadamente.[3]

Diferenças Anatômicas

- *Narinas:* os neonatos respiram unicamente pelas narinas, que por sua vez, são de menor calibre quando comparadas a dos adultos. Isto facilita para obstruções e, consequentemente, maior dificuldade de respirar.
- *Traqueia:* a traqueia dos RNs é mais curta e mais estreita em relação a uma traqueia mais desenvolvida de adultos. Neste sentido, o menor diâmetro aumenta a chance de ocorrer alguma obstrução, além de tornar alguma intubação que possa vir a ser necessária mais difícil. Além disso, a traqueia destes pacientes é mais flexível o que aumenta a chance de deslocamento do tubo endotraqueal e, portanto, de intubação seletiva.
- *Laringe:* a laringe dos RNs tem um formato mais cônico em comparação à laringe dos adultos, que é mais cilíndrica. Isso torna a laringe desses pacientes mais suscetível a obstruções que possam causar complicações.
- *Brônquios:* neonatos também têm brônquios mais estreitos, o que aumenta a resistência ao fluxo de ar e dificulta sua passagem.
- *Alvéolos:* neonatos nascem com um número consideravelmente menor de alvéolos do que o presente em adultos, já que essa quantidade aumenta gradativamente até a criança completar aproximadamente 8 anos. Esses alvéolos também são mais imaturos, sendo menos eficientes nas trocas gasosas por possuírem uma área de superfície menor para essa função.
- *Caixa torácica:* as costelas são mais cartilaginosas durante a infância, o que torna a caixa torácica dos RNs mais complacente em comparação à dos adultos. Isso resulta em uma maior variação de volume com uma menor variação de pressão.

Diferenças Fisiológicas

- *Ventilação:* a maior complacência da caixa torácica reduz a eficiência da ventilação em bebês, podendo levar a um colapso alveolar durante a respiração. Além disso, a respiração é mais dependente do diafragma, já que os músculos intercostais são menos desenvolvidos. Portanto, qualquer alteração que afete o diafragma, como uma distensão abdominal, também compromete a ventilação. Nesse sentido, a ventilação dos RNs também é afetada pela alimentação, visto que esta pode causar uma distensão abdominal, pressionando o diafragma, o que reduz a capacidade pulmonar e dificulta a ventilação.
- *Centro respiratório:* o centro respiratório, situado no tronco cerebral, é imaturo nos primeiros anos de vida, tornando-se mais propenso a episódios de apneia.
- *Capacidade residual funcional reduzida:* o volume total de ar remanescente ao final da expiração é menor, aumentando a susceptibilidade a atelectasias em neonatos.
- *Volume-corrente:* a quantidade de ar presente na inspiração dos bebês é menor, o que aumenta as chances de hipoxemia e hipercapnia.
- *Surfactante pulmonar:* a produção de surfactante, que reduz a tensão superficial nos alvéolos, é menor nos neonatos, o que aumenta o risco de colapso alveolar, especialmente em prematuros.

Dessa forma, o sistema respiratório funciona através das trocas gasosas que ocorrem nos pulmões, com a captação de O_2 na inspiração e a eliminação de CO_2 na expiração, ocorrendo continuamente conforme a necessidade metabólica de cada indivíduo. Essas trocas gasosas podem ser divididas em 4 etapas principais:[3]

- O transporte do O_2 por todo o seu trajeto até o alvéolo, onde ocorrerá a troca gasosa,
- A difusão do O_2 através da membrana alvéolo-capilar, transferindo-o para a corrente sanguínea,
- O transporte do O_2 dos pulmões para os tecidos do corpo, o que depende tanto do débito cardíaco quanto da hemoglobina,
    - $DO2 = DC \times CaO2$
    - $DC = FC \times Vej$

- $CaO_2 = (PaO_2 \times 0{,}003) + (SatO_2 \times 1{,}34 \times Hb^*DO_2$: oferta de oxigênio, DC: débito cardíaco, CaO_2: conteúdo arterial de oxigênio, Vej: volume de ejeção, PaO_2: pressão parcial de oxigênio, Hb: hemoglobina, $SatO_2$: saturação de oxigênio.
- A transferência de CO_2 do sangue para o alvéolo, seguida pela exalação do gás para fora do corpo.

A insuficiência respiratória pode ocorrer de duas formas: pela incapacidade de fornecer oxigênio suficiente aos tecidos ou pela eliminação insuficiente de dióxido de carbono dos tecidos, o que resulta em uma demanda metabólica não atendida.[4] Por definição, com o auxílio de critérios objetivos, considera-se a presença de insuficiência respiratória ao investigar alterações na oxigenação (avaliada pela PaO_2) e na ventilação (avaliada pela $PaCO_2$) do indivíduo, caracterizando-se quando PaO2 < 50 mmHg (hipoxemia aguda), PaCO2 > 60 mmHg (hipercapnia aguda) ou pH < 7,25. Ademais, é importante avaliar a saturação de oxigênio do paciente, uma vez que uma saturação abaixo de 90% em ar ambiente pode indicar hipoxemia.[3]

Entretanto, muitas vezes o estado geral do paciente e sinais de desconforto respiratório são indicadores mais facilmente observáveis, sendo mais relevantes para o acompanhamento desses casos do que os valores gasométricos. O esforço respiratório é identificado por uma série de sinais que indicam a dificuldade do neonato em realizar trocas gasosas (Quadros 41-1 e 41-2), tais como:[5,6]

- Taquipneia (> 60 ipm).
- Batimento de asa de nariz.
- Retração de fúrcula.
- Tiragens sub diafragmática e intercostal.
- Respiração paradoxal.
- Grunhidos respiratórios.
- Cianose.
- Apneia.
- Alterações do nível de consciência.
- Irritabilidade.

Quadro 41.1. Boletim de Silverman-Andersen para avaliação de desconforto respiratório. Escore acima de 4: dificuldade respiratória moderada-grave. Acima de 8: insuficiência respiratória grave (Adaptado por Gabriela Suzuki Cianflone)[7]

Movimentos de tórax e abdome	Retração costal inferior	Retração xifoide	Batimento da asa nasal	Gemido Expiratório	Nota (soma)
Sincronismo	Ausente ou mínima	Ausente ou mínima	Ausente	Ausente	0
Declínio inspiratório	Leve ou moderada	Leve ou moderada	Discreto	Audível com estetoscópio	1
Paradoxal	Intensa	Intensa	Intensa	Audível sem estetoscópio	2

Quadro 41.2. Escore de Downes para avaliar a gravidade e evolução do quadro. Leve: escore < 5; Moderado: escore de 5 a 8; Grave: escore > 8[8]

Escore	0	1	2
Frequência respiratória (FR)	40-60/min	60-80/min	> 80/min
Demanda de oxigênio (FiO$_2$)	Ar ambiente	≤50%	>50%
Retrações	Ausente	Leve a moderada	Grave
Gemidos	Ausente	Pós-estímulo	Contínuo
Sons respiratórios à ausculta	Presente difusamente	Diminuído	Audível com dificuldade
Prematuridade	34s	30-34s	< 30s

DIAGNÓSTICO

O diagnóstico de insuficiência respiratória aguda em neonatos ocorre por meio da análise de critérios clínicos, juntamente com exames laboratoriais e de imagem, além de outros exames complementares que possam ser solicitados para descartar outras possíveis condições.

Na avaliação clínica, busca-se identificar fatores de risco no paciente, como prematuridade, complicações durante o parto, infecções ou condições maternas durante a gravidez, ou alguma malformação congênita, que possa ocasionar alterações no sistema respiratório da criança, causando a IRpA. Busca-se também por sinais clínicos de desconforto no exame físico, além de alterações na ausculta pulmonar, como crepitações, roncos, sibilos ou até diminuição/ausência de sons respiratórios.

O principal exame laboratorial a ser solicitado é a gasometria arterial, o qual permitirá analisar e identificar as alterações presentes na IRpA. Neste exame, é possível identificar a PaO$_2$, que ajuda a diagnosticar hipoxemia (se PaO2 < 50 mmHg), hipercapnia (se PaCO$_2$ > 60 mmHg) e alterações do equilíbrio ácido-base no sangue arterial, se o pH for menor que 7,25, indicando uma acidose respiratória ou metabólica devido a um desequilíbrio na oxigenação/ventilação. Também é necessário realizar a oximetria de pulso para obter a saturação do paciente em ar ambiente, complementando a gasometria.[3]

Exames de imagem são solicitados a fim de investigar possíveis causas para esta insuficiência respiratória, buscando alterações e padrões específicos. A radiografia de tórax, por exemplo, permite avaliar infiltrados pulmonares, atelectasias, consolidações ou derrames pulmonares, além de alterações estruturais, que contribuem para afastar ou confirmar causas específicas e planejar seu respectivo tratamento. A ultrassonografia torácica é outro exame de imagem de fácil acesso que pode auxiliar na observação dessas condições.[4]

Existem também outros exames adicionais que podem ser solicitados se houver suspeita de outras causas a serem investigadas. Um hemograma pode revelar leucocitose ou leucopenia, o que sugere infecção, uma hemocultura pode identificar patógenos causadores de infecção, com um ECG é possível avaliar hipertensão pulmonar persistente ou malformações cardíacas congênitas, testes genéticos contribuem para a investigação de causas sindrômicas, entre outros. Cada caso específico necessitará de uma investigação de acordo com a clínica apresentada.

Nesse sentido, uma história clínica condizente e sinais de desconforto respiratório, juntamente com uma gasometria arterial que apresente hipoxemia e/ou hipercapnia, permitem o diagnóstico de insuficiência respiratória aguda em neonatos, independentemente dos resultados dos exames complementares, que servirão para identificar a causa subjacente e para formar um plano terapêutico.

DIAGNÓSTICOS DIFERENCIAIS

A IRpA na neonatologia apresenta uma série de diagnósticos diferenciais, que podem confundir no momento de fechar o diagnóstico. Alguns desses diagnósticos diferenciais podem até ser causas primárias da IRpA, o que torna ainda mais importante a diferenciação desses quadros para que se possa estabelecer a causa primária e afastar outras causas, permitindo a melhor abordagem terapêutica possível (Quadro 41-3).

Quadro 41.3. Diagnósticos diferenciais de IRpA, suas definições e quadros clínicos[9]

Diagnóstico diferencial	Definição	Quadro clínico
Síndrome do desconforto respiratório	Deficiência de surfactante devido à imaturidade pulmonar, comum em prematuros	Taquipneia, retrações intercostais, cianose
Asfixia perinatal	Privação de oxigênio	Apneia, bradicardia, cianose
Pneumonia neonatal	Infecção	Febre, taquipneia, ausculta alterada
Aspiração de mecônio	Inalação de mecônio durante o parto	Taquipneia, cianose, roncos
Malformações congênitas	Hérnia diafragmática, malformações cardíacas ou atresia de coanas	Desconforto respiratório que não responde a tratamento-padrão
Hipertensão pulmonar persistente do recém-nascido	Vasos pulmonares permanecem contraídos, dificultando oxigenação	Taquipneia, cianose, resposta insuficiente à oxigenoterapia
Taquipneia transitória do recém-nascido	Retardo na absorção do líquido pulmonar fetal	Taquipneia logo após o nascimento, sem sinais de infecção ou sofrimento respiratório grave

SUPORTE RESPIRATÓRIO

O suporte respiratório para pacientes com insuficiência respiratória aguda é crucial para a estabilização do RN, a fim de melhorar a sua oxigenação e ventilação o mais rapidamente possível. Nesse sentido, escolher o método mais adequado é fundamental, conforme a gravidade do quadro e da resposta do paciente, além de ser necessário monitoramento contínuo para ajustar o suporte respiratório conforme a resposta do paciente ao tratamento.[3,10,11,12]

Suporte Ventilatório Não Invasivo

- *Oxigenoterapia:*
  - Cânula nasal: utilizada em casos mais leves de hipoxemia, fornece oxigênio através de pequenos cateteres nasais.
- *CPAP (Continuous Positive Airway Pressure):* usado normalmente em condições que pode haver colapso alveolar, é uma forma de ventilação que mantém uma pressão contínua nas vias aéreas, mantendo os alvéolos abertos durante a respiração.

Suporte Ventilatório Invasivo

- *Ventilação Mecânica Invasiva:*
  - Ventilação com pressão controlada: a ventilação é controlada pela pressão presente nas vias aéreas, sendo adequada para pulmões rígidos presentes na IRpA.
  - Ventilação com volume controlado: a ventilação é controlada pelo volume de ar fornecido, o que garante que o volume corrente seja consistente.
  - Ventilação com pressão de suporte: é um modo de ventilação que fornece pressão positiva durante a inspiração do paciente, o que auxilia na entrada de ar nas vias aéreas e diminui o trabalho respiratório.
- *HFOV (ventilação de alta frequência oscilatória):* utilizada em casos mais graves de IRpA, é um tipo de suporte que fornece quantidades de ar menores, porém em uma alta frequência com um pequeno volume corrente.
- *IPPV (ventilação com pressão positiva intermitente):* permite uma ventilação controlada pelo ventilador a partir de ciclos alternados de pressão positiva e relaxamento.
- *PEEP (ventilação com pressão expiratória positiva):* a pressão positiva é mantida durante a expiração para evitar o colapso alveolar.

Outras Terapias Adjuvantes

- *Surfactante exógeno:* reduz a tensão superficial alveolar, auxiliando em casos de deficiência de surfactante. É administrado por via intratraqueal.

- *Óxido nítrico inalatório:* é um vasodilatador dos vasos sanguíneos pulmonares, que melhora a perfusão e a oxigenação.

ABORDAGEM TERAPÊUTICA

A abordagem terapêutica para o melhor manejo da insuficiência respiratória aguda em RNs envolve várias etapas de acompanhamento. Primeiramente, deve-se fornecer o suporte respiratório mais adequado para a situação, o que dependerá da gravidade do quadro e da resposta do paciente ao tratamento. Além disso, é necessário tratar também a causa específica da insuficiência respiratória, identificada na investigação prévia, conforme os achados. No caso de uma síndrome do desconforto respiratório, será administrado surfactante, no caso de uma infecção, como pneumonia ou sepse, será administrada antibioticoterapia, no caso de hipertensão pulmonar, será administrado óxido nítrico inalatório, utilizado para vasodilatação dos vasos pulmonares, e assim sucessivamente.[13]

É necessário, também, manter um acompanhamento rigoroso e contínuo do paciente, observando sinais de melhora ou piora para ajustar o tratamento e o suporte de acordo com suas necessidades metabólicas. Os sinais vitais devem ser mantidos em observação para se monitorar qualquer instabilidade, que, em pacientes frágeis como estes, podem ser muito prejudiciais. A gasometria arterial pode ser repetida para a avaliação da resposta ao tratamento e para se ajustar a oxigenoterapia conforme necessário. Além disso, é necessária uma abordagem interdisciplinar com neonatologistas, enfermeiros especializados e fisioterapeutas respiratórios para o cuidado integral do paciente.[13]

O conhecimento e a rápida identificação da insuficiência respiratória aguda, por parte da equipe médica, é crucial para pacientes neonatos, visto que a intervenção precoce diminui a quantidade de complicações a longo prazo e permite uma boa recuperação dos RNs.[9]

META TERAPÊUTICA

- Manter uma oxigenação adequada (saturação e PaO_2).
- Garantir a eficiência da ventilação ($PaCO_2$ e pH).

MAPA MENTAL

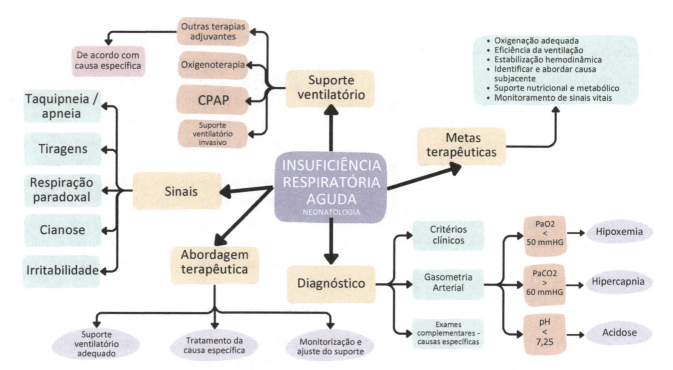

Fig. 41-1. Mapa mental para insuficiência respiratória aguda.

- Estabilizar o paciente hemodinamicamente.
- Manter em normotermia.
- Prevenção de complicações, principalmente infecções.
- Identificar e abordar causa subjacente.
- Suporte nutricional e metabólico adequado.
- Monitoramento de sinais vitais.

PONTOS-CHAVE

- É necessário a detecção e abordagem terapêutica da insuficiência respiratória o mais precocemente possível para melhorar o prognóstico do paciente.
- Coletar gasometria arterial assim que identificada IRpA para estratificação e seguimento e solicitar exames de acordo com suspeitas de diagnósticos diferenciais.
- O suporte ventilatório deve ser realizado rapidamente para estabilizar o RN, sendo a sua escolha de método de acordo com o grau de insuficiência respiratória identificado anteriormente.
- Monitorar o RN para ajuste da oxigenoterapia sempre que necessário de acordo com parâmetros esperados.
- Identificar a causa base da IRpA para tratamento adequado.
- Realizar cuidados gerais do RN, com manutenção na zona térmica neutra, fluidoterapia criteriosa, prevenção de infecções hospitalares, entre outros, para aumentar a sua sobrevida.

REFERÊNCIAS BIBLIOGRÁFICAS

1. American, American Heart Association. Neonatal Resuscitation Textbook Plus. 2011.
2. Respiratory Morbidity in Late Preterm Births. JAMA [Internet]. 2010 Jul 28;304(4):419. Disponível em: https://jamanetwork.com/journals/jama/fullarticle/186299
3. Goldsmith JP, Karotkin EH. Assisted ventilation of the neonate. St. Louis, Mo.: Elsevier/Saunders; 2011.
4. Rimensberger PC. Pediatric and neonatal mechanical ventilation from basics to clinical practice. Heidelberg New York, Ny Dordrecht London Berlin Springer; 2015.
5. Edwards MO, Kotecha SJ, Kotecha S. Respiratory Distress of the Term Newborn Infant. Paediatric Respiratory Reviews. 2013 Mar;14(1):29-37.
6. Warren JB, Anderson JM. Newborn Respiratory Disorders. Pediatrics In Review. 2010 Dec 1;31(12):487-96.
7. Fabio Ancona Lopez, Dioclécio Campos Junior, De B. Tratado de pediatria. Barueri: Manole; 2010.
8. Polin RA, Yoder MC. Workbook in practical neonatology. Philaddelphia, Pa: Elsevier; 2020.
9. Sweet LR, Keech C, Klein NP, Marshall HS, Tagbo BN, Quine D, et al. Respiratory distress in the neonate: Case definition & guidelines for data collection, analysis, and presentation of maternal immunization safety data. Vaccine [Internet]. 2017 Dec;35(48):6506-17. Disponível em: https://www.ncbi.nlm.nih.gov/pmc/articles/PMC5710987/
10. Cairo JM, Pilbeam SP. Mechanical ventilation : physiological and clinical applications. St. Louis, Missouri: Elsevier;
11. MacIntyre NR, Branson RD. Mechanical Ventilation. Saunders; 2001.
12. M Christine Stock, Azriel Perel. Handbook of mechanical ventilatory support. Baltimore: Williams & Wilkins; 1997.
13. Sweet DG, Carnielli VP, Greisen G, Hallman M, Klebermass-Schrehof K, Ozek E, et al. European Consensus Guidelines on the Management of Respiratory Distress Syndrome: 2022 Update. Neonatology. 2023 Feb 15;120(1):1-21.

Acesse aqui as respostas das questões norteadoras deste capítulo:

CAPÍTULO 42

Ressuscitação cardiopulmonar na pediatria

Emily Mie Arai | Graziela de Araujo Costa | Albert Bousso

❖ OBJETIVOS DE APRENDIZAGEM

1. Identificar correta e rapidamente os cenários que necessitem de reanimação cardiopulmonar (RCP).
2. Conduzir adequadamente um cenário de RCP.
3. Saber administrar RCP de alta qualidade em bebês e crianças.
4. Saber realizar o atendimento adequado de cuidados pós-PCR (parada cardiorrespiratória).

CASO CLÍNICO

Paciente de 2 anos, 12 kg, é trazido pelo SAMU ao serviço de emergência onde você está como plantonista. Paciente com história apenas de quadro infeccioso respiratório e a mãe, que o acompanha, relata que hoje, seu cansaço piorou. Ao receber o paciente, rapidamente você o avalia e nota que ele está sonolento, taquidispneico e pálido. Enquanto a equipe preparava a monitorização e a máscara não reinalante, o paciente, que antes ainda abria os olhos espontaneamente, fica inconsciente, hipotônico e você não consegue mais ver a expansibilidade do tórax.

Questões Norteadoras

1. Qual a sua primeira conduta neste momento?
2. Em seguida, o que é necessário ser feito o mais rápido possível?
3. Qual o ritmo mostrado na monitorização da Figura 42-1? Devo administrar choque?
4. Você quer solicitar alguma medicação? Se sim, qual? Como orientar a preparação?

INTRODUÇÃO

A ressuscitação cardiopulmonar (RCP) na pediatria, está indicada na parada cardiorrespiratória (PCR), mas também para os casos de bradicardia com sinais de hipoperfusão tecidual e apneia ou *gasping* (que não respondem à ventilação com pressão positiva), diferente de pacientes adultos. Com as manobras de ressuscitação, visa-se manter um fluxo sanguíneo suficiente para os órgãos vitais.

Os protocolos foram elaborados principalmente pela American Heart Association (AHA), com a criação do *Pediatrics Advanced Life Support (PALS),* sendo que este material, em conjunto com as últimas recomendações do International Consensus on Cardiopulmonary Resuscitation and Emergency Cardiovascular Care Science With Treatment Recommendations (CoSTR) publicadas pelo International Liaison Committee on Resuscitation (IL-COR), lançadas em 2022, foram usados como base para a formulação deste capítulo.[1-3]

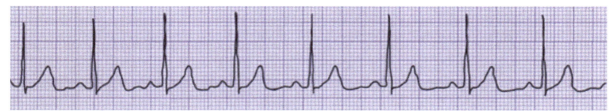

Fig. 42-1. Monitorização do caso clínico.

Na nova atualização, o termo bebê fica restrito apenas às crianças com menos de 1 ano de idade. A partir de 1 ano até a puberdade o termo a ser usado é criança, assim, usaremos estes termos ao longo deste capítulo. Se configura como puberdade, para os meninos, quando houver o aparecimento de pelos no peito ou nas axilas e, para as meninas, o desenvolvimento de seios.

ANAMNESE

Na avaliação de crianças com estado clínico grave ou vítimas de trauma a coleta de anamnese deve ser objetiva. Por isso, a anamnese nestes casos pode ser guiada pelo mnemônico SAMPLE (Quadro 42-1), para auxiliar em uma coleta de dados mais direcionada e deve ser feita por algum membro da equipe não relacionado diretamente a ressuscitação.

Quadro 42.1. Mnemônico SAMPLE

S	Sinais e sintomas (tempo e melhor caracterização)
A	Alergias
M	Medicamentos que faz uso
P	'Past Medical History' – antecedentes pessoais
L	'Last Meal' - Última refeição
E	Eventos que antecederam o quadro clínico atual do paciente

AVALIAÇÃO INICIAL

Para a avaliação inicial, recomenda-se usar o **triângulo da avaliação pediátrica (TAP)**, fazendo uma observação rápida de 3 fatores: aparência, esforço respiratório e da cor do paciente (circulação). O TAP é útil na identificação do problema fisiológico de forma geral, assim como classificar a urgência de tratamento e de transporte.

Em relação à aparência, é importante observar o **T**ônus muscular, grau de **I**nteratividade, a **A**parência/olhar e a resposta verbal (**F**ala ou **c**horo), pelo mnemônico "**TICOF**". Depois, deve-se avaliar o esforço respiratório. Observar a posição, sinais de esforço respiratório e os sons respiratórios que emite. Posições como "tripé" e "posição olfativa" são consideradas alterações na TAP, assim como tiragens e uso de músculos acessórios, taquipneia, batimento de asa nasal e ruídos na respiração (como sibilos, gemido, estridor).

Por fim, observar e estimar o estado circulatório por meio da coloração da pele, padrão da pele, outras alterações cutâneas ou sangramentos. Aquelas que indicam comprometimento incluem: palidez, "pele mosqueada", cianose, icterícia. Além disso, observar hemorragia, petéquias ou púrpuras.

Se identificar anormalidades na avaliação da TAP, sabe-se que a criança está gravemente enferma e deve-se intervir. Assim, repetir o ciclo contínuo de avaliar – identificar – intervir.

Se já no primeiro passo do TAP, a criança já estiver inconsciente e não responsiva, chame ajuda e avalie o pulso central e a respiração. Se criança estiver consciente e responsiva, avançar para o restante da TAP, monitorar, fornecer oxigênio e conseguir acesso venoso calibroso e seguir para a avaliação primária.

A avaliação primária inclui análise dos sinais vitais do paciente e a avaliação sistematizada para analisar o comprometimento da perfusão adequada dos órgãos seguindo o modelo ABCDE (**A**irway, **B**reathing, **C**irculation, **D**isability, **E**xposure). A cada passo, se identificar alguma alteração, deve-se intervir antes de avançar a próxima etapa.

- A: *airway* para avaliar primeiro a permeabilidade das vias aéreas, assim como a capacidade da criança de proteger suas vias aéreas de acordo com seu estado neurológico. É neste momento também, que em pacientes traumatizados, faz a imobilização adequada da coluna cervical.
- B: *breathing*, ou seja, exame físico pulmonar. Neste passo, deve-se avaliar expansibilidade, sinais de esforço respiratório, frequência respiratória, saturação e ausculta pulmonar.

- C: *circulation*, avalia-se o tempo de enchimento capilar (perfusão), pulso periférico, pressão arterial, pulso central, ausculta e frequência cardíacas, ritmo cardíaco, palpação do fígado e diurese.
- D: *disability*, em que se deve avaliar o estado neurológico (escala de coma de Glasgow), realizar a glicemia capilar e lembrar de analisar as pupilas.
- E: *exposure*, onde os pacientes são completamente despidos para facilitar a avaliação e, é importante, nesta fase, procurar por sinais de fratura ou outras evidências que podem colaborar para o caso. Neste passo, também é necessário verificar a temperatura, se ainda não checado durante a monitorização. Além disso, checar para sinais de distúrbios da coagulação ou choque séptico, como púrpuras ou petéquias.

Em cada passo da avaliação primária é importante atentar-se especialmente a alguns sinais que sugerem condição potencialmente fatal e abordar imediatamente a cada identificação. São eles:

- *A:* vias aéreas comprometidas (obstrução total ou parcial intensa, ou sinais de queimadura, por exemplo).
- *B:* apneia, expansibilidade assimétrica, sinais de grande esforço respiratório, bradipneia.
- *C:* perfusão lentificada, pulsos fracos ou ausentes, bradicardia e/ou hipotensão
- *D:* rebaixamento do nível de consciência
- *E:* variação de temperatura significativa (hipo ou hipertermia), hemorragia ou petéquias e púrpuras importantes.

EPIDEMIOLOGIA

A maioria das paradas cardiorrespiratórias (PCRs) em bebês e crianças são consequentes de cenários de insuficiência respiratória, choque ou ambos. Diferentemente do adulto, são mais raras as situações que resultam de uma causa cardíaca primária como uma arritmia, principalmente taquiarritmia como taquicardia ventricular ou fibrilação ventricular (TV e FV, respectivamente). Estima-se que cerca de 5% a 15% das PCR pediátricas resultam de arritmia ventricular e sua incidência aumenta conforme a criança é mais velha.

O prognóstico em geral não é favorável. Para as PCRs pediátricas, a maioria não sobrevive para alta hospitalar e daquelas que sobrevivem, muitas apresentam importante prejuízo neurológico. De acordo com dados coletados do "Get With The Guidelines® – Resuscitation", a taxa de sobrevivência em PCRs que ocorrem em ambiente hospitalar se aproximam a 43%, já as extra-hospitalares ficam em torno de 8%. As taxas também podem variar de acordo com o ritmo cardíaco da parada. Para os ritmos chocáveis (FV ou TV) variam de 25 a 34%, para a assistolia de 7 a 24% e para atividade elétrica sem pulso (AESP) é de cerca de 38% em ambiente intra hospitalar. Existe outro cenário dentro da pediatria em que é realizada a ressuscitação cardiopulmonar (RCP), no caso de bradicardia com comprometimento perfusional. Quando nesses casos, a identificação e manejo com a ventilação e compressões torácicas forem precoces, na tentativa de evitar de fato uma PCR, a taxa de sobrevivência chega a 64%.[3,4,5]

IDENTIFICAÇÃO DA PCR

Sinais:

- Inconsciência e não responsividade.
- Apneia ou apenas *gasping* (suspiros agonais).
- Ausência de pulso central (em bebês, braquial ou femoral; em crianças, carotídeo ou femoral).

A partir do momento que se recebe uma criança não responsiva, deve-se checar imediatamente a responsividade; se estiver não responsivo, chamar ajuda e verificar a respiração e os pulsos centrais por, no máximo, 10 segundos.

Se não identificado pulso central, o fluxo de RCP deve ser imediatamente iniciado **CAB** – compressões (**C**), abertura da via aérea (**A**) e ventilação (**B**) – e o fluxograma seguido de acordo com o ritmo da parada; apesar de ser dado um passo a passo para a condução, muitas vezes, algumas delas são feitas de forma simultânea. Para melhor compreensão, será dividido neste capítulo entre ritmos chocáveis (FV e TV sem pulso) e ritmos não chocáveis (AESP e assistolia).

1) Identificado PCR.
2) Acione o código, organize a equipe e imediatamente inicie a RCP.

- Compressões de alta qualidade:
  o Frequência: de 100-120 compressões por minuto
  o Profundidade: a compressão deve ser de pelo menos ⅓ do diâmetro anteroposterior do tórax (equivalente a 4 cm em bebês, 5 cm em

crianças e entre 5 e 6 cm para aqueles que atingem a puberdade)
- o Deve ser permitido o retorno completo do tórax entre uma compressão e outra.
- o Quando interrupções nas compressões forem necessárias (p. ex.: desfibrilação ou troca de compressor ou ventilação), ela deve durar menos do que 10 segundos.
- o Se paciente sem via aérea avançada, a relação compressão- ventilação deve ser de 30:2 se em apenas um socorrista, e 15:2 se em dois ou mais socorristas. Se com via aérea avançada, a compressão é contínua (apenas trocando os compressores a cada 2 minutos ou quando compressor em exaustão).
- o Se capnógrafo instalado, é possível usar a medição da pressão parcial de dióxido de carbono ao final da expiração (PETCO2) para monitorar a qualidade da RCP, devendo estar entre 10 e 15 mmHg.
- Ventilação com bolsa-máscara, fornecendo oxigênio (O_2) a 100%
  - o Cada ventilação deve ter duração de aproximadamente 1 segundo e com pressão no ambu suficiente para obter elevação torácica visível.
- o Se com via aérea avançada (intubação traqueal (IOT), máscara laríngea ou tubo laríngeo), administrar uma ventilação a cada 2 a 3 segundos, com frequência de 20 a 30 ventilações por minuto.
- o Monitorizar (eletrodos ou pás do desfibrilador manual).
- o Assegurar acesso vascular.

  Intravenosa (IV – 1ª escolha, mas se falha não retardar o processo e ir para a próxima opção).
- o Intraóssea (IO – 2ª opção de escolha).
- o Endotraqueal (ET – 3ª opção de escolha).

3) Identifique o ritmo.
- Ritmos chocáveis → FV e TV sem pulso.
- o Fibrilação ventricular (Fig. 42-2).
  - ➢ Características: traçado grosseiro e desorganizado, sem onda P, QRS ou T identificáveis.

Taquicardia ventricular sem pulso (TVSP) – (Fig. 42-3).
- ➢ Características: traçado mais organizado, com QRS largos (> 0,09 segundos), R-R rápidos e regulares, sem onda P.

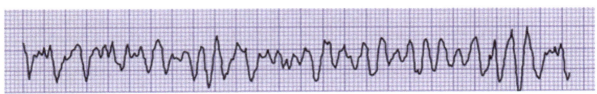

Fig. 42-2. ECG representativo de fibrilação ventricular.[2]

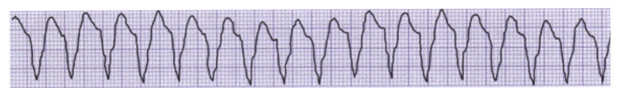

Fig. 42-3. ECG representativo de taquicardia ventricular.[2]

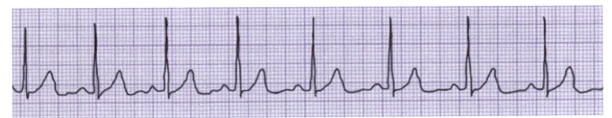

Fig. 42-4. ECG representativo de atividade elétrica organizada sem pulso.[2]

- Não chocáveis → Assistolia e AESP.
    - Assistolia:
        - Características: traçado sem atividade elétrica discernível representada por linha plana.
        - Ao identificar a linha plana, é necessário também checar cabos, ganho e derivação (para descartar FV de baixa amplitude).
    - AESP (atividade elétrica sem pulso) – Fig. 42-4.
        - Característica: traçado com qualquer atividade elétrica organizada, mas sem pulso palpável. Pode apresentar algumas ou nenhuma alteração aparente de traçado de ECG (eletrocardiograma). Pode apresentar frequência normal, alta ou baixa (mais comum), pode apresentar variação de amplitude de onda T, prolongamento de PR e QT, bloqueio atrioventricular total ou complexos ventriculares sem ondas P.

Ritmos Não Chocáveis

Após medidas iniciais acima tomadas e identificação da PCR em ritmo não chocável, deve prosseguir e continuar as compressões por 2 minutos e não as atrasar. Durante este período, estabelecer o acesso vascular e considerar assegurar via aérea avançada com capnografia (IOT ou dispositivo supraglótico), ponderando entre realizar a tentativa durante a RCP ou rapidamente durante uma rápida interrupção que não deve durar mais de 10 segundos.

Dica – epinefrina diluída
Dose: 0,01mg/kg
1 ampola da epinefrina/adrenalina = 1 mg/mL (1:1.000)
Diluir 1 mL de adrenalina + 9 mL de SF0,9% (1:10.000)
Administrar 0,1 mL/kg da solução diluída 1:10.000 = Peso/10

Uma vez assegurado o acesso vascular, é recomendado que seja administrada epinefrina em *bolus* usando a dose de **0,01 mg/kg** (diluir 1 mL de epinefrina em 9 mL de SF0,9% e administrar 0,1 mL/kg (peso/10) a cada 3 a 5 minutos) o mais precoce possível, uma vez que pelas novas diretrizes de 2020 da AHA, quanto mais cedo a administração, maior será a sobrevivência. A recomendação é que essa administração seja feita durante as compressões e que a sua dose seja repetida a cada 3 a 5 minutos; na prática, repetimos a cada 4 minutos, ou seja, ciclo de compressão sim e ciclo de compressão não.

Após os 2 minutos de compressões, verifique novamente o ritmo (se ritmo organizado, checar pulso central pois pode ser AESP). Se ritmo chocável, mude o passo a passo para o algoritmo dos ritmos chocáveis e, se não chocável, reinicie imediatamente as compressões torácicas trocando o compressor. Além disso, comece a pensar nas causas potencialmente reversíveis (6H's e 5T's), procurando sinais para cada uma e, se identificado, tente revertê-la, se possível. Se houver retorno da circulação espontânea (RCE), siga com os cuidados pós-PCR que serão abordados mais adiante neste capítulo.

Informações importantes quanto ao uso do desfibrilador:

Escolha das pás:

Pás grandes de "adultos" – pacientes com MAIS de 10 kg

Pás pequenas "pediátrica" – pacientes com MENOS de 10kg

Aplicação das pás:

Uma pá abaixo da clavícula direita do paciente

Outra pá à esquerda do mamilo esquerdo, na linha axilar anterior

Uma pá NÃO pode estar tocando a outra (cerca de 3 cm de distância entre ambas)

Manejo do desfibrilador:

Ligue-o no modo desfibrilação

Para monitorização nos cabos – colocar na derivação II geralmente e se quiser ver a monitorização diretamente nas pás, colocar na derivação PÁS. Para desempenhar a função de desfibrilação, não é necessário mexer nessa função

Coloque as pás já com gel no tórax do paciente

Selecione a carga

Pressionar o botão de "Carregar" e informar a todos que o desfibrilador está sendo carregado

Dar o comando para que todos da equipe se afastem do paciente

Após confirmar que todos se afastaramm, aplique o choque, anunciando em contagem regressiva: "Vou aplicar o choque em 3,2,1 - choque"

Ritmos Chocáveis

Uma vez identificada a PCR e o ritmo chocável (FV ou TV sem pulso), o próximo passo é, prioritariamente, a desfibrilação. Enquanto prepara a carga do desfibrilador e carrega as pás, é recomendado que inicie a RCP com as compressões torácicas para minimizar o tempo de interrupções. Uma vez que o desfibrilador esteja carregado (primeiro choque de 2 J/kg), administre o choque e depois reinicie a RCP com compressões e ventilações por 2 minutos (15:2 com 2 socorristas ou 30:2 com 1 socorrista); enquanto isso, assegure acesso vascular e prepare a epinefrina na dose de 0,01 mg/kg (diluir 1 mL epinefrina em 9 mL de SF 0,9% e administrar 0,1 mL/kg (peso/10) a cada 3 a 5 minutos – que só deverá ser feita após o segundo choque, se necessário). Ao aproximar-se do final desses 2 minutos, prepare o próximo responsável que irá assumir as compressões, carregue o desfibrilador, caso seja necessário um segundo choque (ou seja, se mantiver em ritmo chocável).

> Informações importantes quanto ao uso do desfibrilador:
> Escolha das pás:
> Pás grandes de "adultos" – pacientes com MAIS de 10 kg
> Pás pequenas "pediátrica" – pacientes com MENOS de 10kg
> Aplicação das pás:
> Uma pá abaixo da clavícula direita do paciente
> Outra pá à esquerda do mamilo esquerdo, na linha axilar anterior
> Uma pá NÃO pode estar tocando a outra (cerca de 3 cm de distância entre ambas)
> Manejo do desfibrilador:
> Ligue-o no modo desfibrilação
> Para monitorização nos cabos – colocar na derivação II geralmente e se quiser ver a monitorização diretamente nas pás, colocar na derivação PÁS. Para desempenhar a função de desfibrilação, não é necessário mexer nessa função
> Coloque as pás já com gel no tórax do paciente
> Selecione a carga
> Pressionar o botão de "Carregar" e informar a todos que o desfibrilador está sendo carregado
> Dar o comando para que todos da equipe se afastem do paciente
> Após confirmar que todos se afastaramm, aplique o choque, anunciando em contagem regressiva: "Vou aplicar o choque em 3,2,1 - choque"

Passados 2 minutos, verifique, em menos de 10 segundos, o ritmo, prosseguindo para os passos seguintes de acordo com cada um:

1. Se assistolia, seguir o algoritmo do item anterior.
2. Se ritmo organizado, deve-se palpar o pulso central:

    a) Sem pulso = AESP e deve-se seguir o algoritmo de ritmo não chocável
    b) Se com pulso central palpável e frequência cardíaca < 60 bpm, continue RCP e algoritmo de ritmo não chocável.
    c) Se com pulso central palpável e frequência cardíaca > 60 bpm, considerar RCE e seguir cuidados pós-PCR

3. Se ritmo chocável, desfibrilar novamente (2º choque com 4 J/kg)

Após o segundo choque aplicado, retomar RCP com compressões-ventilações por 2 minutos (15:2 com 2 socorristas). Durante esse novo ciclo, administrar a epinefrina em *bolus* previamente preparada e preparar a próxima medicação (amiodarona 5 mg/kg ou lidocaína 1 mg/kg).

Passado novamente 2 minutos, checar novamente o ritmo. Se mantiver em ritmo chocável, desfibrilar (3º choque e todos os seguintes: carga de 4 J/kg ou mais, carga máxima de 10 J/kg ou dose para adultos, de 200J); após, retomar, a RCP por 2 minutos, com administração de amiodarona ou lidocaína.

Se após todos esses passos paciente mantiver em PCR, continuar no mesmo passo a passo, alternando ciclos de 2 minutos, um com administração de epinefrina e outro ciclo com administração de amiodarona ou lidocaína. Entretanto, se optado por amiodarona, após 3 doses administradas (máximo permitido), continuar apenas com epinefrina a cada 3 a 5 minutos.

CAUSAS DE PCR

Uma das principais causas de óbito na população infantil, dos 6 meses de idade até o início da fase adulta está relacionada ao trauma, sendo elas: choque hemorrágico, comprometimento de vias aéreas, pneumotórax hipertensivo e lesão cerebral. Outra causa comum e crescente em bebês é a síndrome da morte súbita infantil (SMSI), que não apresenta nenhuma causa aparente, mas que existe algumas formas de tentar evitá-la, como o não compartilhamento de camas e a posição supina do bebê para dormir. [6]

Entre as causas mais comuns de PCR na pediatria, é importante destacar, principalmente, a insuficiência respiratória e o choque hipotensivo, mas também é importante durante o manejo da PCR, pensar em outras possíveis causas reversíveis seguindo o auxílio dos 6H's e 5T's para se recordar delas.

- **6 H's**
    - o Hipovolemia.
    - o Hipóxia.
    - o **H**idrogênio aumentado (acidemia).
    - o Hipoglicemia.
    - o Hipo/hipercalemia (distúrbios do potássio).
    - o Hipotermia.
- **5 T's**
    - o Pneumo**T**órax hipertensivo.
    - o **T**amponamento cardíaco.
    - o **T**oxinas (intoxicações).
    - o **T**romboembolismo pulmonar.
    - o **T**rombose coronária.

Apesar de o prognóstico das PCRs na criança não ser, na sua maioria, favorável, a identificação rápida e correção das causas potencialmente reversíveis, além da RCP de alta qualidade, são os fatores que mais contribuem para um desfecho melhor. Por isso, é importante pensar e procurar ativamente as causas potencialmente reversíveis durante o manejo da PCR.

MEDICAMENTOS USADOS COMUMENTE USADOS NO MANEJO DA PCR

- *Epinefrina:*
    - o Droga vasopressora usada na RCP, tanto de ritmos chocáveis e não chocáveis, usa-se a dose de 0,01 mg/kg (0,1 mL/kg da solução diluída 1:10.000).
    - o Usada também no contexto de anafilaxia (0,01 mg/kg da solução pura, intramuscular no vasto lateral da coxa).
- *Amiodarona:*
    - o Droga antiarrítmica usada na RCP com FV ou TV sem pulso, refratários ao choque, com dose de 5 mg/kg após o 3º choque, em total de 3 doses.
    - o Tem ação de bloqueio α e ß-adrenérgicos, com ação em canais de sódio, potássio e cálcio.
- *Lidocaína:*
    - o Antiarrítmico que pode ser escolhido no lugar da amiodarona na RCP com FV ou TV sem pulso, refratários ao choque. Administrada na dose de 1 mg/kg após o 3º choque.
- *Sulfato de magnésio (MgSO$_4$):*
    - o Droga de escolha após identificado ritmo de *Torsades de Pointes* (TV polimórfica).
    - o Além disso, é usado para correção de hipomagnesemia.
    - o Tem ação hipotensora.
- *Atropina:*
    - o Droga antimuscarínica indicada para o tratamento de bradicardia sintomática, devido a tônus vagal aumentado, intoxicação por fármacos colinérgicos como organofosforados ou presença de bloqueio atrioventricular.
- *Bicarbonato de sódio:*
    - o A administração rotineira em PCRs não é recomendada.
    - o Pode ser usado para correção de acidose metabólica.
    - o Tem alta capacidade de correção rápida de hipercalemia.

CUIDADOS PÓS-PCR

Após o retorno da circulação espontânea (RCE), é essencial que seja sistematizado e assegurado os cuidados adequados ao paciente. Isso, além de uma RCP bem conduzida e aplicada, irá contribuir para o desfecho clínico final de cada bebê e criança.

Imediatamente após o RCE, deve-se prosseguir para a prestação de atendimento de forma sistematizada (ABCDE) buscando situações clínicas potencialmente mais fatais e manejá-las.

- *Vias Aéreas e Respiração (A + B):*
    - o Avaliar e manter a perviedade da via aérea.
    - o Assegurar a ventilação e oxigenação adequada (meta de saturação entre 94 e 99%).
    - o Checar novamente expansibilidade torácica simétrica e bilateral, percussão e ausculta (principalmente, pois sinais de congestão pulmonar, pode auxiliar na escolha de tratamento no passo seguinte "C" para hipotensão).

- o Se paciente com via aérea avançada (intubado) checar posição, abertura e a fixação do tubo.
- o Se paciente com dispositivo supraglótico, ponderar intubação traqueal antes da transferência.
- o Se possível, utilizar capnógrafo para avaliar uma boa ventilação. Durante a RCP usamos como parâmetro o PETCO2 entre 10 e 15 mmHg para determinar uma boa qualidade de compressões-ventilações e após RCE, é esperado que gradualmente este valor se eleve, considerado adequada se ficar entre 35-45 mmHg.
- *Circulação (C):*
  - o Avalie novamente tempo de enchimento capilar, aspecto da pele, pulsos periféricos, pressão arterial (PA), pulsos centrais, ausculta cardíaca e palpação hepática.
  - o Se perfusão tecidual prejudicada e hipotensão, deve ser feita sua correção com:
    - *Bolus* de fluido (10 a 20 mL/kg de cristaloide isotônico por 5 a 20 minutos e se paciente com insuficiência cardíaca, considerar um volume menor de 5 a 10 mL/kg).
    - Ponderar de acordo com história e exame clínico a necessidade de solução coloide ou transfusão sanguínea.
    - Ponderar necessidade de droga vasopressora ou inotrópica:
- Se choque hipotensivo, a recomendação é a utilização de epinefrina (0,03 a 0,2 mcg/kg/min) e/ou noradrenalina (0,03 a 0,5 mcg/kg/min) por via IV ou IO em bomba de infusão contínua.
- Se choque normotensivo, recomenda-se a utilização de epinefrina (0,03 a 0,05 mcg/kg/min) e/ou milrinona (infusão de 0,25 mcg a 0,75 mcg/kg/min) em bomba de infusão contínua.
  - Meta de PA pós-PCR:
- Manter acima percentil cinco de pressão arterial sistólica (PAS) para a idade.
- Para crianças de 1 a 10 anos, utiliza-se a fórmula PAS = 70 + 2x idade (anos); para crianças < 1 ano – PAS = 70; para crianças > 10 anos, PAS ≥ 90.
  - o Correção de arritmias – solicitação de eletrocardiograma com 12 derivações
- *Disability (D):*
  - o Avaliar estado neurológico (pode-se utilizar a Escala de Coma de Glasgow).
  - o Avaliar pupilas.
  - o Manter em estado euglicêmico.
  - o Monitorização de eletroencefalograma contínuo (quando possível).
  - o Se suspeição de hipertensão intracraniana:
    - Eleve a cabeceira da cama em 30ºC.
    - Manter a cabeça em posição neutra na linha média.
    - Manter em normocapnia, sem hiperventilação na maioria dos casos.
- *Exposição (E):*
  - o Controle direcionado de temperatura (CDT): manter paciente preferencialmente em normotermia (geralmente escolhido um valor entre 32-37ºC e manter neste valor escolhido) na maior parte dos casos; evitar principalmente hipertermia.
  - o Ponderar solicitação de outros exames laboratoriais.
  - o Avaliar exames laboratoriais e correção de acidemia e/ou distúrbios hidroeletrolíticos.
  - o Encaminhar paciente adequadamente para setor ou serviço que continuará fornecendo o suporte subsequentes adequado.

PONTOS-CHAVE

- Se paciente consciente e com respiração espontânea, fazer triângulo de avaliação primária e, após, monitorizar, fornecer oxigênio a 100% sob máscara não reinalante e puncionar acesso vascular; realizar atendimento sistematizado A, B, C, D, E, com intervenções a cada avaliação, conforme necessário.
- Se paciente inconsciente, testar responsividade. Se não responsivo, chamar ajudar e checar pulso central (braquial e femoral em bebês ou carotídeo ou femoral em crianças). Se sem respiração e sem pulso central, inicar RCP pelo

MAPA MENTAL

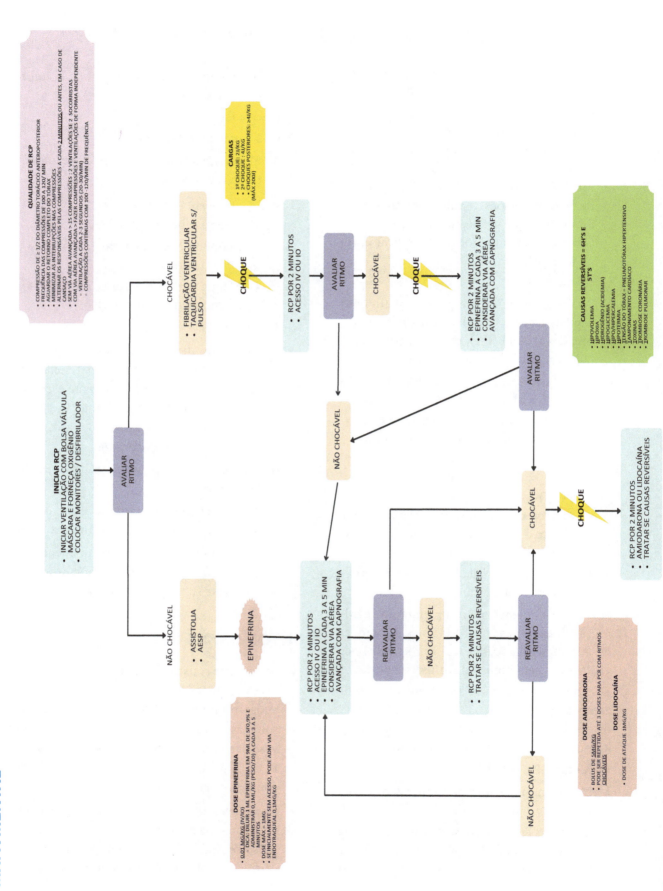

Fig. 42-5. Mapa mental para RCP. Qualidade da RCP - em QR code

CAB (compressões – abertura de vias aéreas – respiração).

- Se utilizar bolsa-máscara, fazer RCP sincronizada – 15 compressões: 2 ventilações (2 socorristas) e 30 compressões: 2 ventilações (1 socorrista).
- Se via aérea avançada (intubação traqueal, máscara laríngea ou tubo laríngeo), RCP não sincronizada com compressões de 100 a 120 por minuto e 1 respiração a cada 2-3 segundos (20 a 30 respirações por minuto).
- Epinefrina 0,01 mg/kg – diluir 1 mL (1 mg) de epinefrina em 9 mL de soro fisiológico e administrar 0,1 mL/kg (peso/10) dessa solução a cada 3 a 5 minutos.
- Ritmos não chocáveis – assistolia/AESP – RCP e epinefrina.
- Ritmos chocáveis – FV e TV sem pulso – RCP, choque, epinefrina e amiodarona ou lidocaína.
- A cada 2 minutos checar ritmo. Se ritmo organizado, checar pulso central. Se pulso < 60 bpm, continuar RCP; se pulso > 60 bpm, interromper RCP e verificar respiração.
- Após retorno da circulação espontânea, atentar-se aos cuidados pós-PCR.

REFERÊNCIAS BIBLIOGRÁFICAS

1. Wyckoff MH, Greif R, Morley PT, Ng KC, Olasveengen TM, Singletary EM, et al; Collaborators. 2022 International Consensus on Cardiopulmonary Resuscitation and Emergency Cardiovascular Care Science With Treatment Recommendations: Summary From the Basic Life Support; Advanced Life Support; Pediatric Life Support; Neonatal Life Support; Education, Implementation, and Teams; and First Aid Task Forces. Circulation. 2022 Dec 20;146(25):e483-e557.
2. American Heart Association. PALS – Pediatric Advanced Life Support – Provider Manual, 2020.
3. Bembea MM, Ng DK, Rizkalla N, Rycus P, Lasa JJ, Dalton H, et al; American Heart Association's Get With The Guidelines – Resuscitation Investigators. Outcomes After Extracorporeal Cardiopulmonary Resuscitation of Pediatric In-Hospital Cardiac Arrest: A Report From the Get With the Guidelines-Resuscitation and the Extracorporeal Life Support Organization Registries. Crit Care Med. 2019 Apr;47(4):e278-e285.
4. Hoyme DB, Patel SS, Samson RA, Raymond TT, Nadkarni VM, Gaies MG, Atkins DL; American Heart Association Get With the Guidelines–Resuscitation Investigators. Epinephrine dosing interval and survival outcomes during pediatric in-hospital cardiac arrest. Resuscitation. 2017 Aug;117:18-23.
5. Hoyme DB, Patel SS, Samson RA, Raymond TT, Nadkarni VM, Gaies MG, Atkins DL; American Heart Association Get With the Guidelines–Resuscitation Investigators. Epinephrine dosing interval and survival outcomes during pediatric in-hospital cardiac arrest. Resuscitation. 2017 Aug;117:18-23..
6. Prado LBF, Ramos RTT, Barbisan BN, Santos CF, Moreira GA, Souza LCNA, Fagondes SC. Síndrome da Morte Súbita do Lactente: Documento científico pelo Departamento Científico de Medicina do Sono. Sociedade Brasileira de Pediatria; 2018.

Acesse aqui as respostas das questões norteadoras deste capítulo: